“十四五”时期国家重点出版物出版专项规划项目

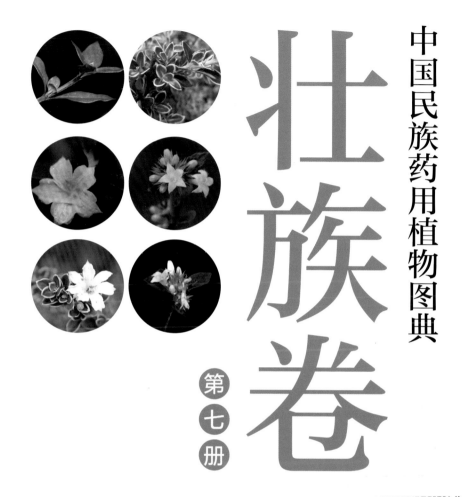

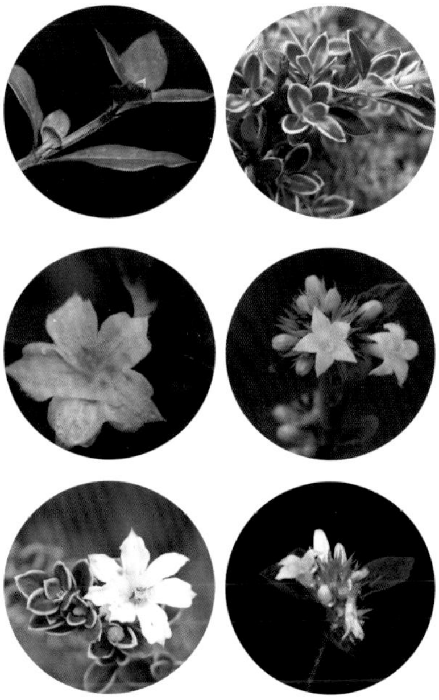

中国民族药用植物图典
壮族卷
第七册

总主编：肖培根 诸国本

主　编：彭 勇 谢 宇 李海霞

副主编：齐 菲 杨 芳 马 华 刘士勋 高楠楠 项 红 孙 玉 薛晓月

编　委：马 楠 王 俊 王忆萍 王丽梅 王郁松 王梅红 卢 军 卢立东 田大虎 冯 倩 吕凤涛 刘 芳 刘 艳 刘士勋 刘卫华 刘立文 孙 宇 孙瑗琨 严 洁 李 惠 李远清 李俊勇 杨 帆 杨冬华 余海文 邹智峰 宋 伟 张 坤 张印辉 陈艳蕊 陈朝霞 罗建锋 郑小玲 赵白宇 赵卓君 段艳梅 饶 佳 秦 臻 耿赫兵 莫 愚 贾政芳 翁广云 郭春芳 黄 红 蒋思琪 程宜康 翟文慧 戴 峰 鞠玲霞 魏献波

图片摄影：周重建 谢 宇 裴 华 邬坤乾 袁井泉 孙骏威 谢 言 钟炯平 李 萍 夏云海

湖南科学技术出版社 · 长沙

国家一级出版社 全国百佳图书出版单位

“十四五”时期国家重点出版物出版专项规划项目

《中国民族药用植物图典》
丛书编委会

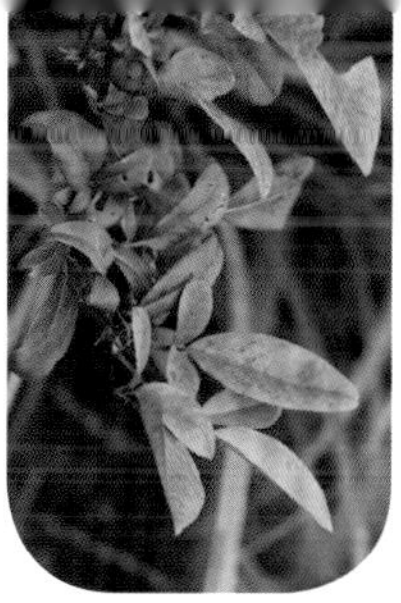

目录

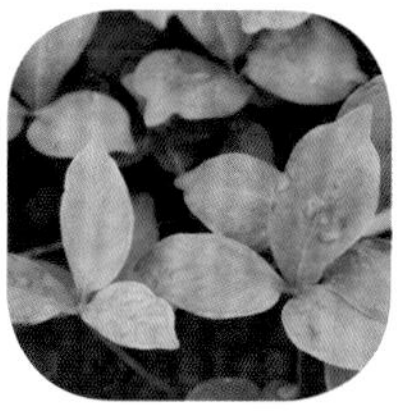

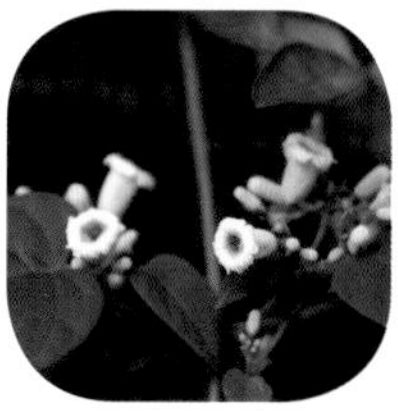

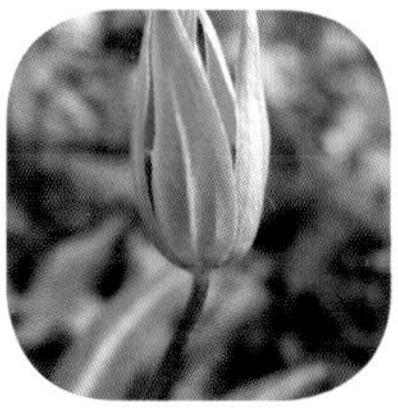

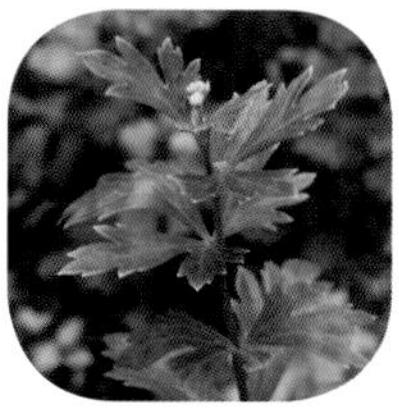

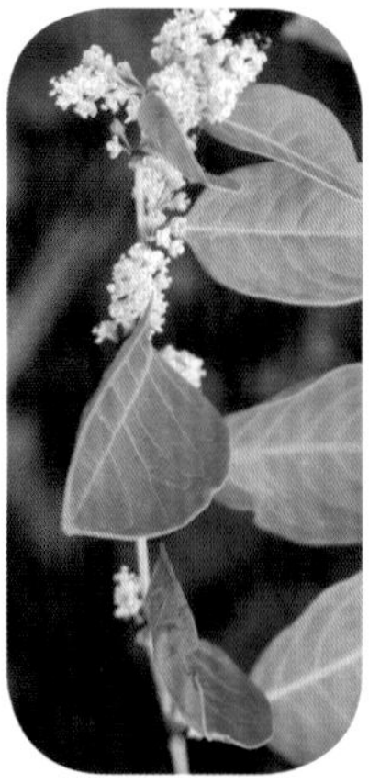

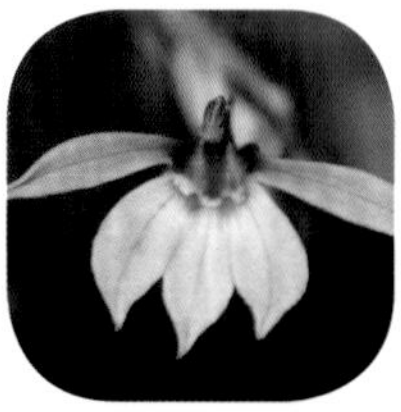

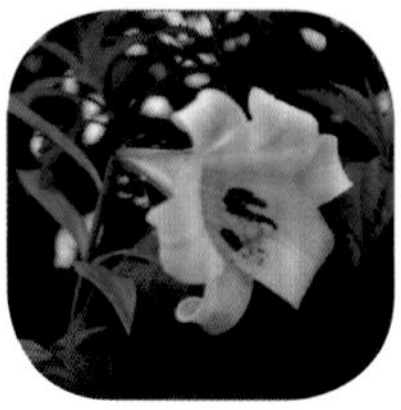

中国民族药用植物图典（第一辑）

壮族卷（第七册）

中国民族药用植物图典·苗族卷
中国民族药用植物图典·壮族卷
中国民族药用植物图典·藏族卷
中国民族药用植物图典·蒙古族卷
中国民族药用植物图典·水族卷
中国民族药用植物图典·维吾尔族卷

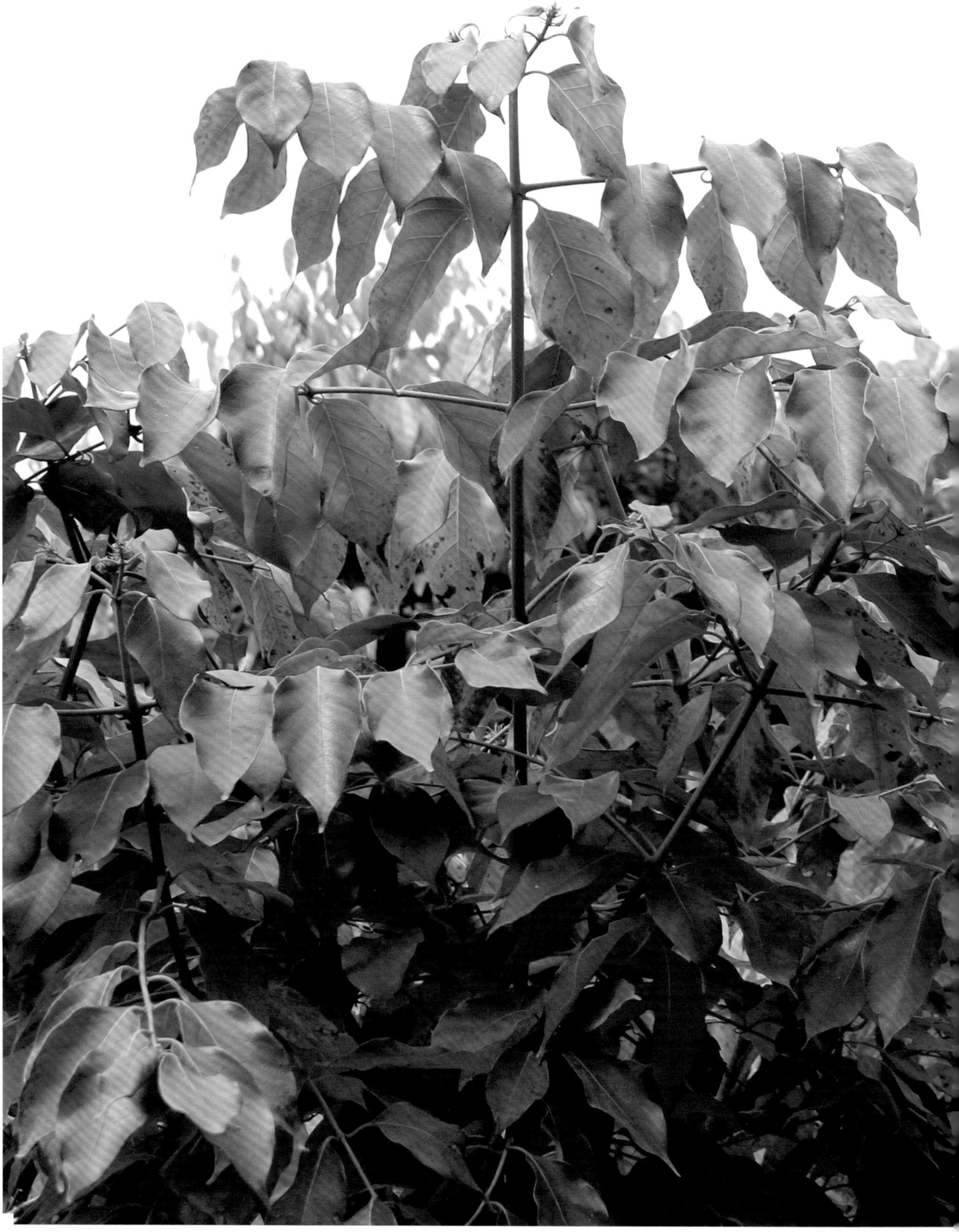

钩藤

【壮药名】勾刮欧。

【别　名】钩藤、钩丁、大钩丁、双钩藤。

【来　源】本品为茜草科植物钩藤 *Uncaria rhynchophylla* (Miq.) Miq. ex Havil.、大叶钩藤 *Uncaria macrophylla* Wall.、毛钩藤 *Uncaria hirsuta* Havil.、华钩藤 *Uncaria sinensis* (Oliv.) Havil. 或无柄果钩藤 *Uncaria sessilifructus* Roxb. 的干燥带钩茎枝。

【性味归经】甘，凉。归肝、心包经。

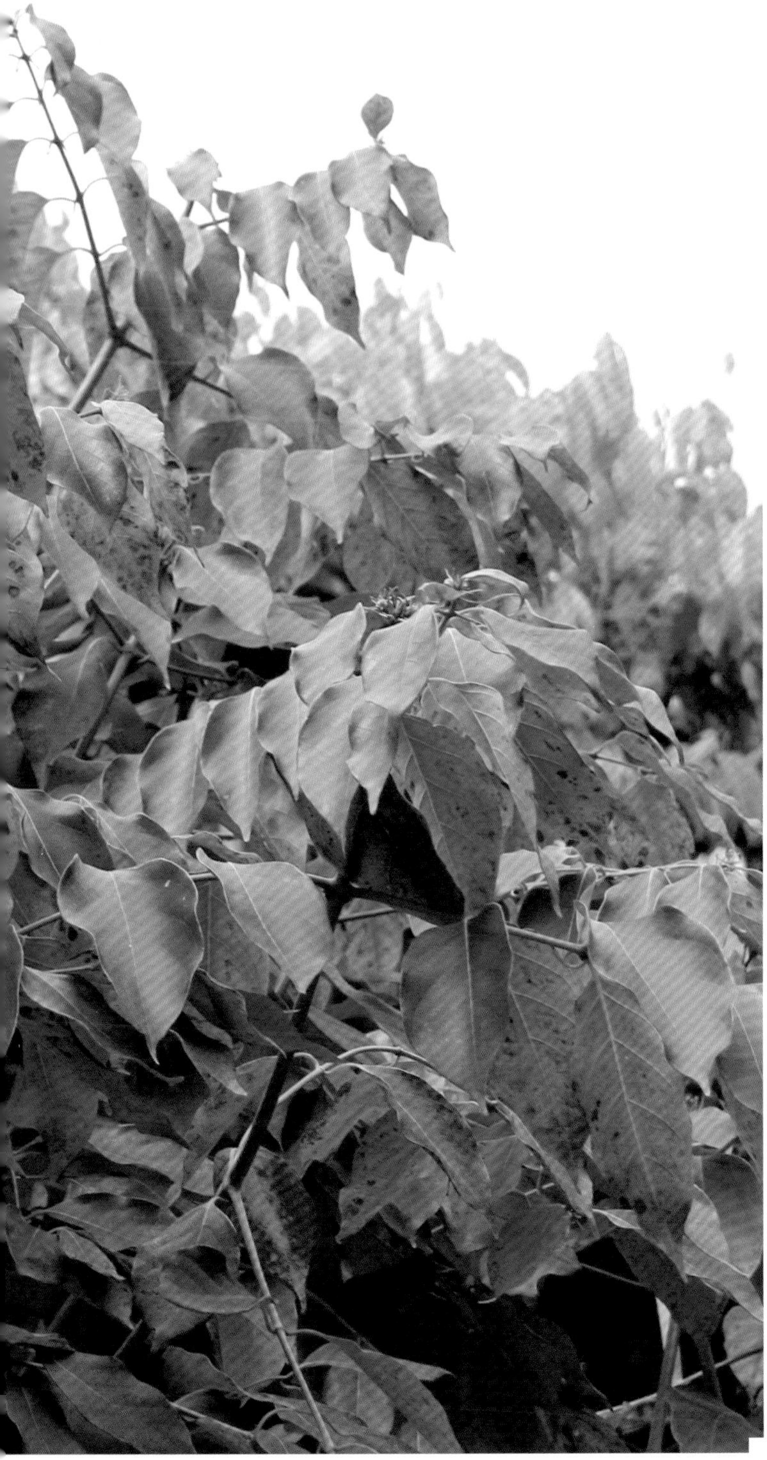

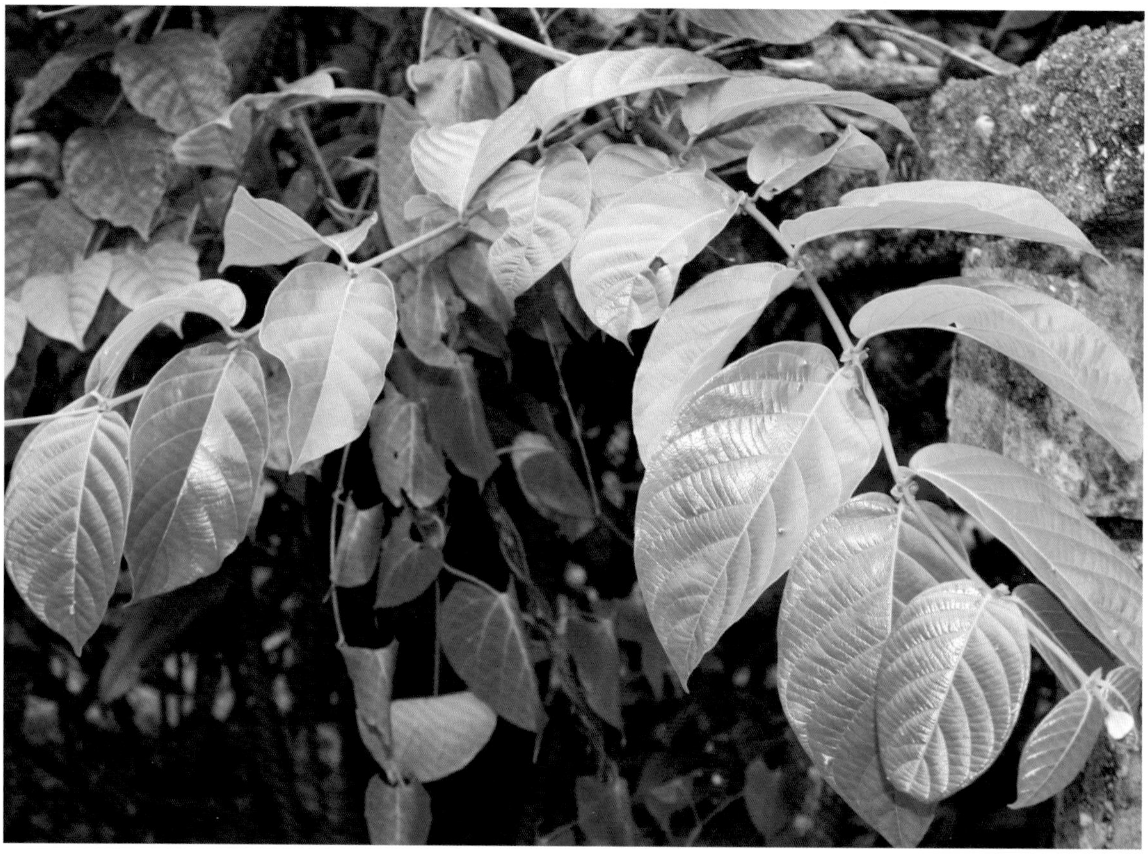

钩藤

识别特征

1. 钩藤 为干燥的带钩茎枝，茎枝略呈方柱形，长约 2 cm，直径约 2 mm，表面红棕色或棕褐色，一端有一环状的茎节，稍突起，节上有对生的两个弯钩，形如船锚，尖端向内卷曲，亦有单钩的，钩大小不一，基部稍圆，径 2 ~ 3 mm，全体光滑，略可见纵纹理。质轻而坚，不易折断，断面外层呈棕红色，髓部呈淡黄色而疏松如海绵状。气无，味淡。以双钩形如锚状、茎细、钩结实、光滑、色红褐或紫褐者为佳。

2. 华钩藤 性状与钩藤大致相同。唯茎枝呈方柱形，径 2 ~ 3 mm，表面灰棕色，钩基部稍阔。

3. 大叶钩藤 攀缘状大藤本，高 12 ~ 15 m。小枝压扁，有褐色疏粗毛，每一节上有双钩，钩幼时亦有疏粗毛。叶革质，宽椭圆形或长椭圆形，长 10 ~ 16 cm，宽 6 ~ 12 cm，先端锐尖，基部。圆形或心形，上面近光滑，下面有褐黄色粗毛；托叶 2 裂。头状花序圆球形，单生叶腋，开花时径 4 ~ 4.5 cm，花序柄长 3.5 ~ 6.5 cm，有褐黄色粗毛；花淡黄色，长约 1.6 cm，萼管长，5 裂；花冠管状漏斗形，5 裂。裂片覆瓦状排列；雄蕊 5；子房下位，纺锤形，2 室。蒴果有长柄，纺锤形，长 1 ~ 1.5 cm，有粗毛。花期夏季。

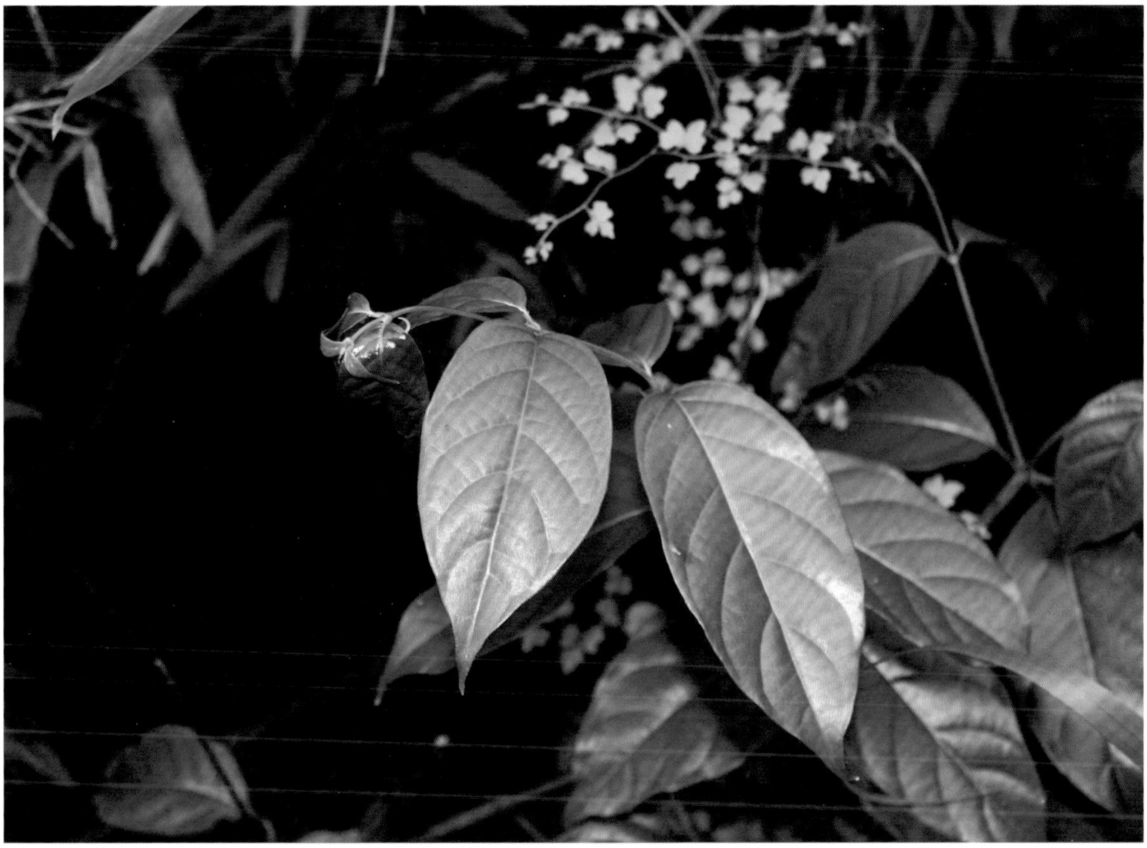

钩藤

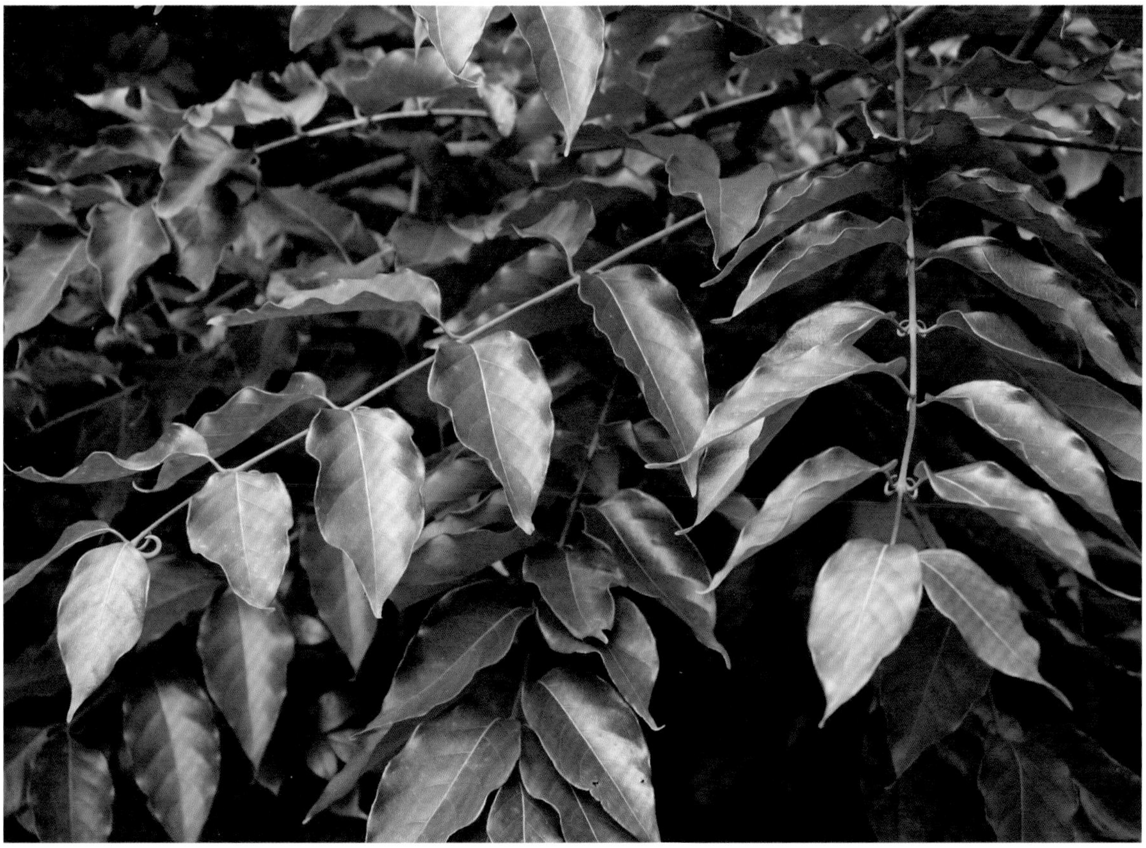

钩藤

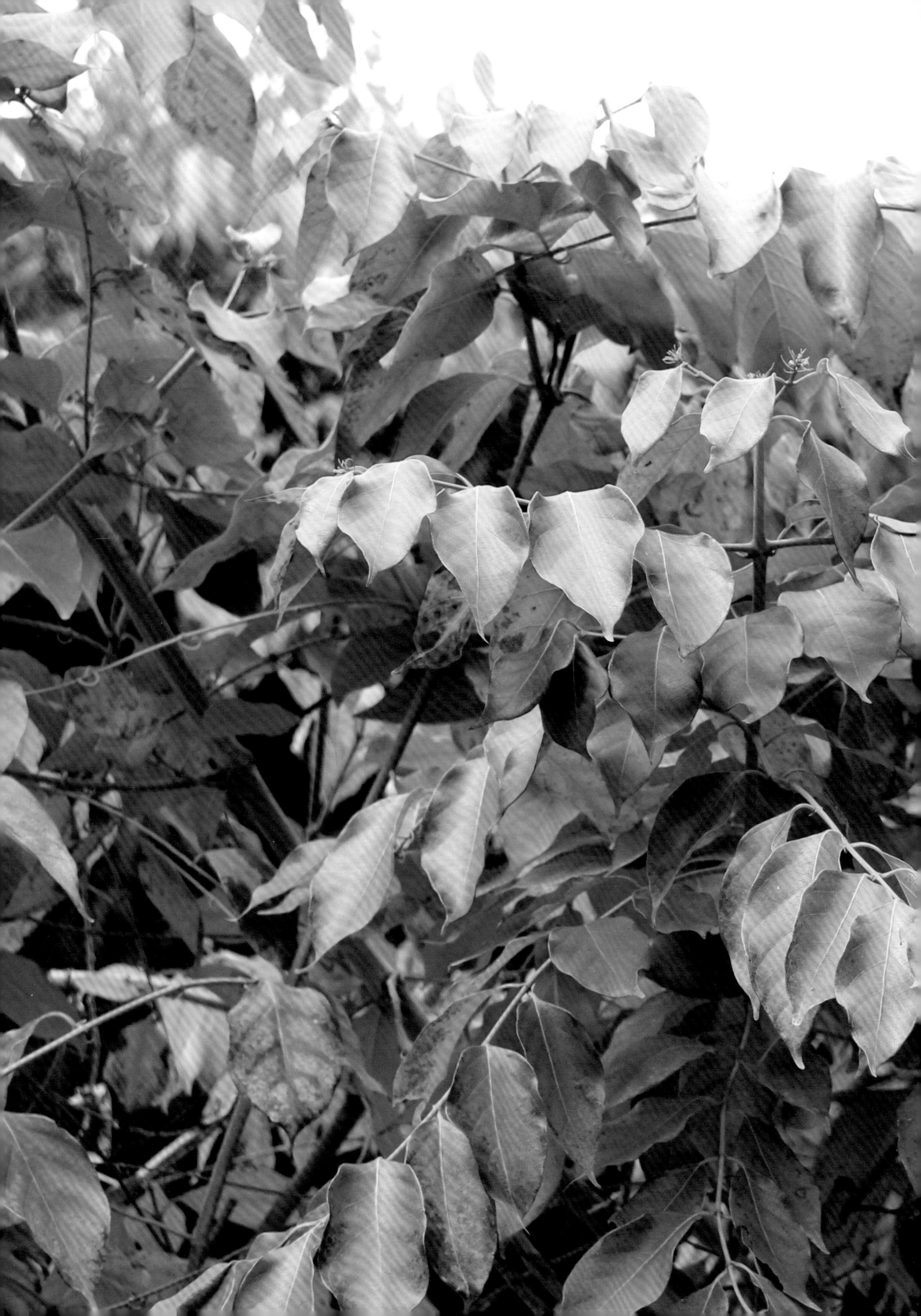

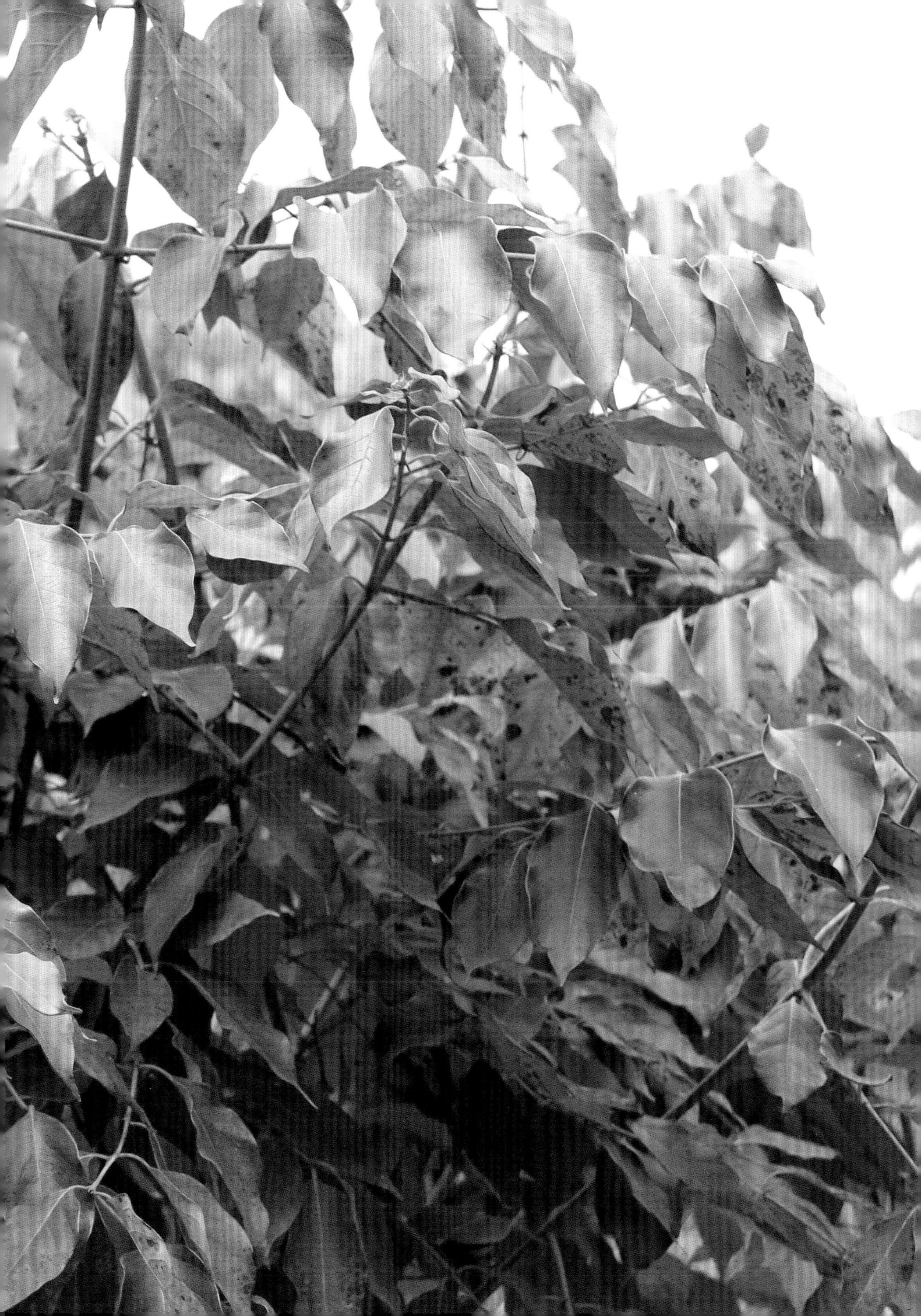

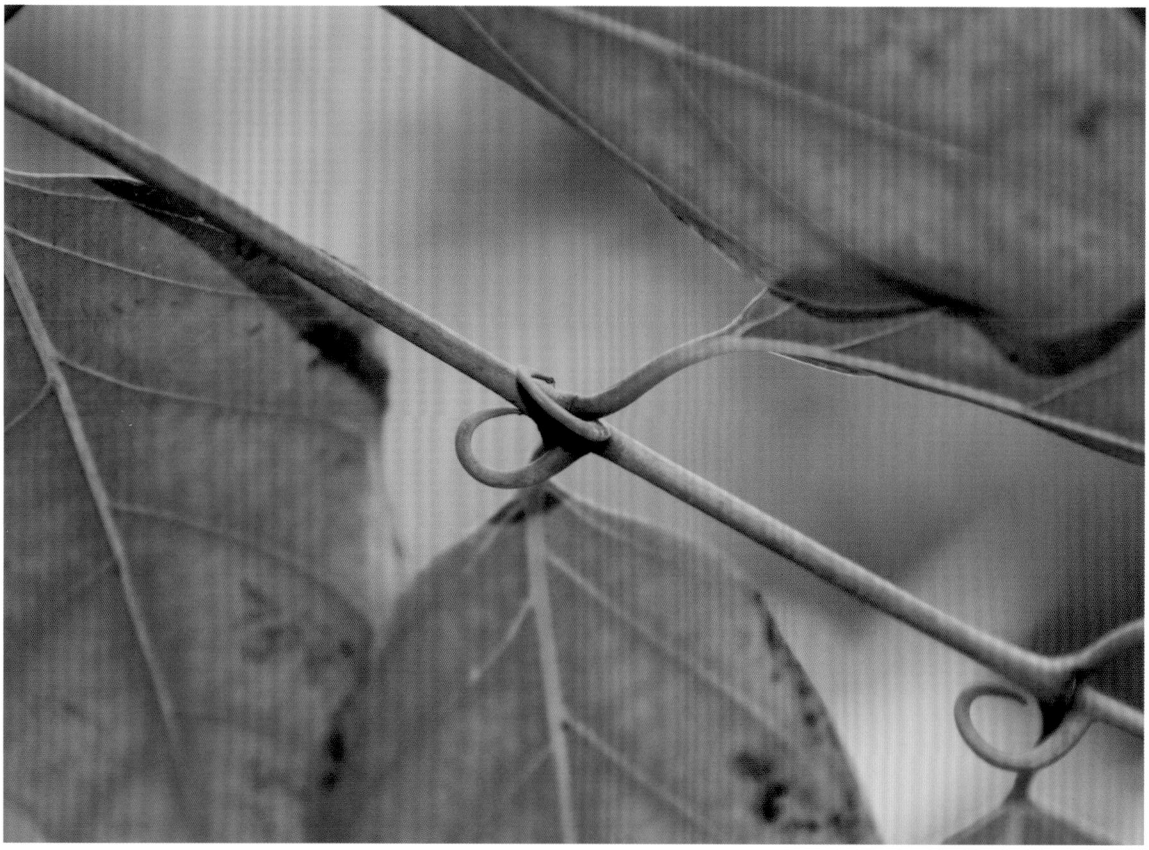

钩藤

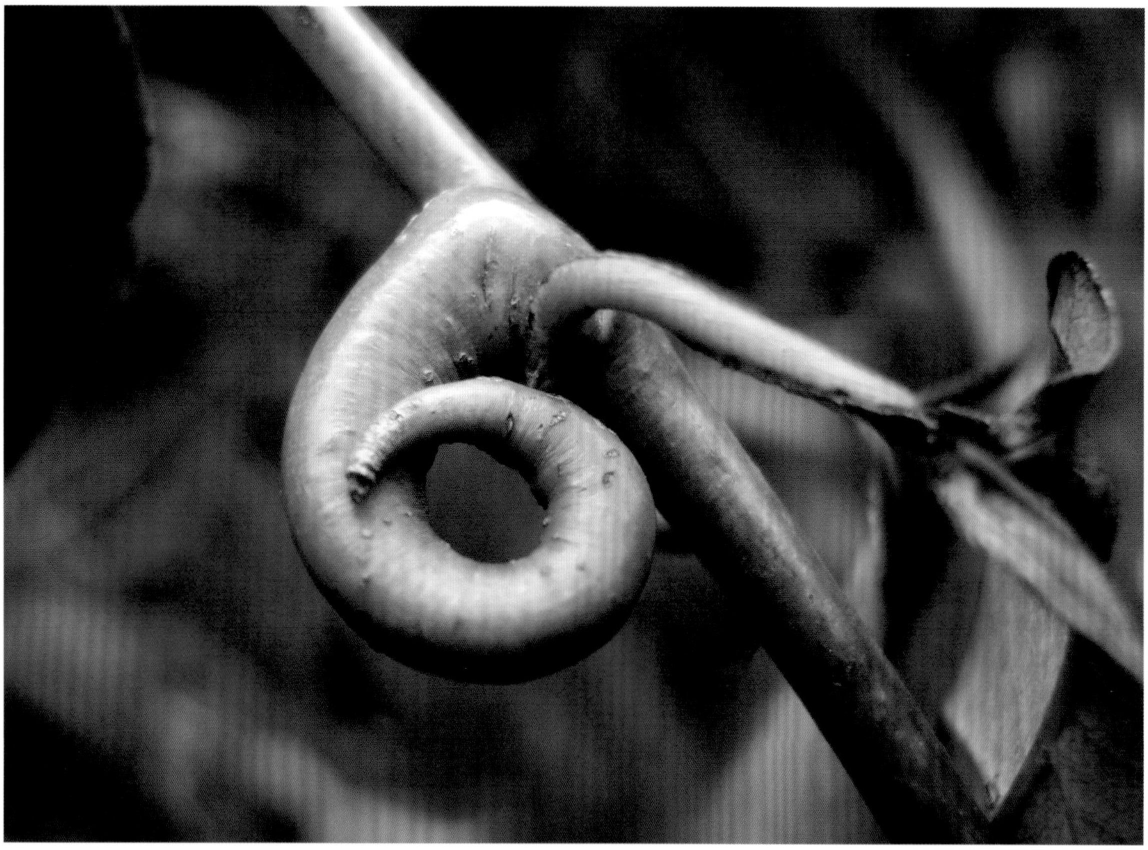

钩藤

生境分布

生长于灌木林或杂木林中。分布于长江以南至福建、广东、广西等省区。

采收加工

秋、冬二季采，去叶，切段，晒干。

药材鉴别

本品茎枝呈圆柱形或类方柱形，长 2 ~ 3 cm，直径 0.2 ~ 0.5 cm。表面红棕色至紫红色者具细纵纹，光滑无毛；黄绿色至灰褐色者有的可见白色点状皮孔，被黄褐色柔毛。多数枝节上对生两个向下弯曲的钩（不育花序梗），或仅一侧有钩，另一侧为突起的疤痕；钩略扁或稍圆，先端细尖，基部较阔；钩基部的枝上可见叶柄脱落后的窝点状痕迹和环状的托叶痕。质坚韧，断面黄棕色，皮部纤维性，髓部黄白色或中空。气微，味淡。

功效主治

息风定惊，清热平肝。主治肝风内动，惊痫抽搐，高热惊厥，感冒夹惊，小儿惊啼，妊娠子痫，头痛眩晕。

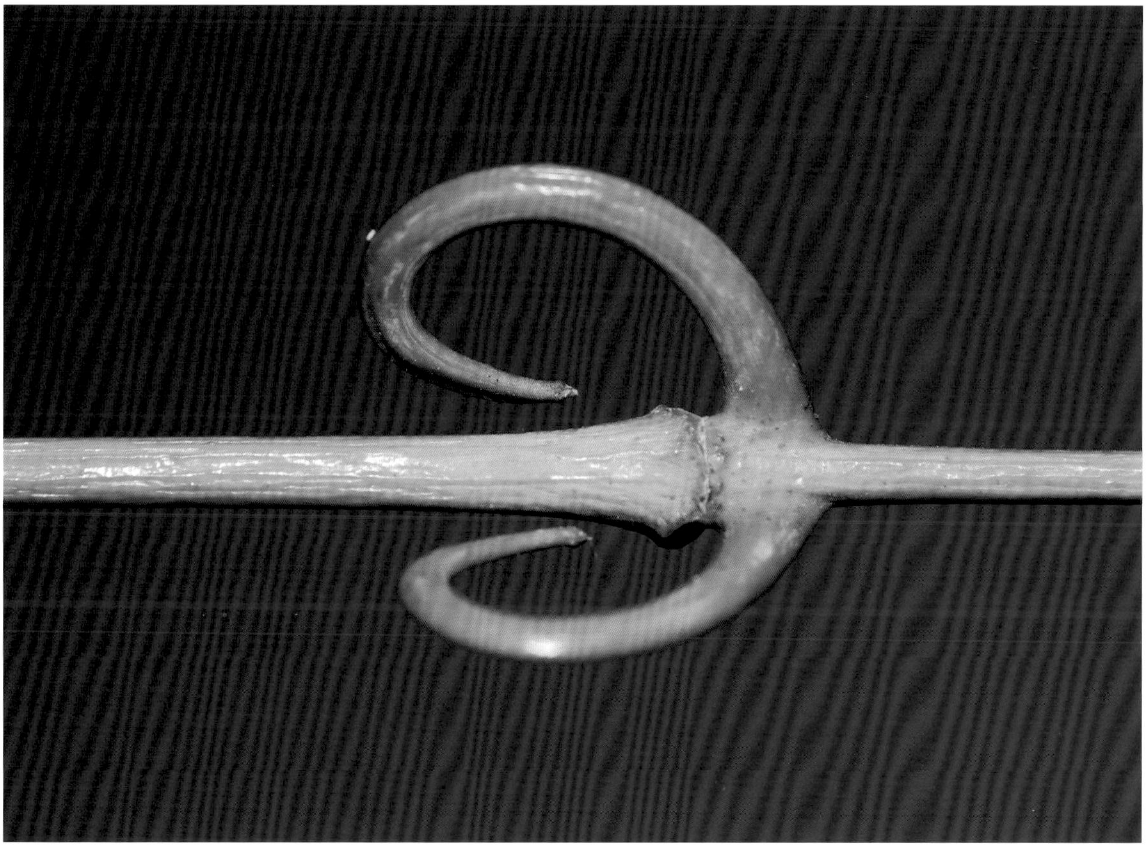

钩藤

用法用量

内服：3 ~ 12 g，煎服，入煎剂宜后下。

民族药方

1. 头痛久不愈 钩藤 21 g，鸡蛋 2 个。先煮鸡蛋后放钩藤，服时趁热气熏头部。

2. 惊风 钩藤 6 ~ 15 g，六月雪 9 g。水煎服。

3. 关节痛 钩藤叶、蛇含委陵菜、蛇莓、生姜各适量。共捣烂，用桐油炒热，敷痛处。或鲜钩藤根 250 g。晒干，煮米饭吃。

4. 小儿惊风 钩藤茎枝、白英、蛇含委陵菜各 9 g，大过路黄、金银花、天麻各 6 g，水竹叶 20 张。煨水服，每日 3 次。

5. 面神经麻痹 钩藤 60 g，鲜何首乌藤 125 g。水煎服。

6. 呕血 钩藤、隔山消、龙牙楤木各 10 g。水煎服。

7. 高血压 ①钩藤 30 g。加水 1000 ml，煎煮 10 分钟，早、晚分服，30 日为 1 个疗程。②钩藤 20 g。剪碎，加入少量冰片，布包，于每日晚睡前和晨起放入盆（或桶）内，加温水浴脚，每次 30 ~ 45 分钟，可不断加水，以保持水温。每日用 1 包，10 日为 1 个疗程。

8. 百日咳 钩藤、薄荷各 6 g。水煎服，每日 1 剂。

使用注意

脾胃虚寒者慎服。

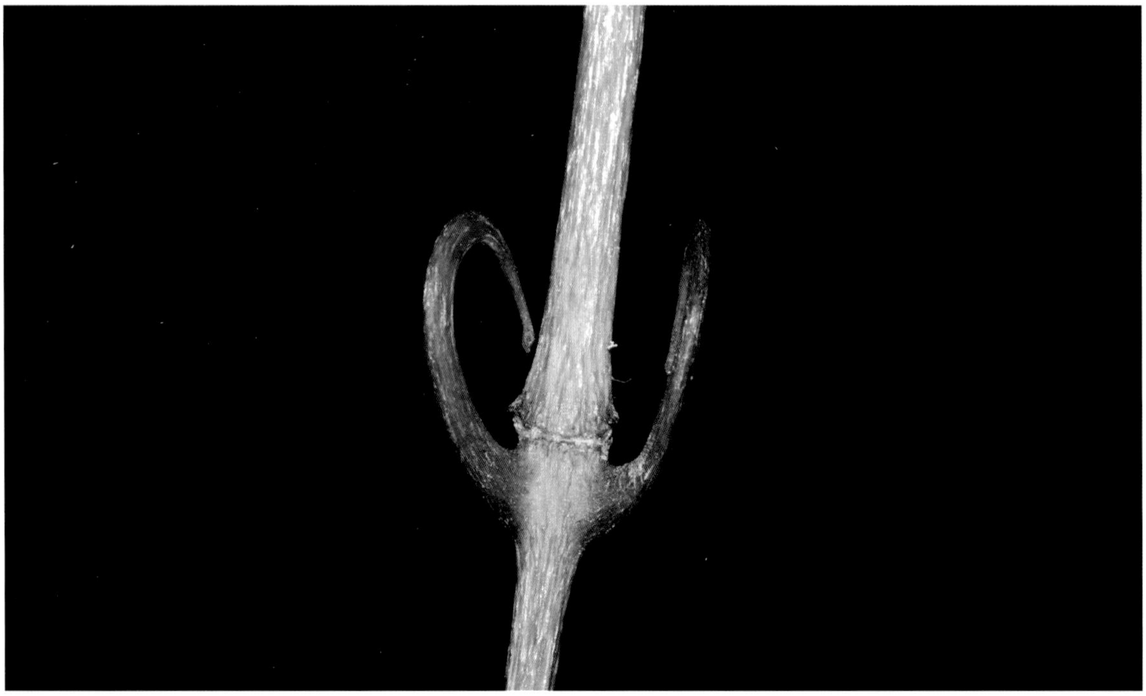

钩藤

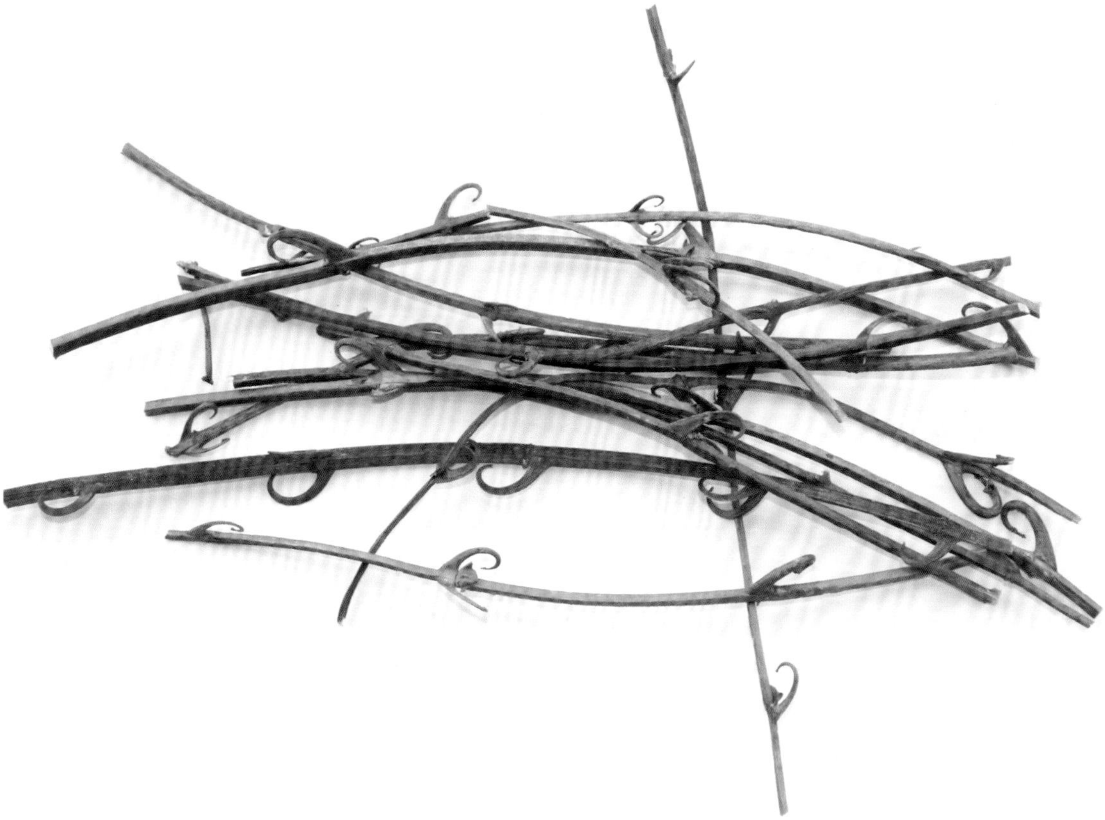

钩藤药材

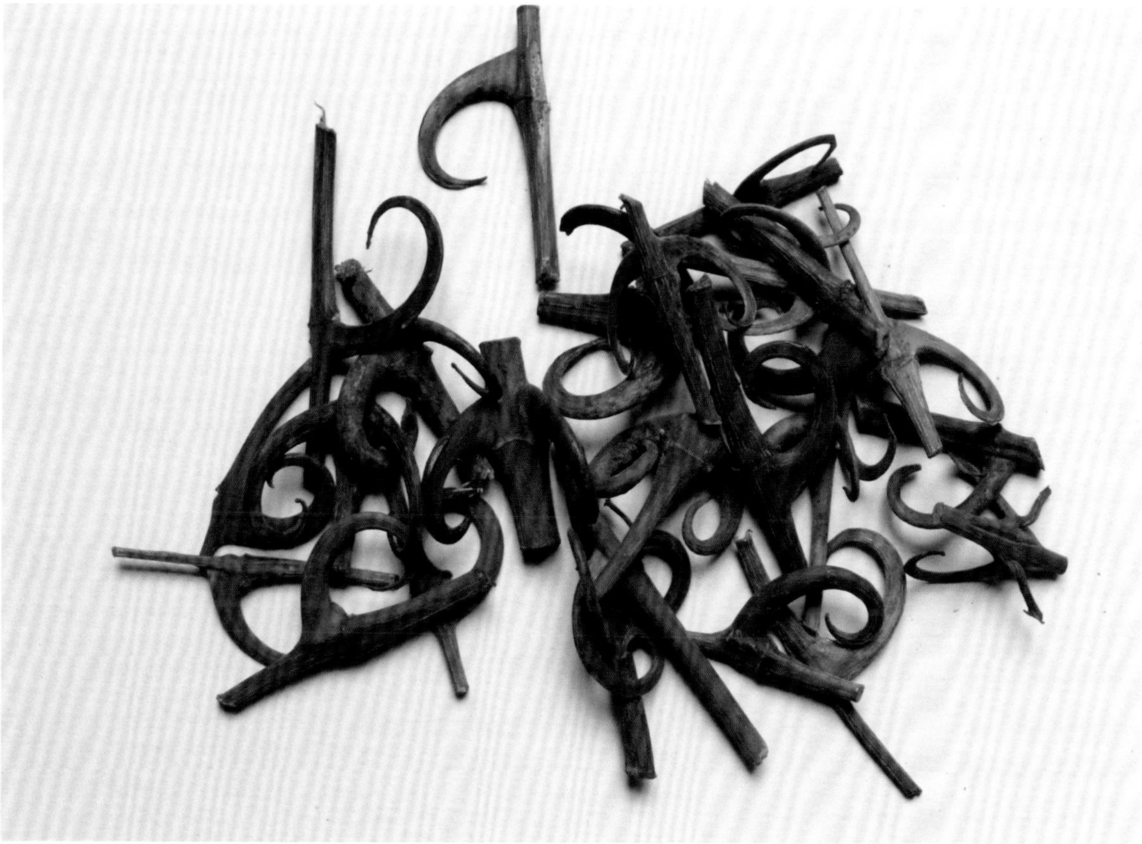

钩藤饮片

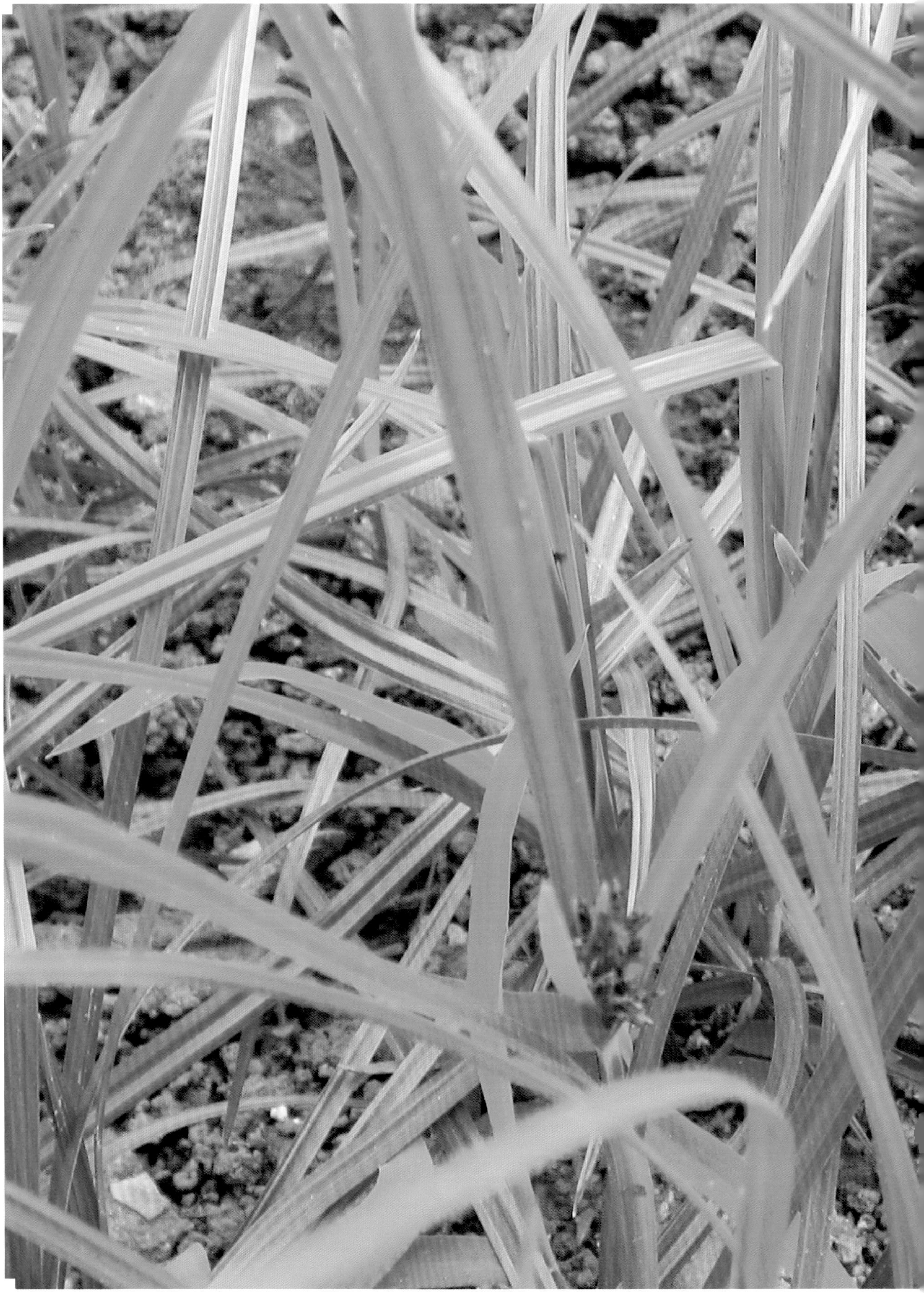

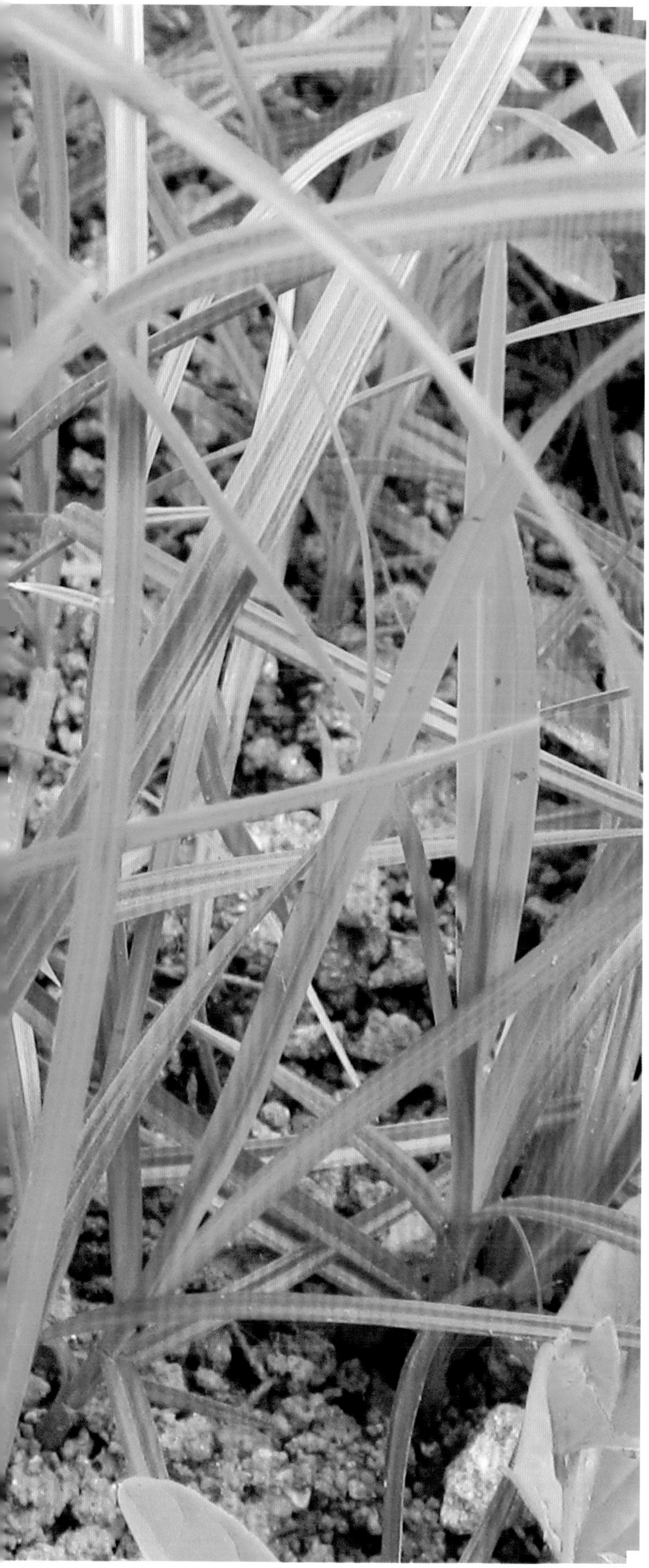

香附

【壮药名】棵寻谋。

【别　名】莎草、香附子、雷公头、三棱草、香头草、回头青、雀头香。

【来　源】本品为莎草科植物莎草 *Cyperus rotundus* L. 的干燥根茎。

【性味归经】辛、微苦、微甘，平。归肝、脾、三焦经。

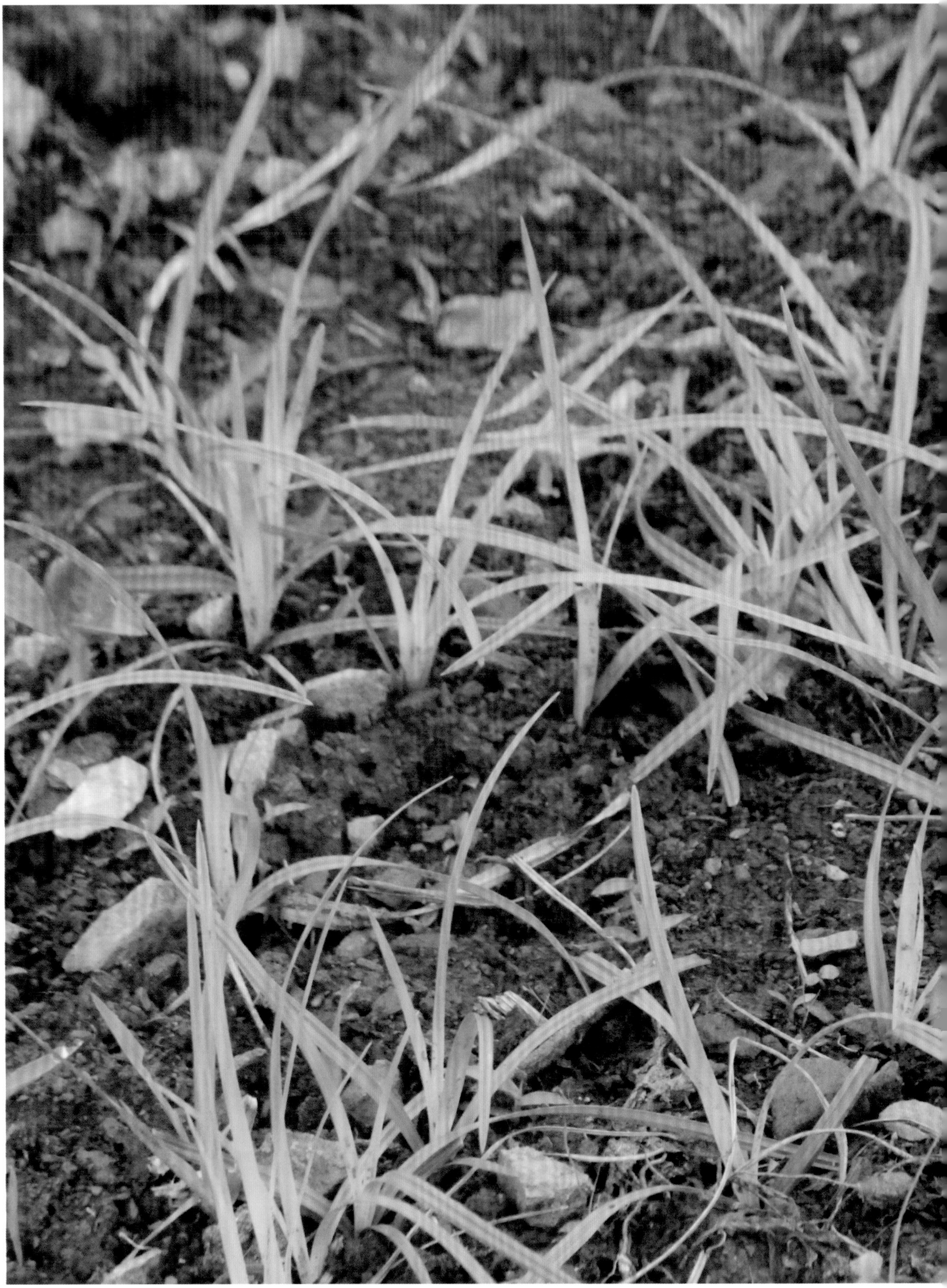

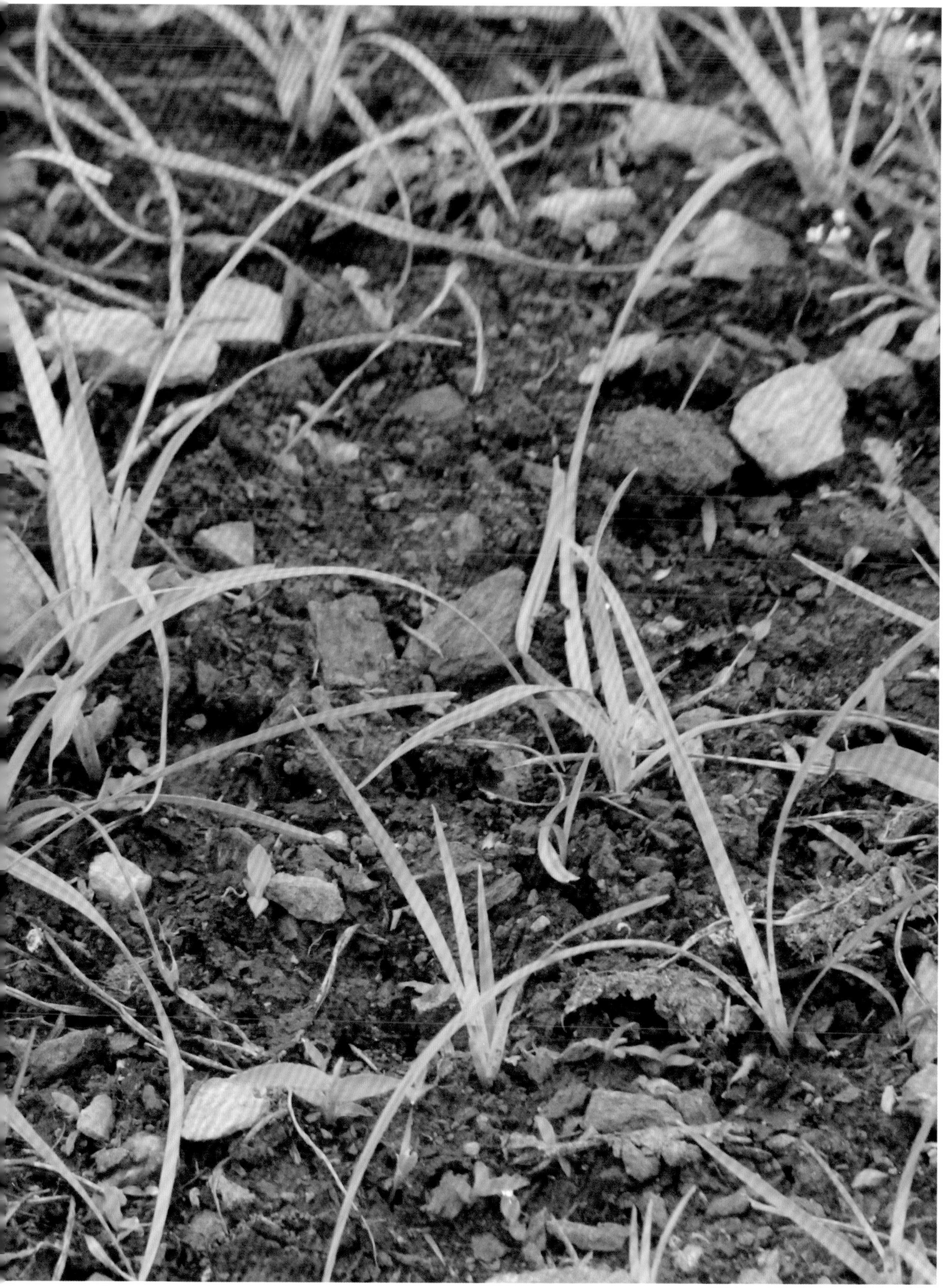

莎草

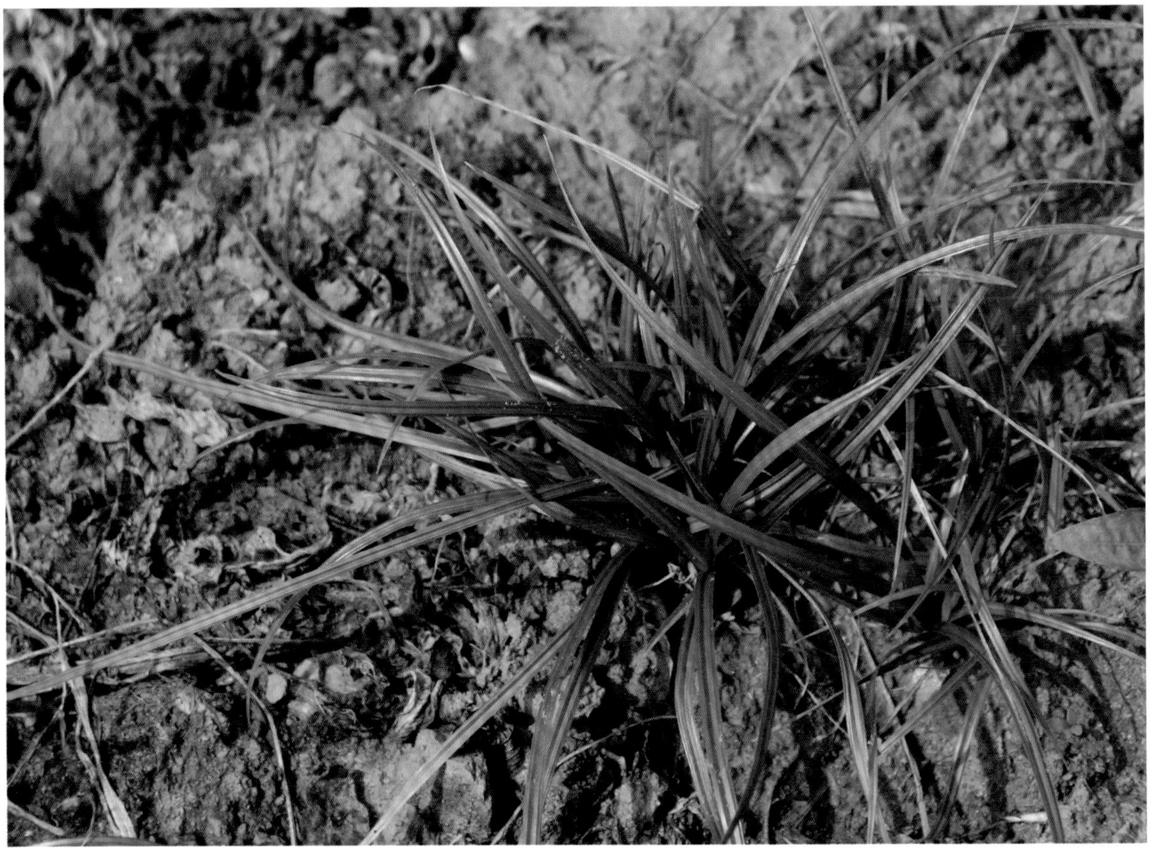

莎草

识别特征

多年生草本，根茎匍匐，块茎椭圆形，茎三棱形，光滑。叶丛生，叶鞘闭合抱茎。叶片长线形。复穗状花序，顶生，3 ~ 10 个排成伞状，花深茶褐色，有叶状苞片 2 ~ 3 枚，鳞片 2 列，排列紧密，每鳞片着生 1 花，雄蕊 3 枚，柱头 3 裂，呈丝状。小坚果呈长圆倒卵形，具 3 棱。花期 6—8 月，果期 7—11 月。

生境分布

生长于路边、荒地、沟边或田间向阳处。分布于广东、河南、四川、浙江、山东等省。

采收加工

秋季采挖，燎去毛须，置沸水中略煮或蒸透后晒干，或燎后直接晒干。

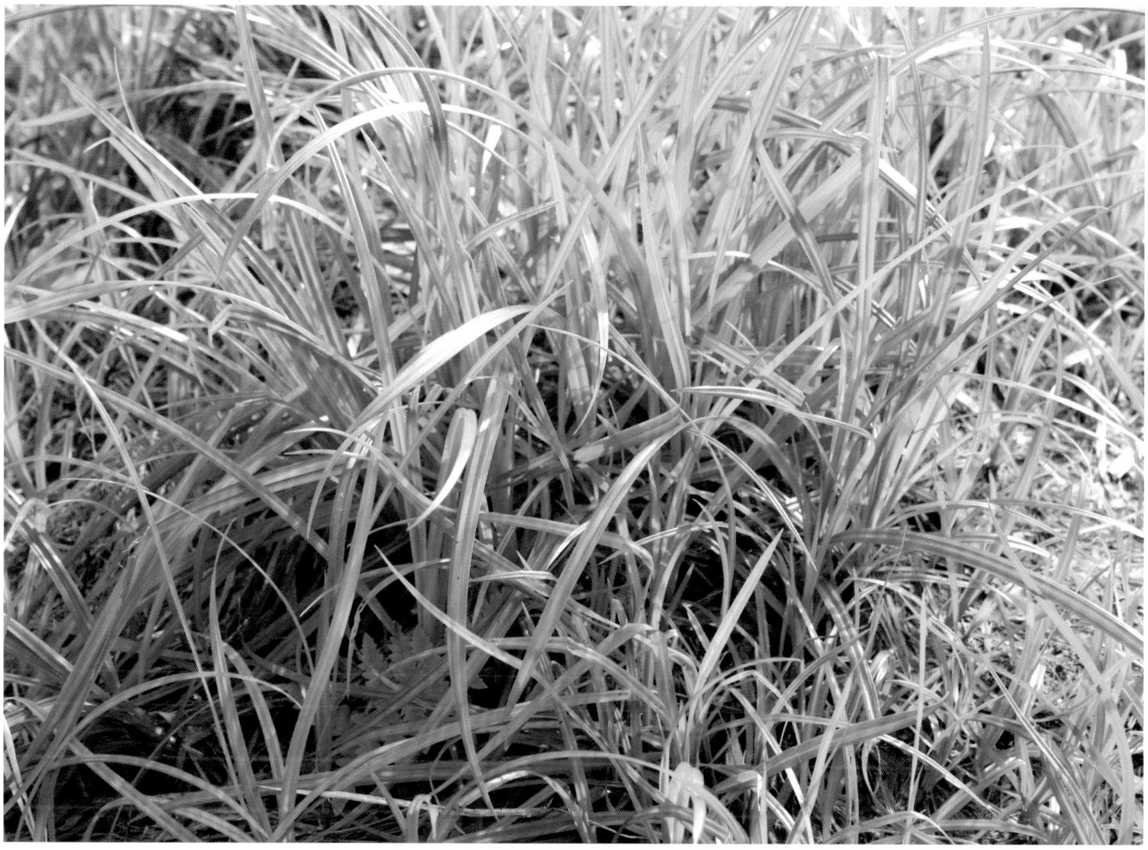

莎草

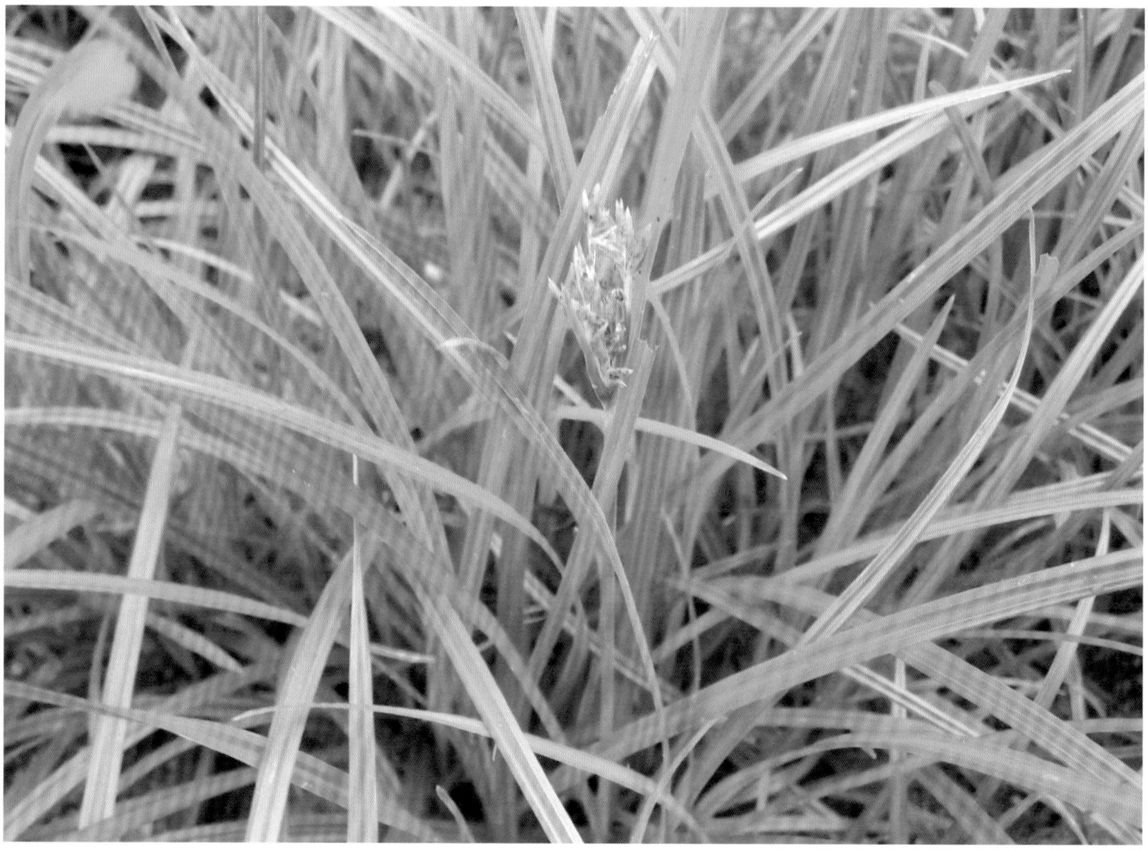

莎草

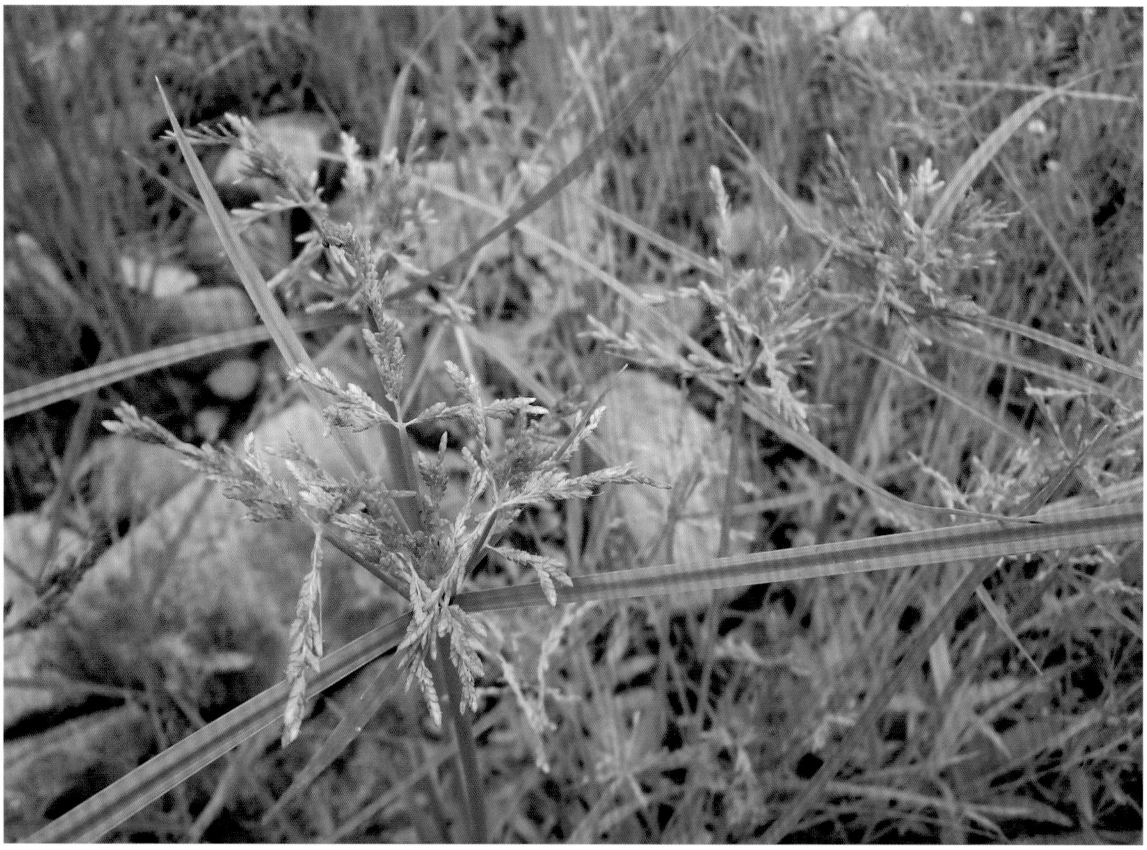

莎草

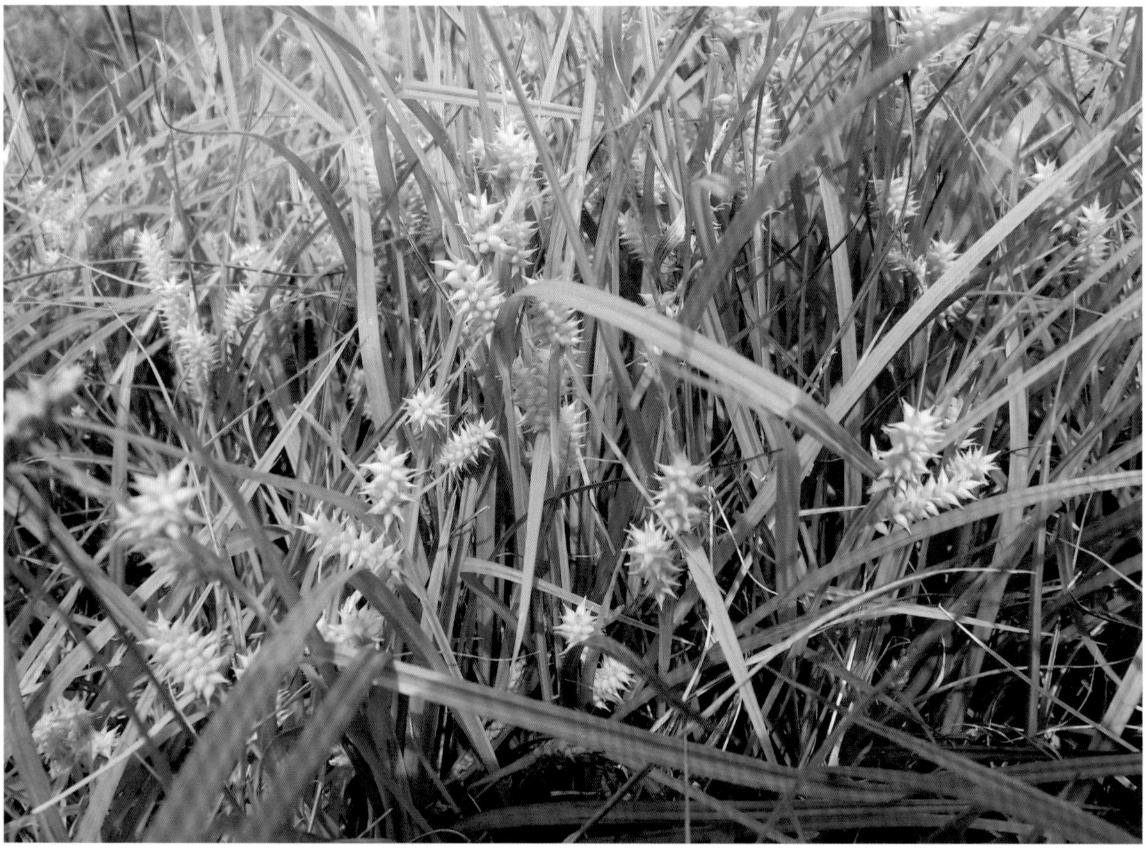

莎草

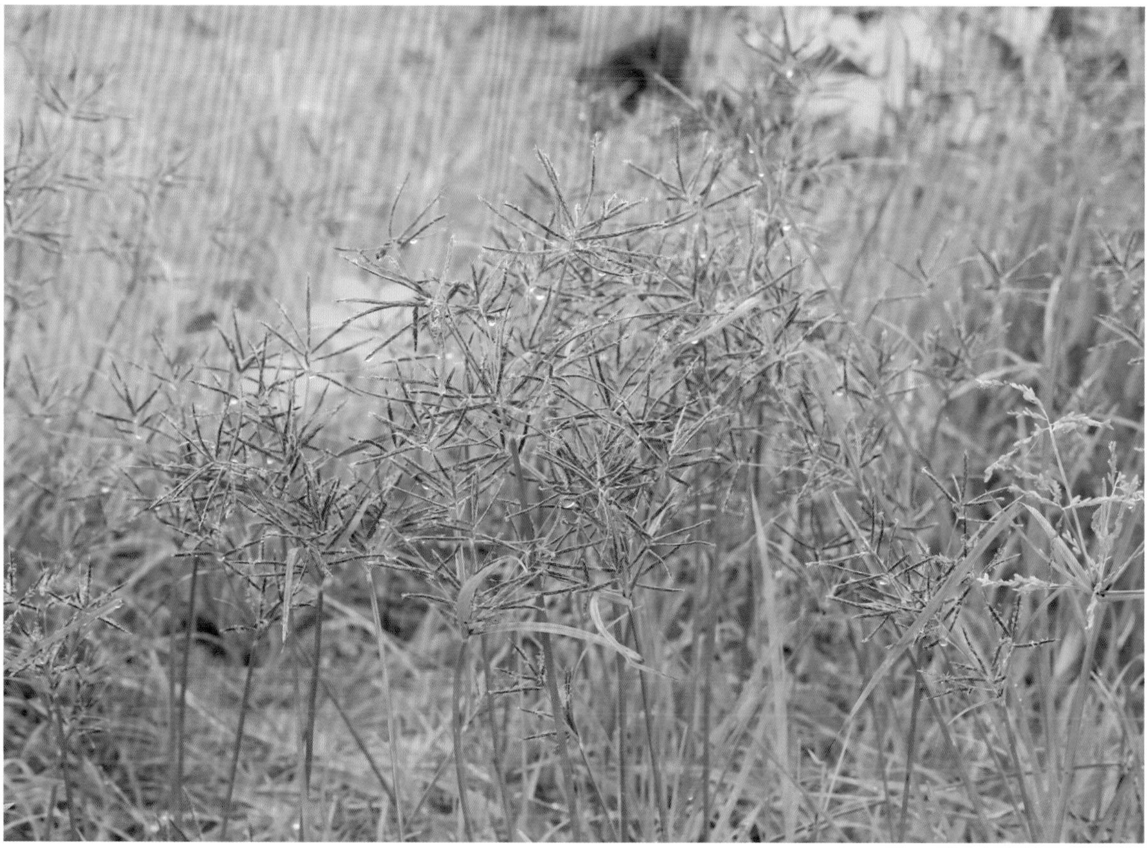

莎草

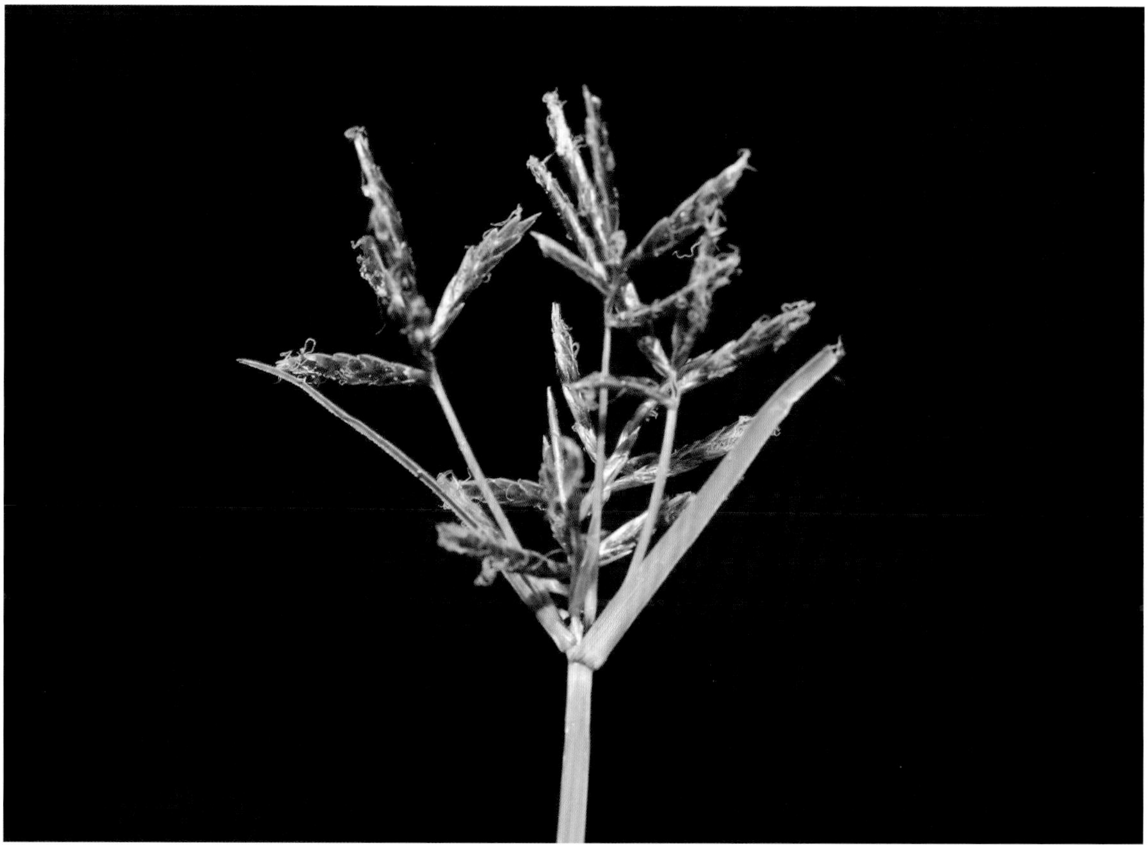

莎草

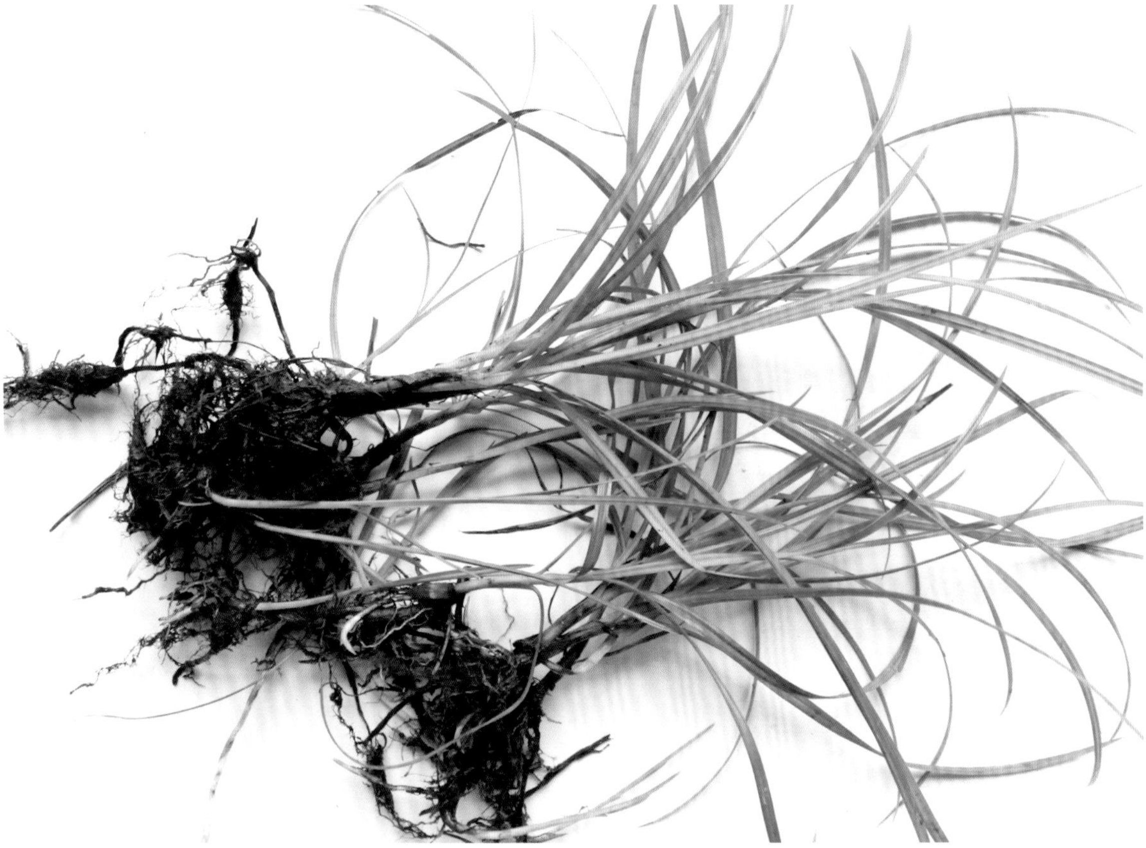

莎草

药材鉴别

本品多呈纺锤形，有的略弯曲，长 2.0 ~ 3.5 cm，直径 0.5 ~ 1.0 cm。表面棕褐色或黑褐色，有纵皱纹，并有 6 ~ 10 个略隆起的环节，节上有未除净的棕色毛须及须根断痕；去净毛须者较光滑，环节不明显。质硬，经蒸煮者断面黄棕色或红棕色，角质样；生晒者断面色白而显粉性，内皮层环纹明显，中柱色较深，点状维管束散在。气香，味微苦。

功效主治

行气解郁，调经止痛。主治肝郁气滞，胸、胁、脘腹胀痛，消化不良，胸脘痞闷，寒疝腹痛，乳房胀痛，月经不调，经闭痛经。

用法用量

内服：6 ~ 12 g，煎服。醋炙止痛力增强。

民族药方

1. 妊娠呕吐 香附 10 g，黄连 6 g，竹茹、紫苏叶、半夏各 6 ~ 10 g，生姜 3 g。煎水 2 次，混合煎液，先以小量频服，后分 2 次于饭前服，共服 1 ~ 5 剂。

2. 偏正头痛 香附子（炒）12 g，川芎 60 g。研为细末，以茶调服。

3. 尿血 香附子、新地榆各等份。分别煎水，先服香附汤，后服地榆汤。

4. 痛经 香附 12 g，艾叶 4 g。水煎服。

5. 胃和十二指肠溃疡 炒香附、煅牡蛎各 60 g，炒五灵脂 30 g。共研末，早、晚各服 5 g，服完后隔 5 日再服第 2 剂，2 个月为 1 个疗程。

6. 丹毒 香附 30 g。研细末，黄酒送服，微醉为度，不饮酒者，以温开水送服。

7. 扁平疣 香附 150 g，木贼、生薏苡仁各 10 g。煎水外洗，并同鸦胆子去壳捣烂摩擦局部。

8. 乳腺增生 香附、柴胡、郁金、穿山甲、浙贝母、瓜蒌、夏枯草各等份。水煎服。

9. 链霉素中毒之眩晕 香附、柴胡各 30 g，川芎 15 g。研细末，装入胶囊，饭后温开水送服，成人每次 2 丸，每日 3 次，老人与儿童量酌减，连用 2 剂。

使用注意

血虚气弱者不宜单用，阴虚血热者慎服。

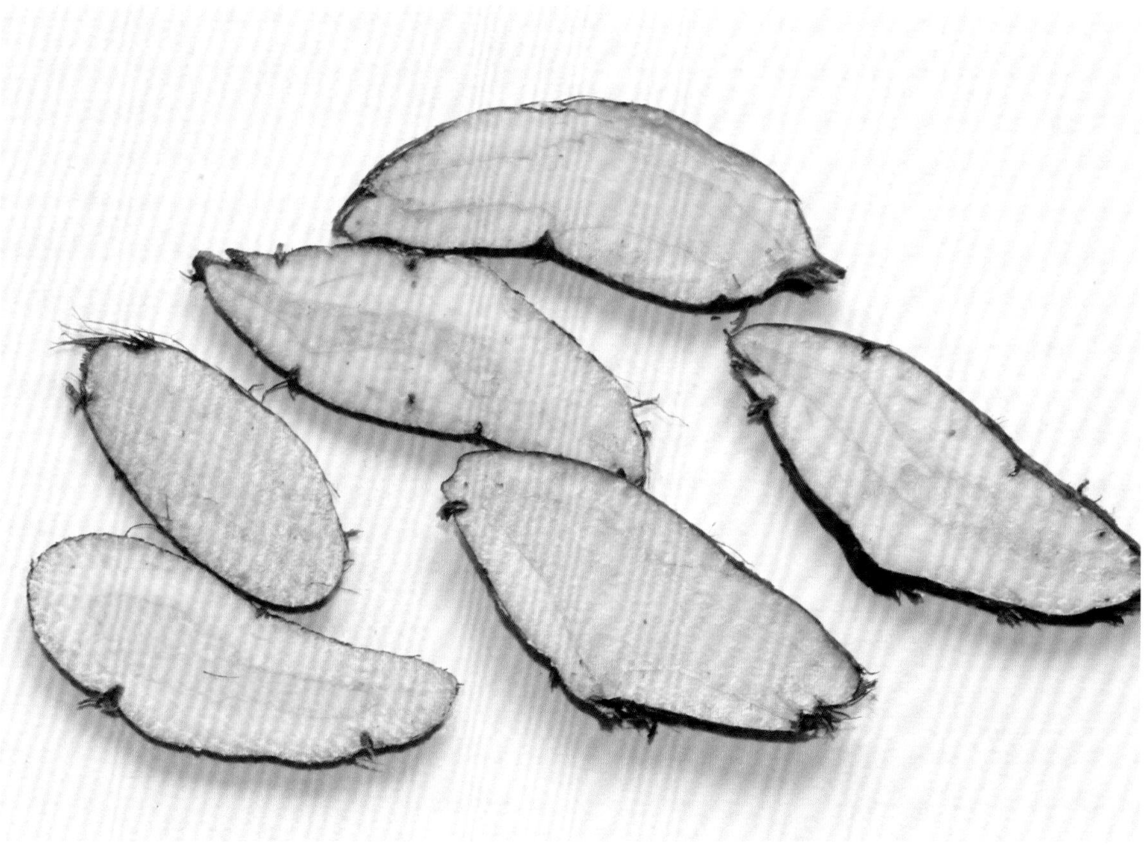

香附药材

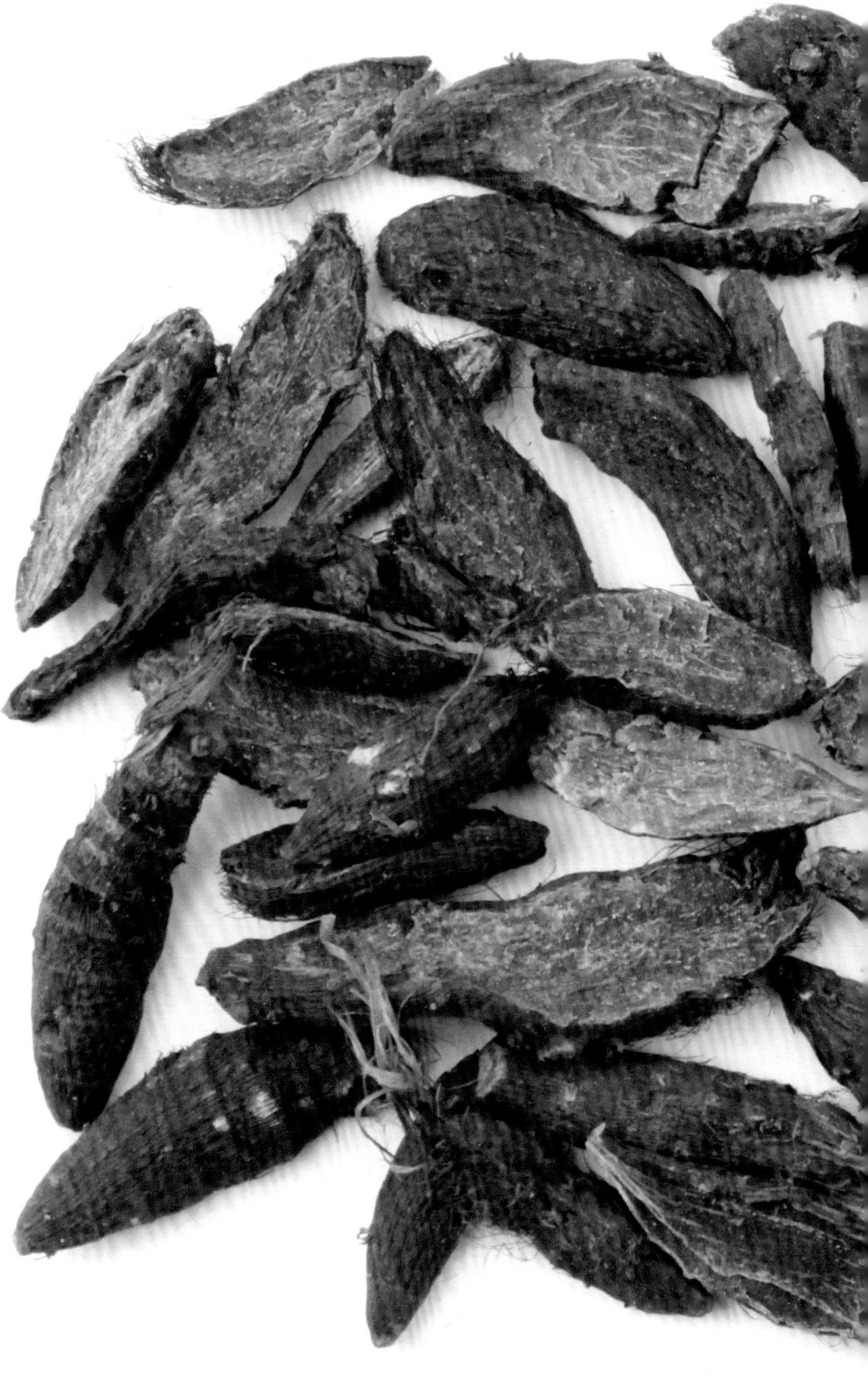

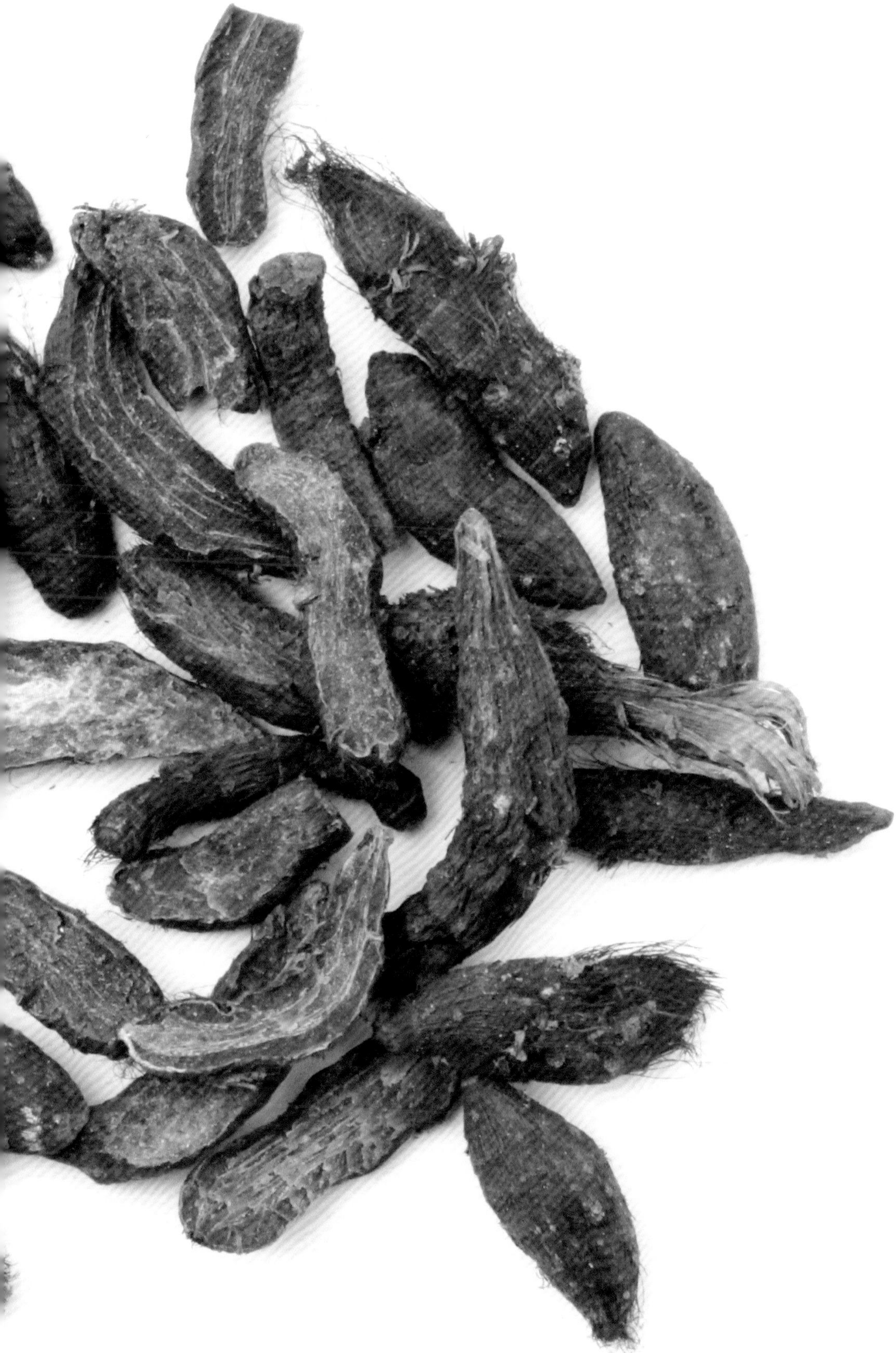

香附饮片

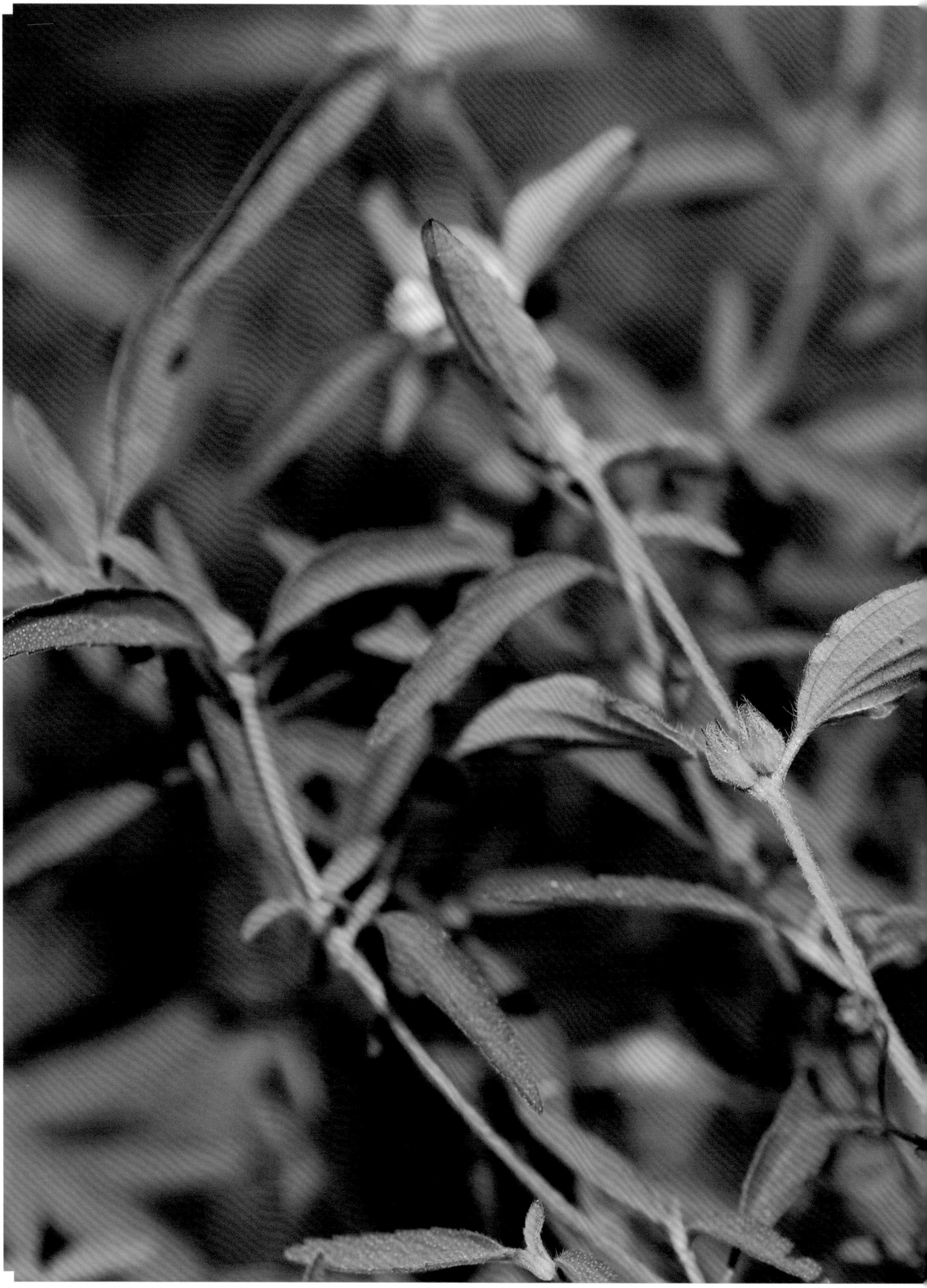

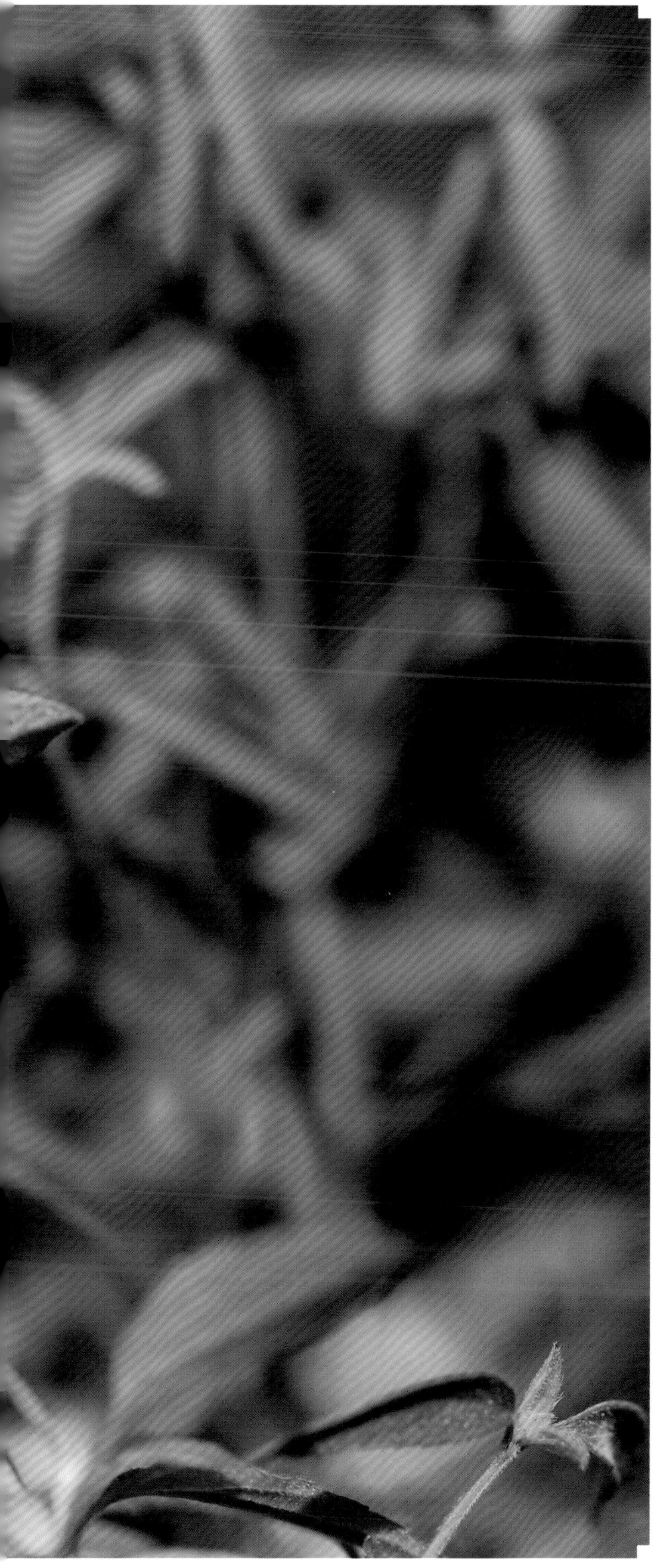

香薷

【壮药名】瓤余因。

【别　名】香草、香菜、香茹、石香薷、石香。

【来　源】本品为唇形科植物石香薷 *Mosla chinensis* Maxim. 或江香薷 *Mosla chinensis* 「Jiangxiangru」的干燥地上部分。前者习称「青香薷」，后者习称「江香薷」。

【性味归经】辛，微温。归肺、胃经。

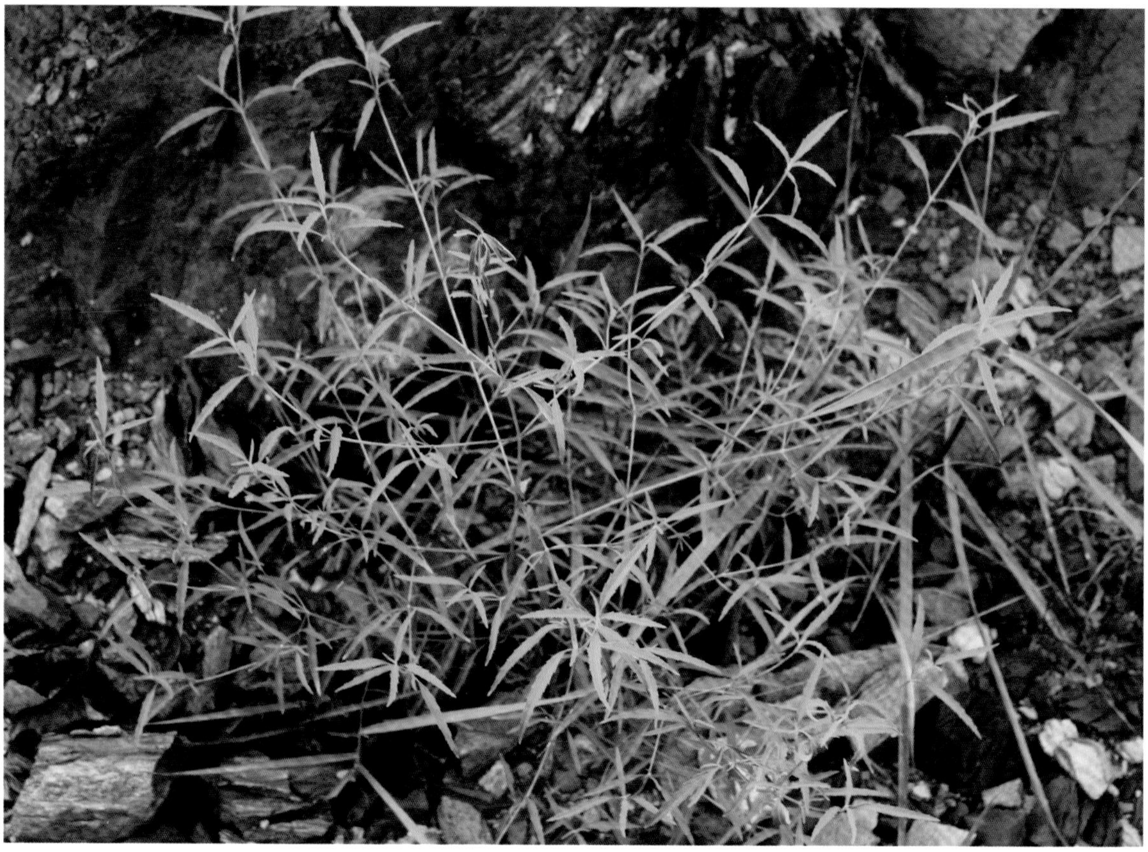

石香薷

识别特征

1. 石香薷　一年生草本，高 15 ~ 45 cm。茎多分杈，稍呈四棱形，略带紫红色，被逆生长柔毛。叶对生，叶片线状长圆形至线状披针形，长 1.3 ~ 2.8 cm，宽 2 ~ 4 cm，边缘具疏锯齿或近全缘，两面密生白色柔毛及腺点。轮伞花序聚呈顶生短穗状或头状，苞片圆倒卵形，长 4 ~ 7 mm；萼钟状，外被白色柔毛及腺点；花冠 2 唇形，淡紫色，外被短柔毛；能育雄蕊 2；花柱 2 裂。小坚果 4，球形，褐色。

2. 江香薷　多年生草本，高 30 ~ 50 cm。茎直立，四棱形，污黄紫色，被短柔毛。单叶对生，叶片卵状三角形至披针形，长 3 ~ 6 cm，宽 0.8 ~ 2.5 cm，先端渐尖，基部楔形，边缘具疏锯齿，两面被短柔毛，下面密布凹陷腺点。轮伞花序密集成穗状，顶生或腋生，偏向一侧。苞片广卵形，边缘有睫毛，萼钟状，外被白色短硬毛，五齿裂；花冠唇形，淡紫红色至紫红色，外密被长柔毛。雄蕊 4 枚；子房上位，四深裂。小坚果近卵形或长圆形，棕色至黑棕色。

生境分布

生长于山野。分布于辽宁、河北、山东、河南、安徽、江苏、浙江、江西、湖北、四川、贵州、云南、陕西、甘肃等省区。

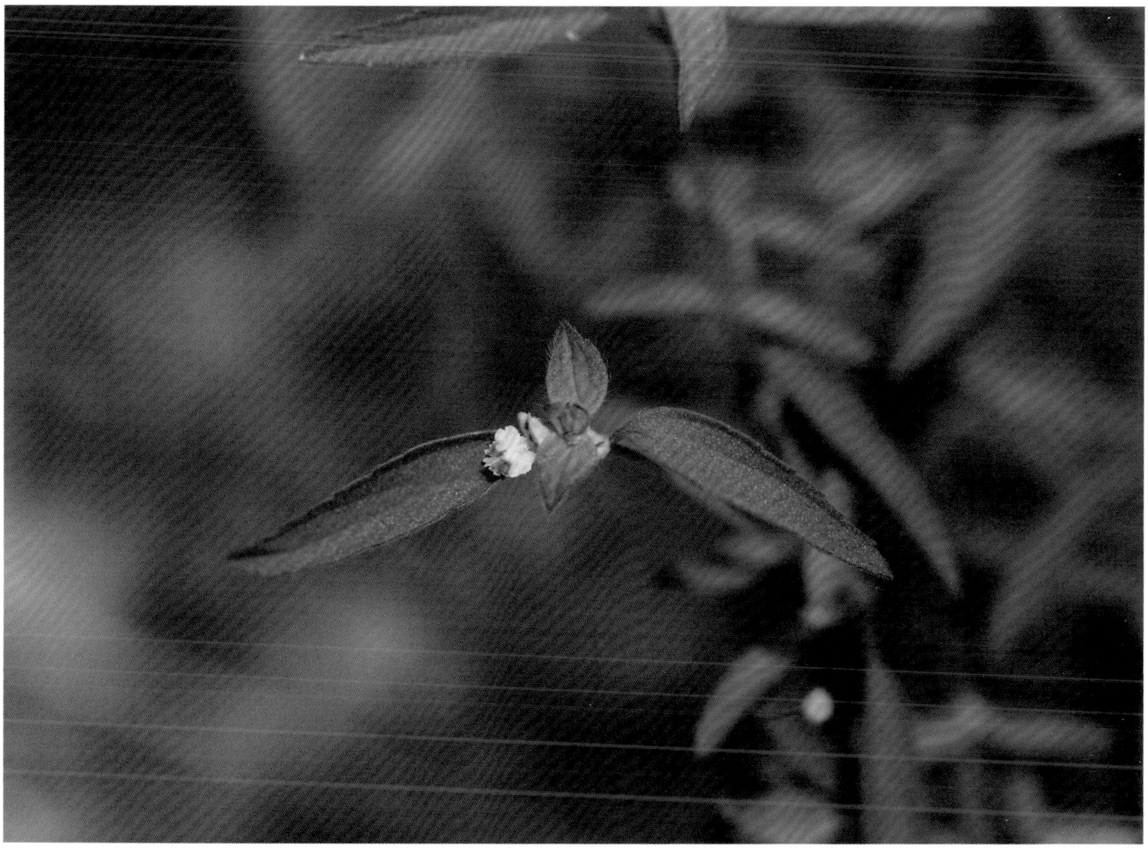

石香薷

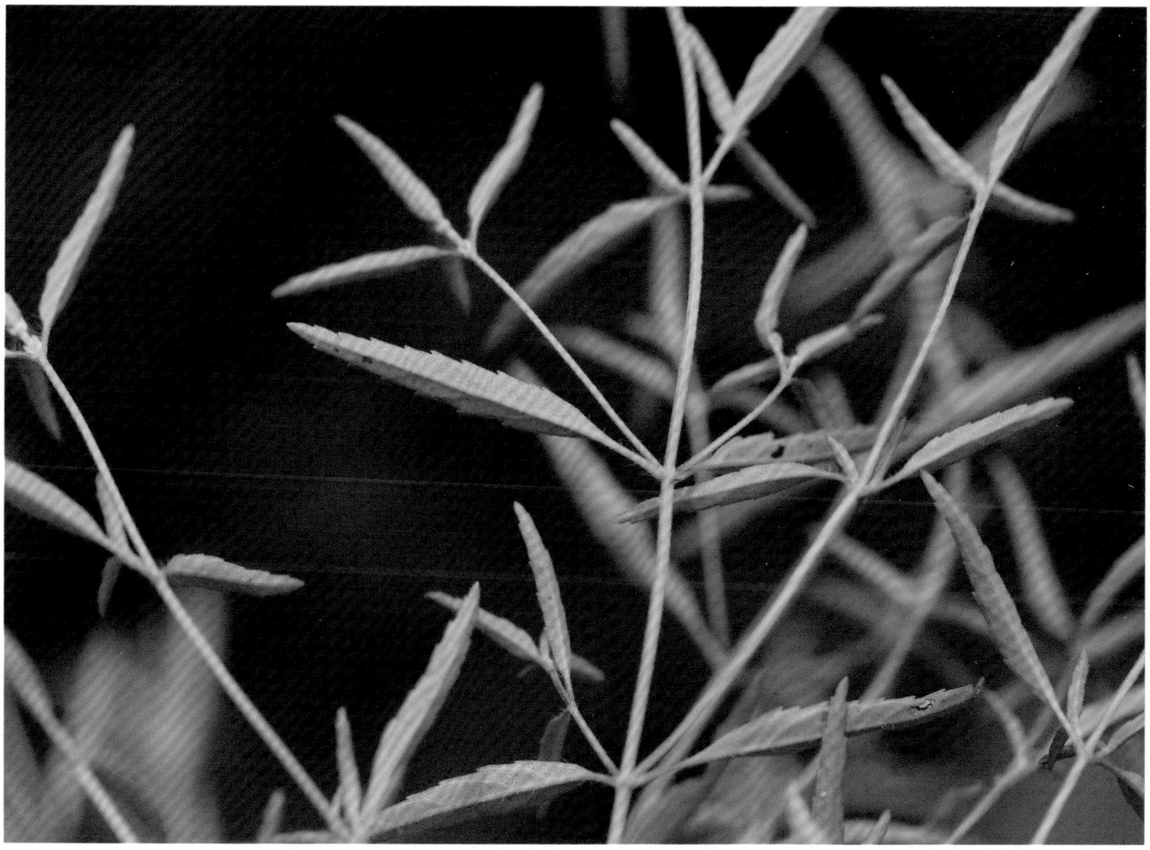

石香薷

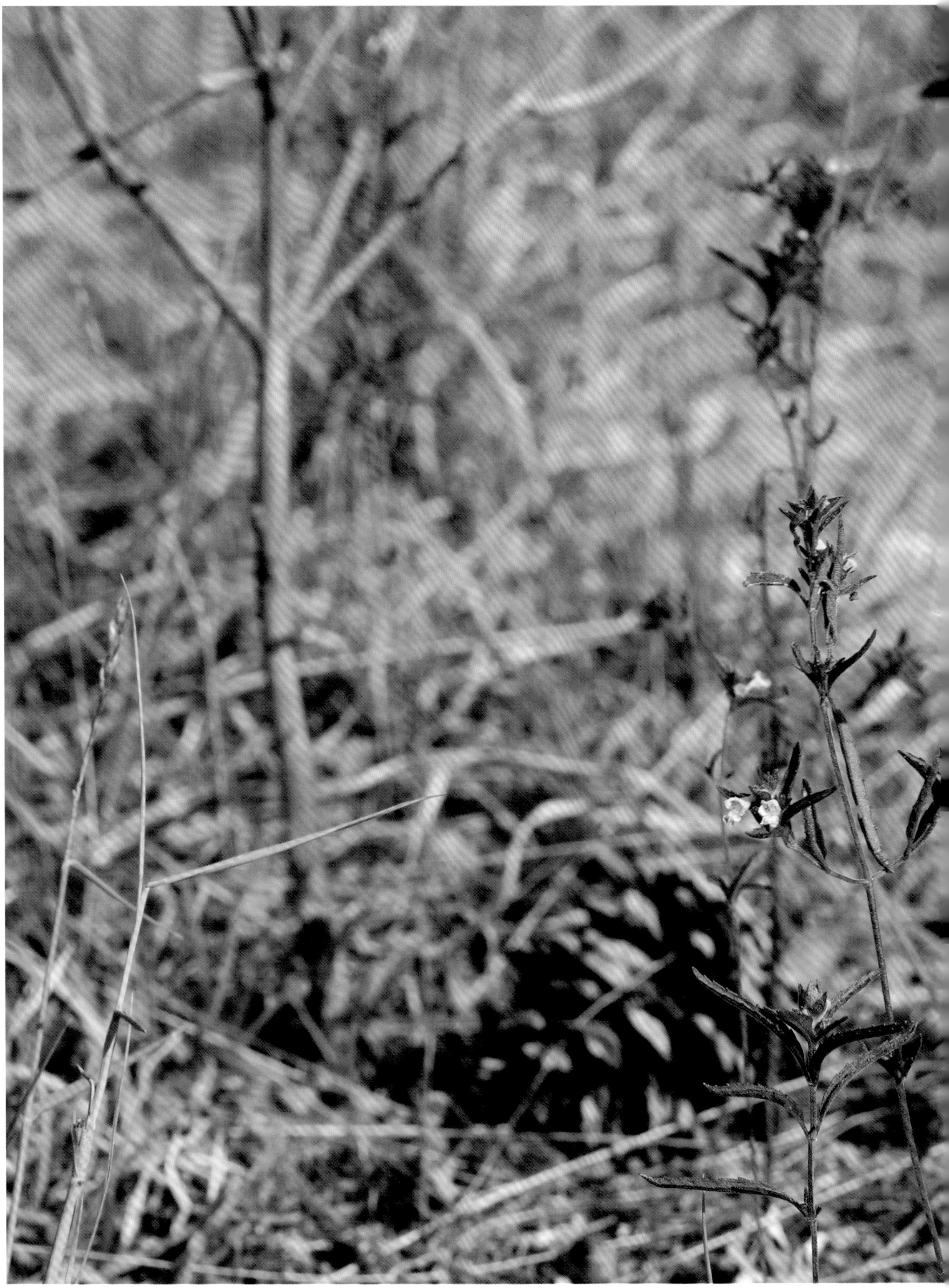

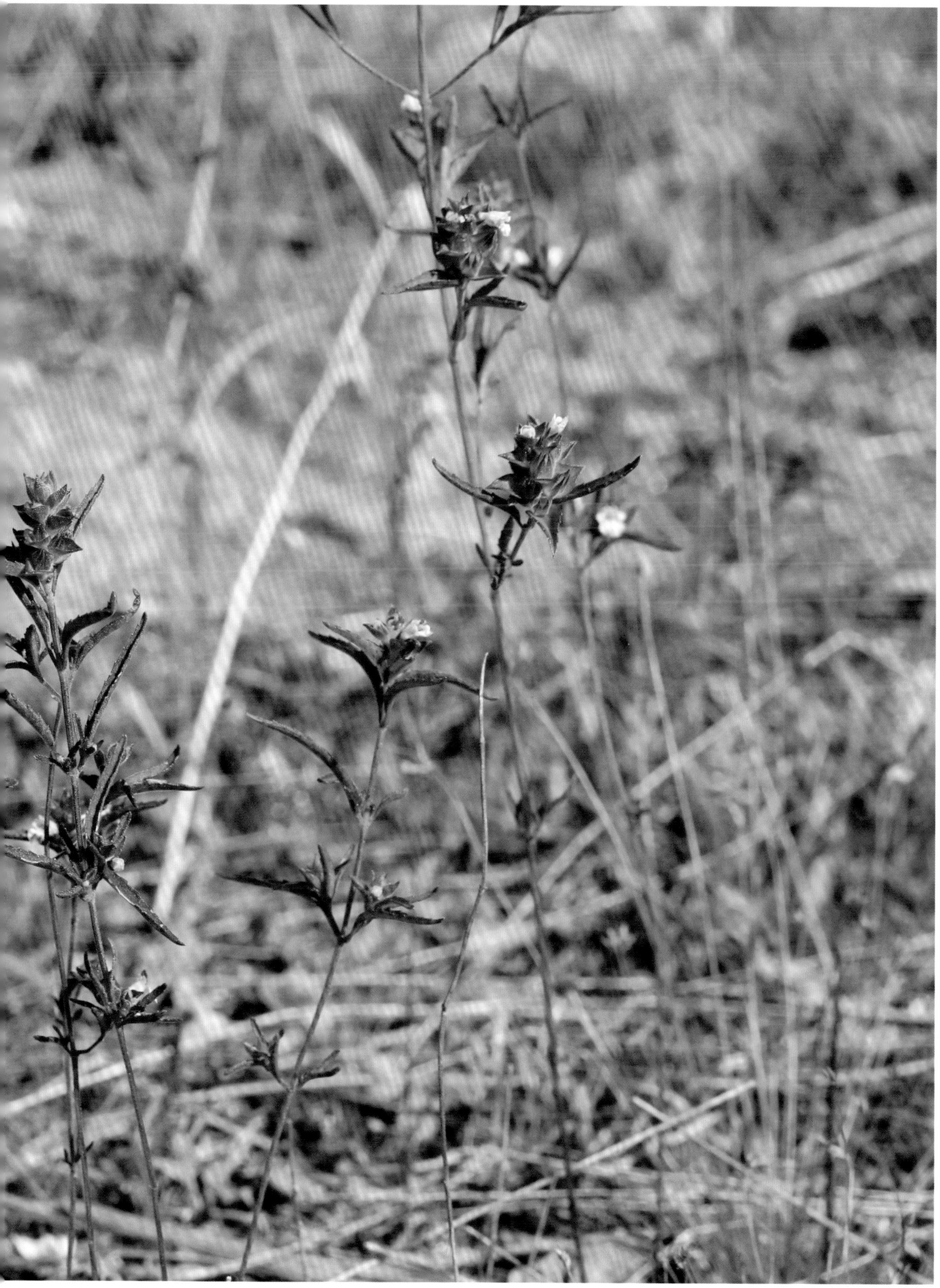

石香薷

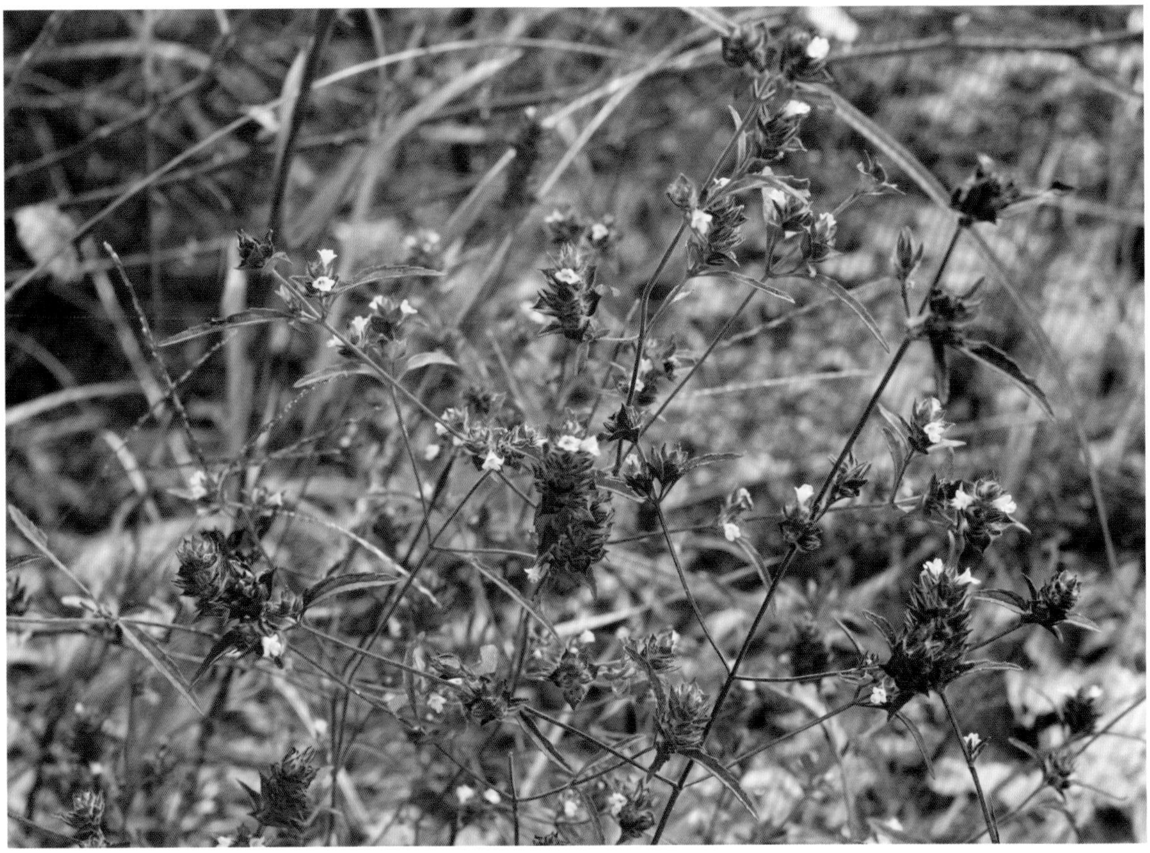

石香薷

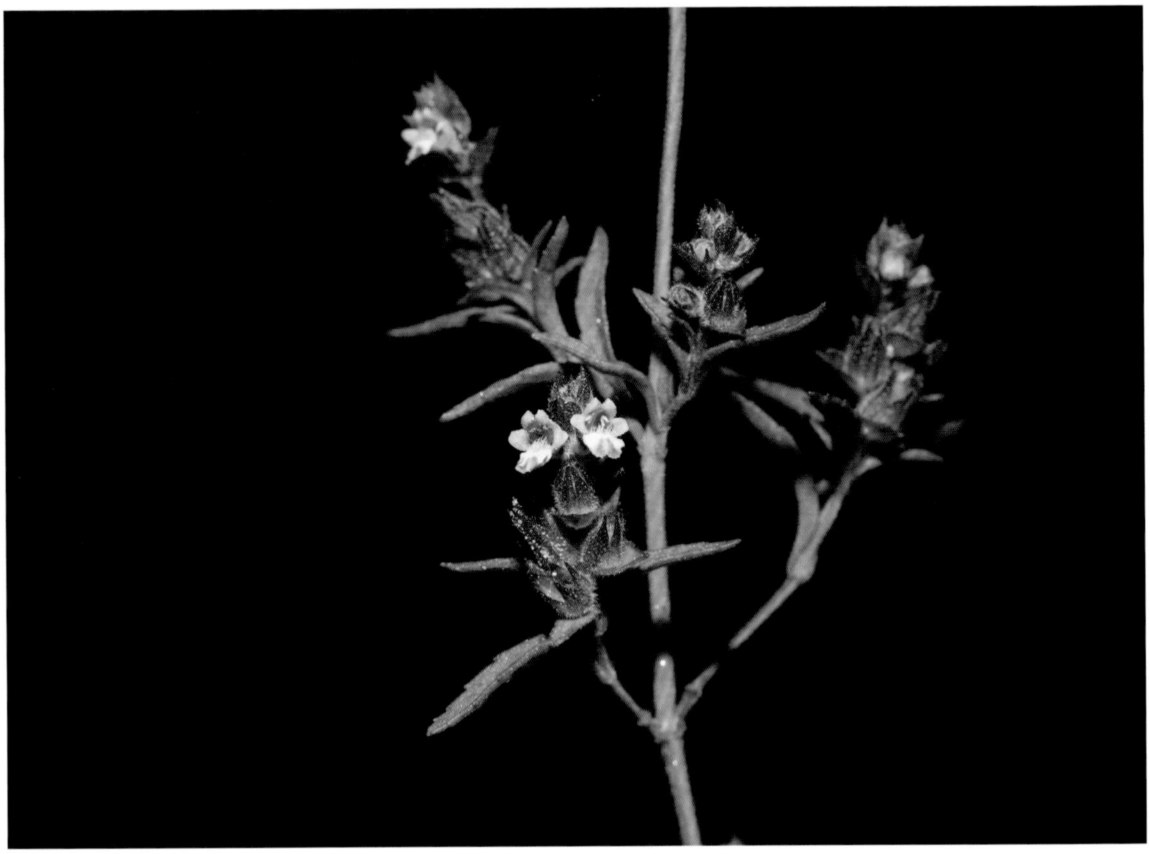

石香薷

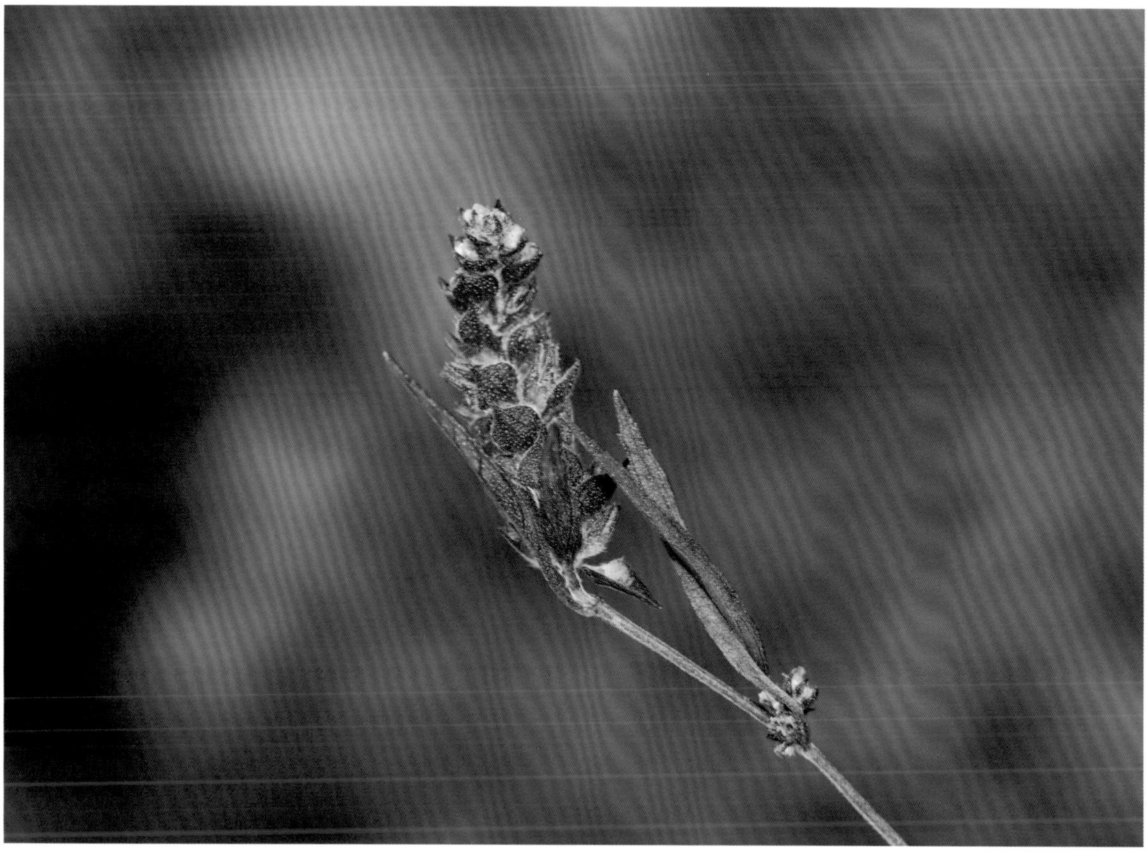

石香薷

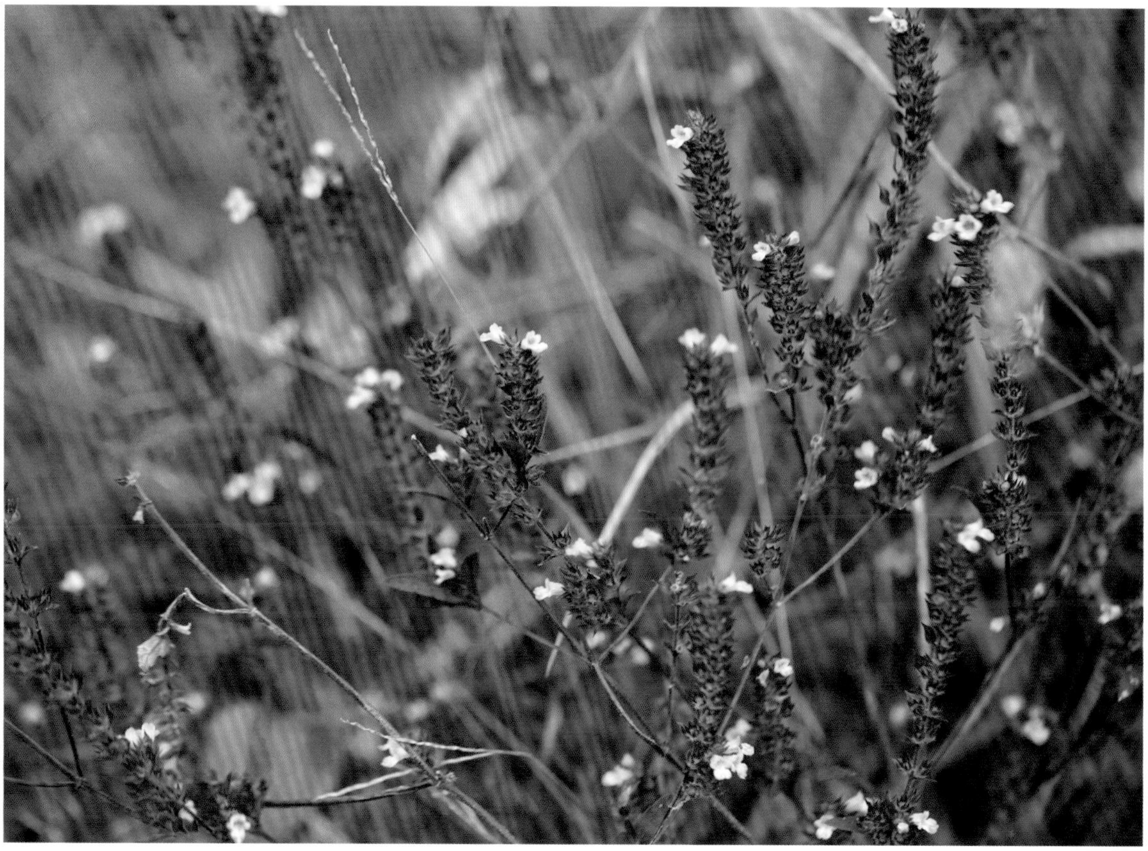

香薷

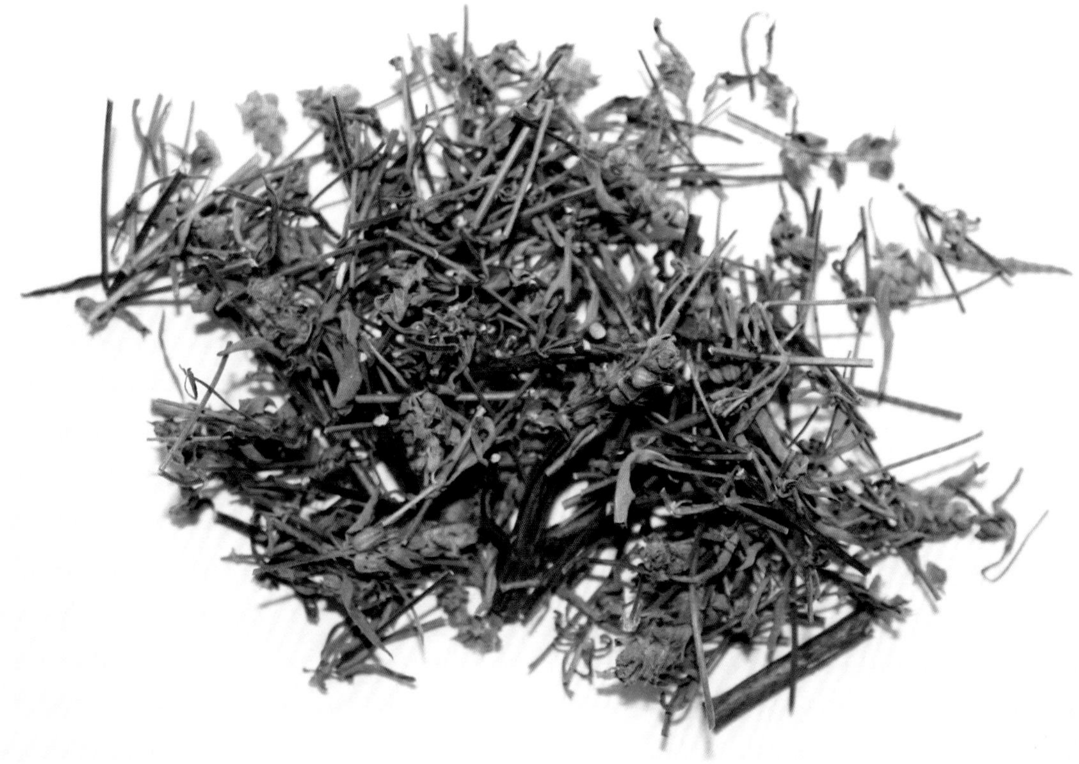

香薷药材

采收加工

夏季茎叶茂盛、花盛时择晴天采割，除去杂质，阴干，切段，生用。

药材鉴别

1. 青香薷 全体长 14 ~ 30 cm，被白色短茸毛。茎多分枝，四方柱形，近基部圆形，直径 0.5 ~ 5 mm；表面黄棕色，近基部常呈棕红色，节明显，节间长 2 ~ 5 cm；质脆，易折断，断面淡黄色，叶对生，多脱落，皱缩或破碎，完整者展平后呈狭长披针形，长 0.7 ~ 2.5 cm，宽约 4 mm，边缘有疏锯齿，黄绿色或暗绿色；质脆，易碎。花轮密集成头状；苞片被白色柔毛；花萼钟状，先端 5 裂；花冠皱缩或脱落。小坚果 4，包于宿萼内，香气浓，味辛凉。栽培品全体长 35 ~ 60 cm，疏被较长的茸毛；茎较粗，节间长 4 ~ 7 cm。以枝嫩、穗多、香气浓者为佳。

2. 江香薷 表面黄绿色，质较柔软。边缘有 5 ~ 9 疏浅锯齿。果实直径 0.9 ~ 1.4 mm，表面具疏网纹。

功效主治

发汗解表，化湿和中。主治暑湿感冒，恶寒发热，头痛无汗，腹痛吐泻，水肿，小便不利。

用法用量

内服：3 ~ 10 g，煎服。用于发表，量不宜过大，且不宜久煎；用于利水消肿，量宜稍大，且须浓煎。

民族药方

1．水肿　香薷 500 g，水 10 L。熬烂去渣，再熬成膏，加白术末 210 g 制成丸，如梧桐子大，米汤送服，每次服 10 丸，每日 5 次，晚上临睡前服 1 次。

2．鼻衄不止　香薷适量。研细末，水冲服 3 g。

3．心烦邪痛　香薷适量。捣汁服，每日 2 次。

4．腋臭　香薷鲜品适量。捣烂敷于腋下，每日 1 次，连用 1 周。

5．夏季感冒　香薷、扁豆花、丝瓜花各 6 g，金银花、滑石各 10 g，薏苡仁 15 g。置于热水瓶中，冲入沸水大半瓶，盖焖 15 ~ 20 分钟，频频饮用，一日内饮尽。

使用注意

本品辛温发汗之力较强，表虚有汗及暑热证当忌用。

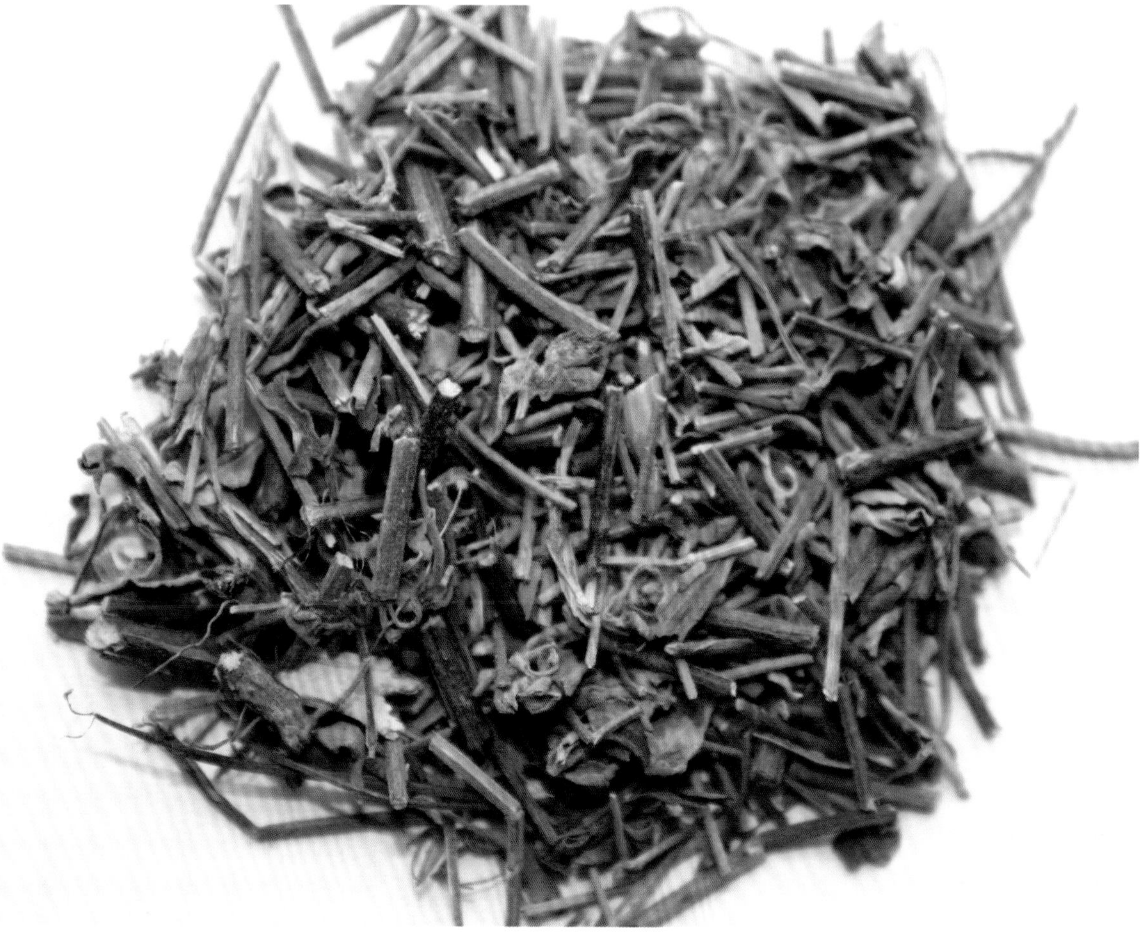

香薷饮片

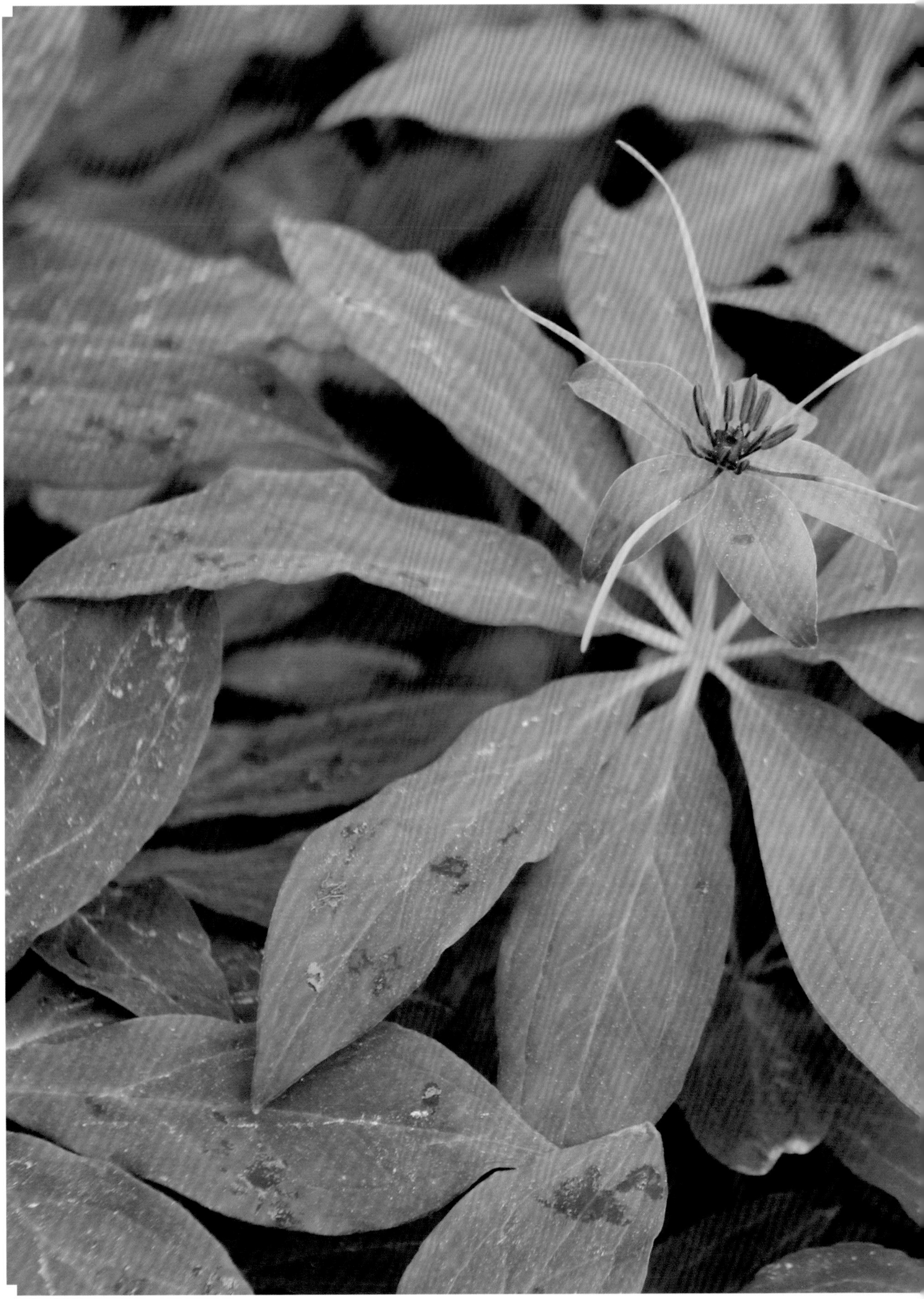

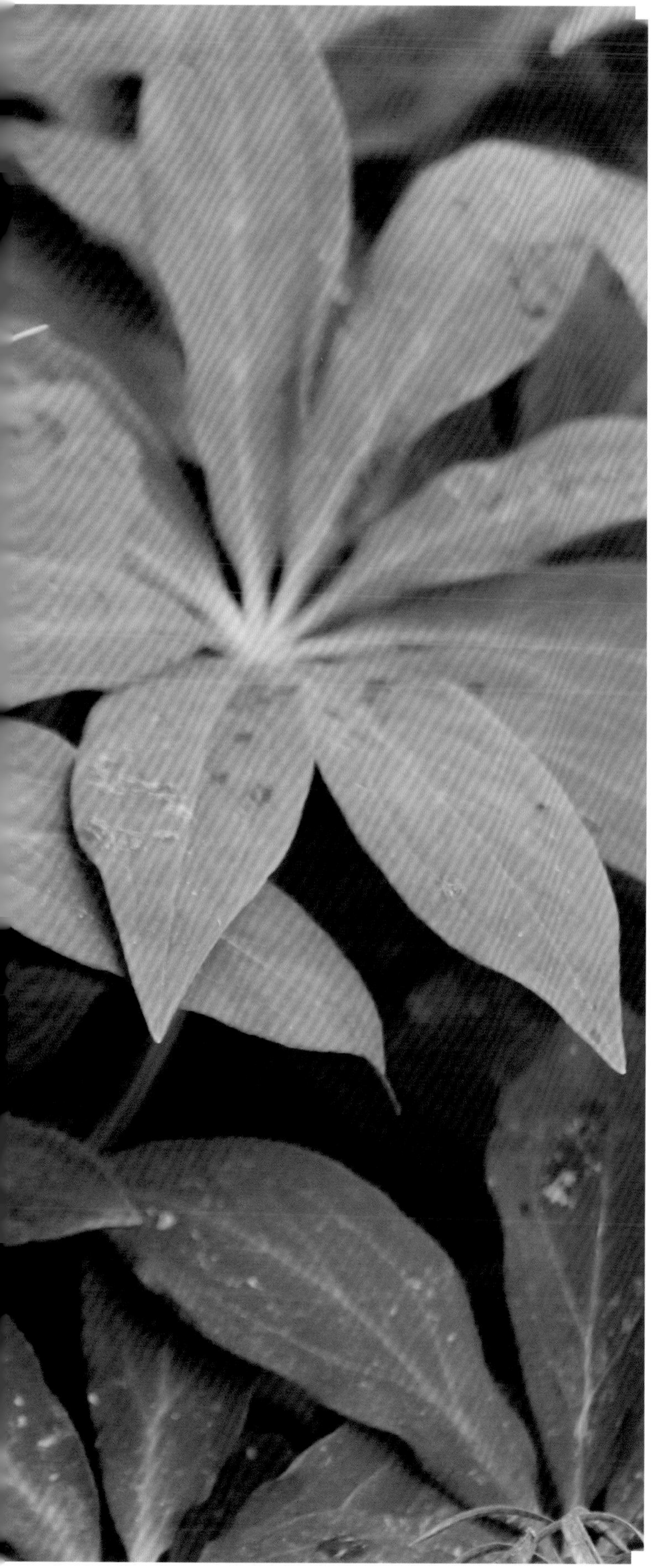

重楼

【壮药名】棵独卖。

【别　名】灯台七、铁灯台、草河车、白河车、海螺七。

【来　源】本品为百合科植物七叶一枝花 *Paris polyphylla* Smith var. *chinensis*（Franch.）Hara 或云南重楼 *Paris polyphylla* Smith var. *yunnanensis*（Franch.）Hand.-Mazz. 的干燥根茎。

【性味归经】味微苦、麻，性凉，有小毒。归心、肝、肺、胃、大肠经。

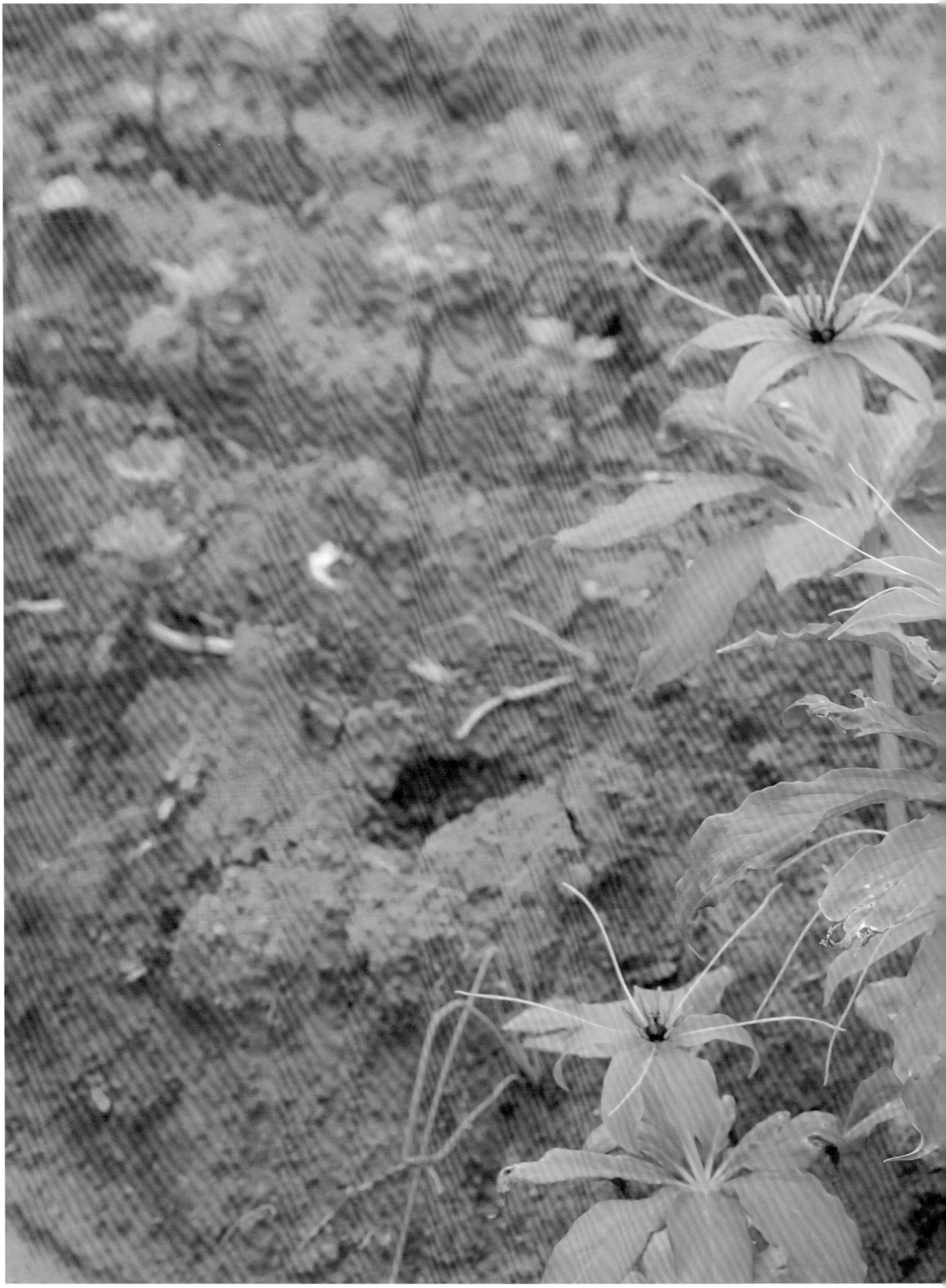

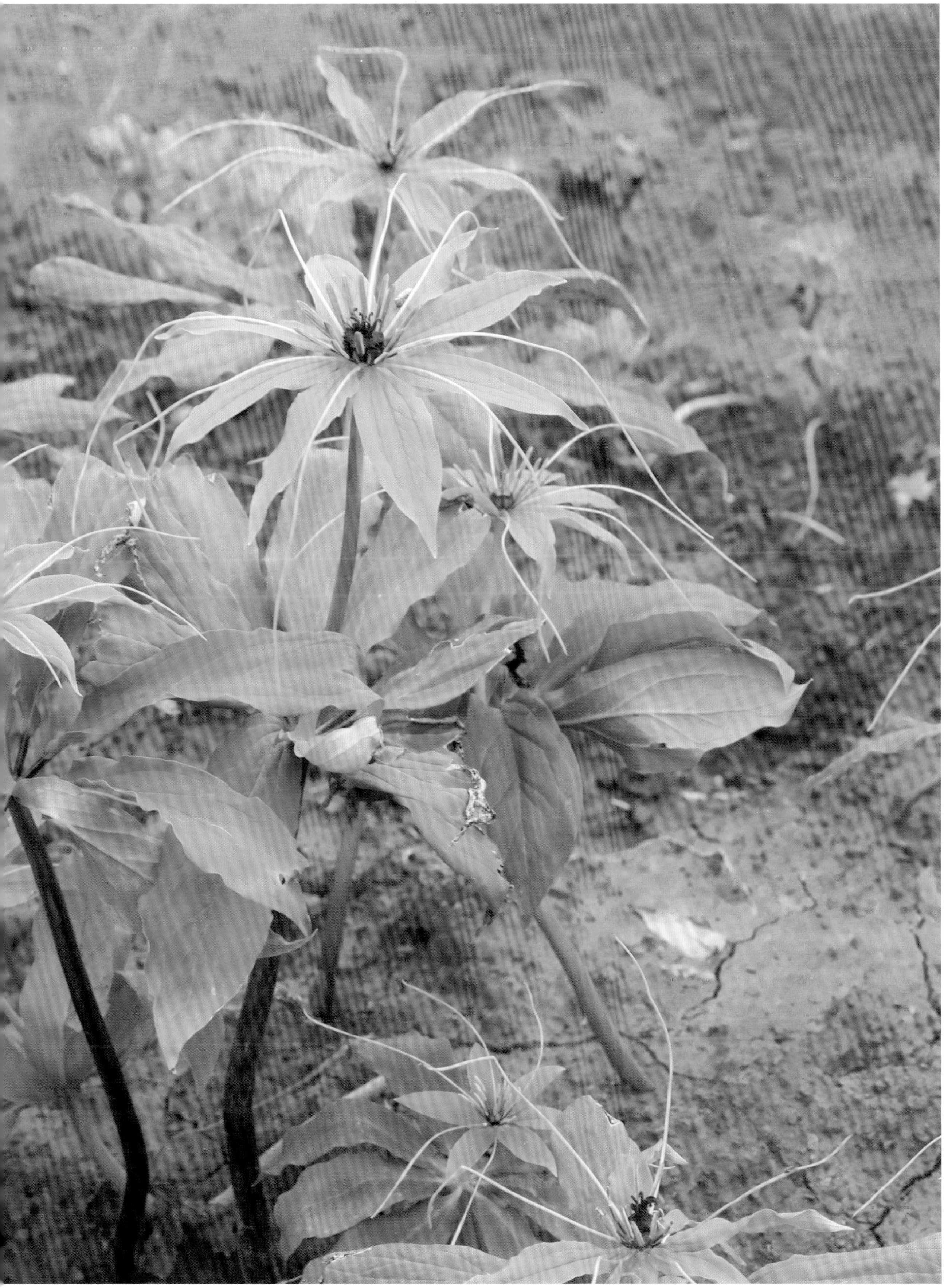

七叶一枝花

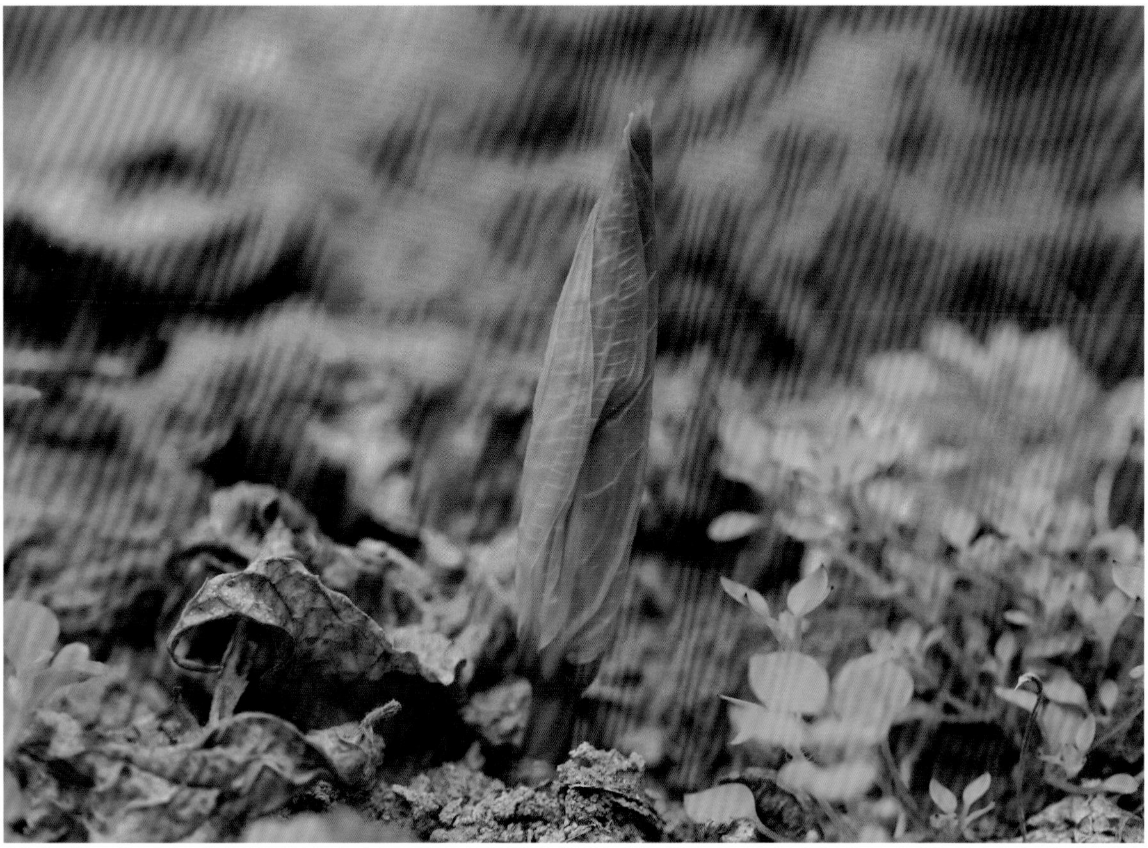

七叶一枝花

识别特征

多年生直立草本，全株光滑无毛，高 30 ~ 100 cm。根茎肥厚，黄褐色，结节明显，具鳞片状叶及众多须根。茎单一，青紫色或紫红色，直径约 1 cm，基部有膜质叶鞘抱茎，叶轮生长于茎顶，4 ~ 9 片，通常为 7 片，长椭圆形或椭圆状披针形，长 9 ~ 23 cm，宽 2.5 ~ 7 cm，先端渐尖或短尖，全缘，基部楔形；基出脉 3 条，花单生长于顶端，花梗青紫色或紫红色，外列被片绿色，叶状，4 ~ 7 片，长卵形至卵状披针形，长 3 ~ 5 cm，宽 1 ~ 1.5 cm，先端渐尖，内列被片与外列同数，黄色或黄绿色，线形，一般短于外列被片；雄蕊数与花被片同，花丝扁平，长 3 ~ 5 mm，花药线形，金黄色，纵裂，长于花丝 2 ~ 3 倍，药隔在药上稍延长，或无；子房上位，具 4 ~ 6 棱，花柱短，先端 4 ~ 7 裂，向外反卷。蒴果球形，熟时黄褐色，3 ~ 6 瓣裂，直径 2 ~ 2.4 cm，内含多数鲜红色卵形种子。花期 4—7 月，果期 8—11 月。

生境分布

生长于海拔 1300 ~ 2900 m 的灌木林下阴湿处。分布于西藏东南部及四川、贵州、云南等省区。

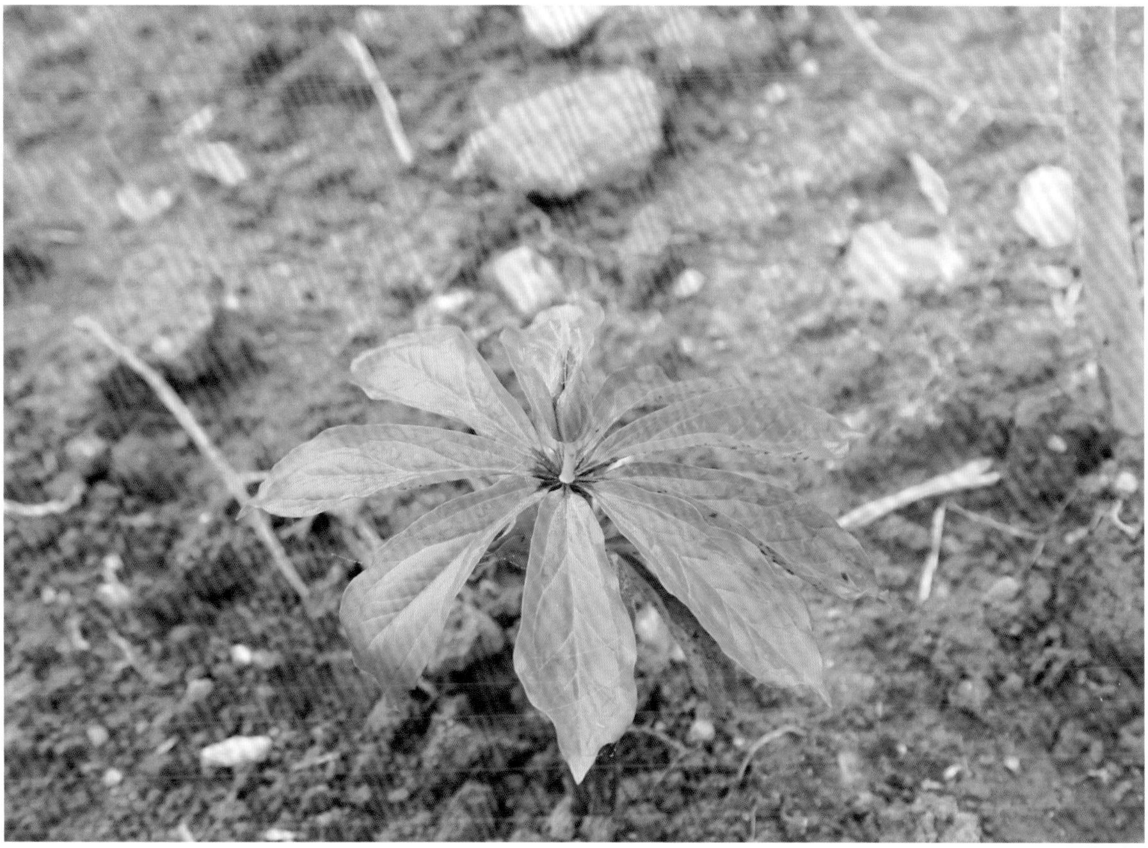

七叶一枝花

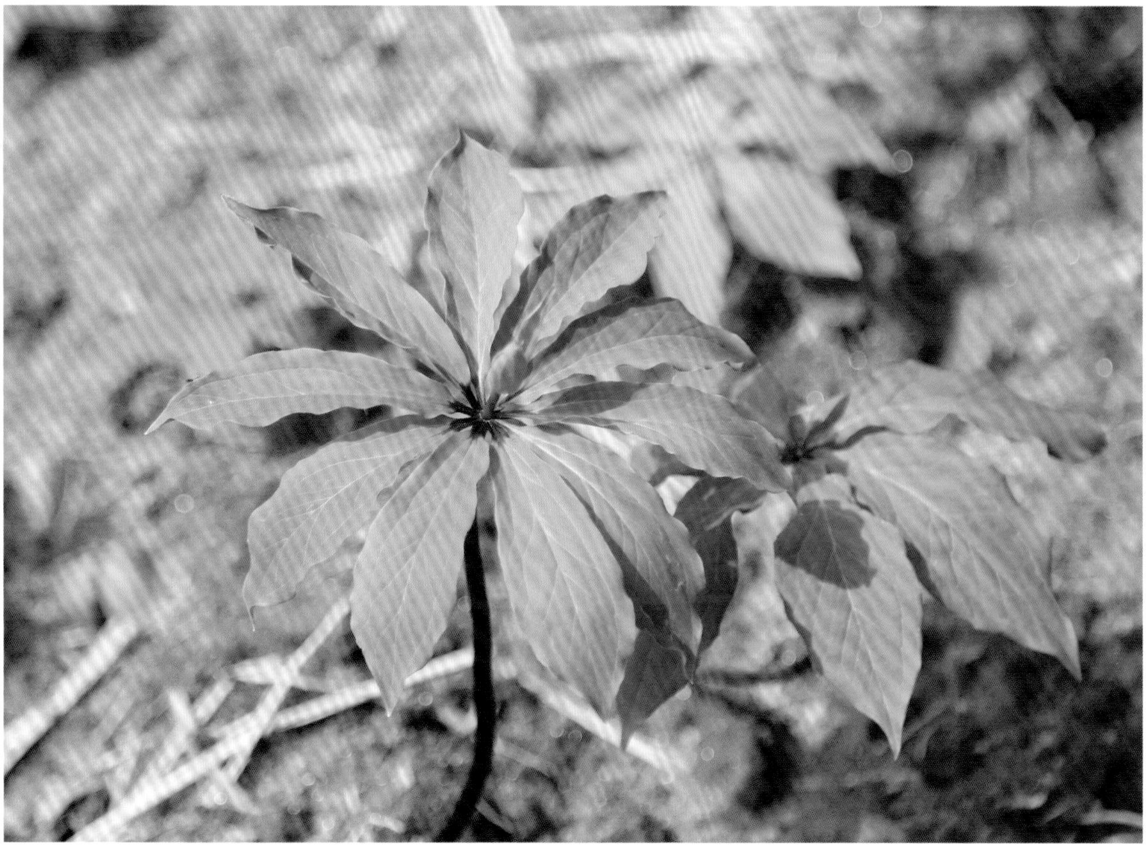

七叶一枝花

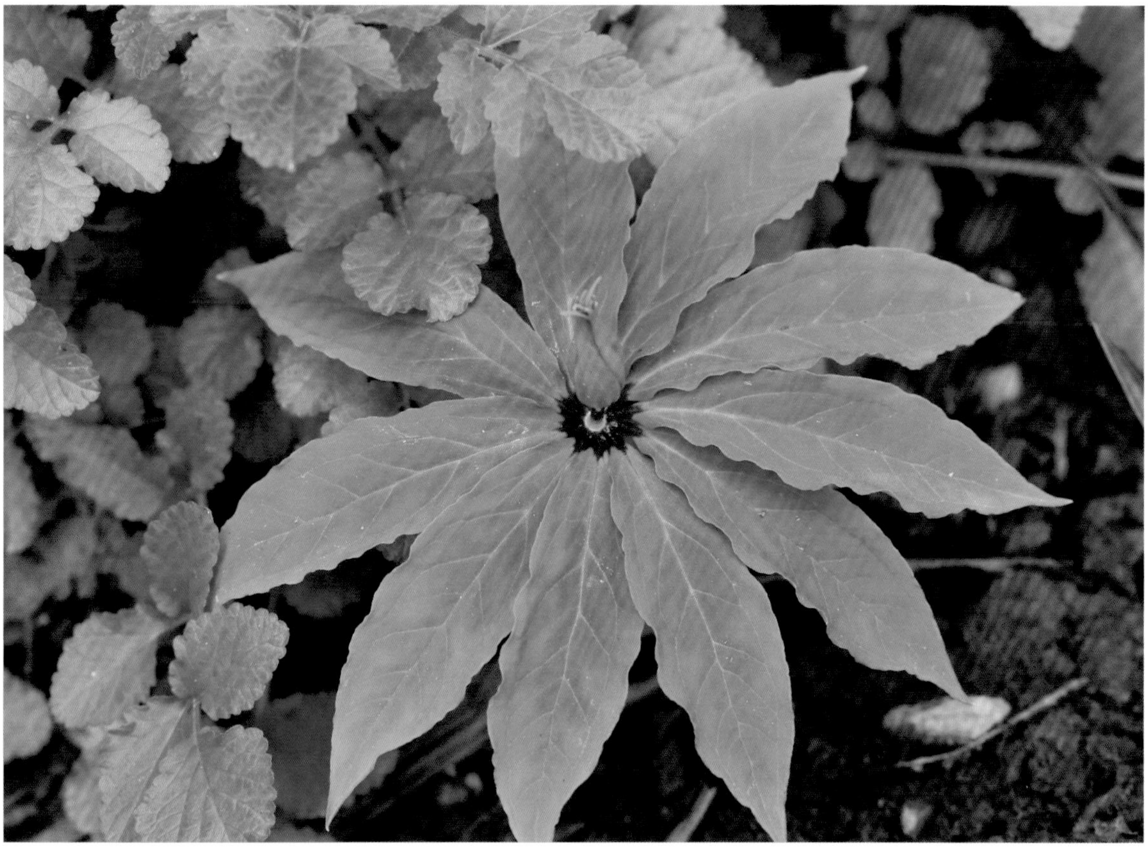

七叶一枝花

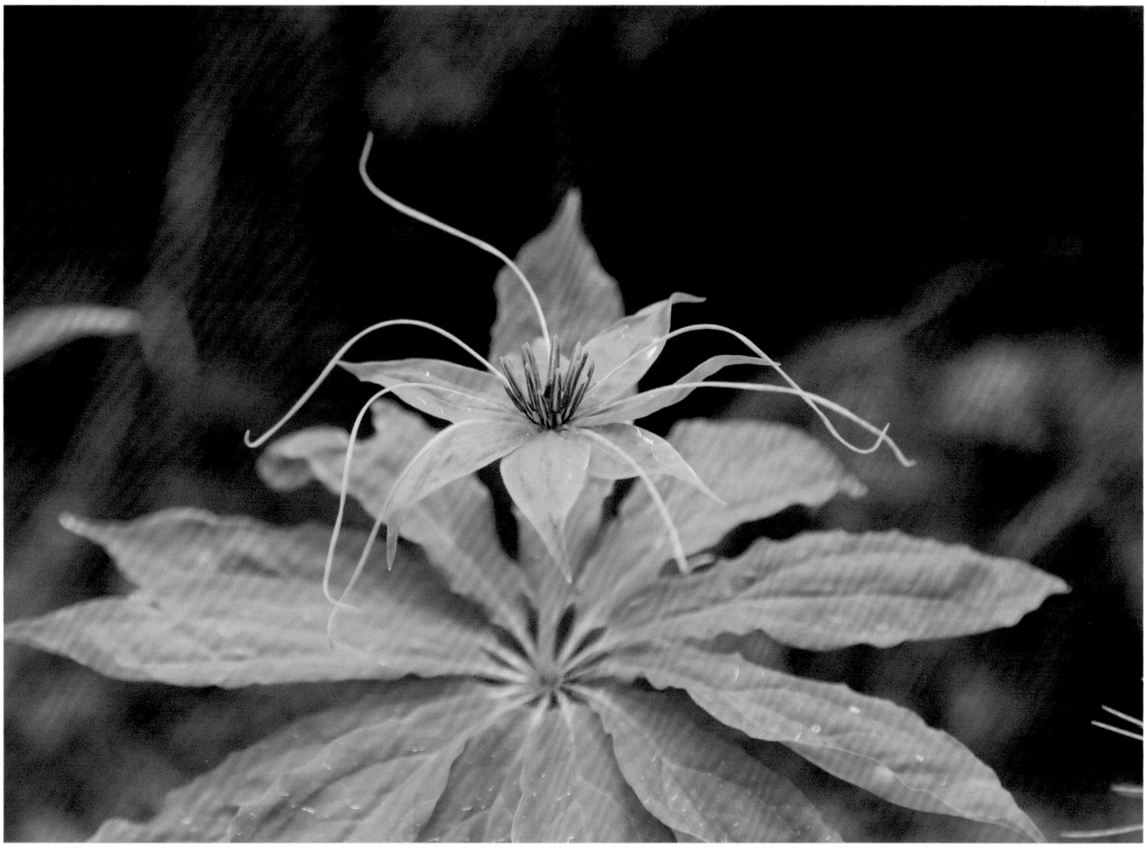

七叶一枝花

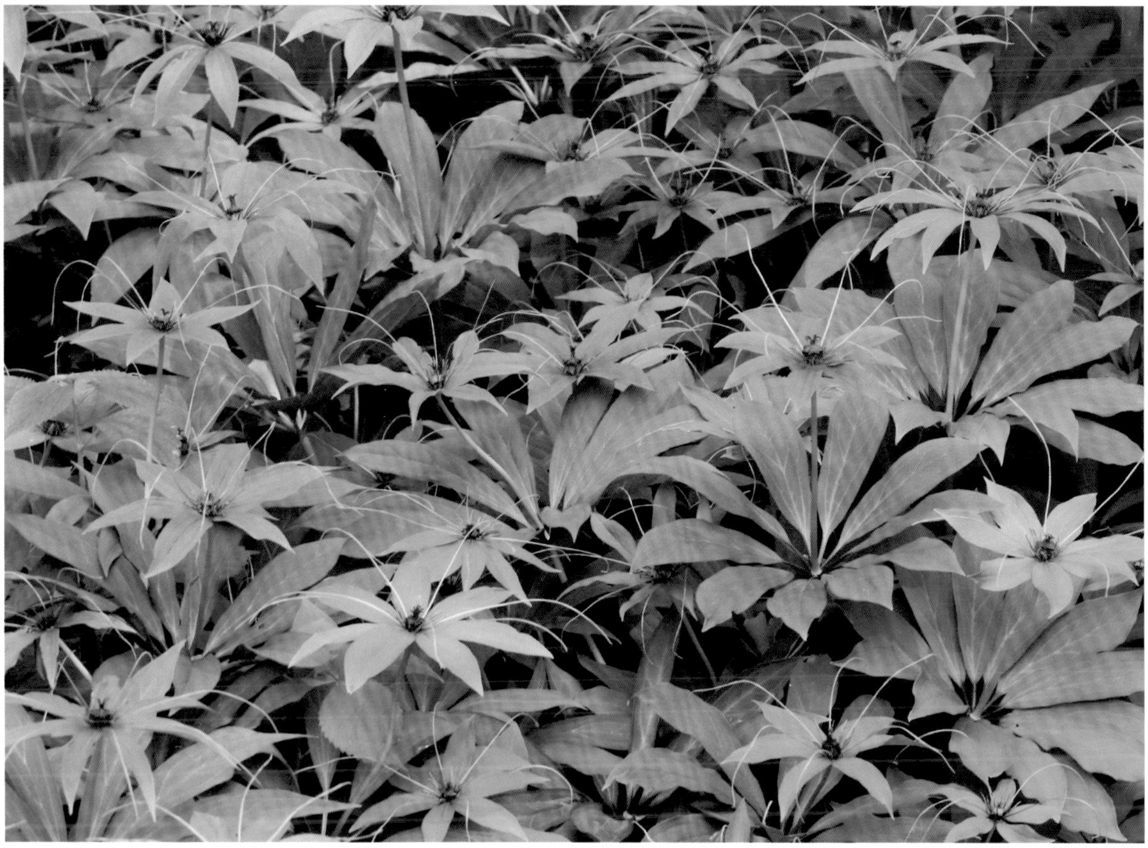

七叶一枝花

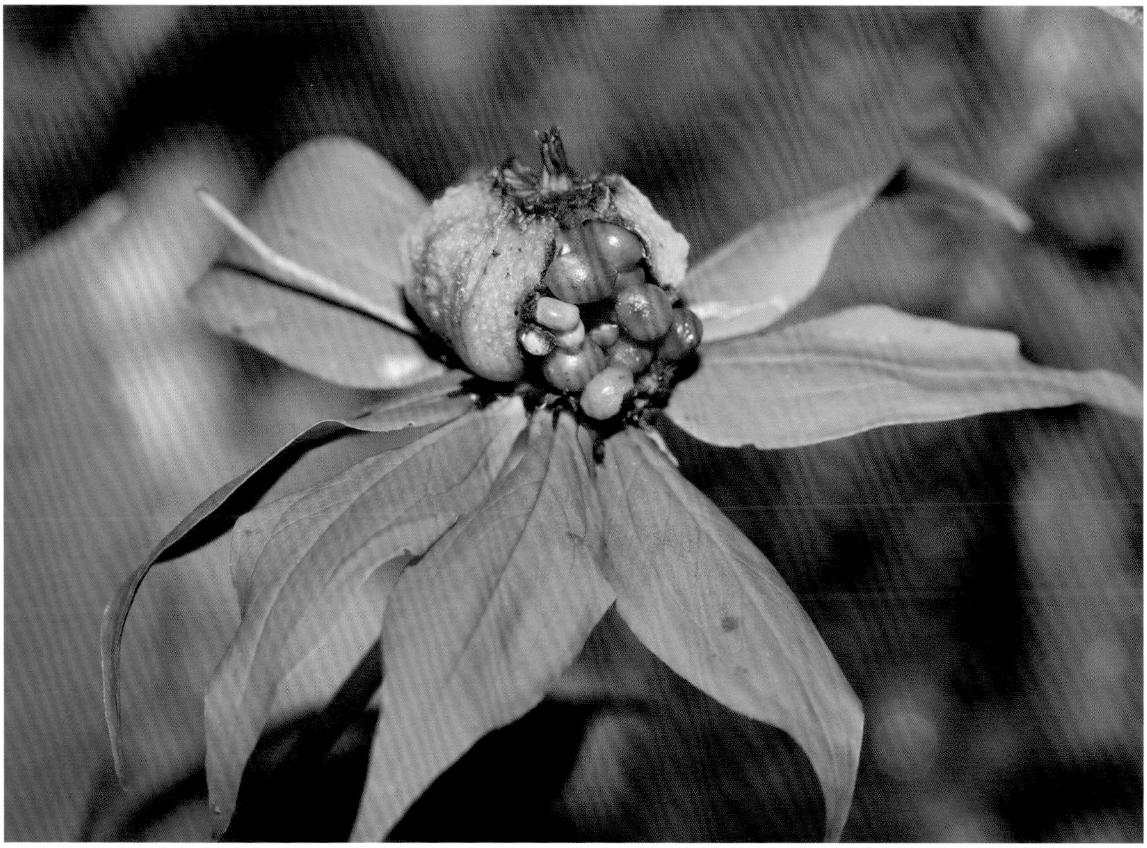

七叶一枝花

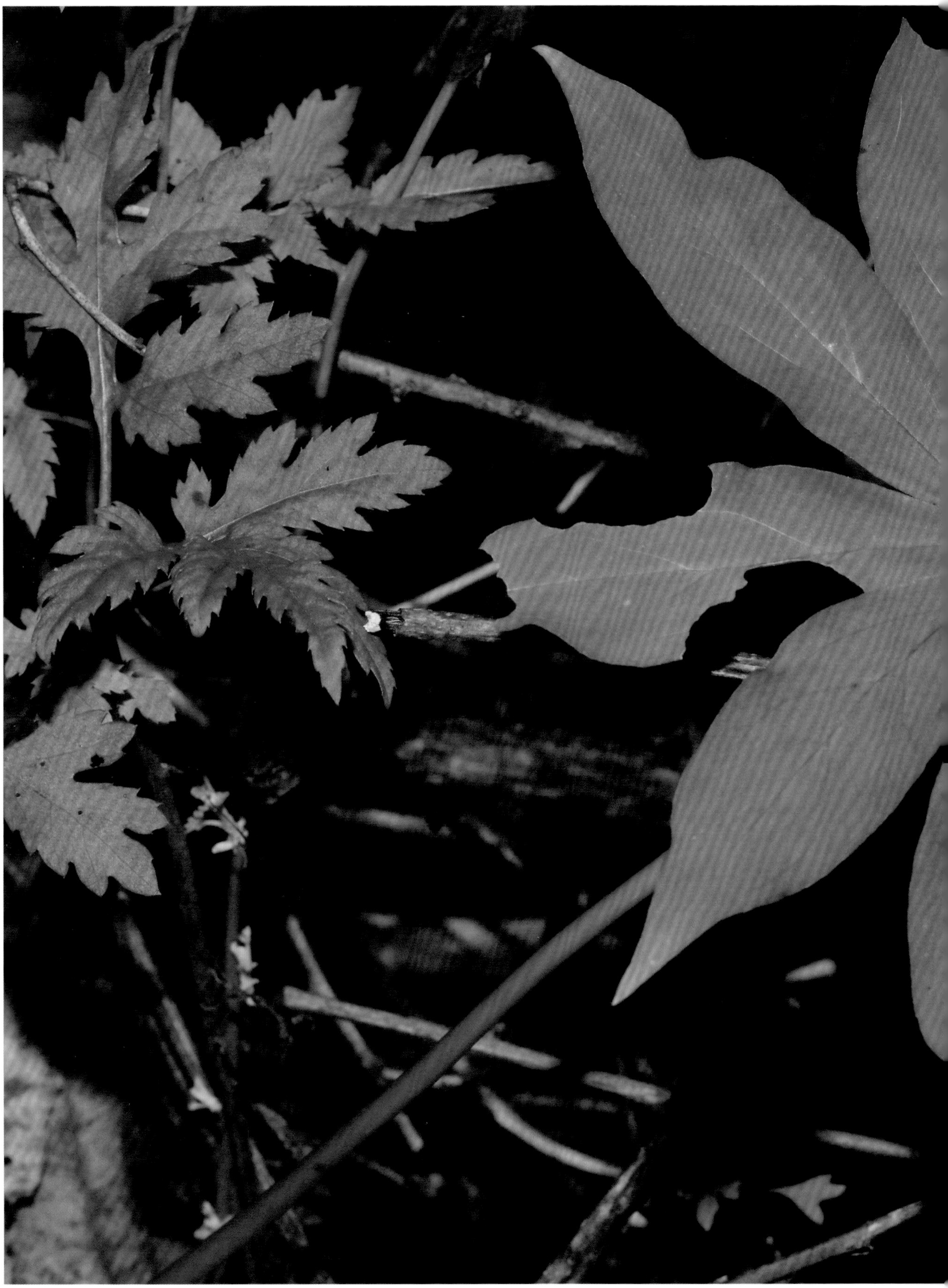

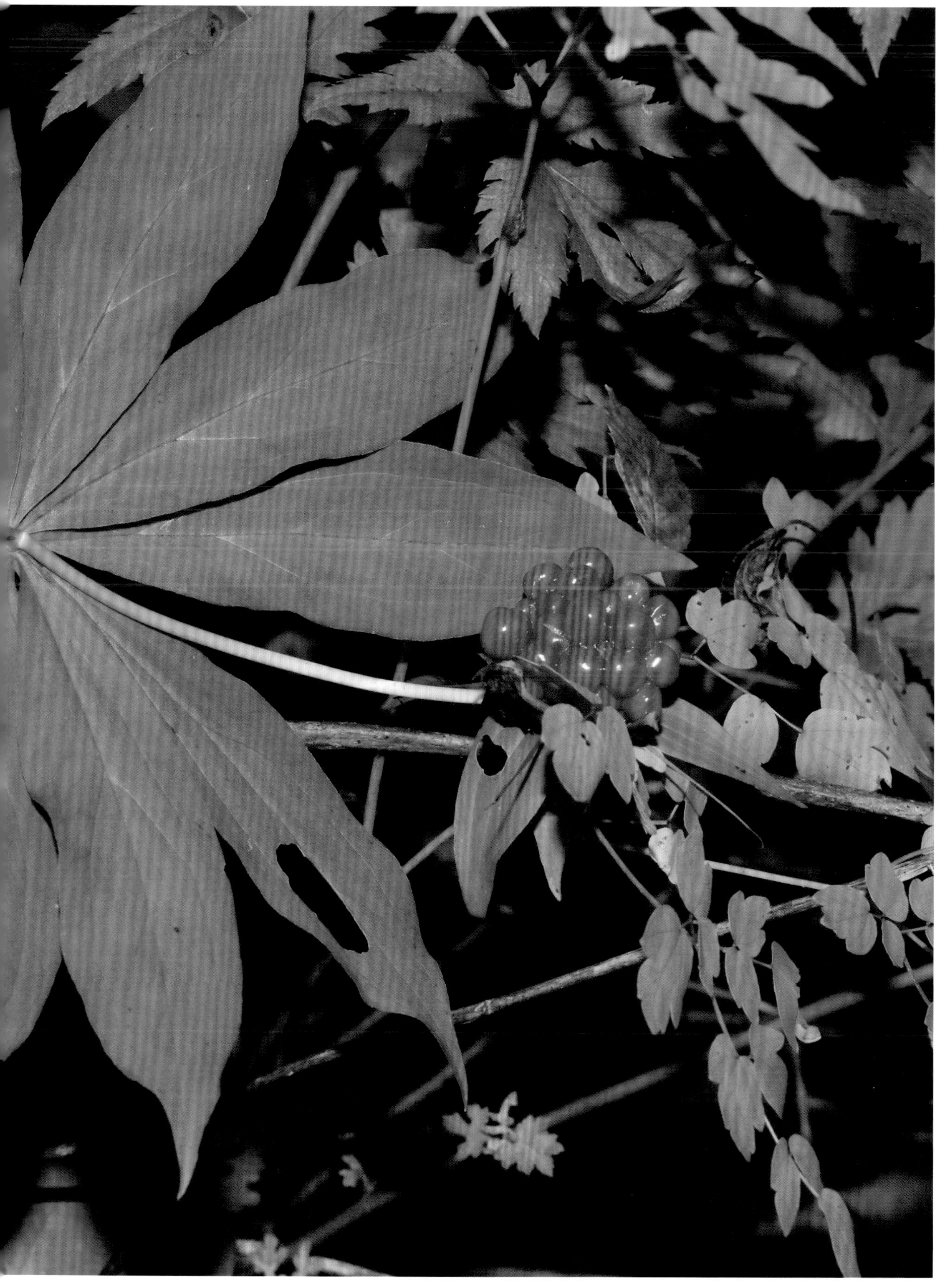

七叶一枝花

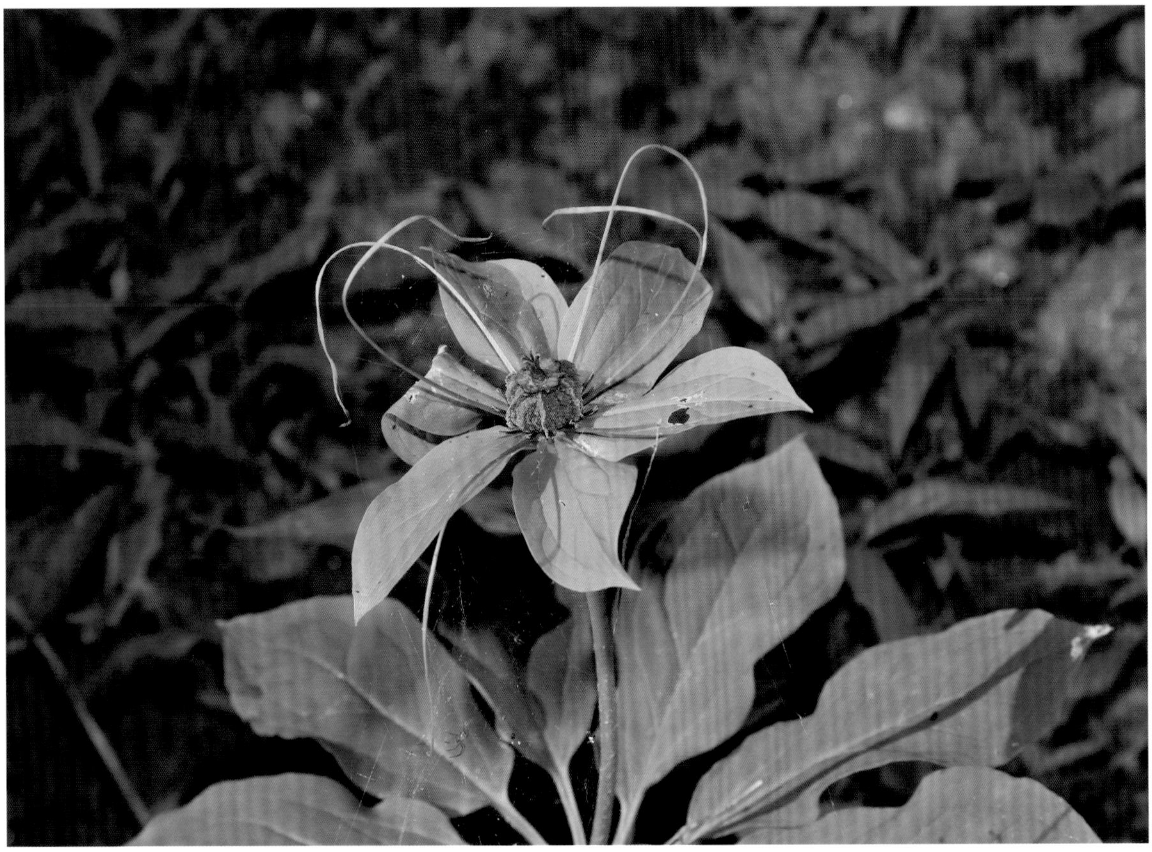

七叶一枝花

采收加工

秋季采挖，除去须根，洗净切片，晒干备用。

药材鉴别

本品根茎圆柱形略扁，呈结节状，长 5 ~ 12 cm，直径 1.0 ~ 4.5 cm，表面黄棕色或棕褐色；密具层状凸起的粗环纹，一面结节明显，结节上具椭圆形凹陷茎；另一面有疏生的须根及疣状须根痕，顶端具茎的残基及鳞叶，质坚实，折断面平坦，灰白色或浅棕色，粉性或角质状，气微，味微苦、麻。

功效主治

清火解毒，消肿止痛，补气调血。主治产后诸疾，月经不调，痛经，闭经，咽喉肿痛，腮腺、颌下淋巴结肿痛，乳痈，腹部包块，疔疮痈疖脓肿，跌打损伤，水火烫伤，毒蛇、毒虫咬伤。

用法用量

内服：3 ~ 9 g，煎汤；3 ~ 5 g，研粉服。外用：根茎鲜品，适量，捣敷。

民族药方

1．带状疱疹　重楼、朱砂根各适量。共研细末，加雄黄少许，白酒调敷患处。

2．乳汁不通或小儿吹乳　重楼 15 g。煎水，点水就服。

3．耳内生疮热痛　重楼适量。醋磨涂患处。

4．肺痨久咳，哮喘　重楼 25 g。加水适量，同鸡肉或猪肺煲服。

5．蛇咬伤　重楼 10 g。研细末开水送服，每日 2 ~ 3 次。另以重楼鲜根适量，捣烂或加甜酒酿捣烂敷患处。

6．神经性皮炎　重楼适量。研细末，以香油调和，外敷患处。糜烂者可用干粉直接撒布，一般使用 2 ~ 3 日。

7．宫颈糜烂　重楼适量。研细末，调甘油搽局部，每日 2 ~ 3 次。

8．慢性支气管炎　重楼适量。研细末，压片或胶囊装，饭后服，每次 3 g，每日 2 次，10 日为 1 个疗程，停药 3 日，再服第 2 个疗程，共服 3 个疗程。

9．子宫出血　重楼适量。研细末，胶囊装，口服，每次 1 g，每日 3 次，严重时可服 2 g，每日 4 次。

10．痈疽，疔疮，腮腺炎　重楼 9 g，蒲公英 30 g。水煎服，每日 1 剂。另以重楼、天花粉各 30 g，天仙子 15 g，研细末，开水调稠，敷患处。

使用注意

本品有小毒，过量可致恶心呕吐，头目昏涨，孕妇忌服。

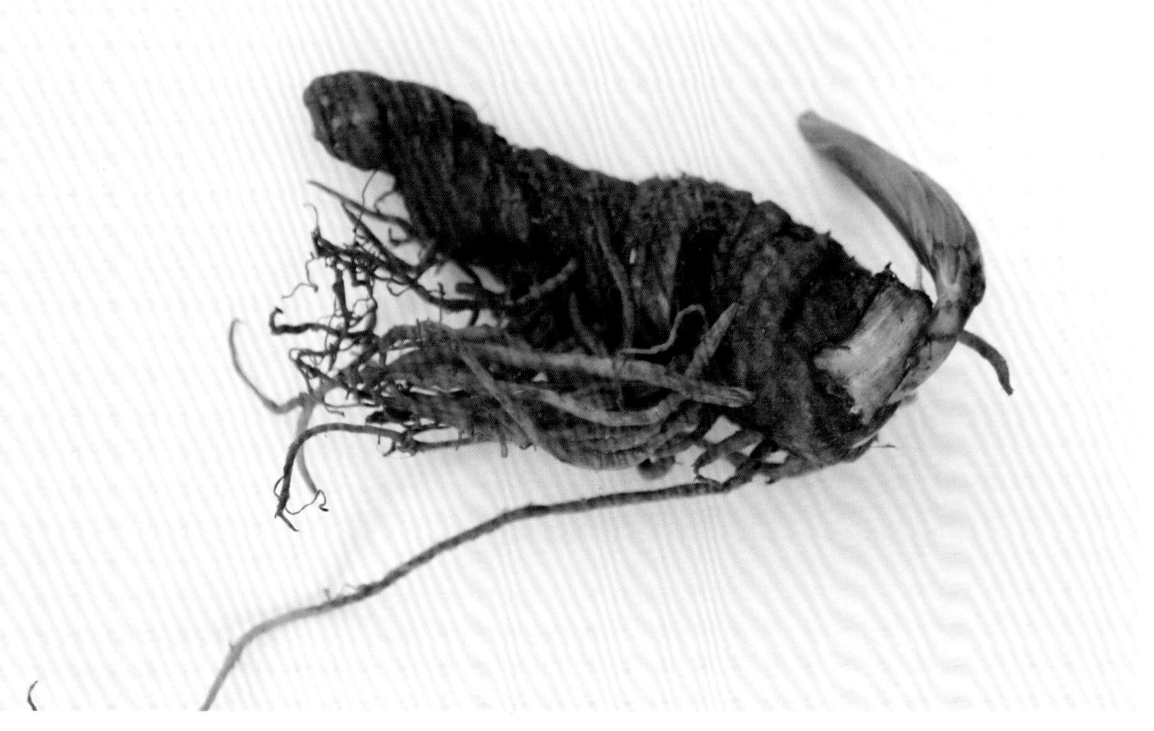

重楼药材

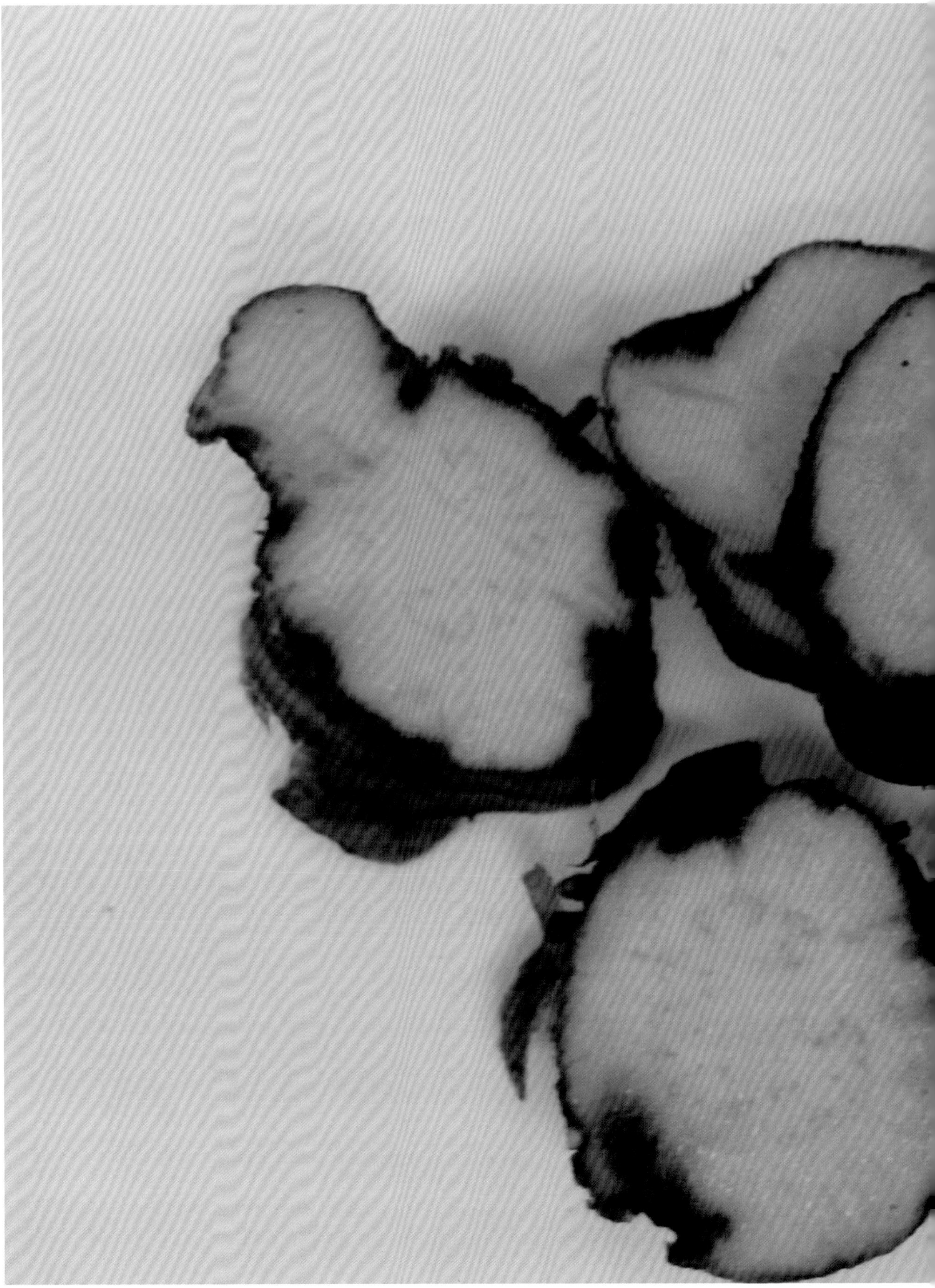

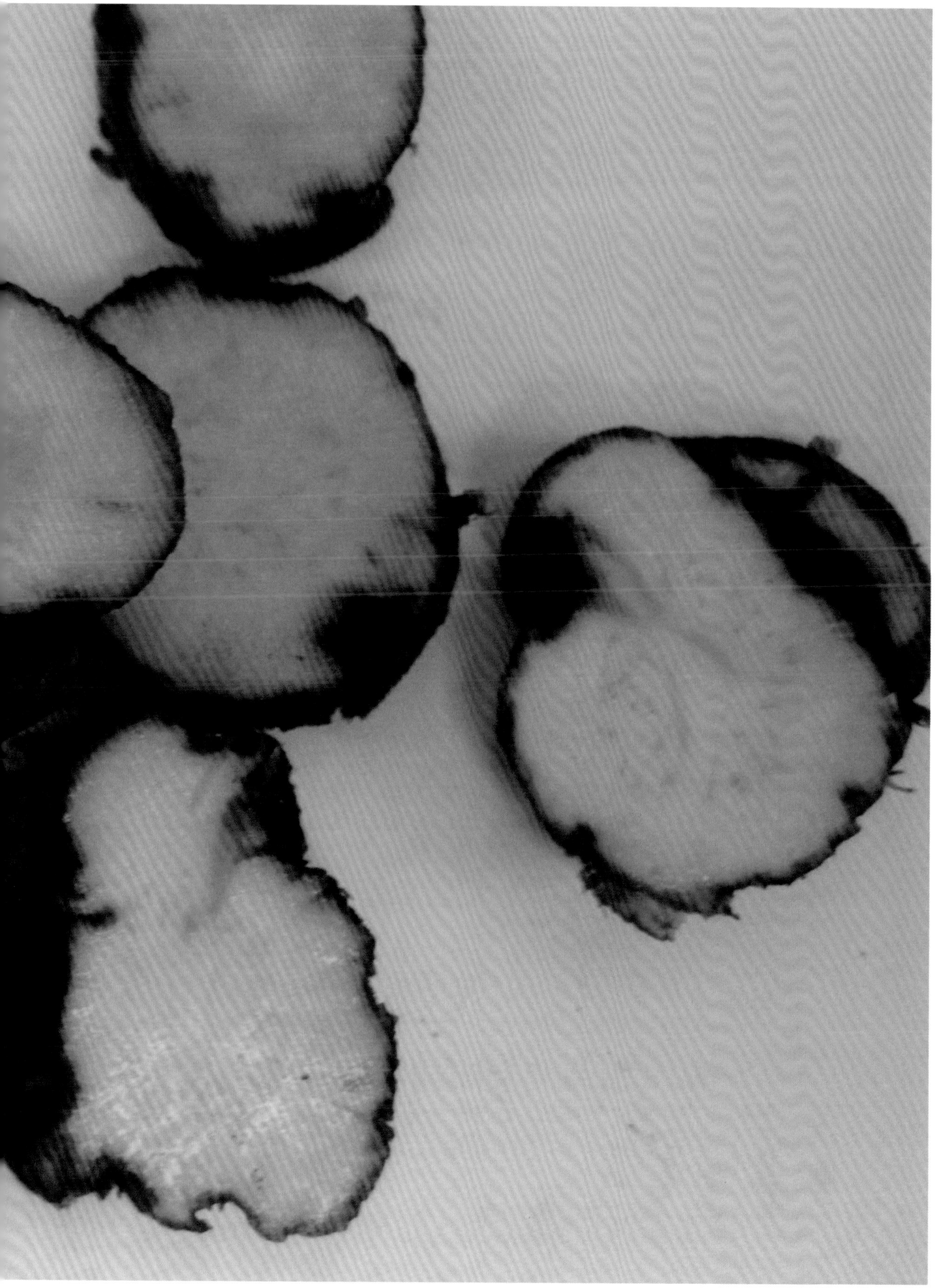

重楼药材

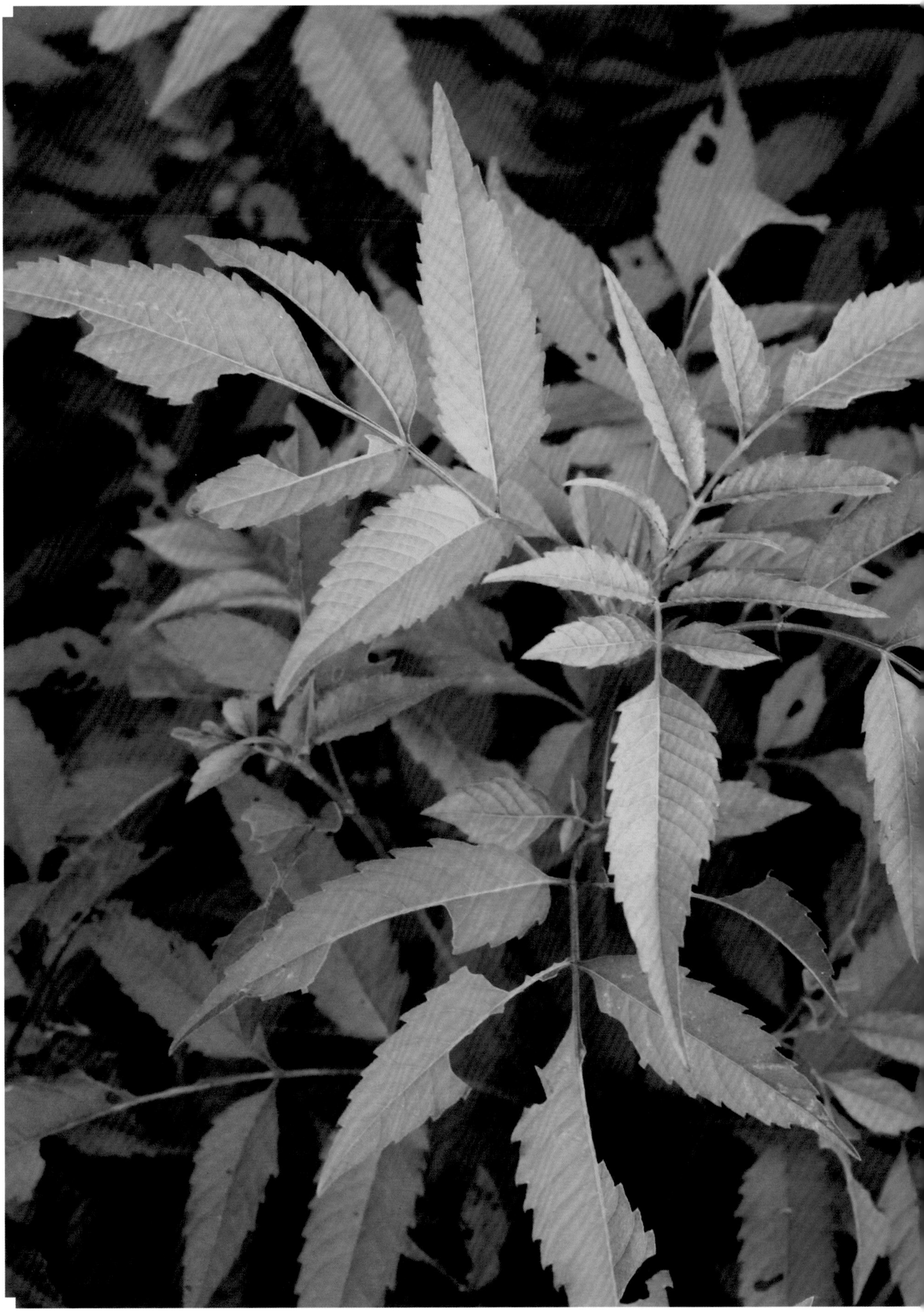

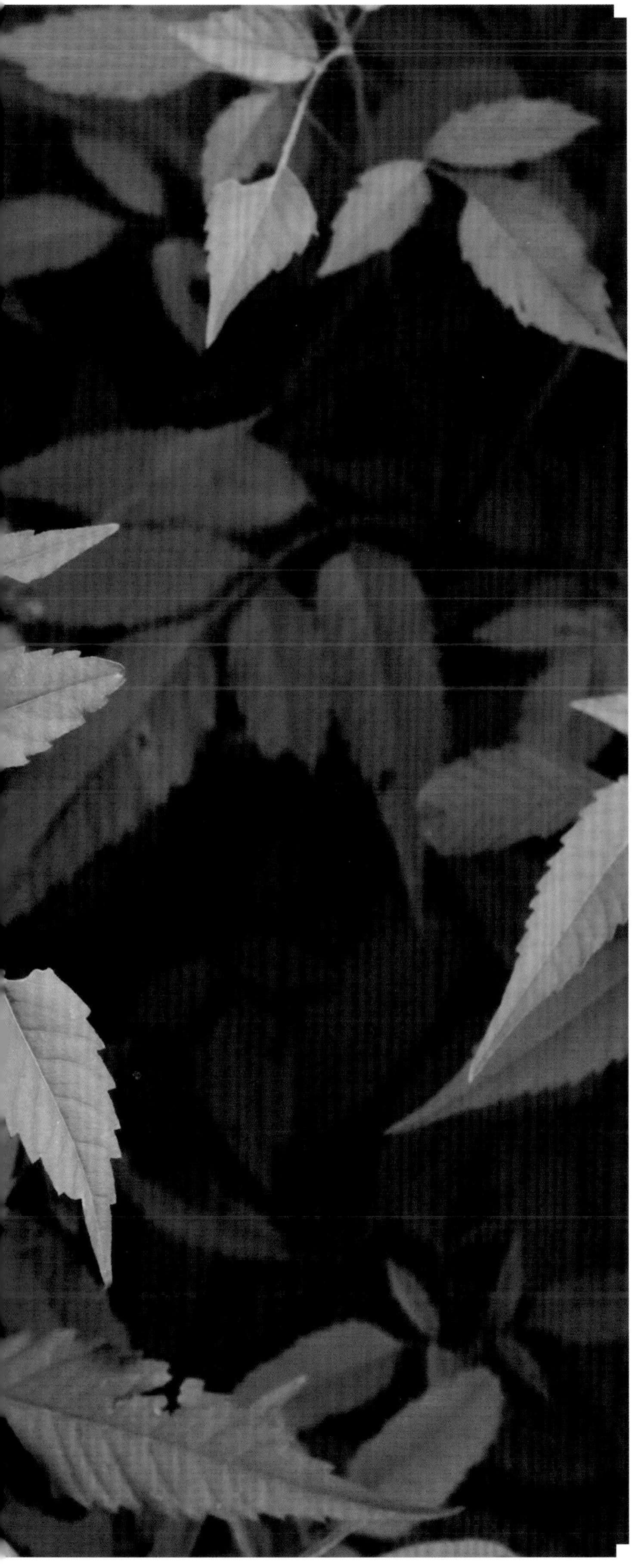

鬼针草

【壮药名】芽景布。

【别　名】鬼钗草、鬼黄花、婆婆针、盲肠草、针包草、一把针、刺儿鬼。

【来　源】本品为菊科植物三叶鬼针草 *Bidens pilosa* L. 的干燥全草。

【性味归经】味苦，性寒。归肝、肾、脾经。

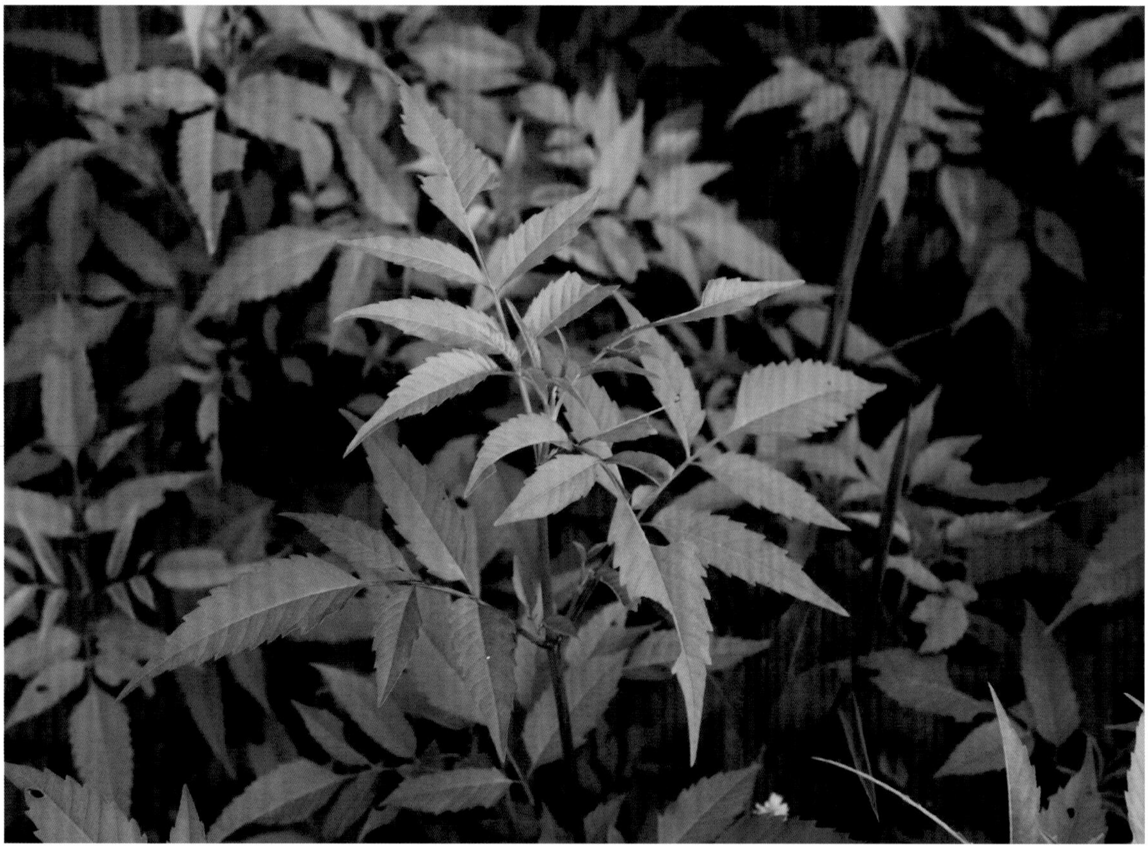

鬼针草

识别特征

一年生草本，高 30 ~ 100 cm，茎直立，呈四棱形，疏生柔毛或无毛。叶对生，一回羽状复叶，长约 15 cm，下部的叶有时为单叶；小叶 3 枚，有时 5 枚，具柄，卵形或椭圆状卵形，长 2.5 ~ 7 cm，有锯齿或分裂。头状花序，具长柄，开花时径约 8 mm，花柄长 1 ~ 6 cm；总苞绿色，基部被细柔毛，苞片 7 ~ 8 枚；花托外层托片狭长圆形，内层托叶狭披针形；花杂性，舌状花白色或黄色，4 ~ 7 枚，舌片长 5 ~ 8 mm，呈不规则的 3 ~ 5 裂；管状花两性，黄褐色，长约 4.5 mm，5 裂；雄蕊 5；雌蕊 1，柱头 2 裂。瘦果线形，略扁，黑色，具 4 棱，稍有硬毛，长 7 ~ 12 mm，顶部有具有倒毛的硬刺 3 ~ 4 条，长 1.5 ~ 2.5 mm。花期、果期 7—10 月。

生境分布

生长于旷野、路边。分布于陕西、江苏、安徽、浙江、福建、台湾、广东、海南、广西、四川、贵州和云南等省区。

采收加工

夏、秋二季采收，晒干备用，鲜品随用随采。

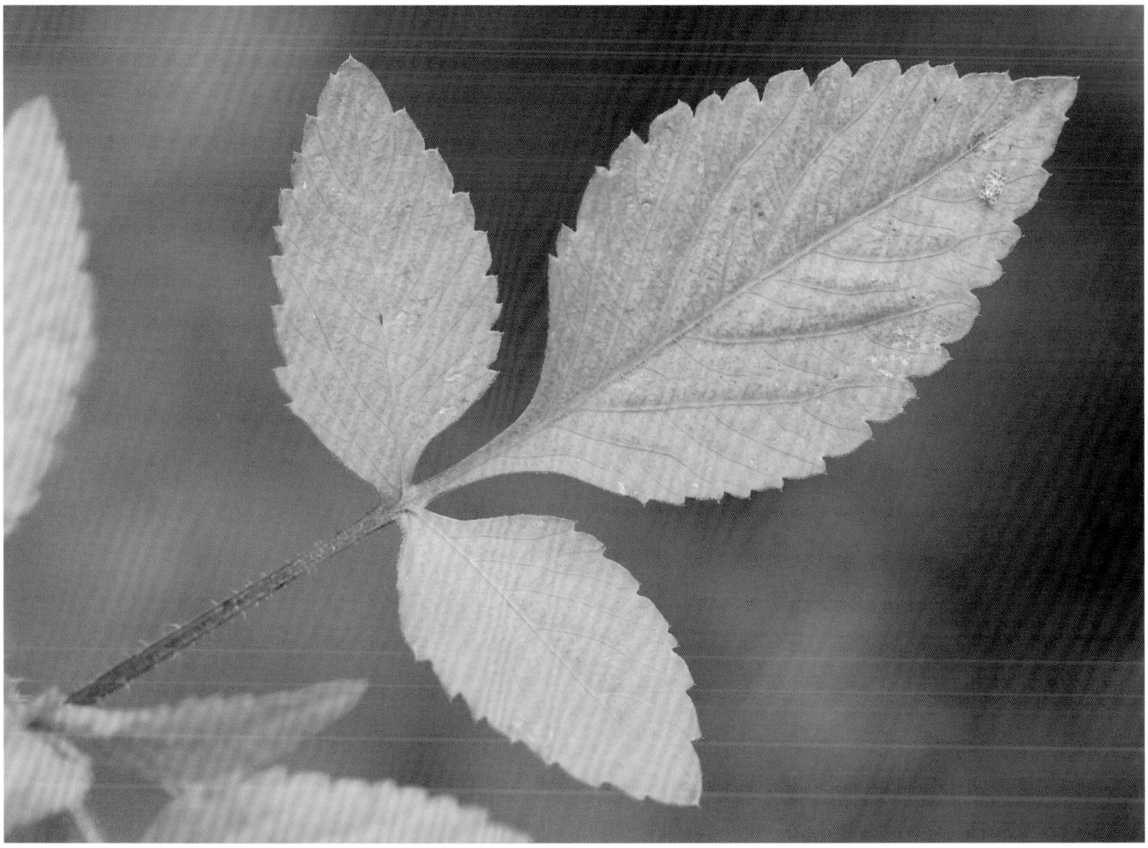

鬼针草

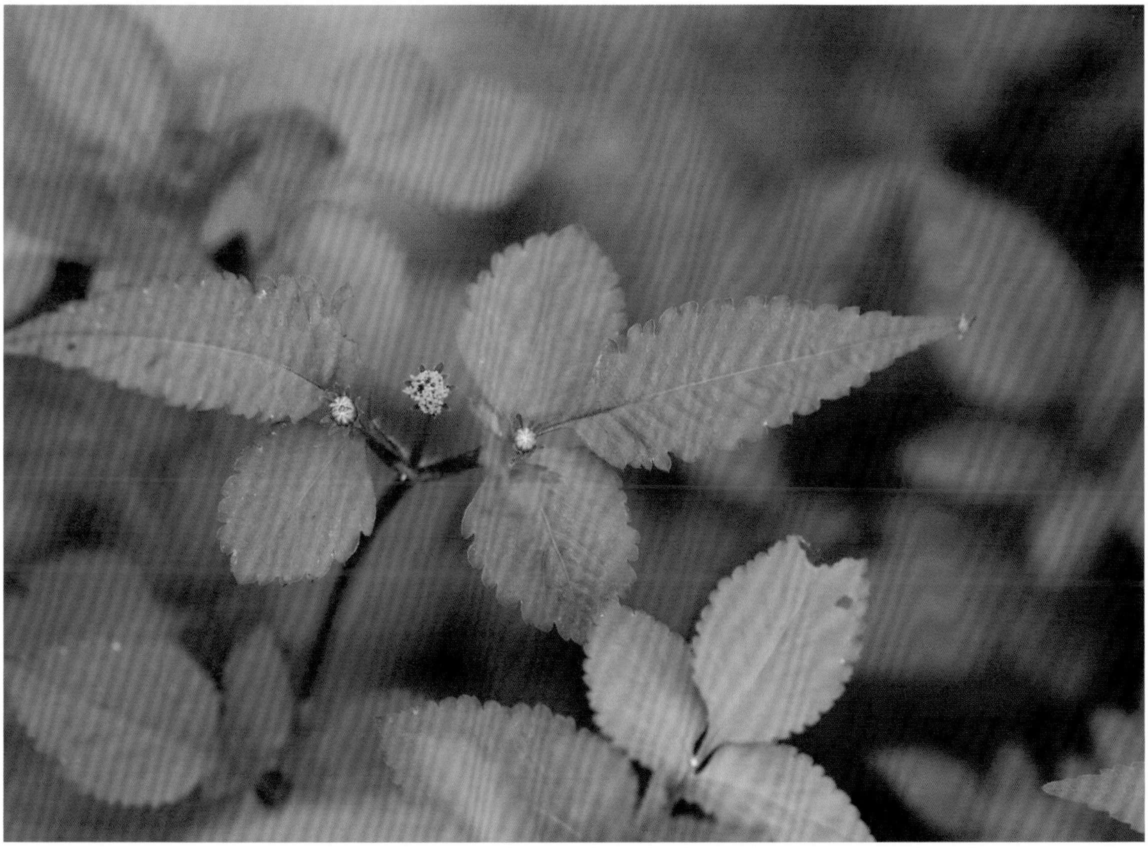

鬼针草

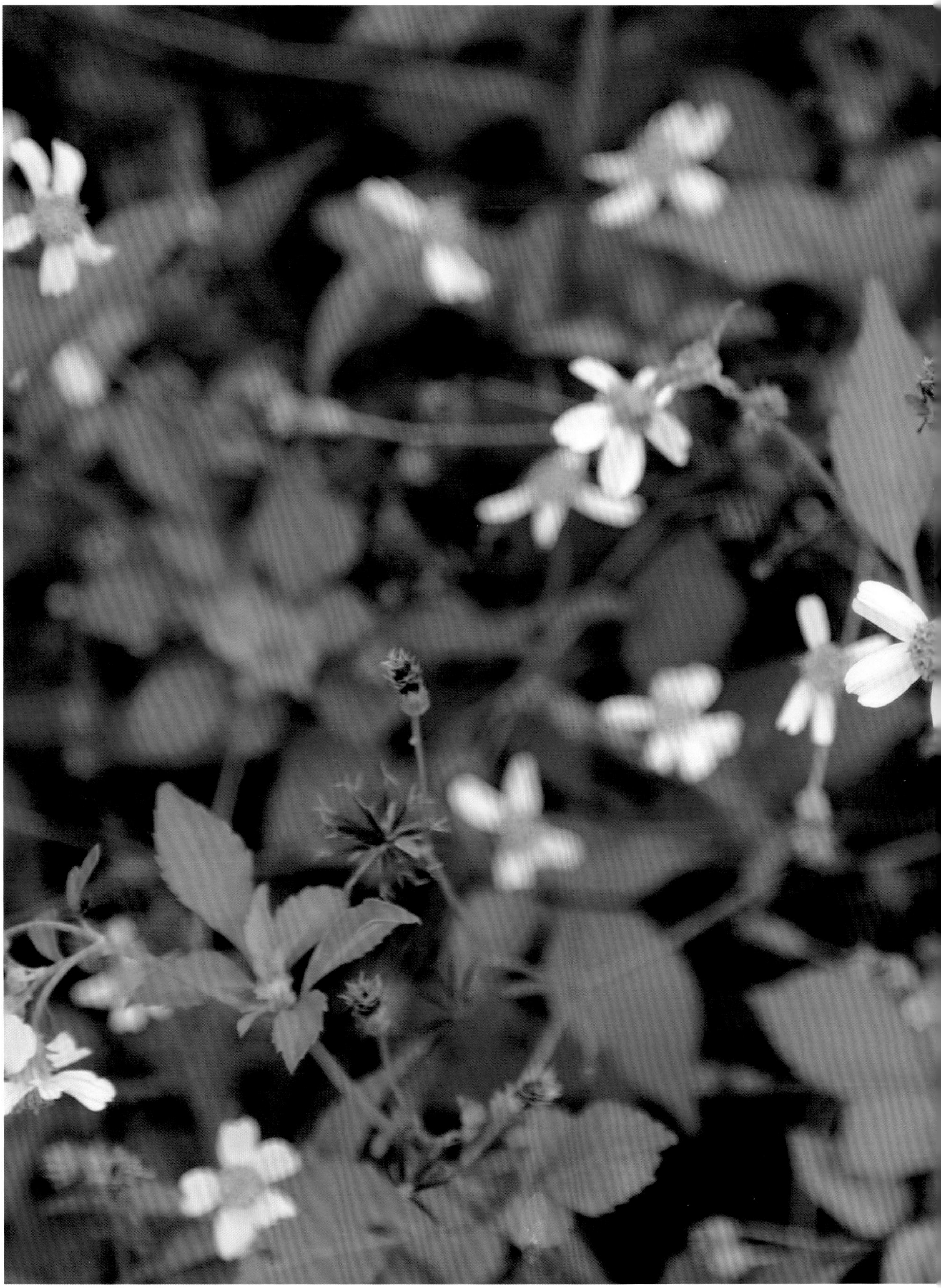

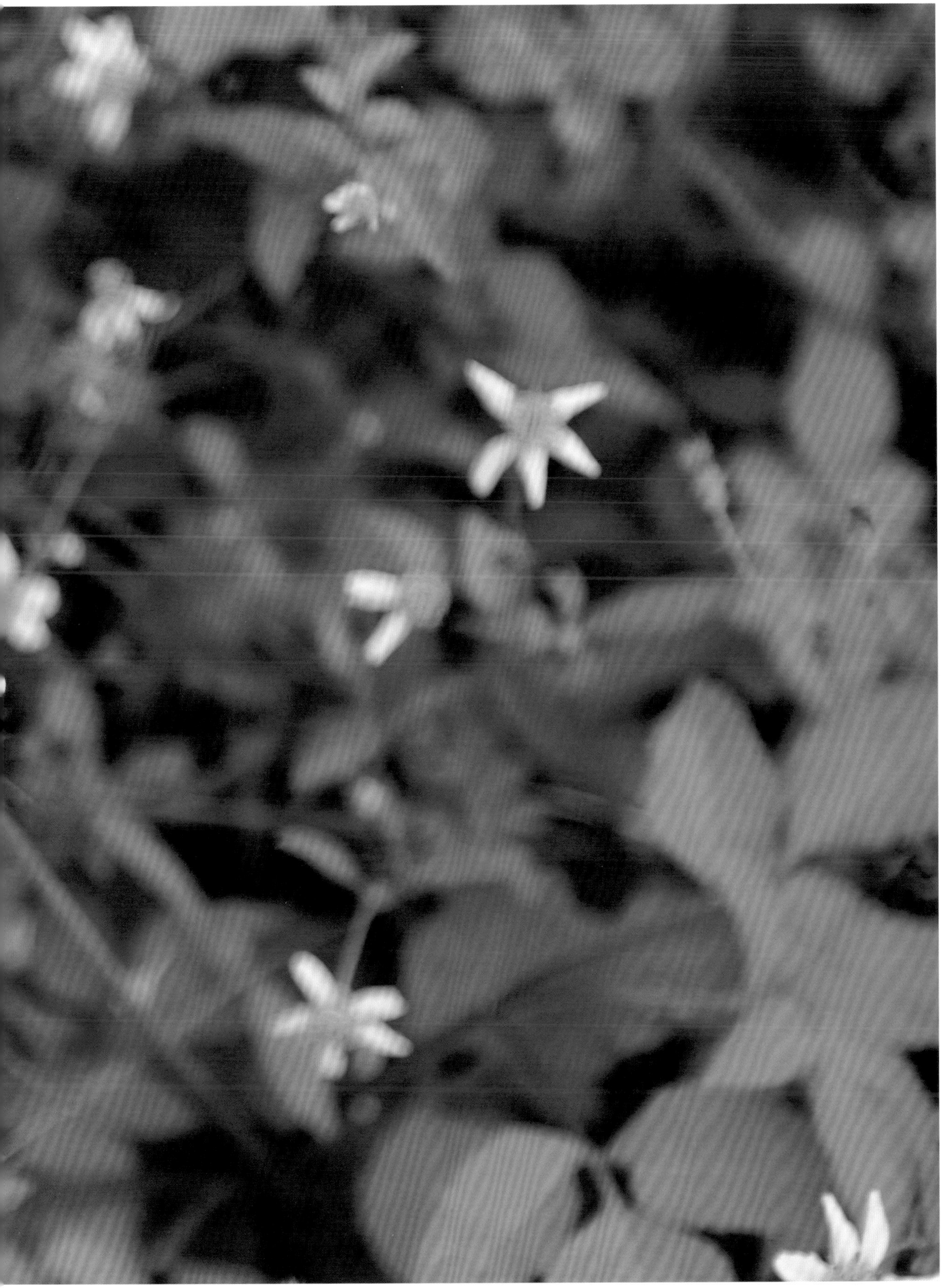

鬼针草

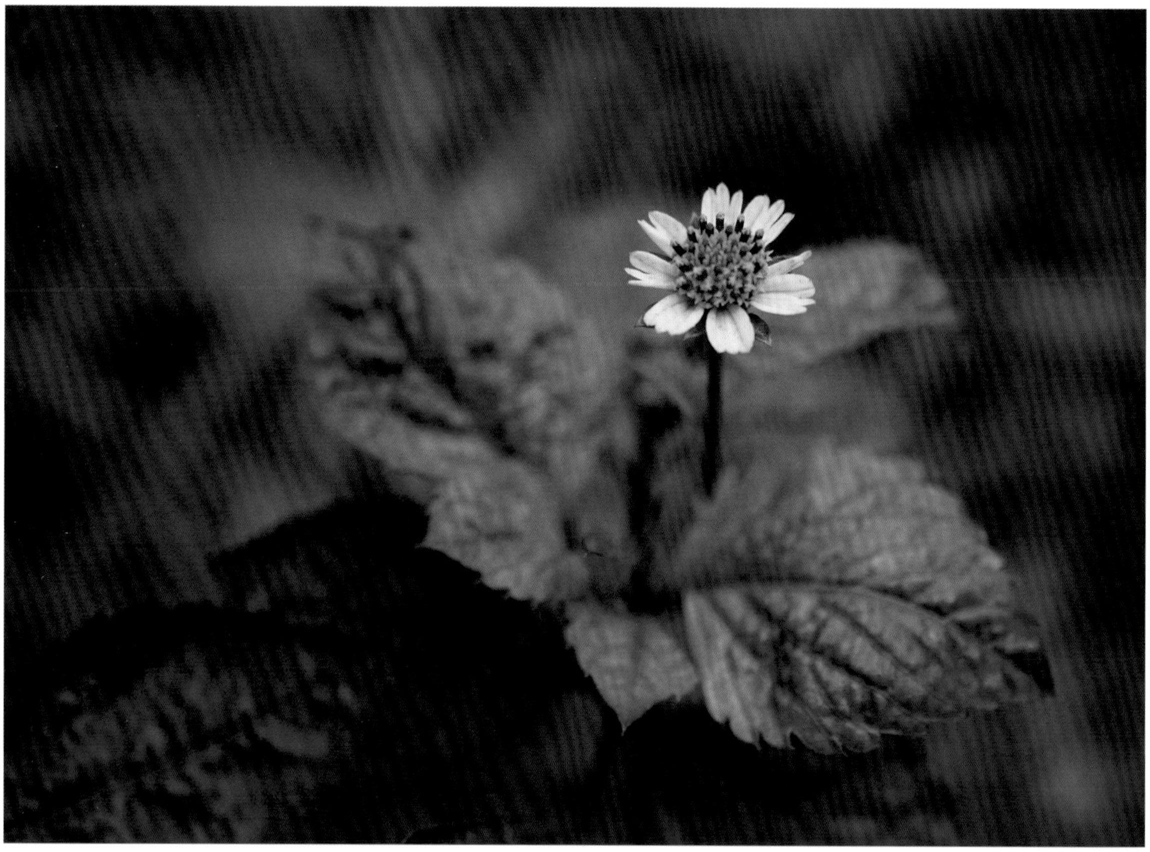

鬼针草

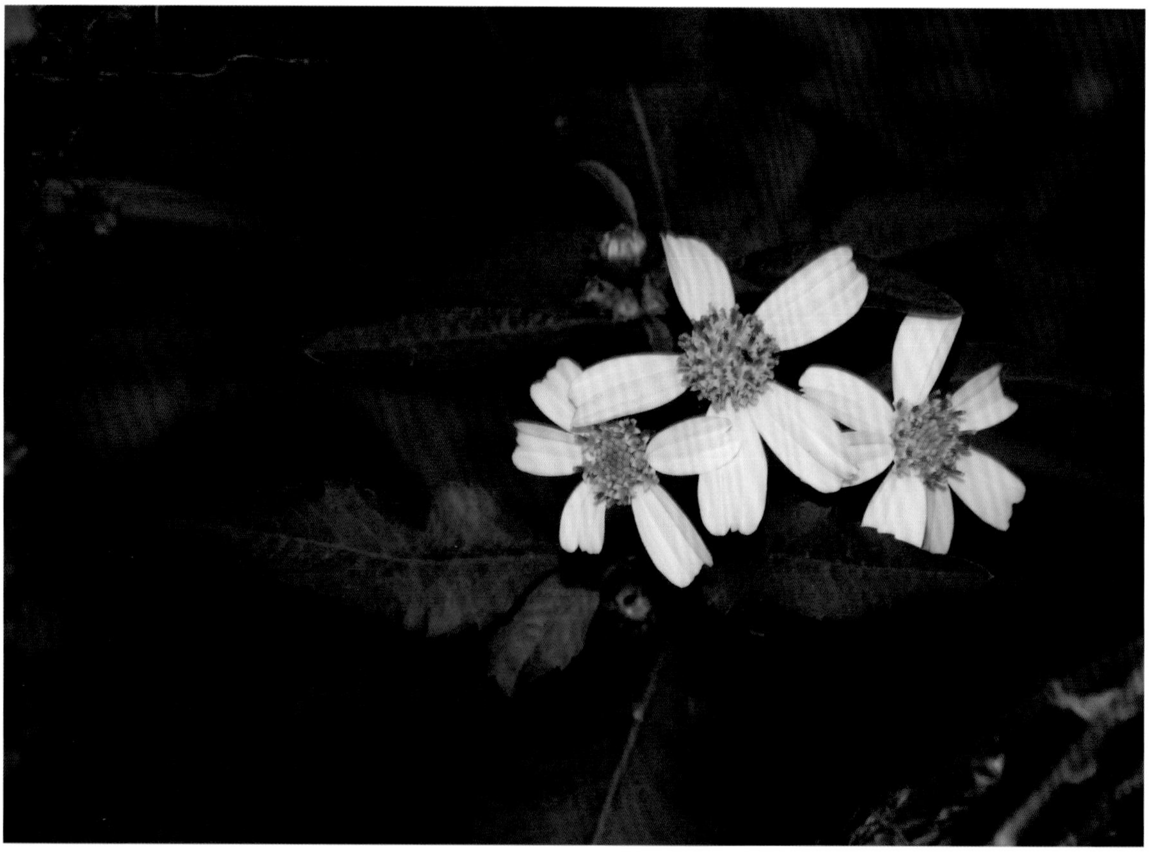

鬼针草

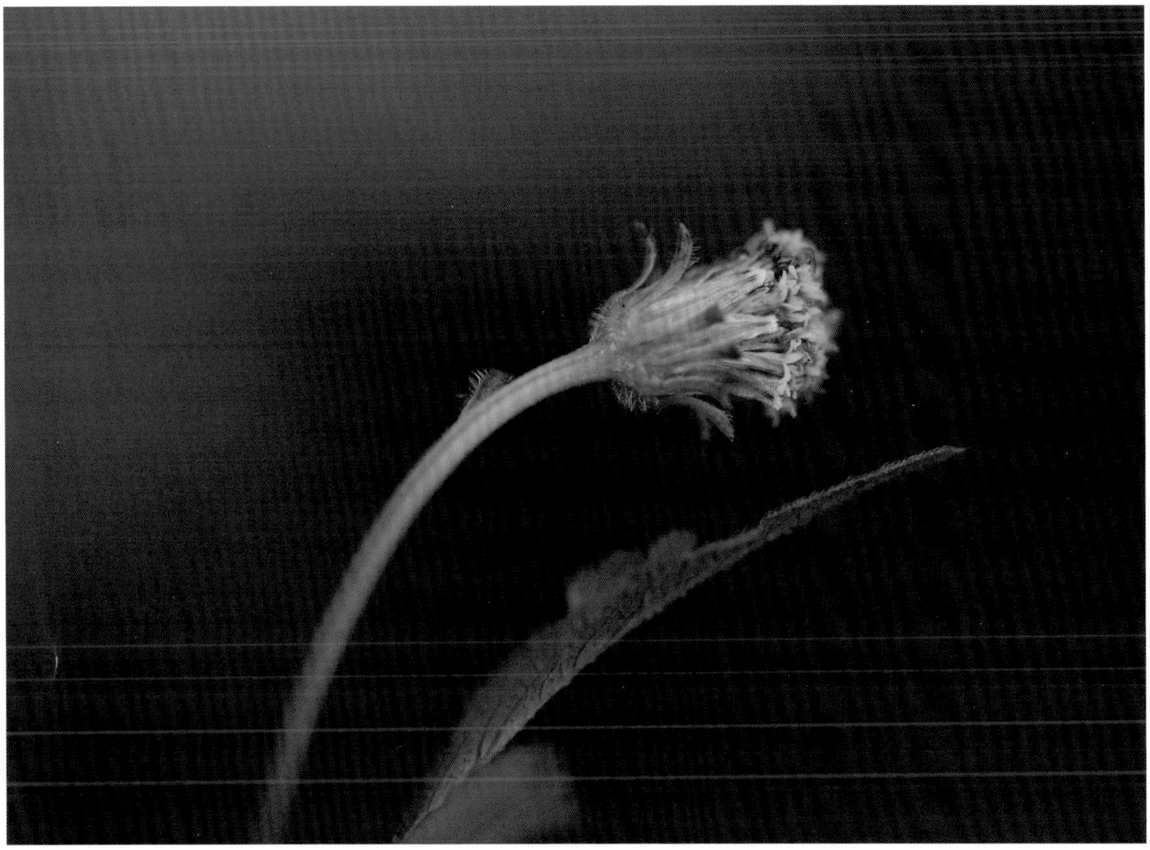

鬼针草

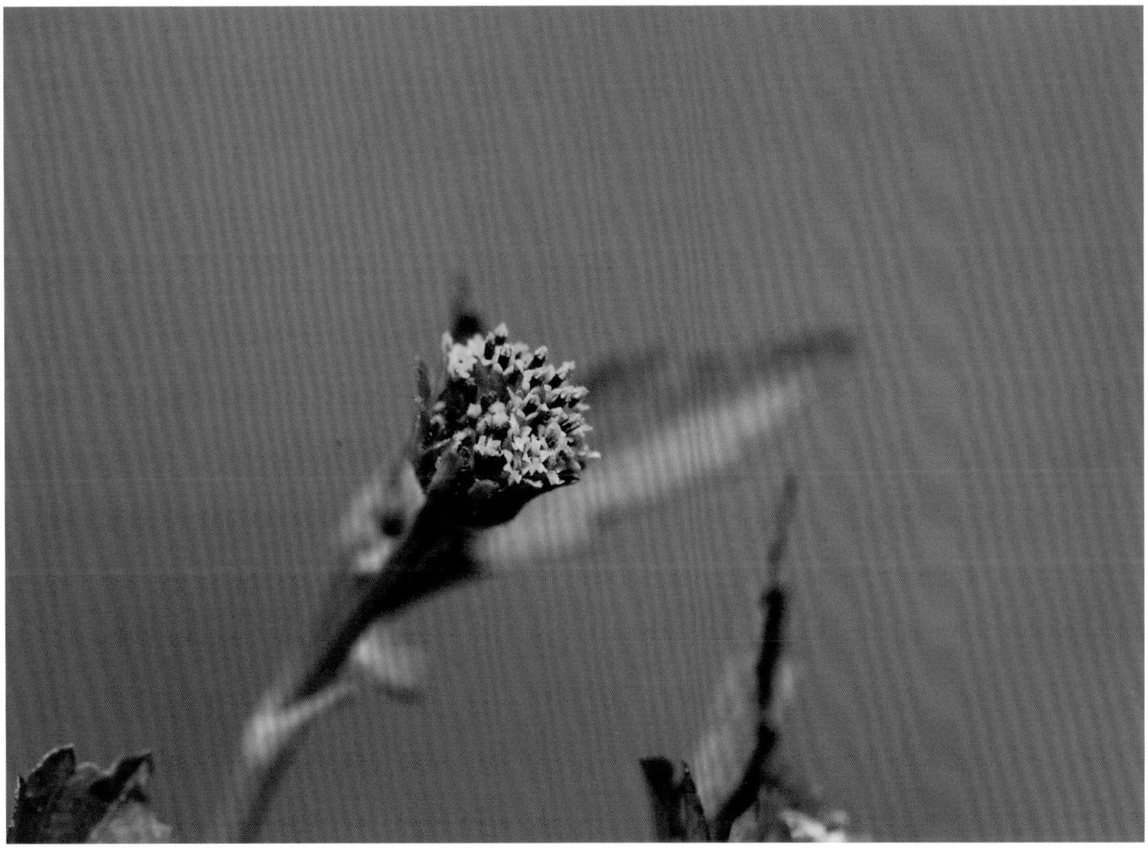

鬼针草

药材鉴别

本品茎略呈方形，幼茎有短柔毛。叶纸质而脆，多皱缩、破碎，常脱落。茎顶常有扁平备用状花托，着生 10 余个呈条形、有 3 ~ 4 棱的瘦果，冠毛 3 ~ 4 枚，有时带有头状花序。气微，味淡。以色绿、叶多者为佳。

功效主治

清火解毒，收敛止泻，拔刺。主治荨麻疹，腹痛腹泻，恶心呕吐，异物刺入肌肤。

用法用量

内服：15 ~ 20 g，煎汤。外用：适量，捣敷。

民族药方

1. **荨麻疹**　鬼针草根 20 g。水煎服。
2. **腹痛腹泻，恶心呕吐**　鬼针草 20 g。水煎服。
3. **痢疾**　鬼针草柔芽 1 把。水煎服。白痢配红糖，红痢配白糖，连服 3 次。
4. **黄疸**　鬼针草、柞木叶各 15 g，青松针 30 g。水煎服。

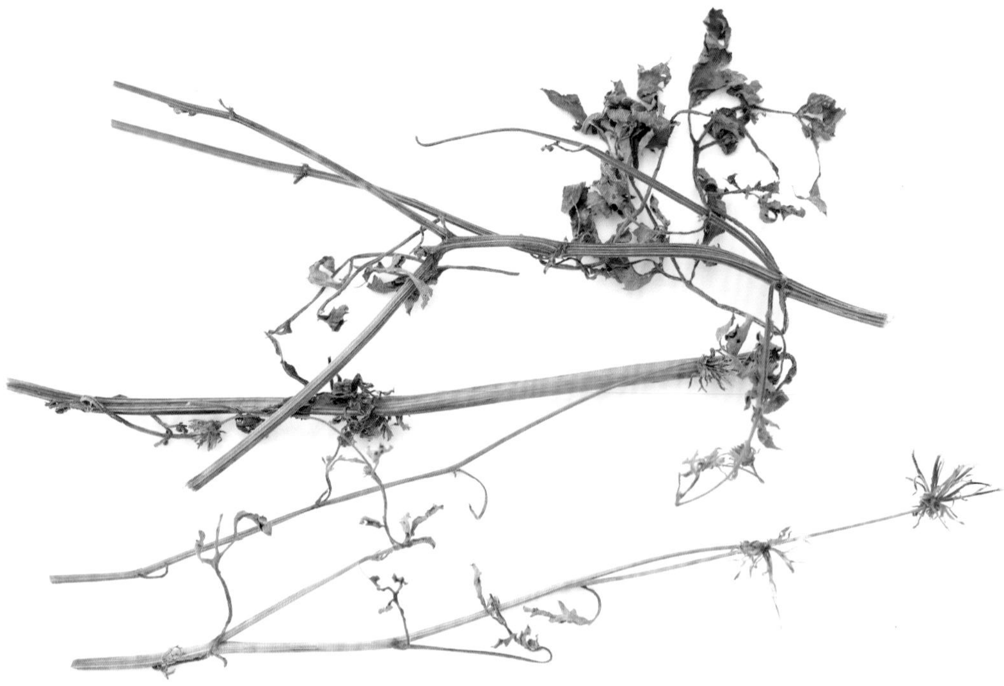

鬼针草药材

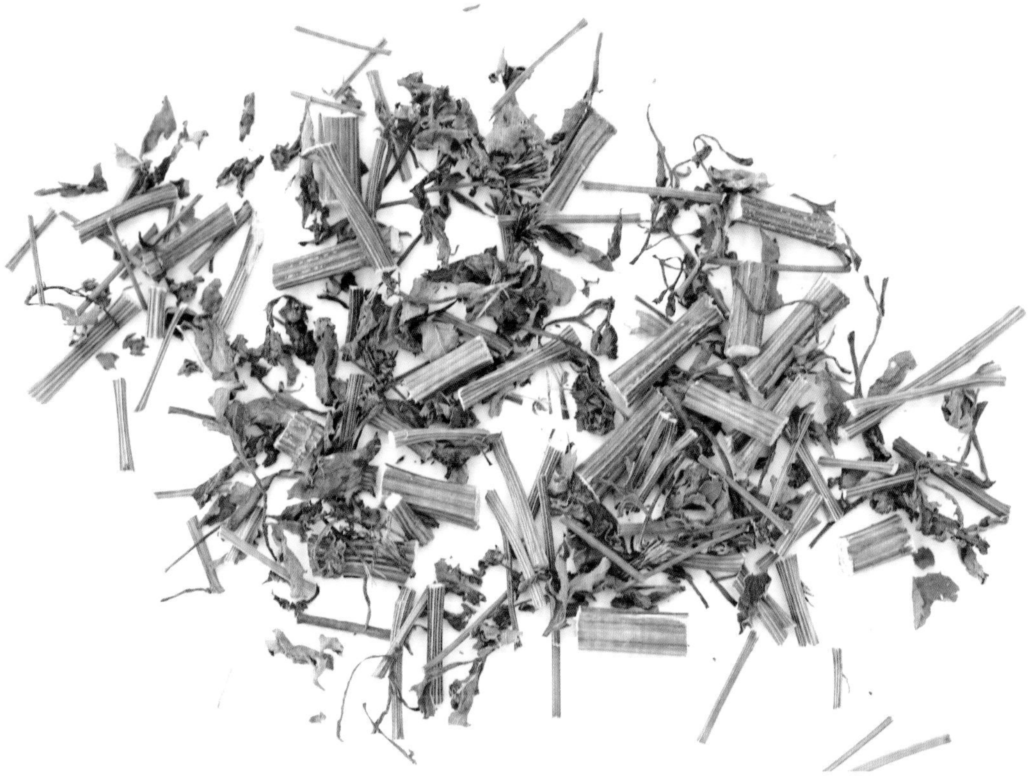

鬼针草饮片

5．肝炎　鬼针草、黄花棉各 45 ~ 60 g。加水 1000 ml，煎至 500 ml，每日多次服，服完为止。

6．急性肾小球肾炎　鬼针草（切细）15 g，鸡蛋 1 枚，麻油或茶油适量。煮熟食，每日 1 次。

7．偏头痛　鬼针草 30 g，大枣 3 枚。水煎温服。

8．胃气痛　鲜鬼针草 45 g，猪肉 200 g。同炖熟，调酒少许，饭前服。

9．大小便出血　鲜鬼针草叶 15 ~ 30 g。水煎服。

10．跌打损伤　鲜鬼针草全草 30 ~ 60 g（干的减半）。煎水，另加黄酒 30 ml，温服，每日 1 次，连服 3 次。

11．四肢无力　鬼针草 1 把。水煎服。

12．蛇伤，虫咬　鲜鬼针全草 60 g。加水煎成半碗，温服。渣捣烂涂贴伤口，每日 2 次。

13．气性坏疽　鲜鬼针草全草适量。用冷开水洗净，煎汤熏洗。

14．金疮出血　鲜鬼针草适量。捣烂敷伤口。

使用注意

孕妇忌服。

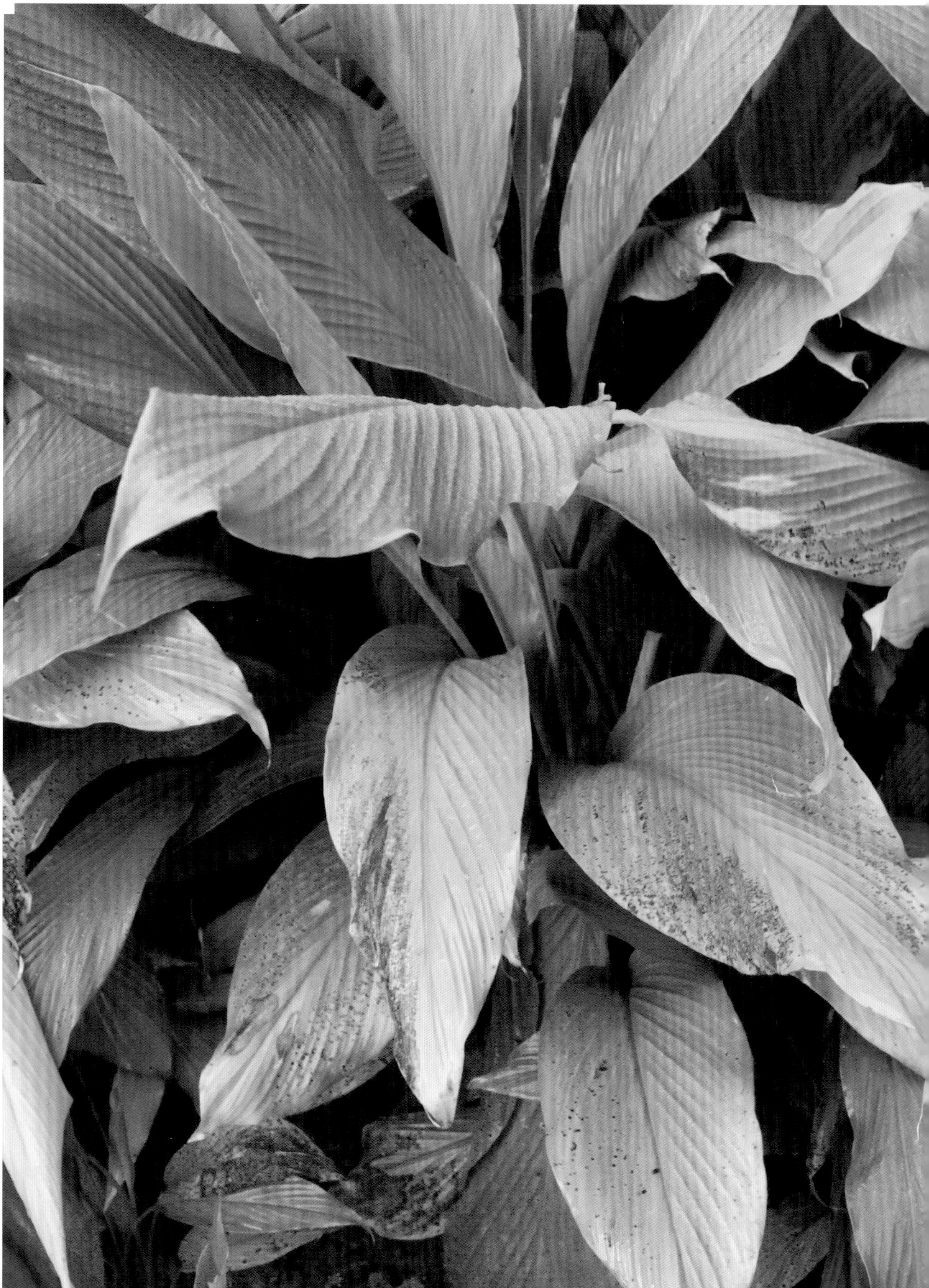

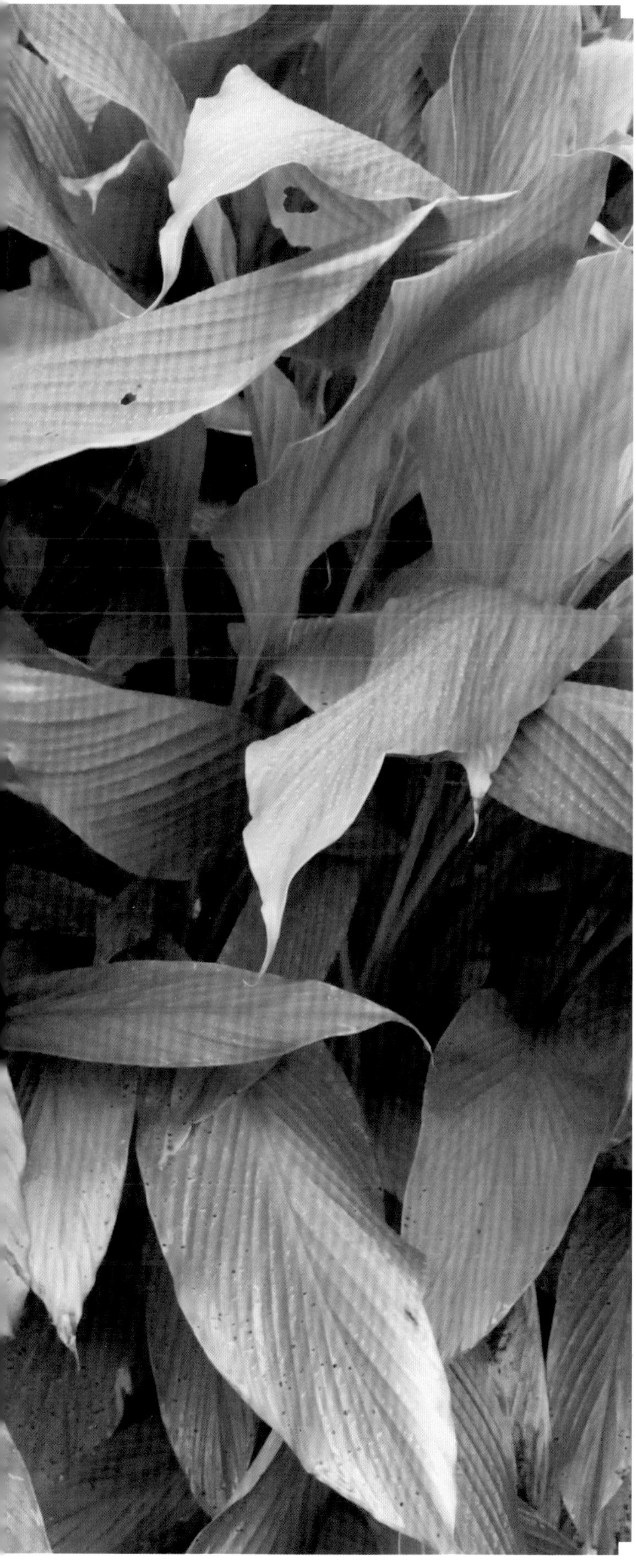

姜黄

【壮药名】兴现。

【别　名】广姜黄、色姜黄、片子姜黄、毛姜黄、宝鼎香、黄丝郁金。

【来　源】本品为姜科多年生草本植物姜黄 *Curcuma longa* L. 的干燥根茎。

【性味归经】辛、苦，温。归肝、脾经。

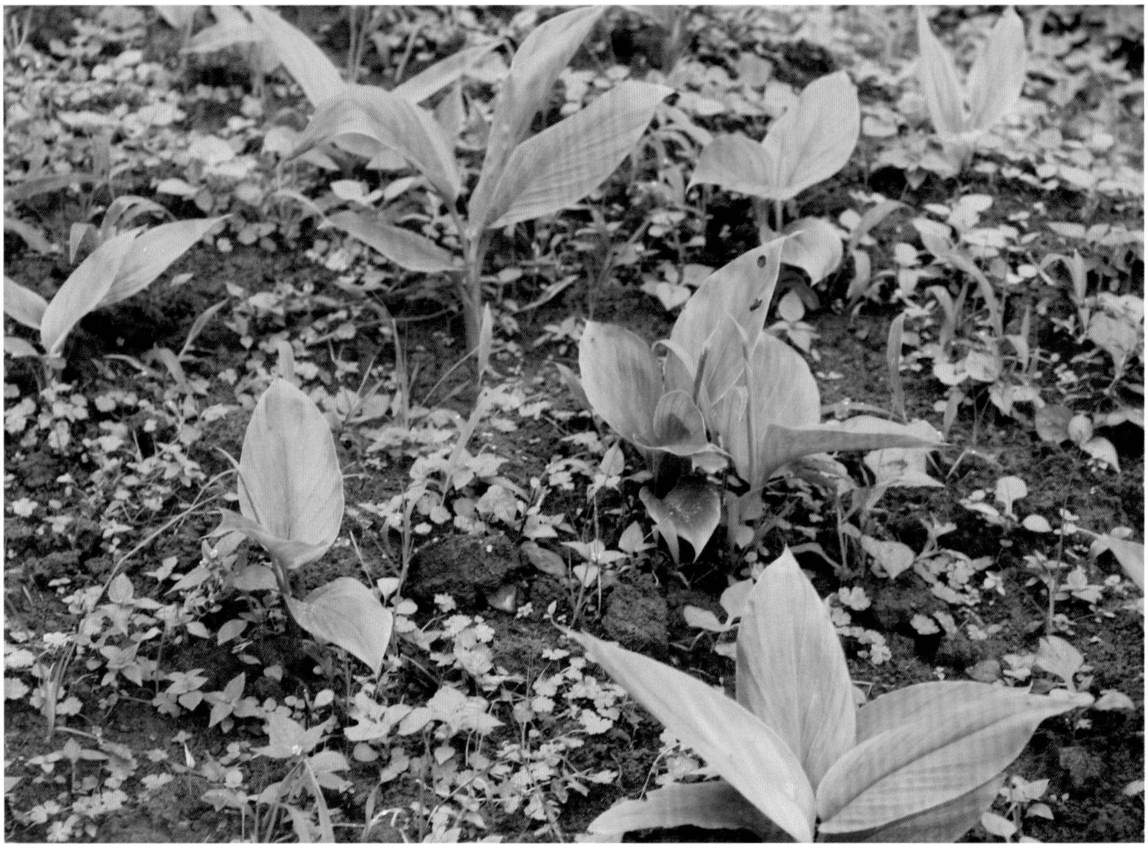

姜黄

识别特征

多年生宿根草本。根粗壮，末端膨大呈长卵形或纺锤状块根，灰褐色。根茎卵形，内面黄色，侧根茎圆柱状，红黄色。叶根生；叶片椭圆形或较狭，长 20 ~ 45 cm，宽 6 ~ 15 cm，先端渐尖，基部渐狭；叶柄长约为叶片之半，有时几与叶片等长；叶鞘宽，约与叶柄等长。穗状花序稠密，长 13 ~ 19 cm；总花梗长 20 ~ 30 cm；苞片阔卵圆形，每苞片内含小花数朵，顶端苞片卵形或狭卵形，腋内无花；萼 3 钝齿；花冠管上部漏斗状，3 裂；雄蕊药隔矩形，花丝扁阔，侧生退化，雄蕊长卵圆形；雌蕊 1，子房下位，花柱丝状，基部具 2 棒状体，柱头 2 唇状。蒴果膜质，球形，3 瓣裂。种子卵状长圆形，具假种皮。花期 8 月。

生境分布

生长于排水良好、土层深厚、疏松肥沃的沙质壤土。分布于四川、福建等省区。

采收加工

冬季茎叶枯萎时采挖，煮或蒸至透心，晒干，除去须根，切厚片，生用。

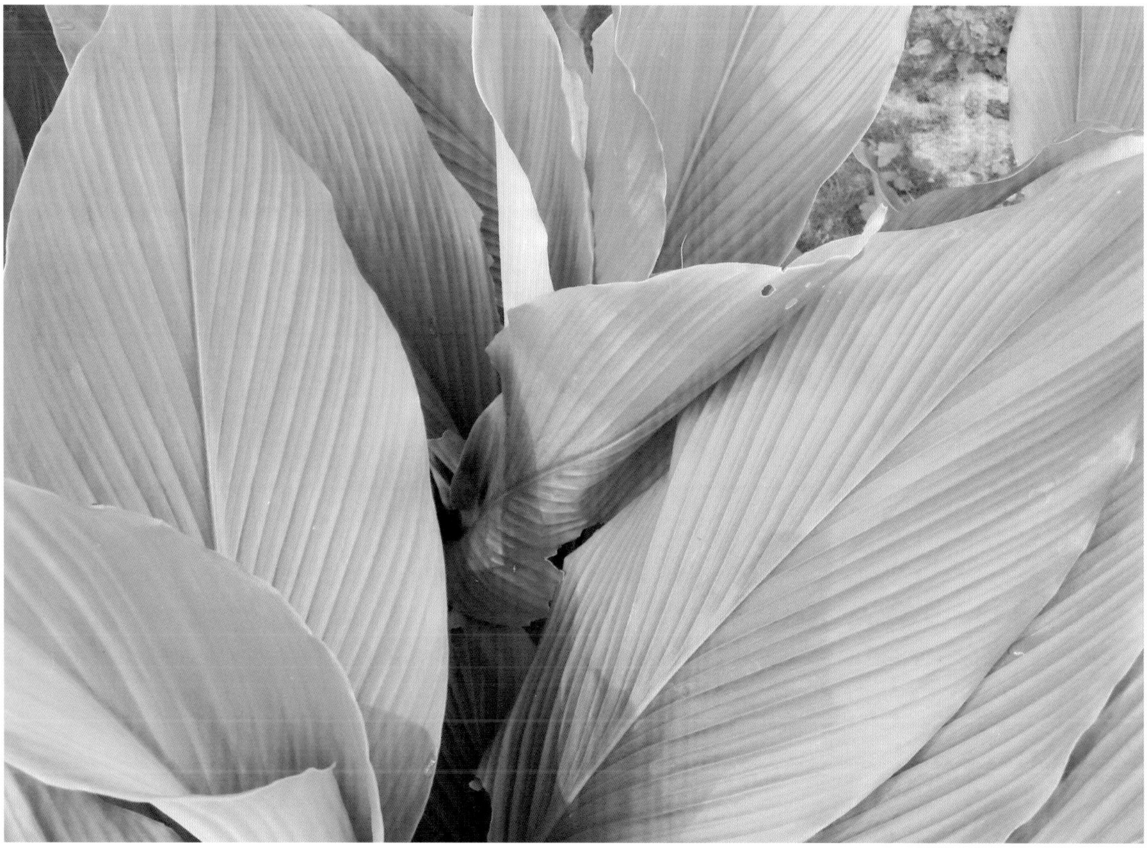

姜黄

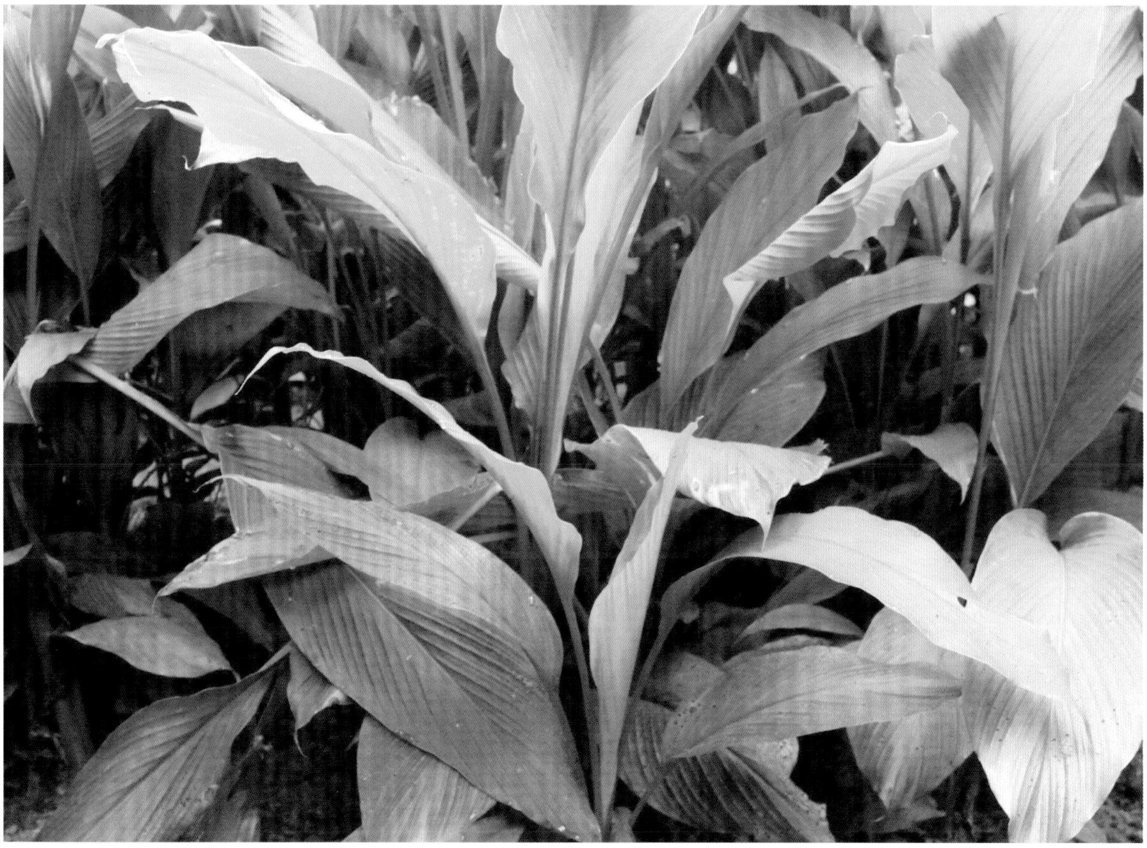

姜黄

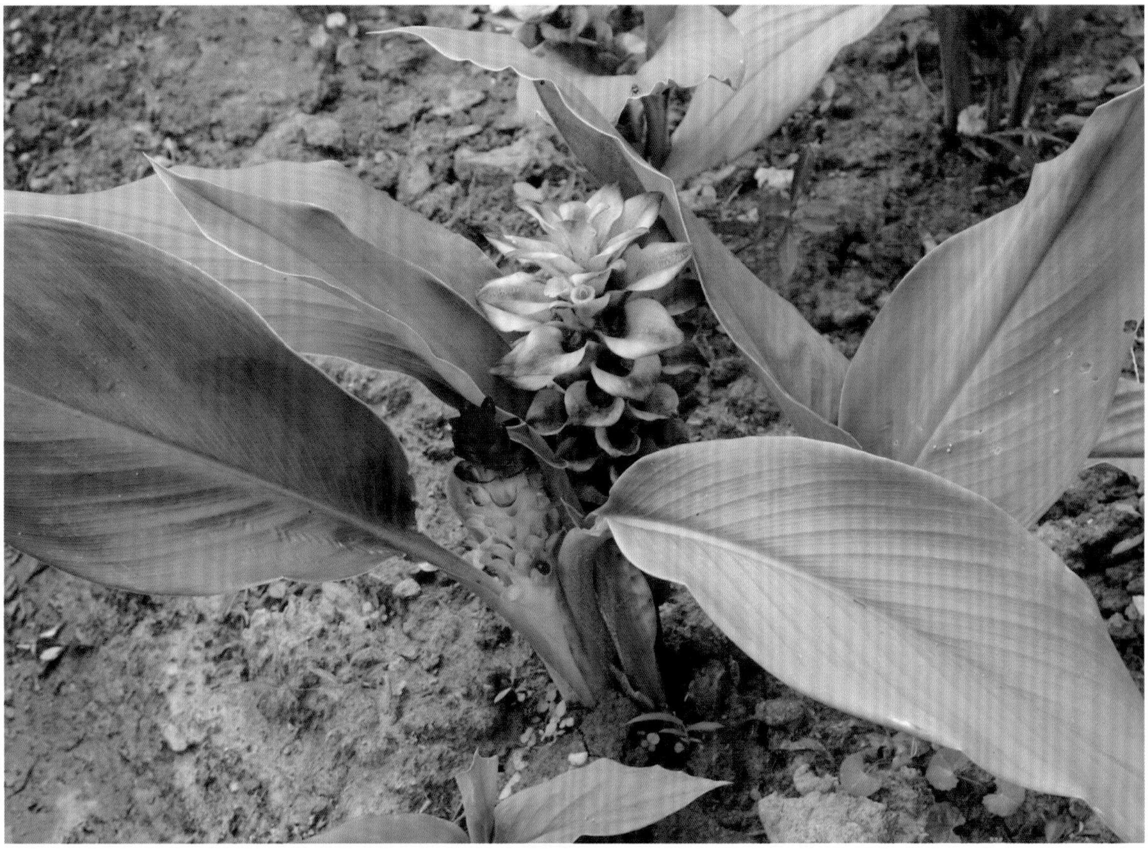

姜黄

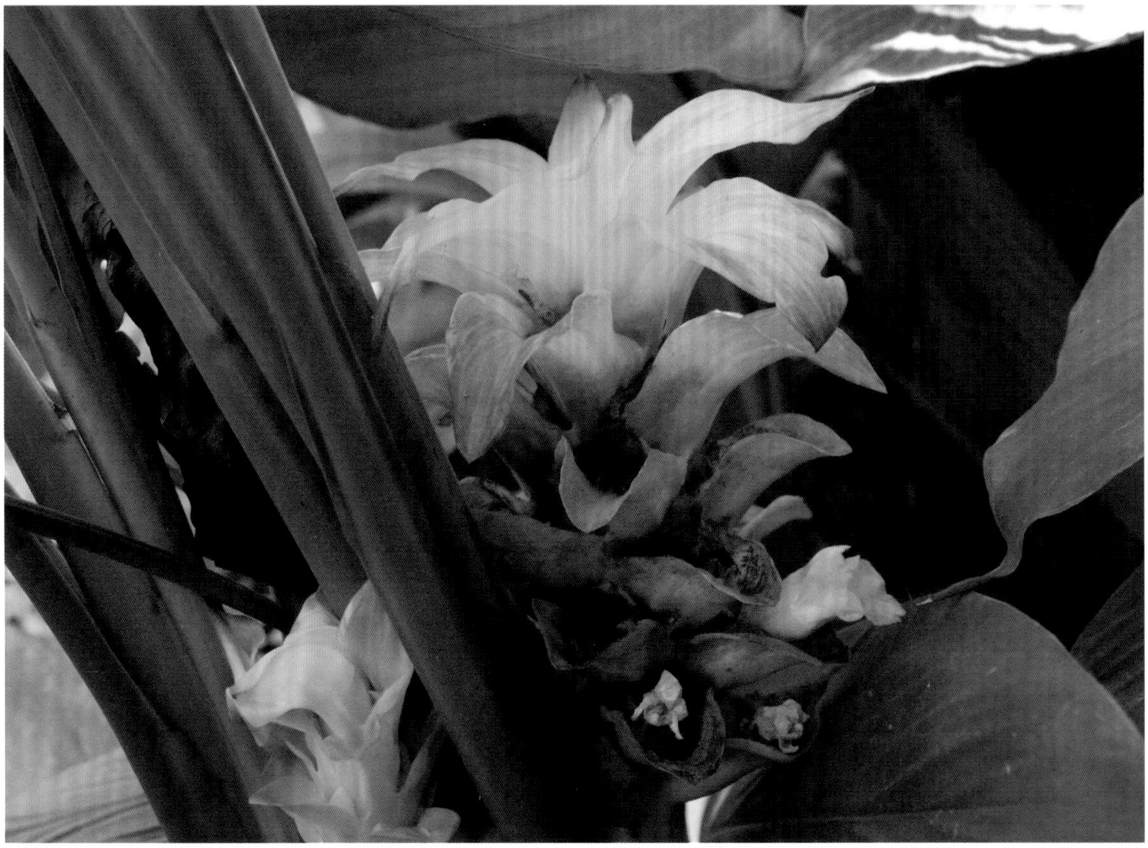

姜黄

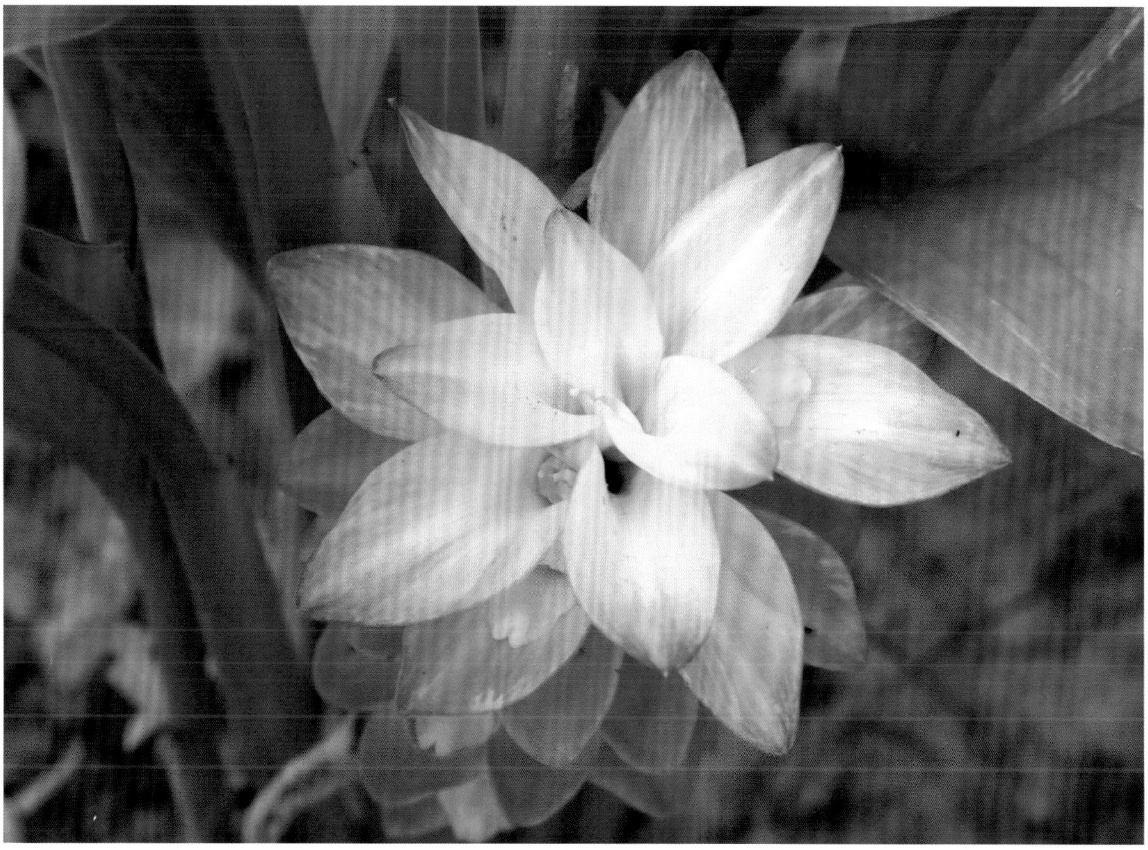

姜黄

药材鉴别

本品呈圆柱形、卵圆形或纺锤形，形似姜而分叉少，长2.5 ~ 5.5 cm，直径10 ~ 20 mm。表面深黄棕色，常带黄色粉末，多皱缩，并具有明显的环状节及须根残痕。质坚实而重，难折断，断面棕黄色或黄色，角质状或蜡样光泽，近外围有一黄色的环纹，中部常有黄色的筋脉小点。微有香气，味苦辛。咀嚼时唾液染黄色。以圆柱形、外皮有皱纹、断面棕黄色、质坚实者为佳。

功效主治

活血行气，通经止痛。主治心腹痞满胀痛，臂痛，癥瘕，妇女血瘀经闭，产后瘀停腹痛，跌扑损伤，痈肿。

用法用量

内服：3 ~ 10 g，煎汤；或入丸、散服。外用：适量，研末调敷。

民族药方

1．心绞痛 姜黄浸膏片或姜黄散（与当归、木香和乌药配伍）。口服。可缓解心腹痛。

2．高脂血症 姜黄浸膏片（每片相当于生药3.5 g）。口服，每次5片，每日3次。

3．胆囊炎，肝胆结石，上腹痛 姜黄、郁金各9 g，茵陈15 g，黄连、肉桂各3 g，延胡索6 g。水煎服。

4．跌打损伤，体表脓肿疼痛属阳证者 姜黄、大黄、黄柏、陈皮、白芷、天南星、苍术、厚朴、花粉、甘草各适量。研末外敷。

5．风湿肩臂关节肌肉疼痛，腰痛 姜黄、羌活、白术、当归、赤芍、海桐皮、甘草各适量。水煎服。

6．产后腹痛 姜黄1～6 g。研末或煎汤分服。

7．闭经，痛经气滞血瘀证 姜黄、莪术、川芎、当归、白芍、延胡索、牡丹皮、红花、肉桂各适量。水煎服。

使用注意

孕妇慎服。

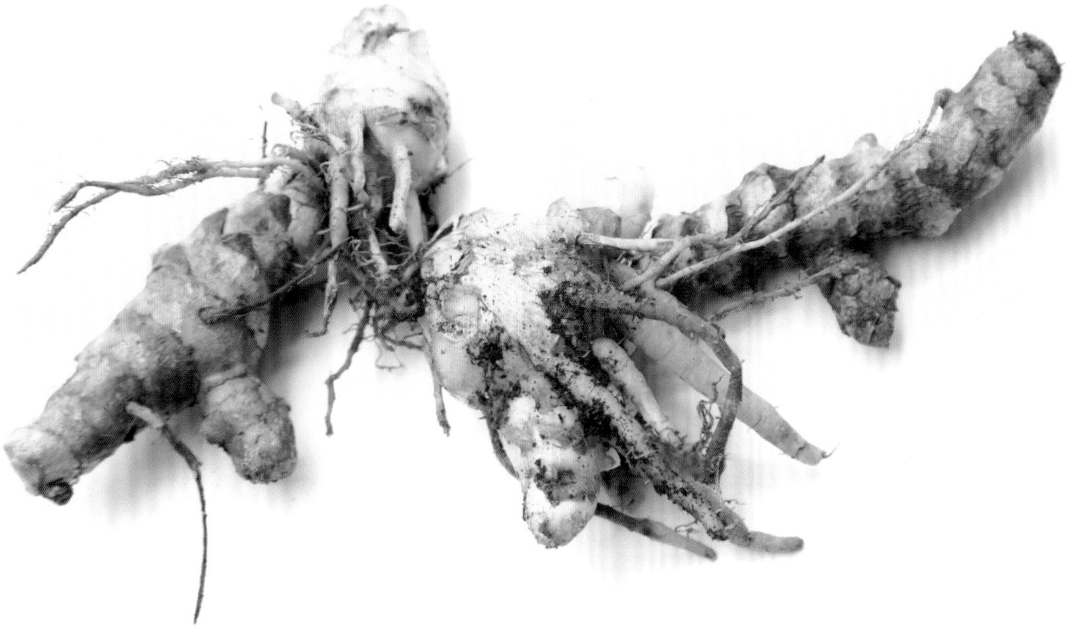

姜黄

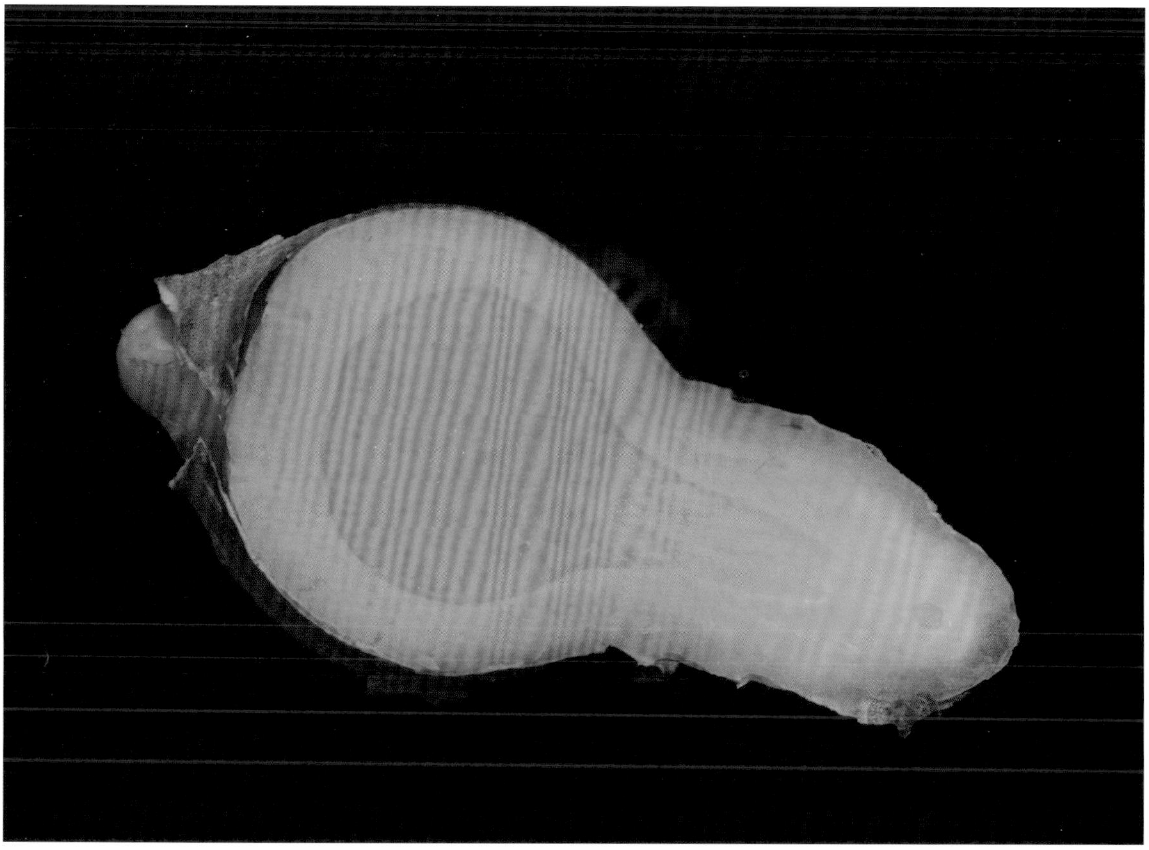

姜黄药材

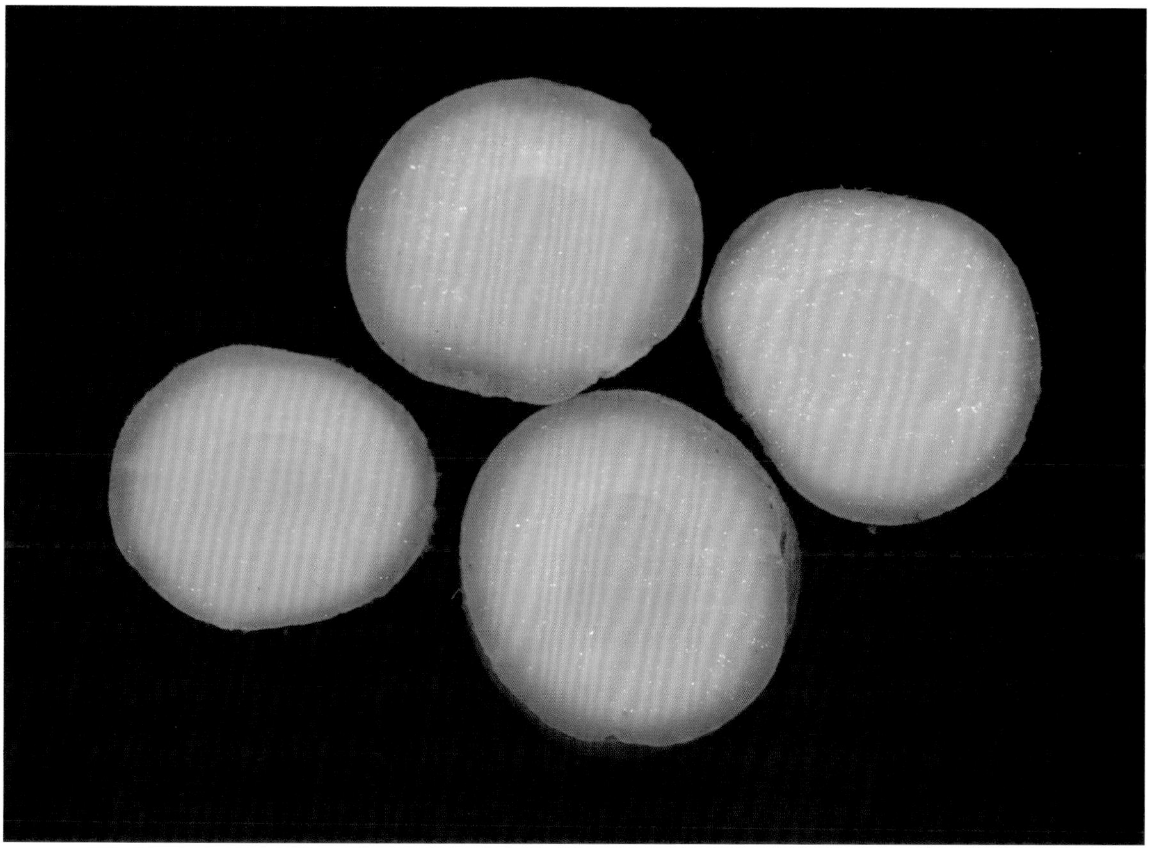

姜黄药材

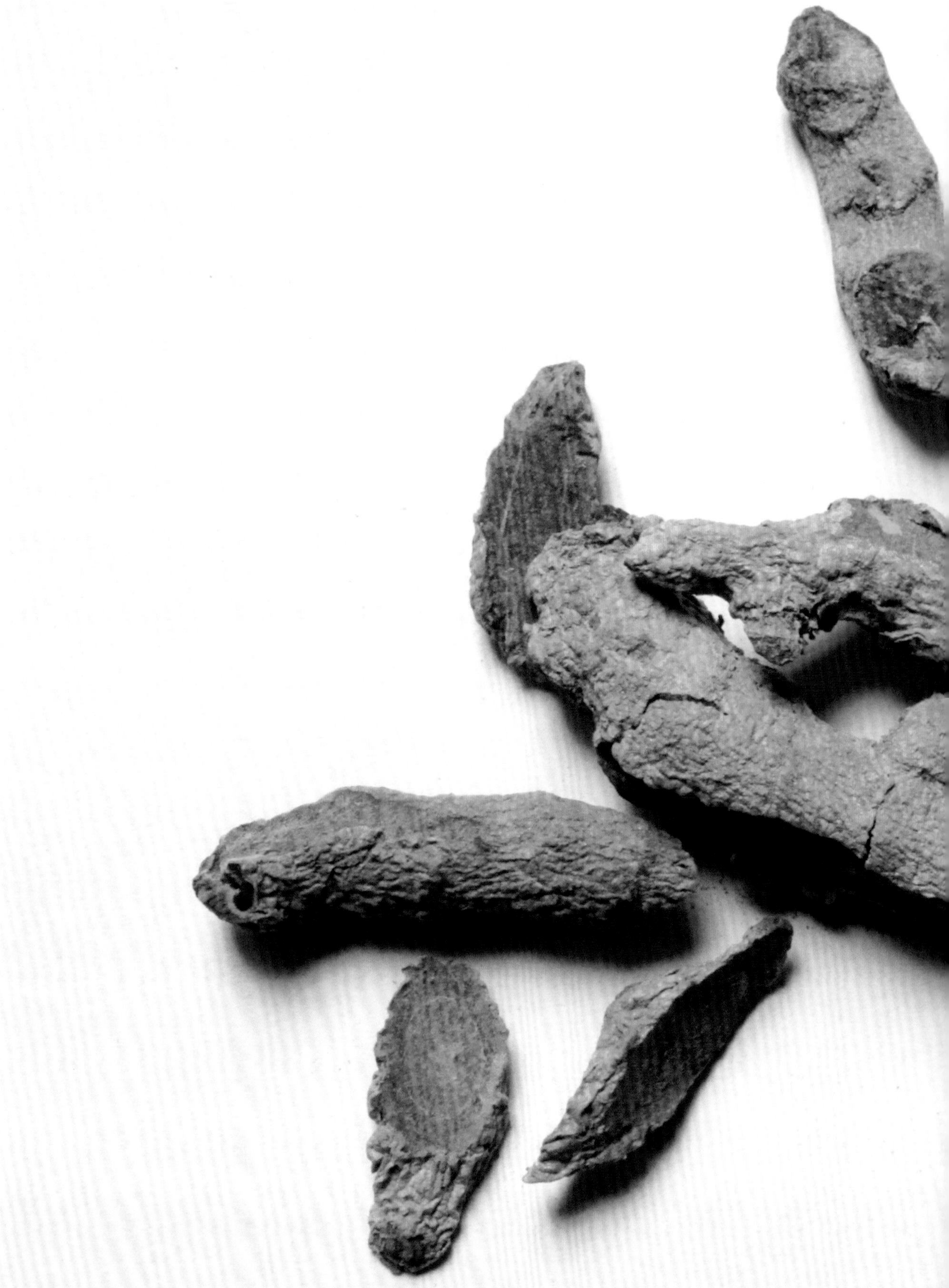

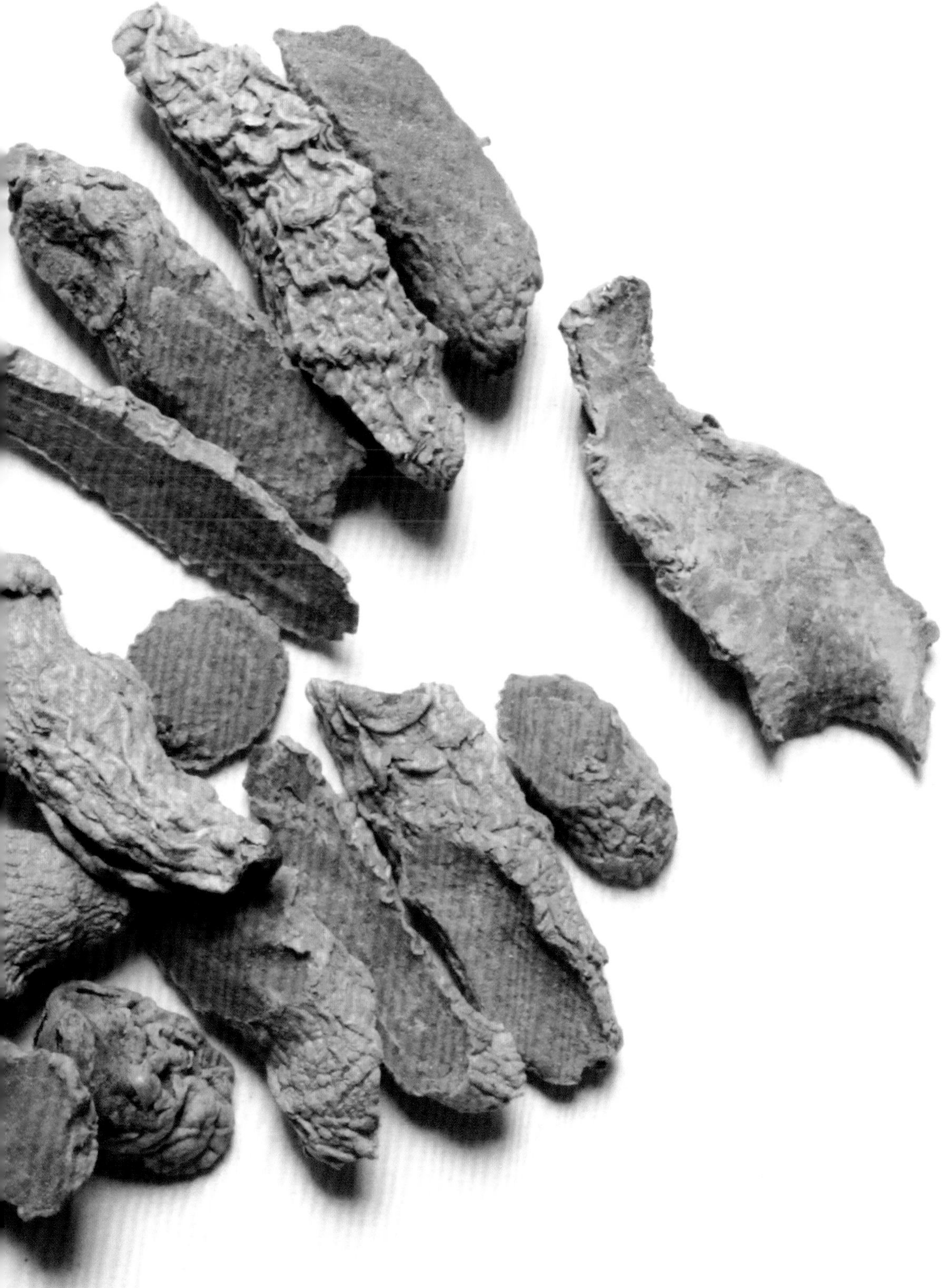

姜黄饮片

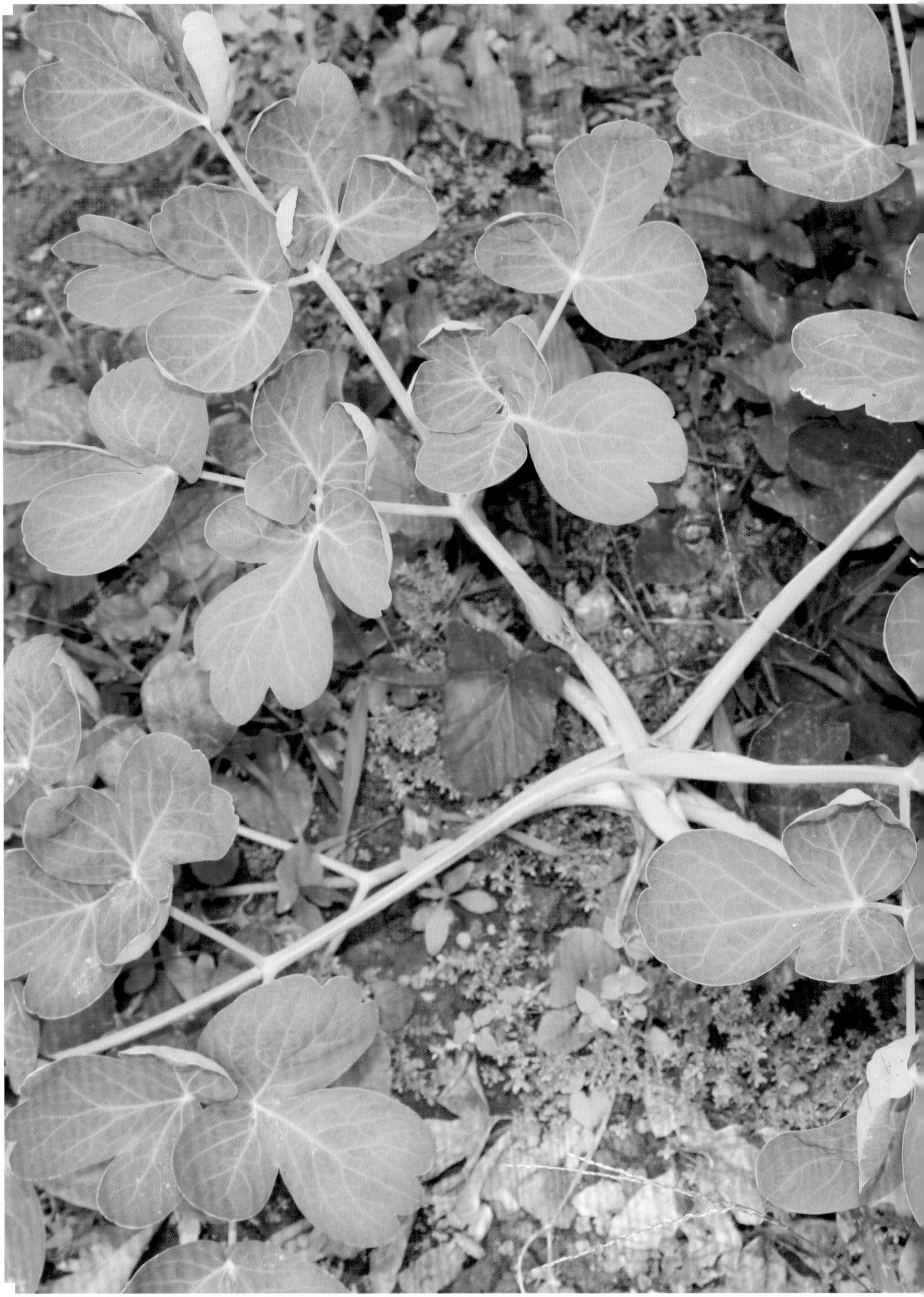

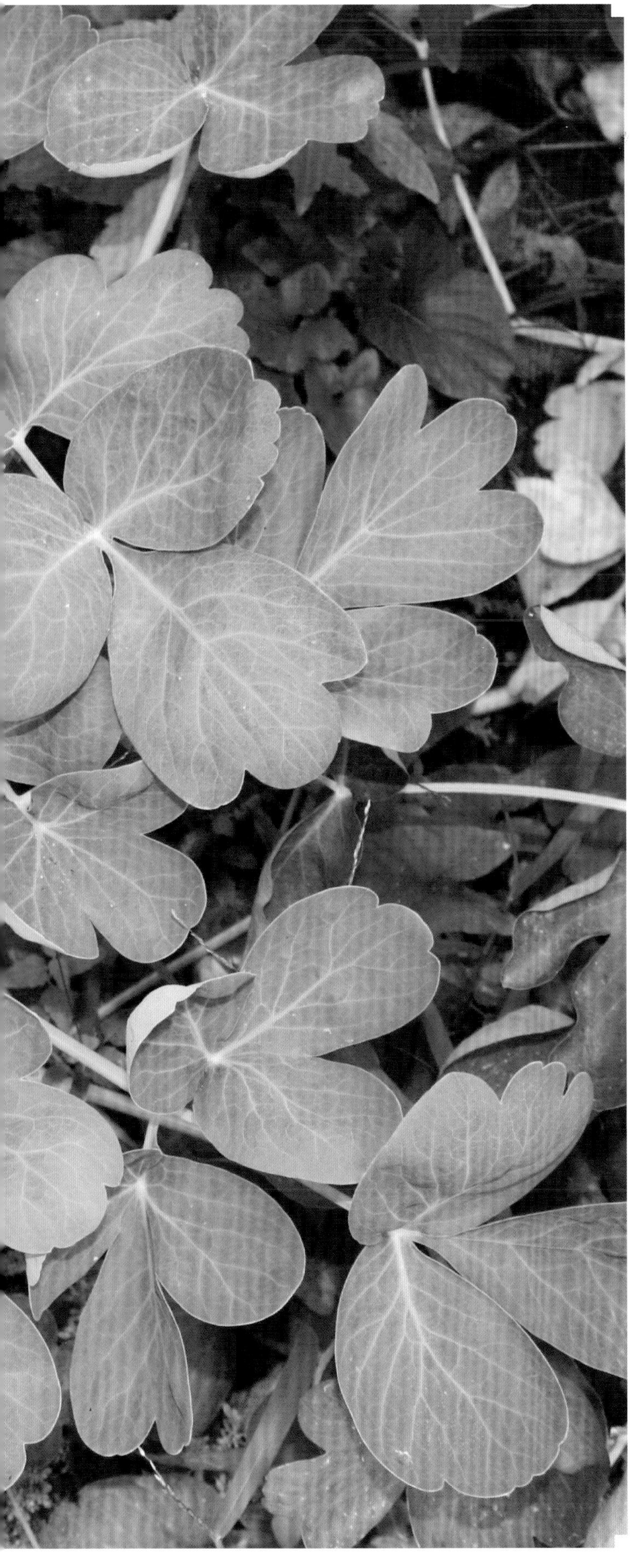

前胡

【壮药名】巴安岜。

【别　名】水前胡、土当归、野芹菜、野当归、鸡脚前胡。

【来　源】本品为伞形科植物白花前胡 *Peucedanum praeruptorum* Dunn 的干燥根。

【性味归经】苦、辛，微寒。归肺经。

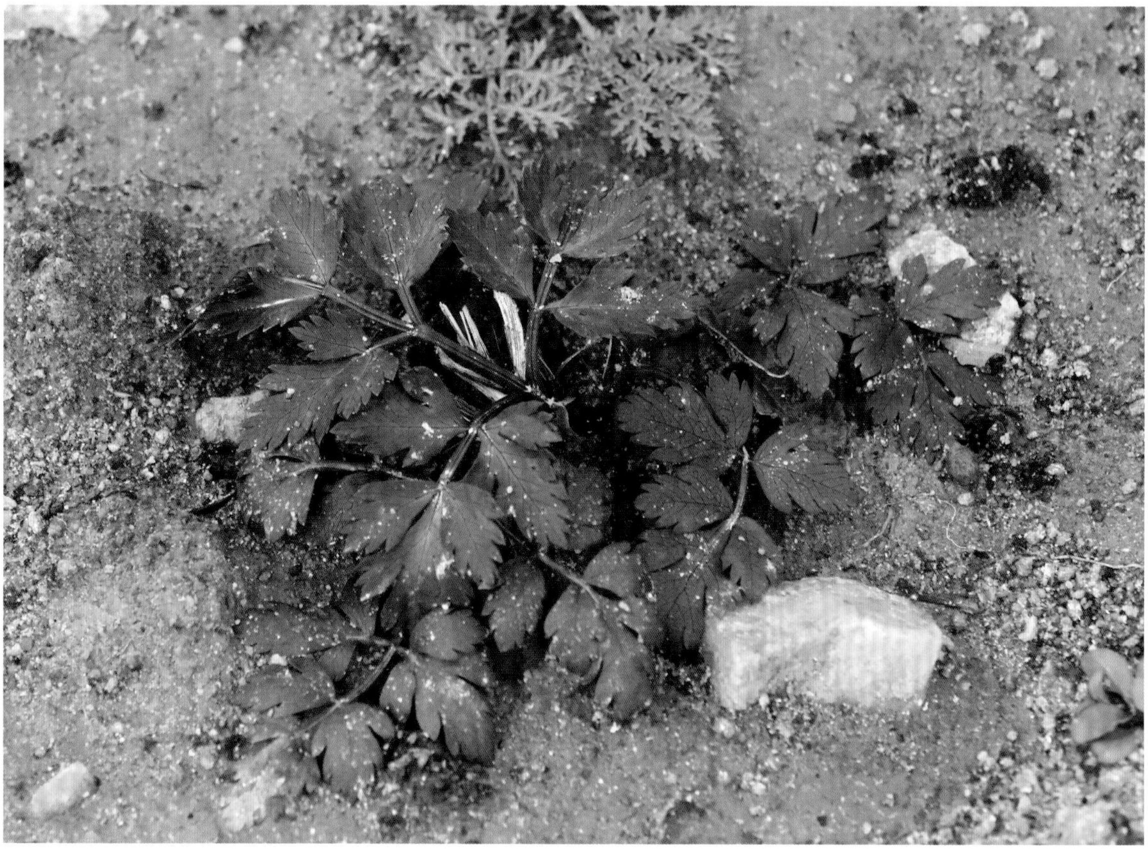

白花前胡

识别特征

多年生草本植物，高 60 ~ 100 cm。根圆锥形，有少数侧根，根头处残留多数棕褐色叶鞘纤维。茎直立，圆柱形，上部分枝，被短柔毛，下部无毛。基生叶有长柄；3 出或 2 ~ 3 回羽状分裂，叶片宽三角状卵形，长 15 ~ 20 cm，宽约 12 cm，先端渐尖，基部楔形至截形，边缘具不整齐的 3 ~ 4 圆锯齿，两面无毛，或在下表面叶脉上以及边缘有稀疏短毛；茎生叶和基生叶相似，较小；茎上部叶无柄，叶片 3 出分裂，裂片狭窄。复伞形花序顶生或侧生，伞幅 6 ~ 18，有柔毛；总苞片 1 至数片，花后脱落，线状披针形；小伞形花序有花 15 ~ 20 朵，花梗不等长，有柔毛；小总苞片 7 ~ 12，卵状披针形，先端长渐尖，有柔毛；萼齿不显著；花瓣 5，白色，广卵形近圆形；雄蕊 5；花柱短，弯曲，花柱基圆锥形。果实卵圆形，背部扁压，长约 4 mm，宽约 3 mm，棕色，被稀疏短毛，背棱线稍突起，侧棱呈翅状。花期 7—9 月，果期 10—11 月。

生境分布

生长于向阳山坡草丛中。分布于浙江、河南、湖南、四川等省区。

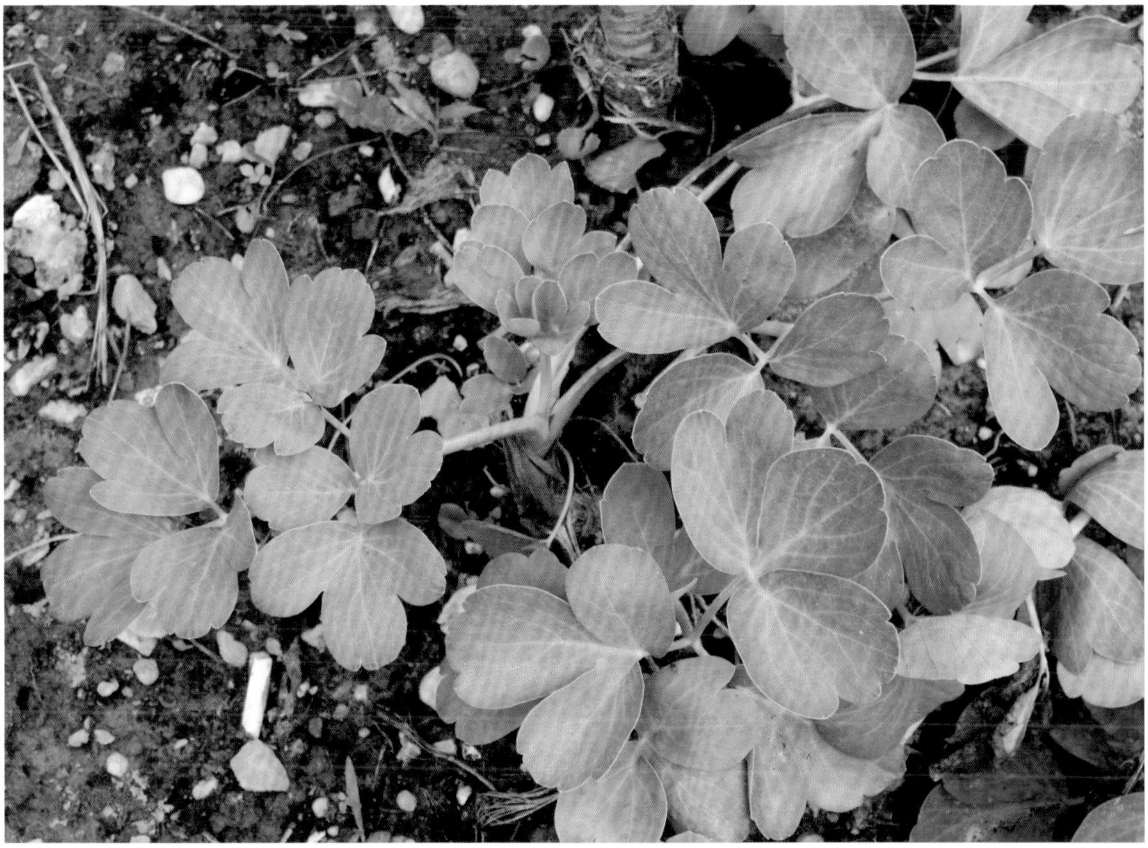

白花前胡

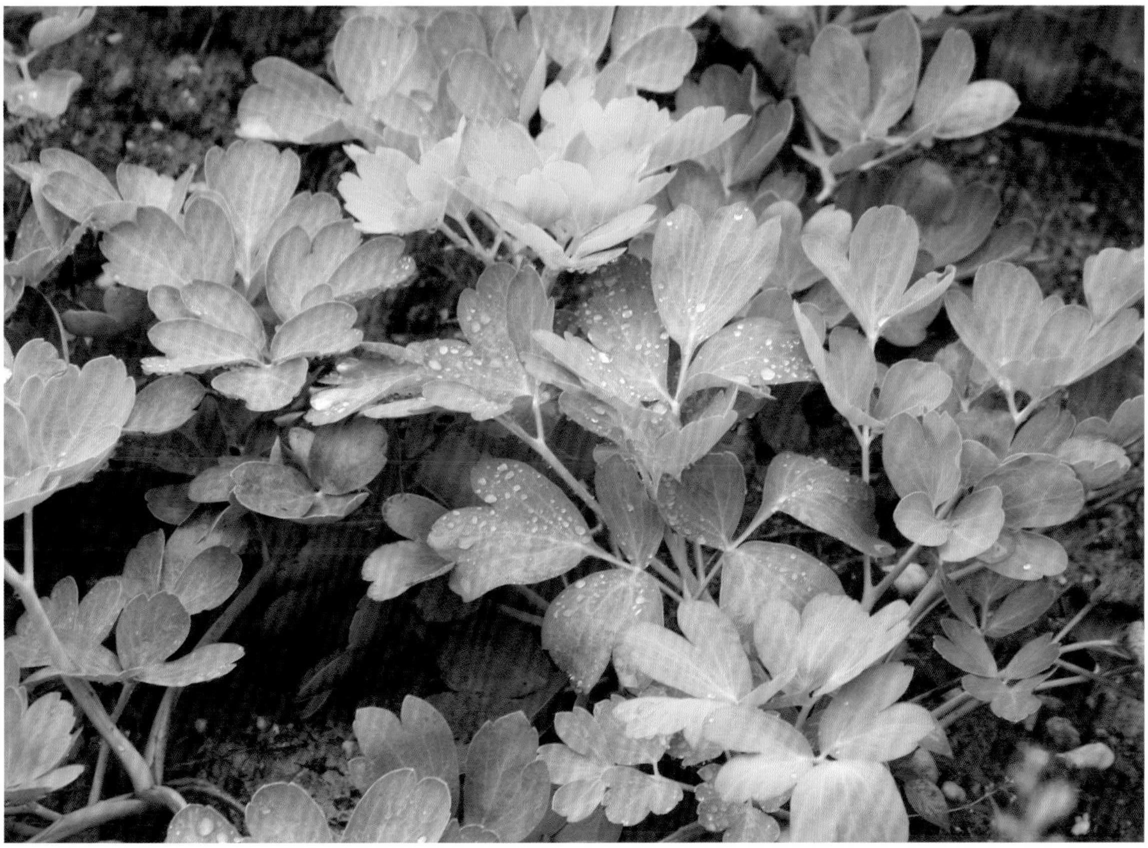

白花前胡

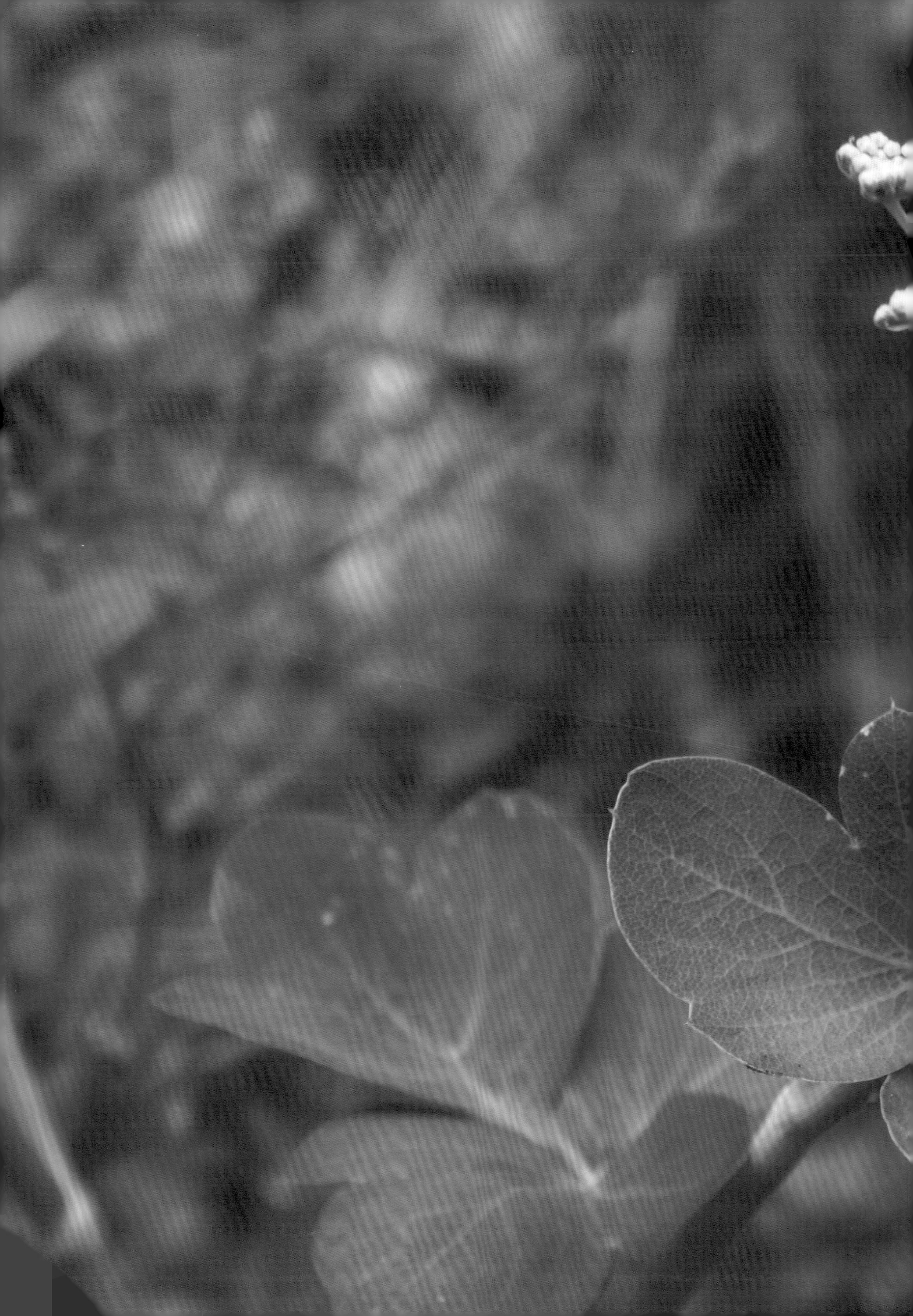

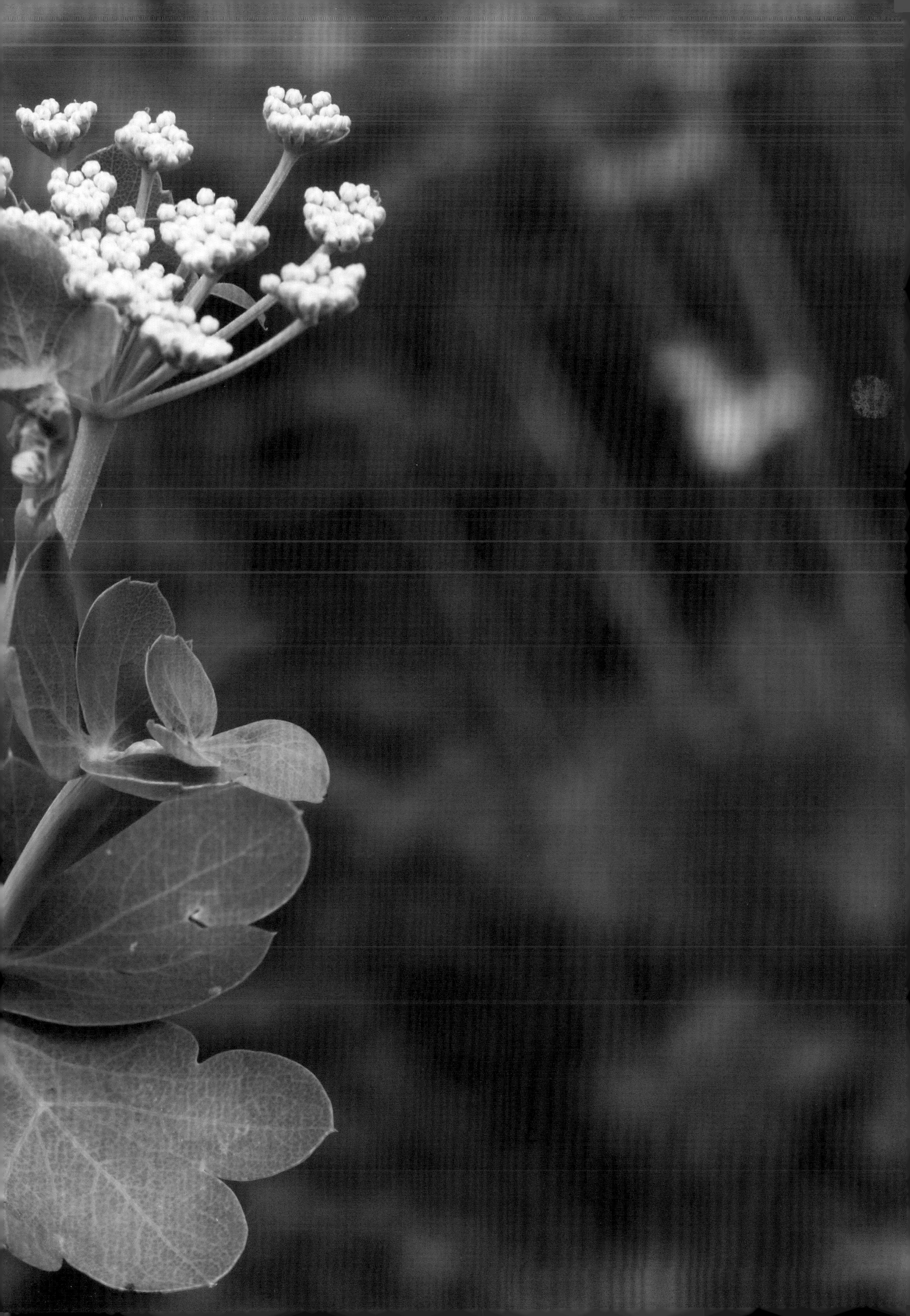

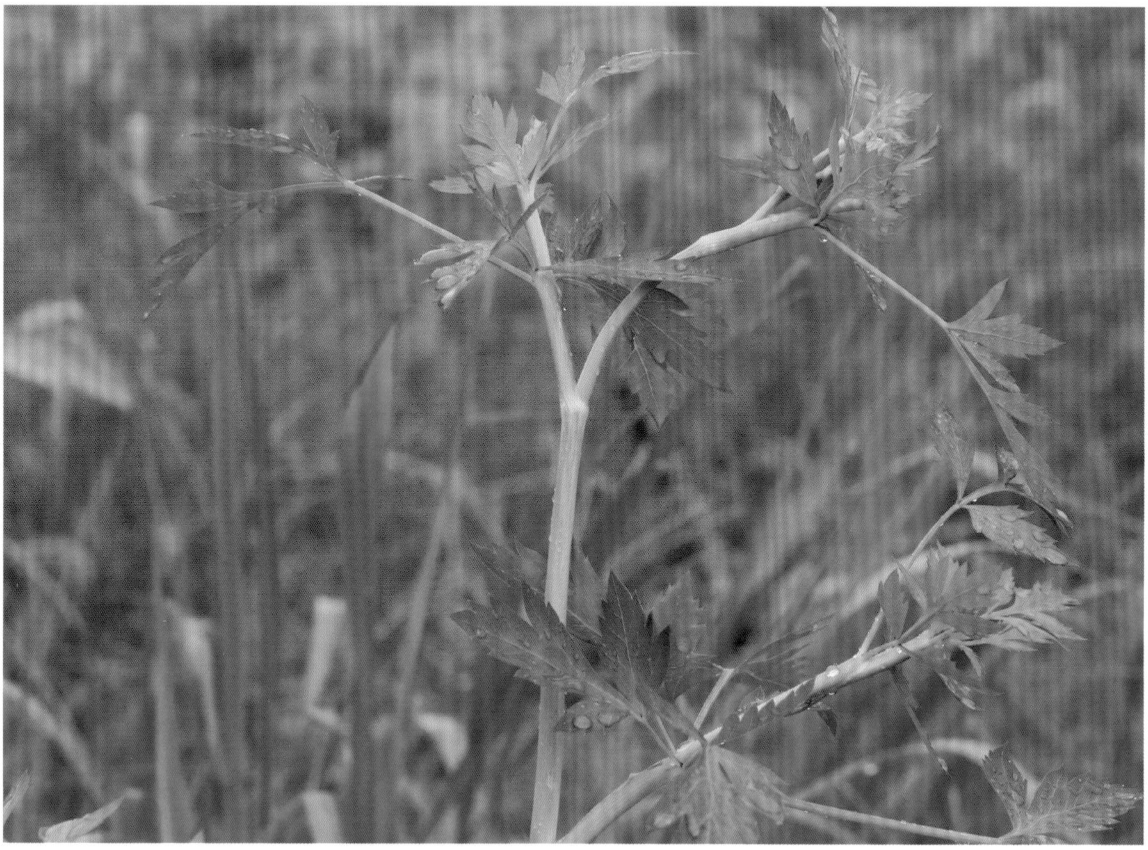

白花前胡

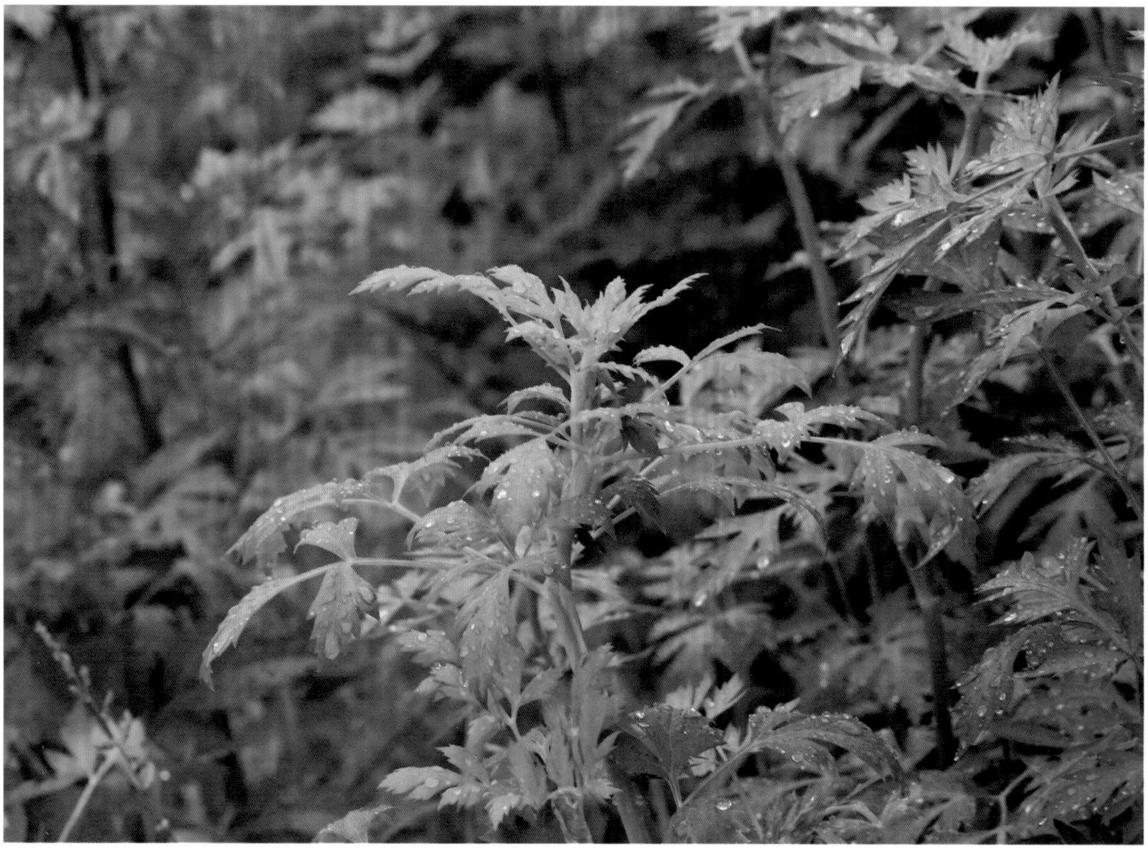

白花前胡

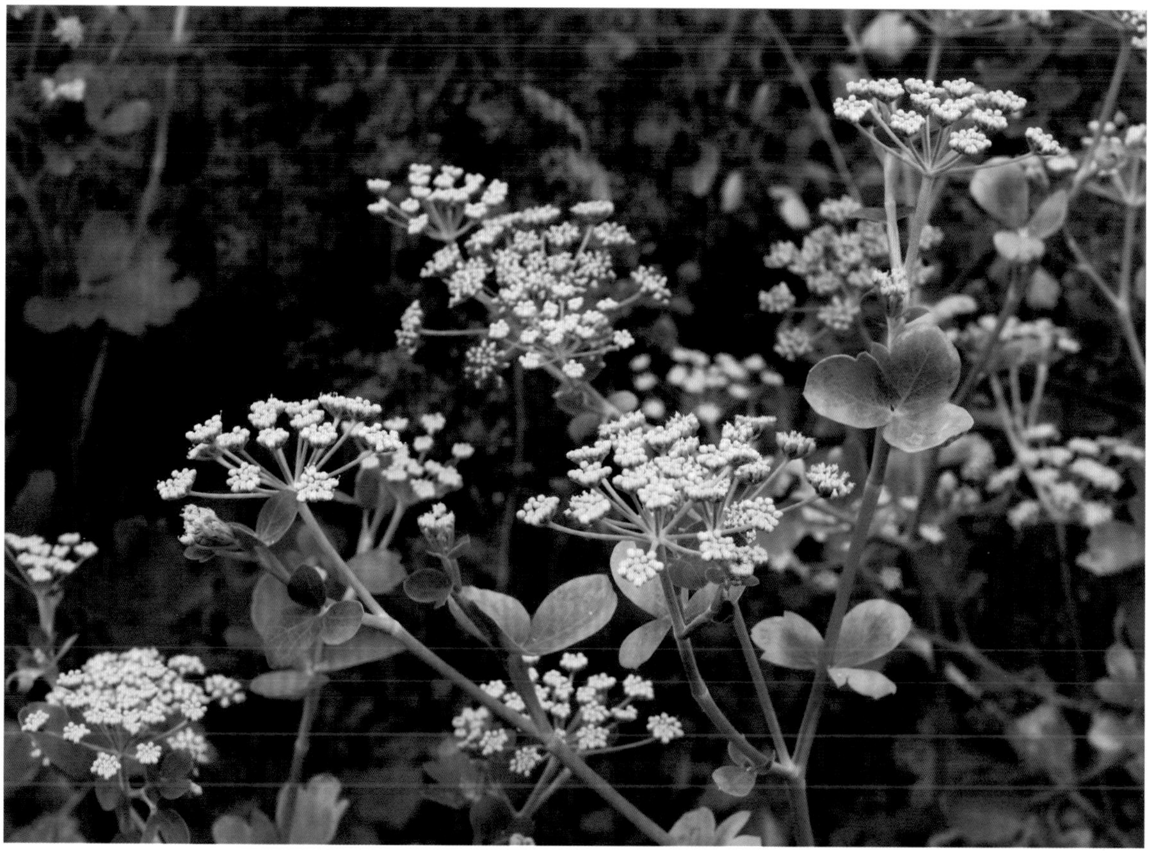

白花前胡

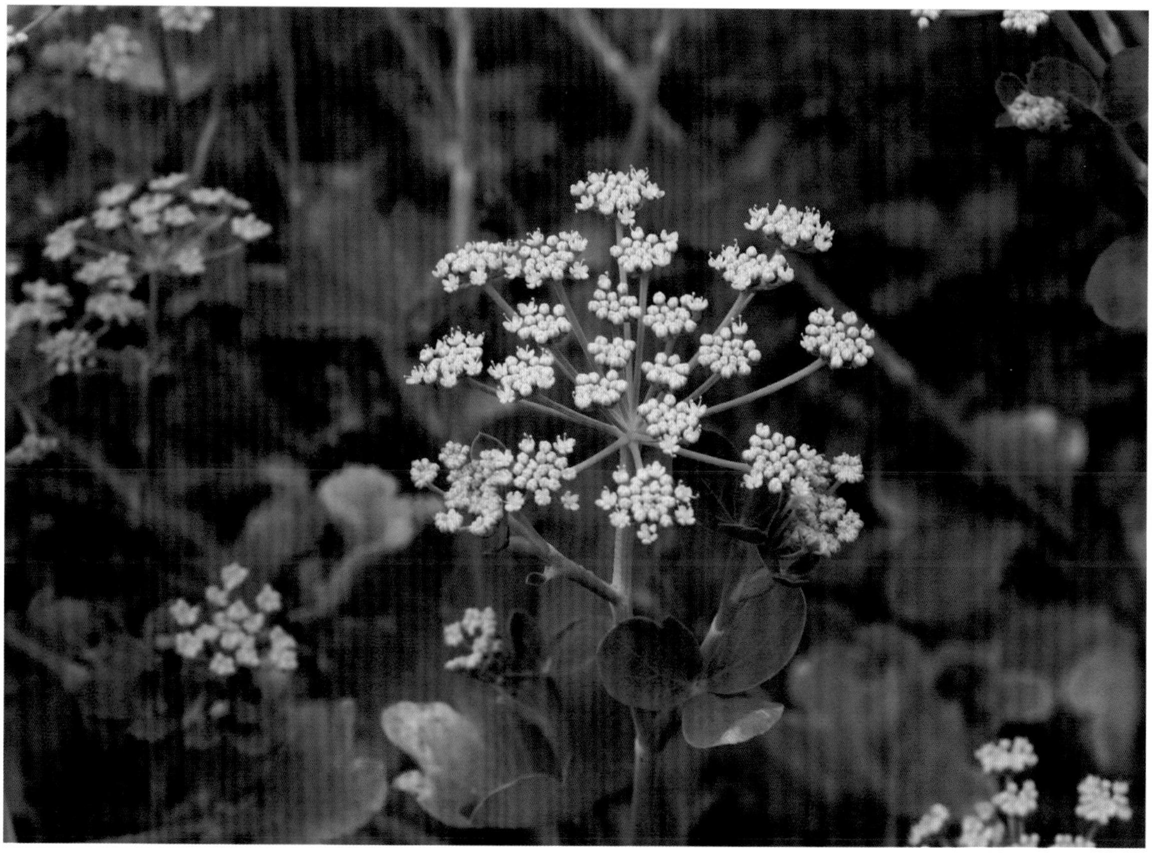

白花前胡

采收加工

秋冬季或早春茎叶枯萎或未抽花茎时采挖，除去须根及泥土，晒干，切片生用或蜜炙用。

药材鉴别

本品呈不规则的圆柱形、圆锥形或纺锤形，稍扭曲，下部常有分枝，长 3 ~ 15 cm，直径 1 ~ 2 cm。表面黑褐色或灰黄色，根头部多有茎痕及纤维状叶鞘残基，上端有密集的细环纹，下部有纵沟、纵皱纹及横向皮孔。质较柔软，干者质硬，可折断，断面不整齐，淡黄白色，皮部散有多数棕黄色油点，形成层环纹棕色，射线放射状。气芳香，味微苦、辛。

功效主治

降气化痰，散风清热。主治痰热喘满，咳痰黄稠，风热咳嗽痰多。

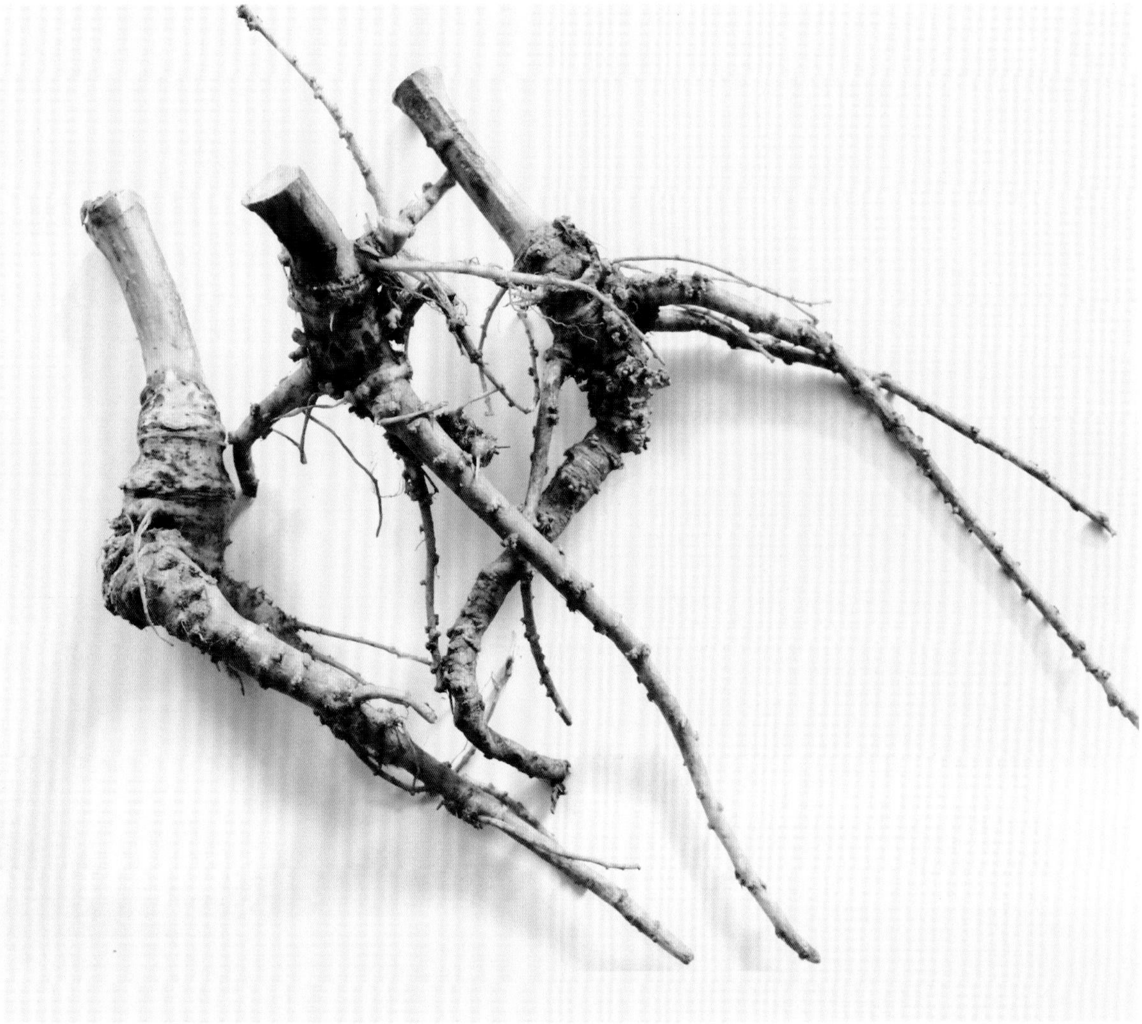

前胡药材

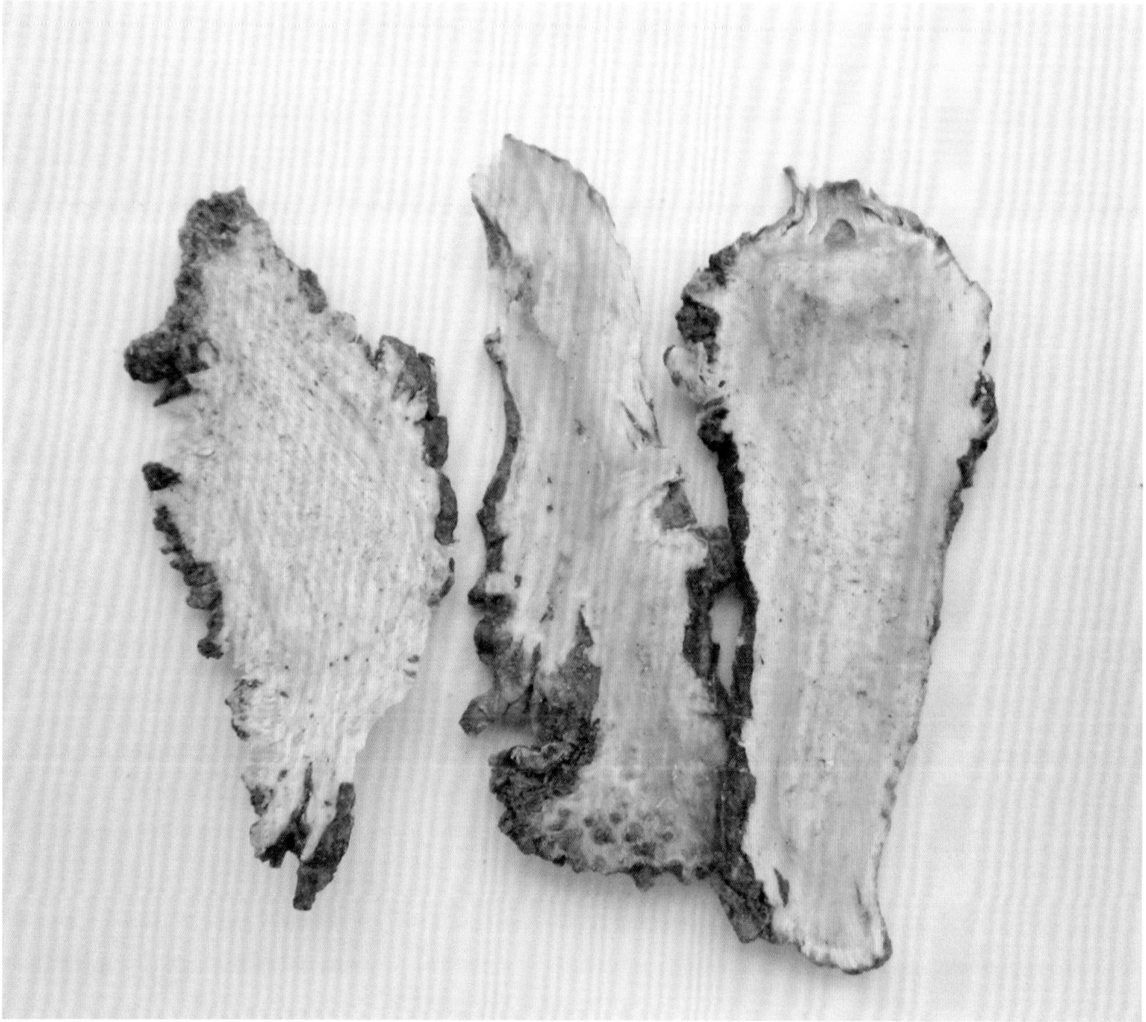

前胡饮片

用法用量

内服：3 ~ 10 g，煎服；或入丸、散服。

民族药方

1. 感冒头痛　前胡 30 g，鲜水杨梅 50 g。水煎服。

2. 感冒头痛、咳嗽　前胡、紫苏、桔梗、橘皮各 15 g，土升麻 9 g，生姜 3 片。水煎服，每日 3 次。

3. 咳嗽胸满　前胡 15 g。煨水服。

4. 妇女干瘦病　前胡 30 g。蒸仔鸡吃。

5. 疔疮　前胡适量。捣茸如泥，外敷患处。

使用注意

阴虚气弱咳嗽者慎服。

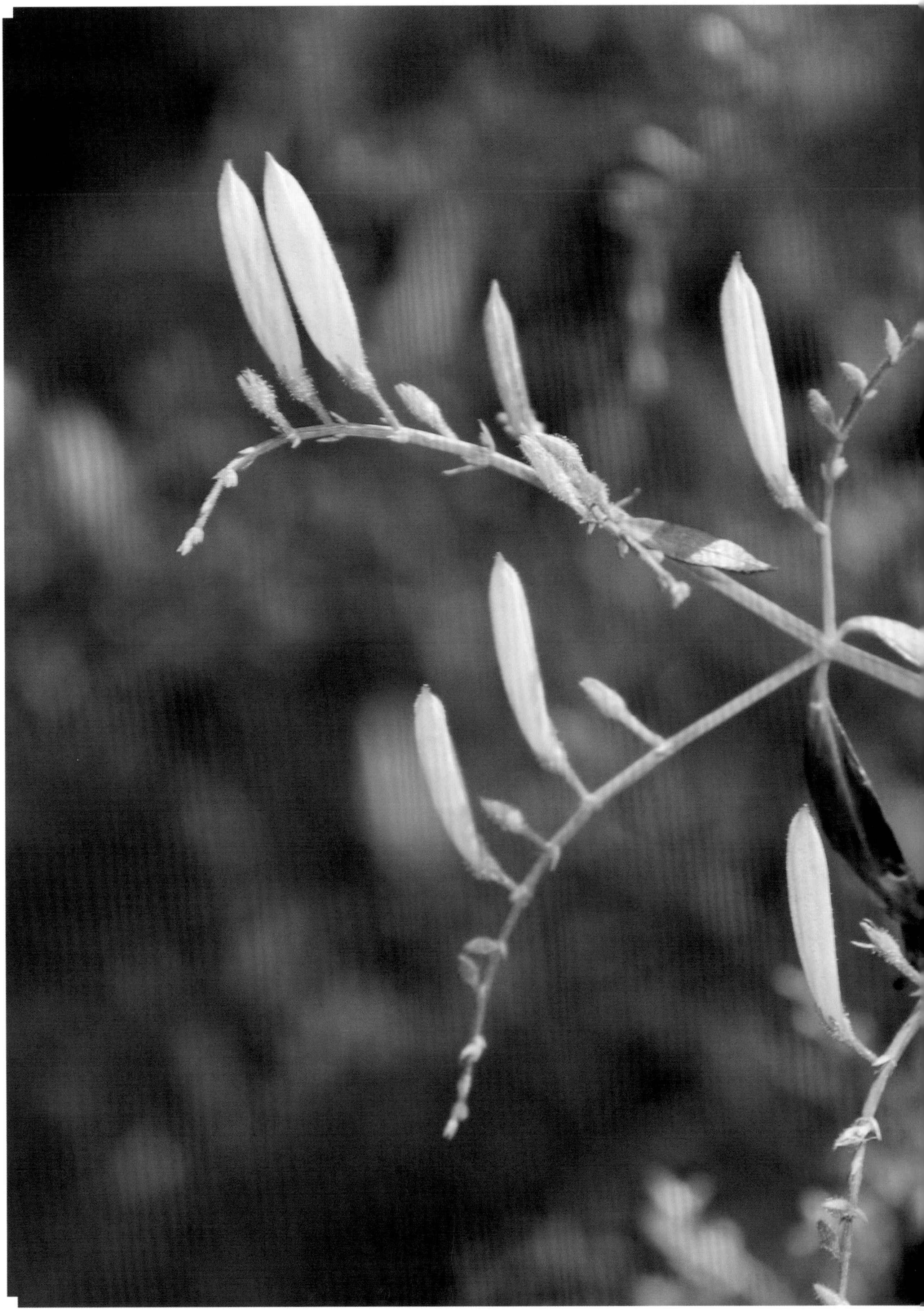

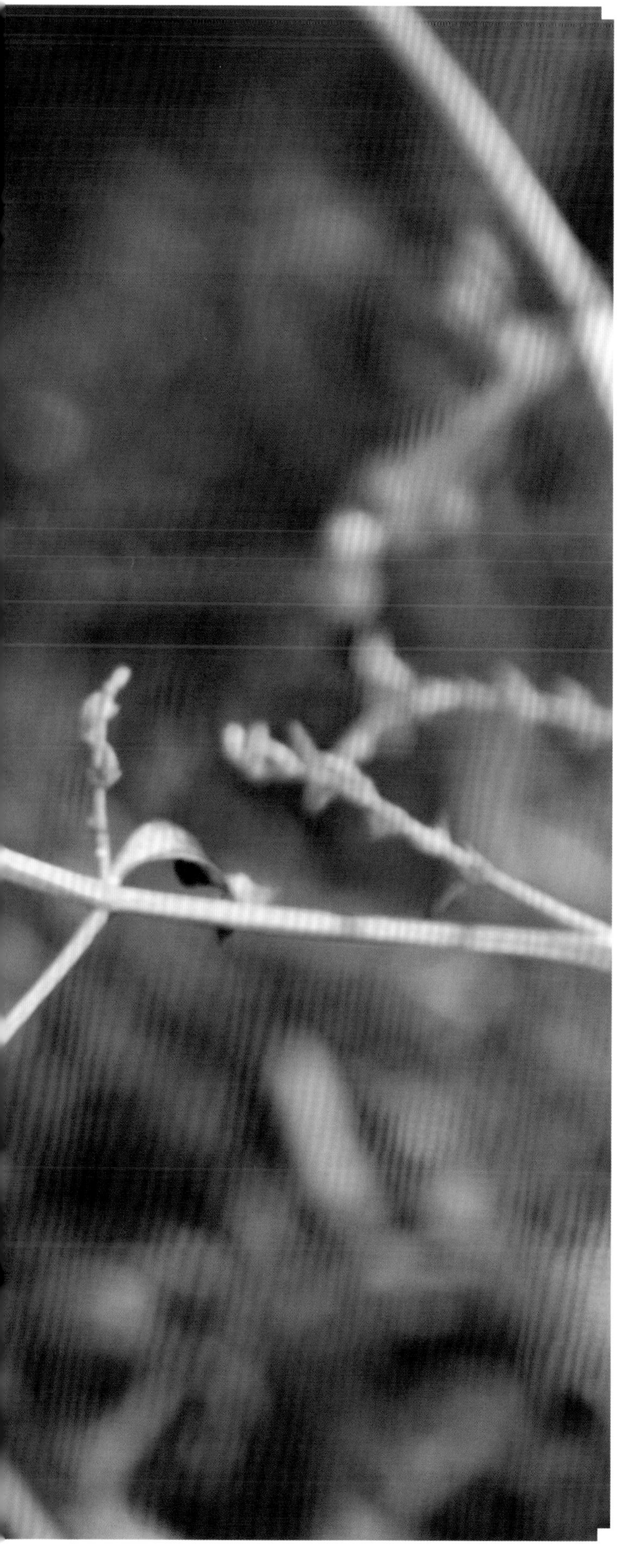

穿心莲

【壮 药 名】涯粉敛。

【别 名】榄核莲、一见喜、苦胆草、斩蛇剑、四方莲。

【来 源】本品为爵床科植物穿心莲 *Andrographis paniculata*（Burm. f.）Nees 的干燥地上部分。

【性味归经】苦，寒。归心、肺、大肠、膀胱经。

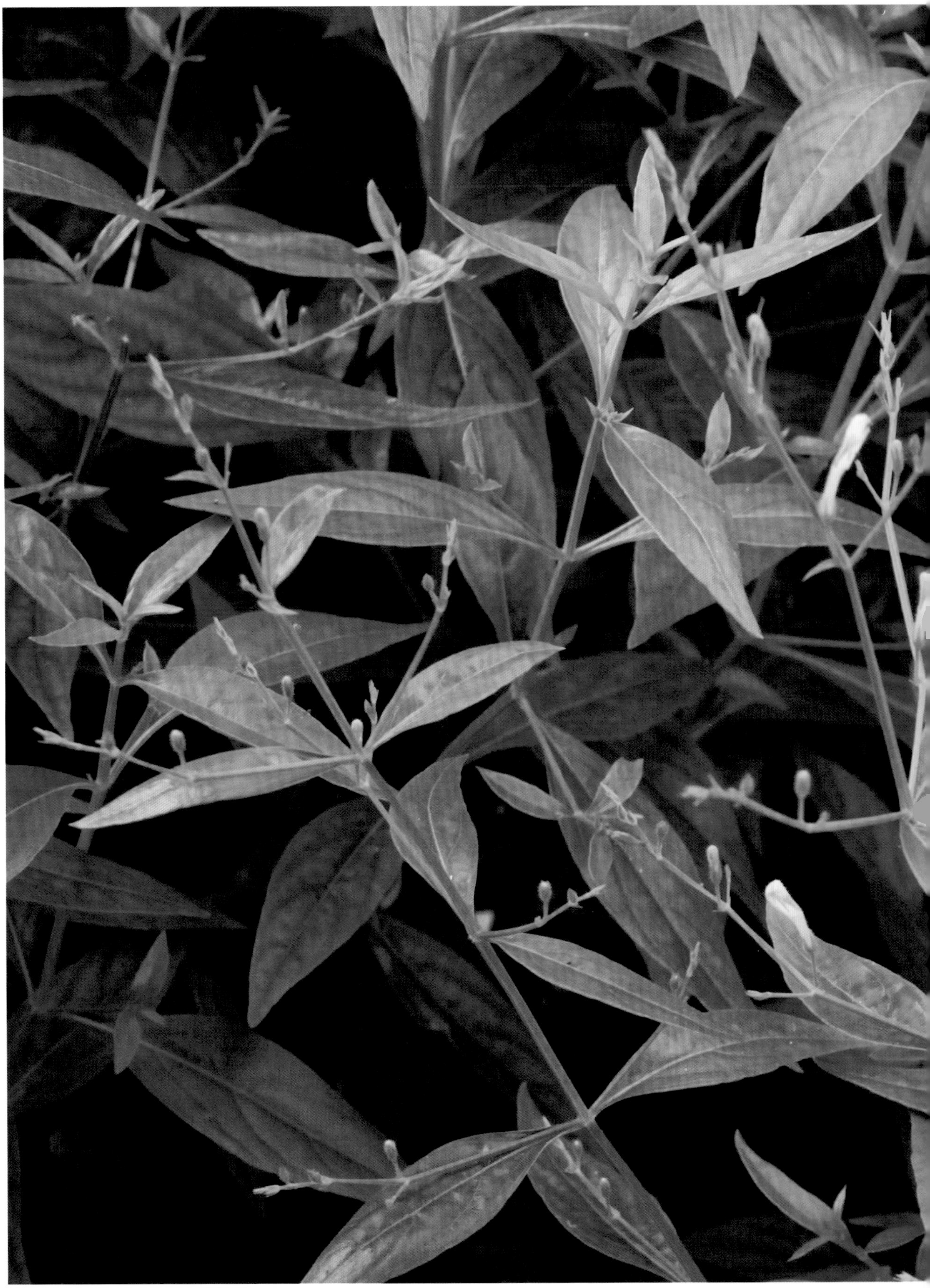

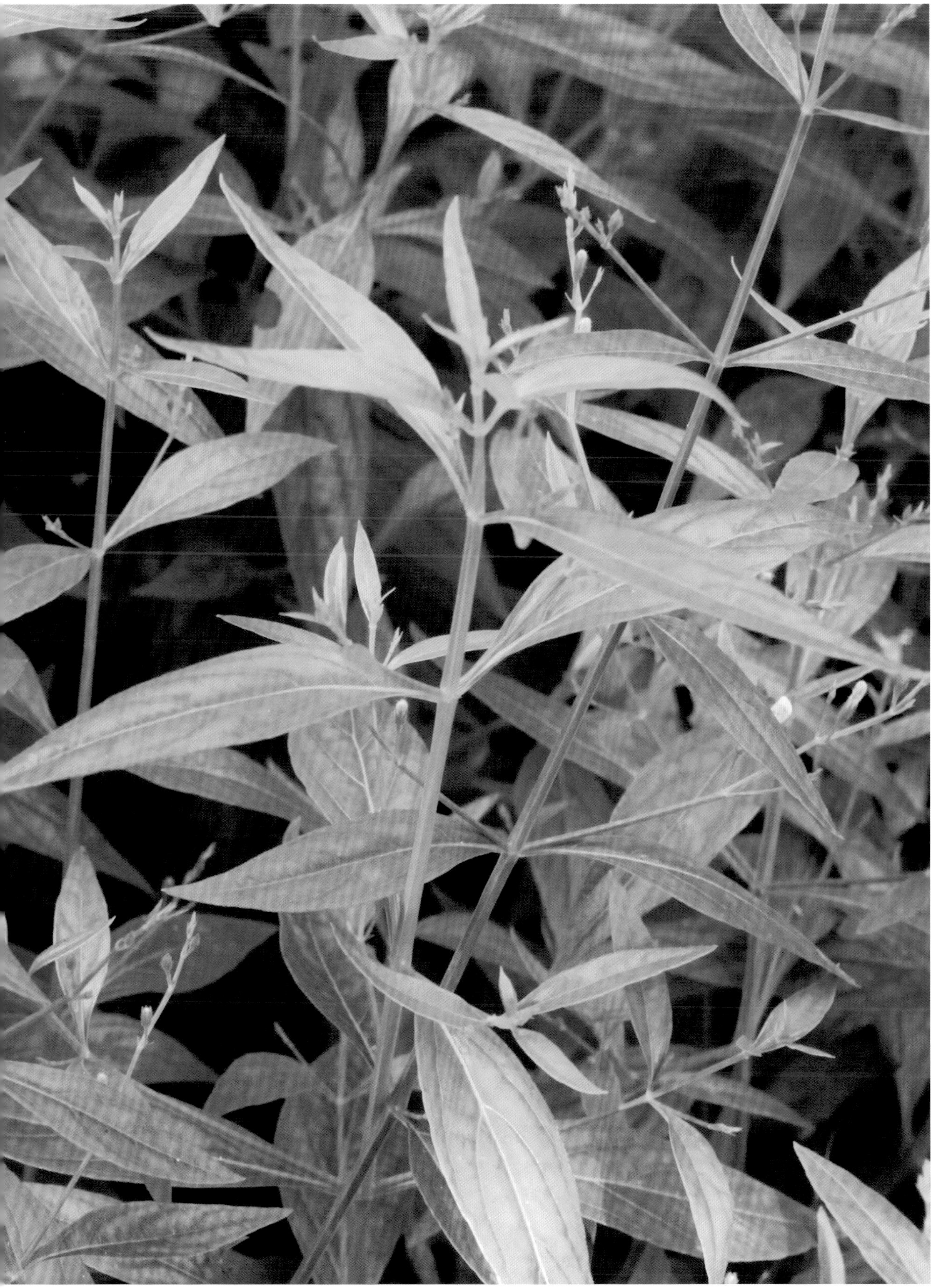

穿心莲

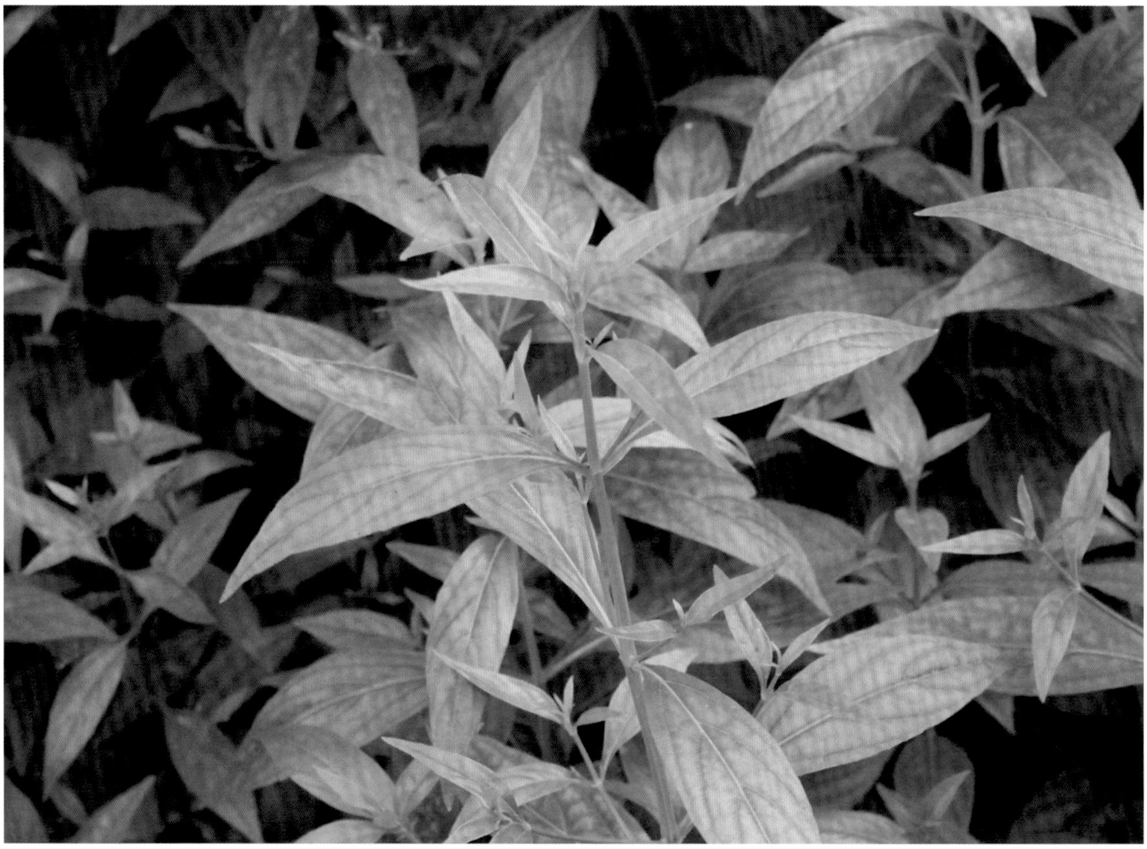

穿心莲

识别特征

一年生草本。茎直立，多分枝，节分枝，节处稍膨大，易断。叶对生，叶片披针形成长椭圆形，先端渐尖，基部楔形，边缘浅波状，两面均无毛。总状花序顶生和腋生，集成大型的圆锥花序；苞片和小苞片微小，披针形；萼有腺毛；花冠淡紫色，二唇形，上唇外和小苞片微小，披针形；萼有腺毛；花冠淡紫色，二唇形，上唇外翻，2 裂，下唇直立，3 浅裂，裂片覆瓦状排列，花冠筒与唇瓣等长；雄蕊 2，伸出，药室 2 室，药室一大一小，大的基部被髯毛，花丝有毛。蒴果扁，长椭圆形，长约 1 cm，微被腺毛。种子 12 颗，四方形。花期 9—10 月，果期 10—11 月。

生境分布

生长于湿热的丘陵、平原地区。主要栽培于广东、广西、福建等省区。

采收加工

秋初茎叶茂盛时采割，晒干。

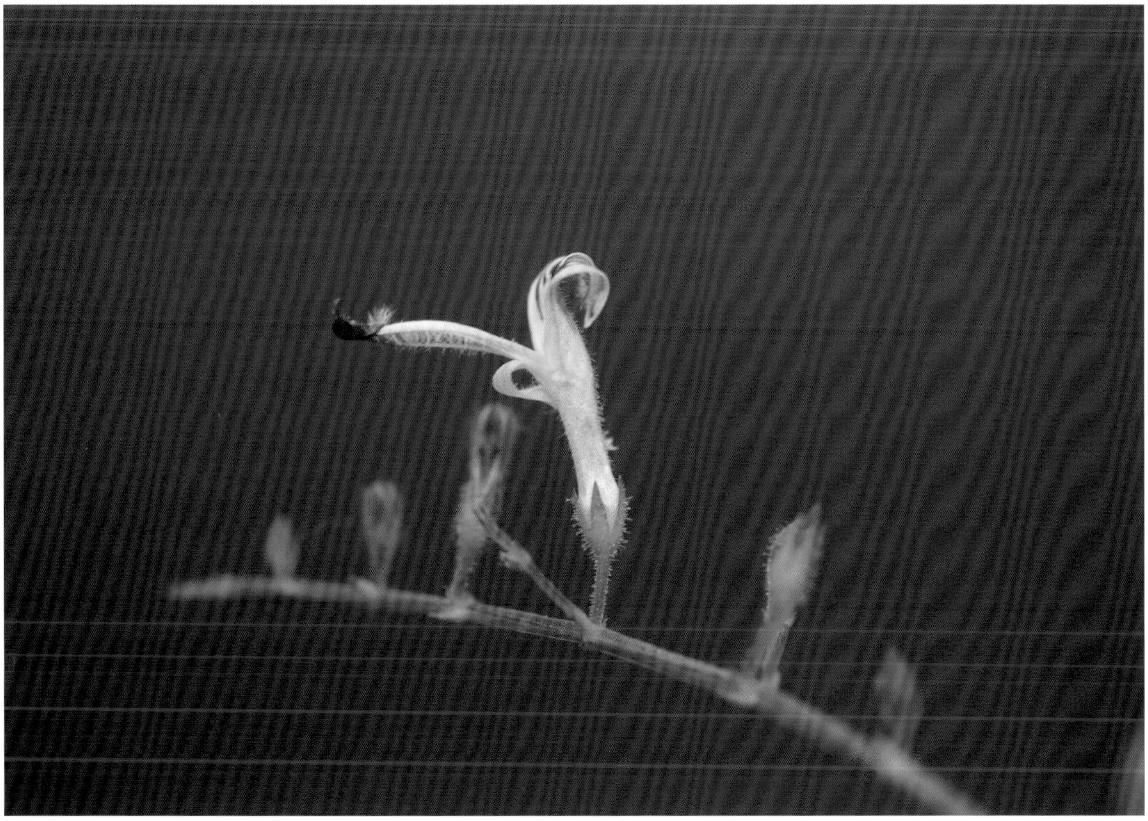

穿心莲

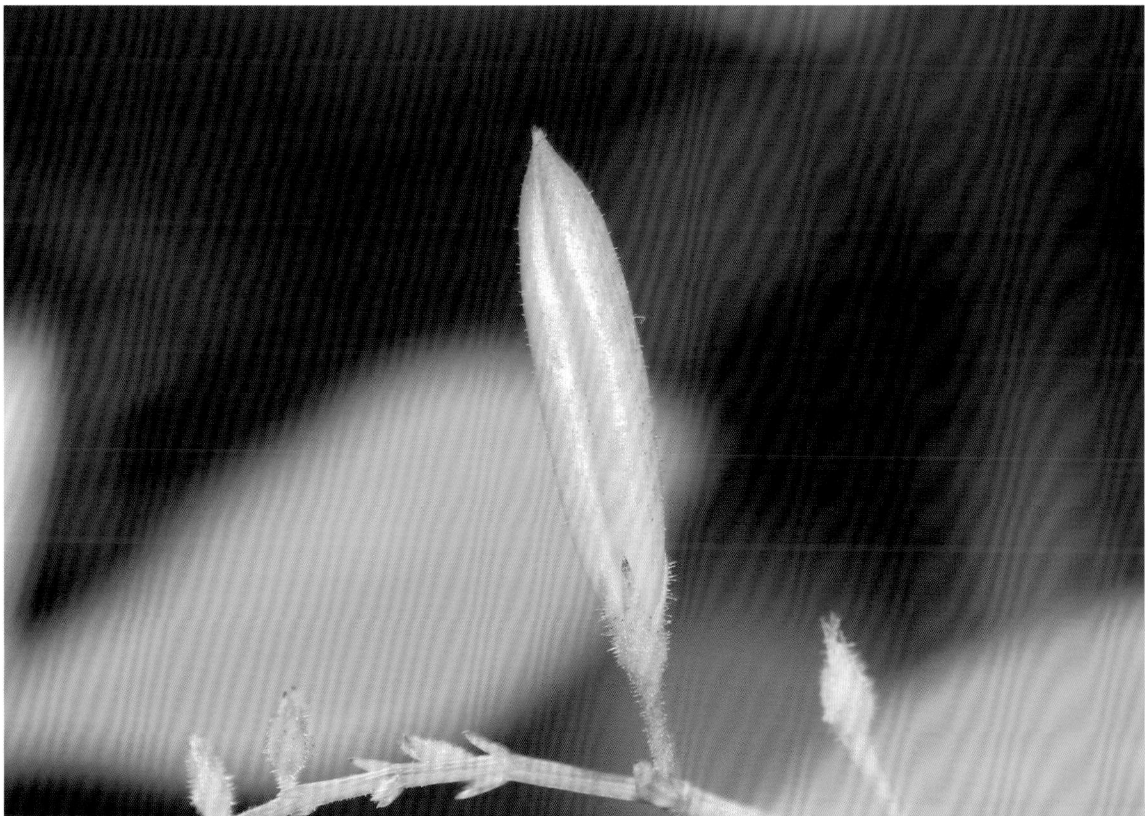

穿心莲

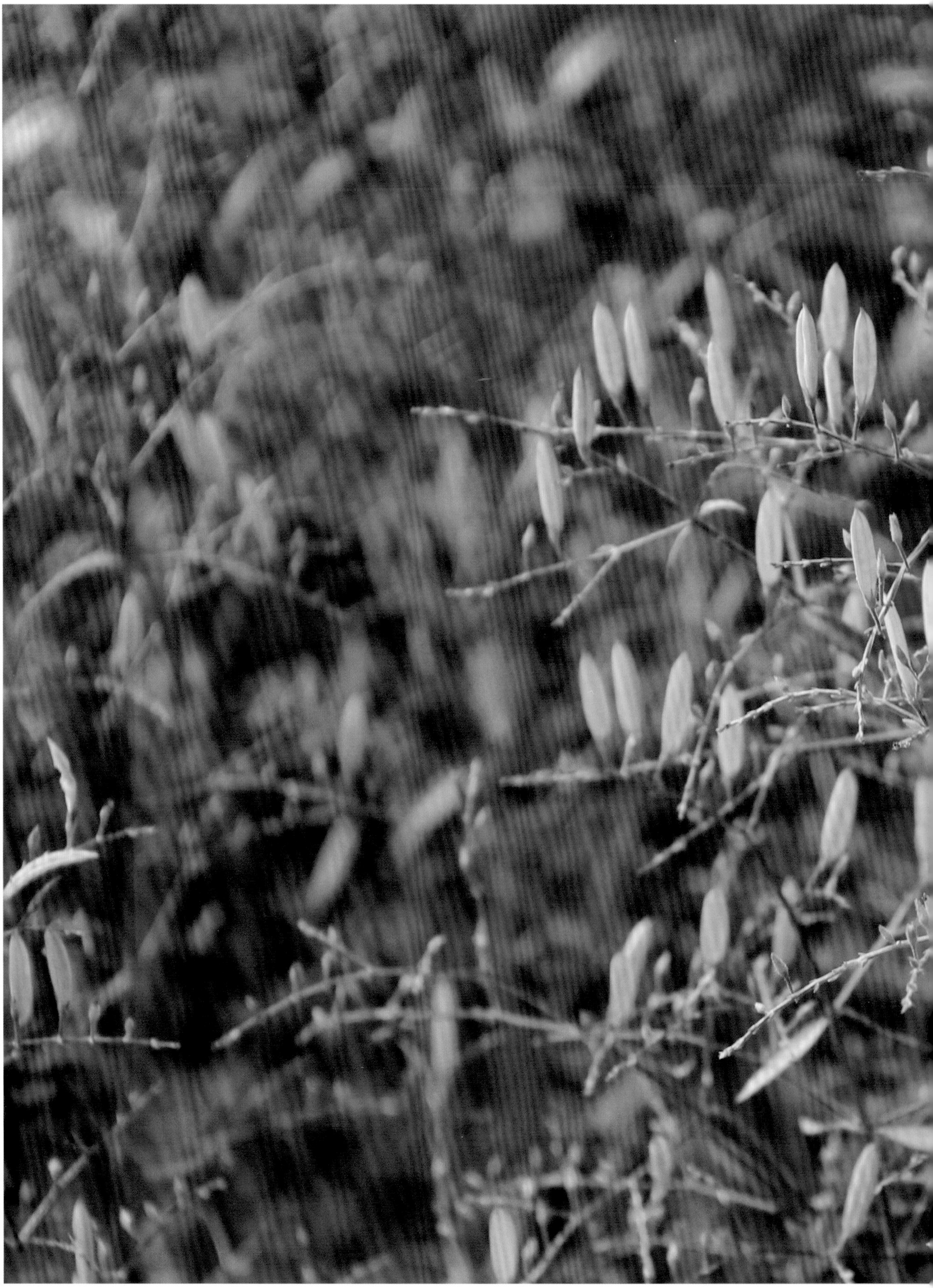

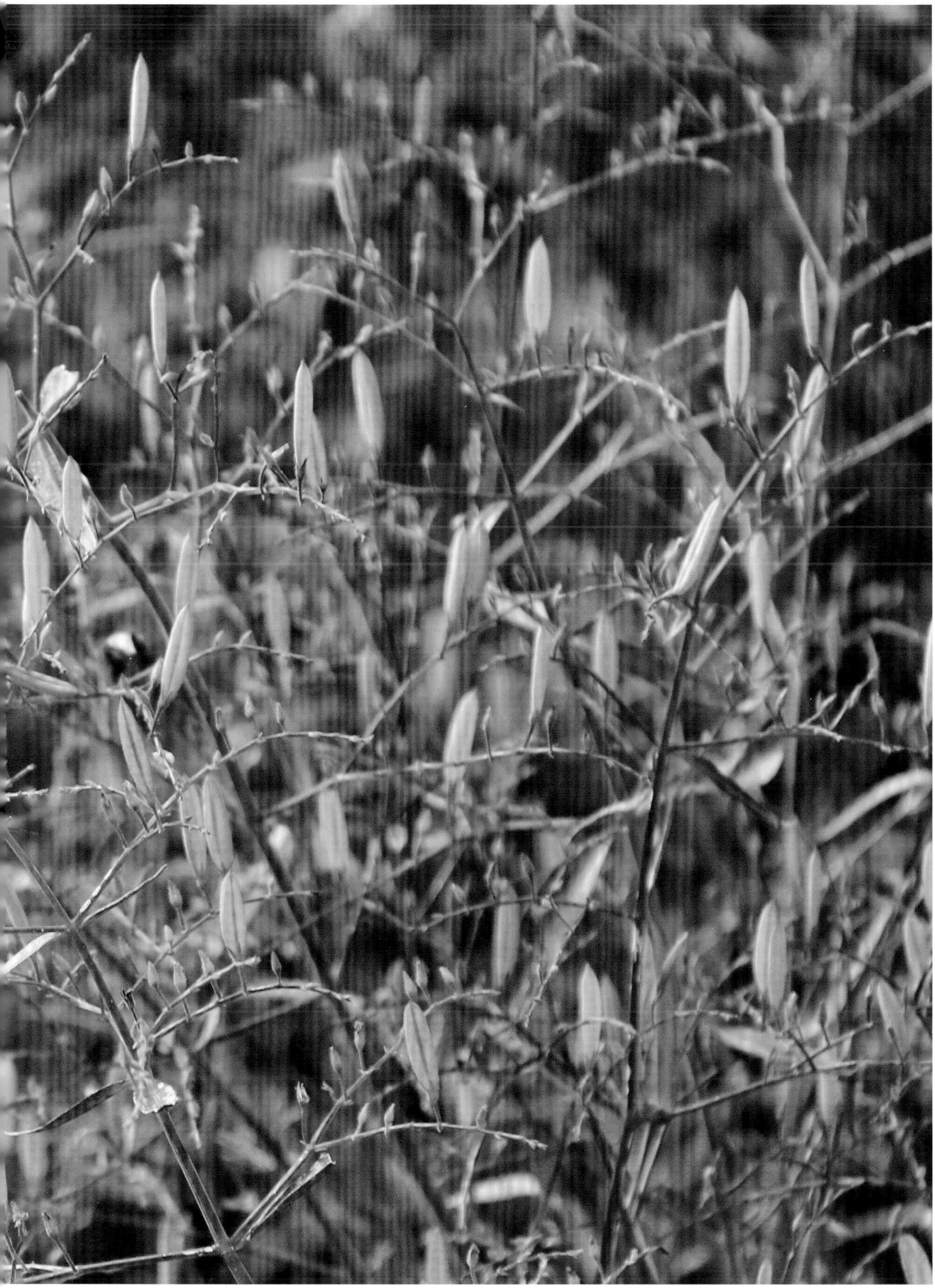

穿心莲

药材鉴别

本品茎呈方柱形，多分枝，长 50 ~ 70 cm，节稍膨大；质脆，易折断。单叶对生，叶柄短或近无柄；叶片皱缩、易碎，完整者展开后呈披针形或卵状披针形，长 3 ~ 12 cm，宽 2 ~ 5 cm，先端渐尖，基部楔形下延，全缘或波状；上表面绿色，下表面灰绿色，两面光滑。气微，味极苦。

功效主治

清热解毒，凉血，消肿。主治感冒发热，咽喉肿痛，口舌生疮，顿咳劳嗽，泄泻痢疾，热淋涩痛，痈肿疮疡，毒蛇咬伤。

用法用量

内服：6 ~ 9 g，煎服；煎剂易致呕吐，故多作丸、散、片剂。外用：适量。

民族药方

1．胃肠炎 穿心莲 9 ~ 15 g。水煎服，每日 1 剂，分 2 次服。

2．大叶性肺炎 穿心莲 18 g，梅叶冬青、白茅根各 30 g，麦冬、金银花各 15 g。水煎服，每日 1 剂，每日 2 次。

穿心莲药材

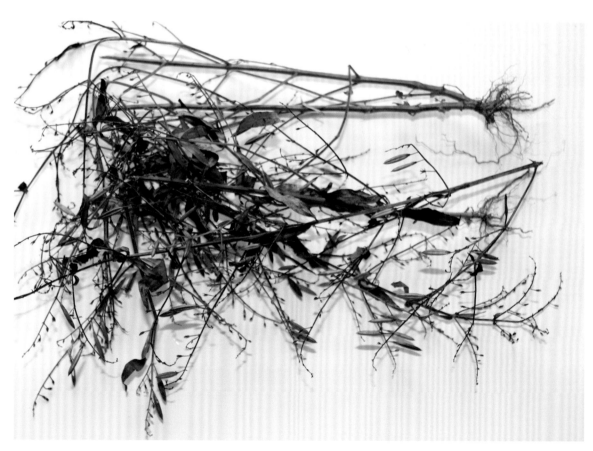

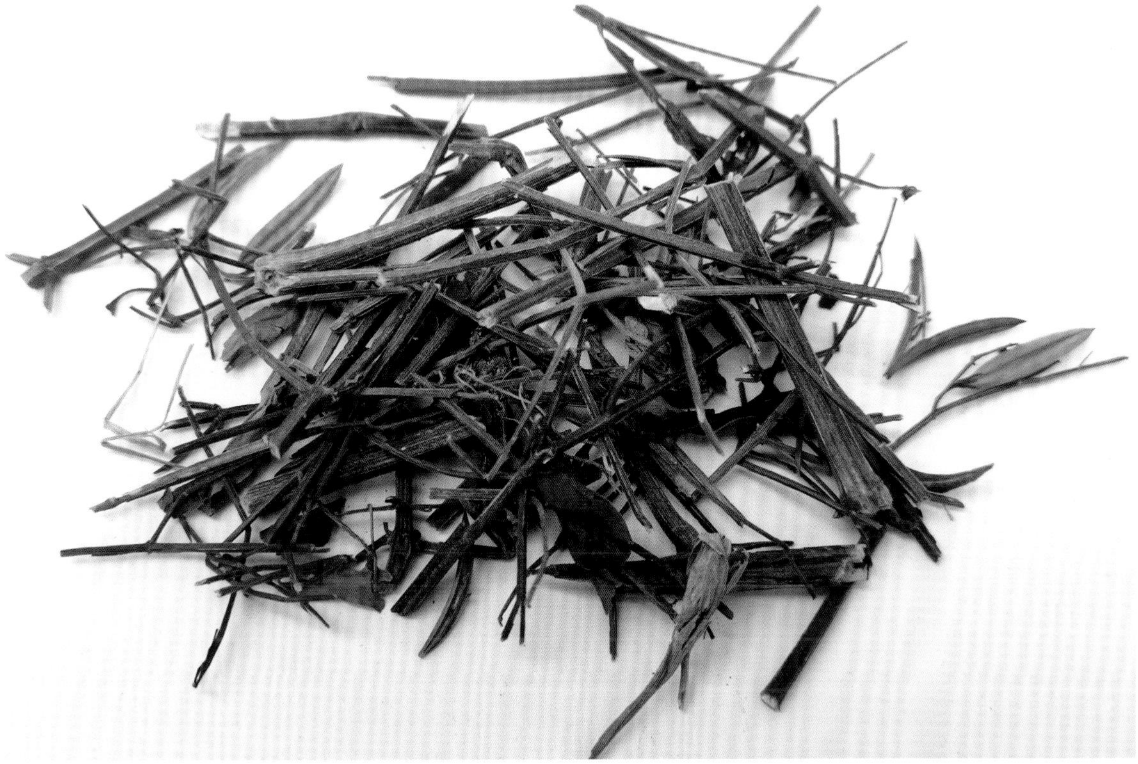
穿心莲饮片

3．肺结核（轻症），发热　穿心莲、十大功劳叶各 15 g，鸡血藤 30 g。水煎服，每日 1 剂，每日 2 次，15 ~ 30 日为 1 个疗程。

4．胆囊炎　穿心莲 15 g，六月雪 60 g，大青根 45 g，黄栀子根、虎刺、阴行草各 30 g。水煎服，如食欲不振，加野山楂果（炒）60 g。

5．咽喉炎　穿心莲（鲜）9 g。嚼烂吞服。

6．急性阑尾炎　穿心莲 15 g，野菊花 30 g。水煎服，每日 2 剂。

7．疖肿，蜂窝织炎　穿心莲、三颗针各 15 g，金银花、野菊花各 9 g，重楼 6 g。水煎服。

8．鼻窦炎，中耳炎，结膜炎，胃火牙痛　鲜穿心莲 9 ~ 15 g。水煎服。或捣汁滴耳。

9．毒蛇咬伤　穿心莲、狭叶韩信草、白花蛇舌草各 30 g，重楼 9 g。水煎服，每日 1 剂。

10．阴囊湿疹　穿心莲粉 30 g，甘油 100 ml。调匀涂患处。

使用注意

不宜多服久服；脾胃虚寒者不宜用。

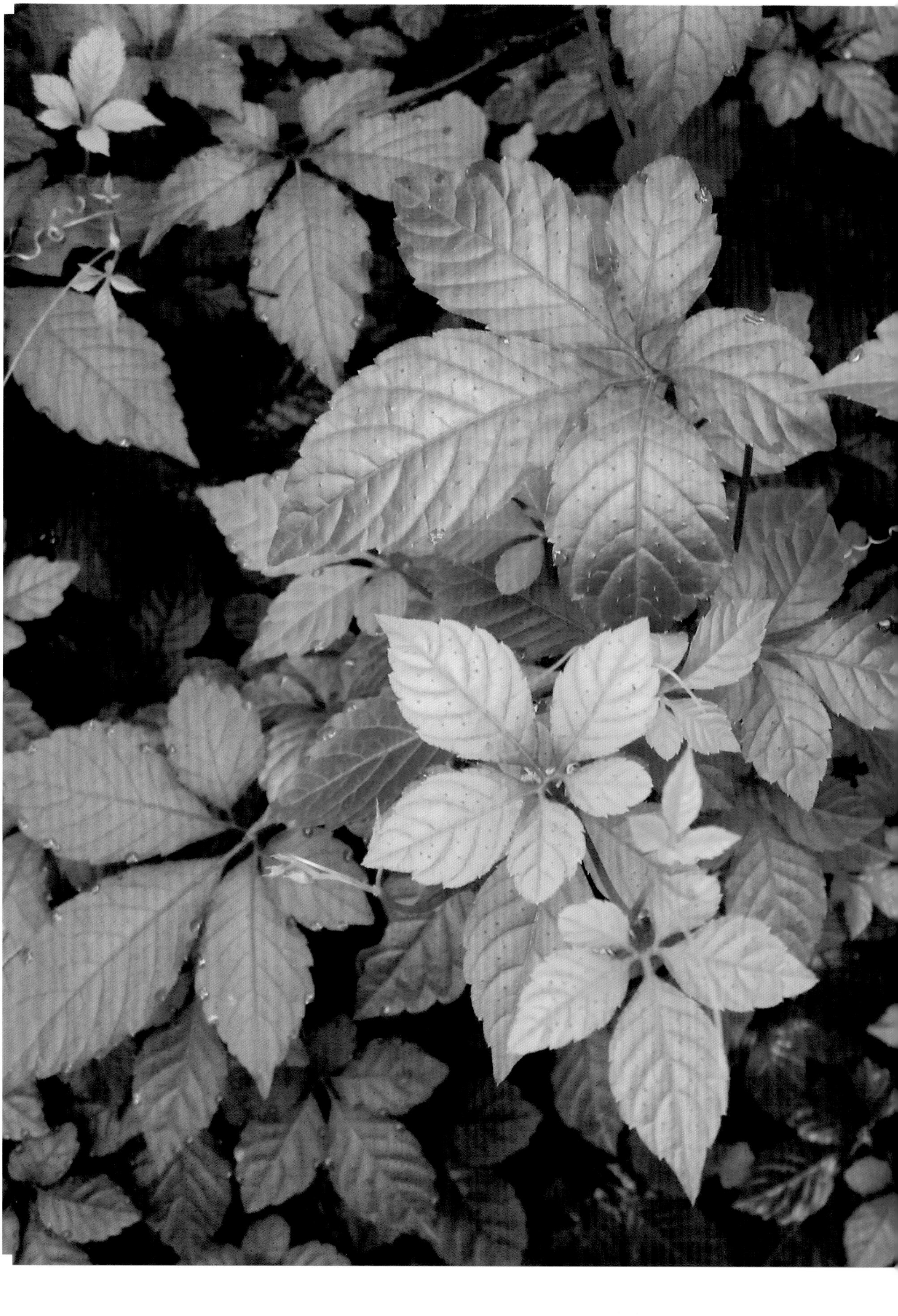

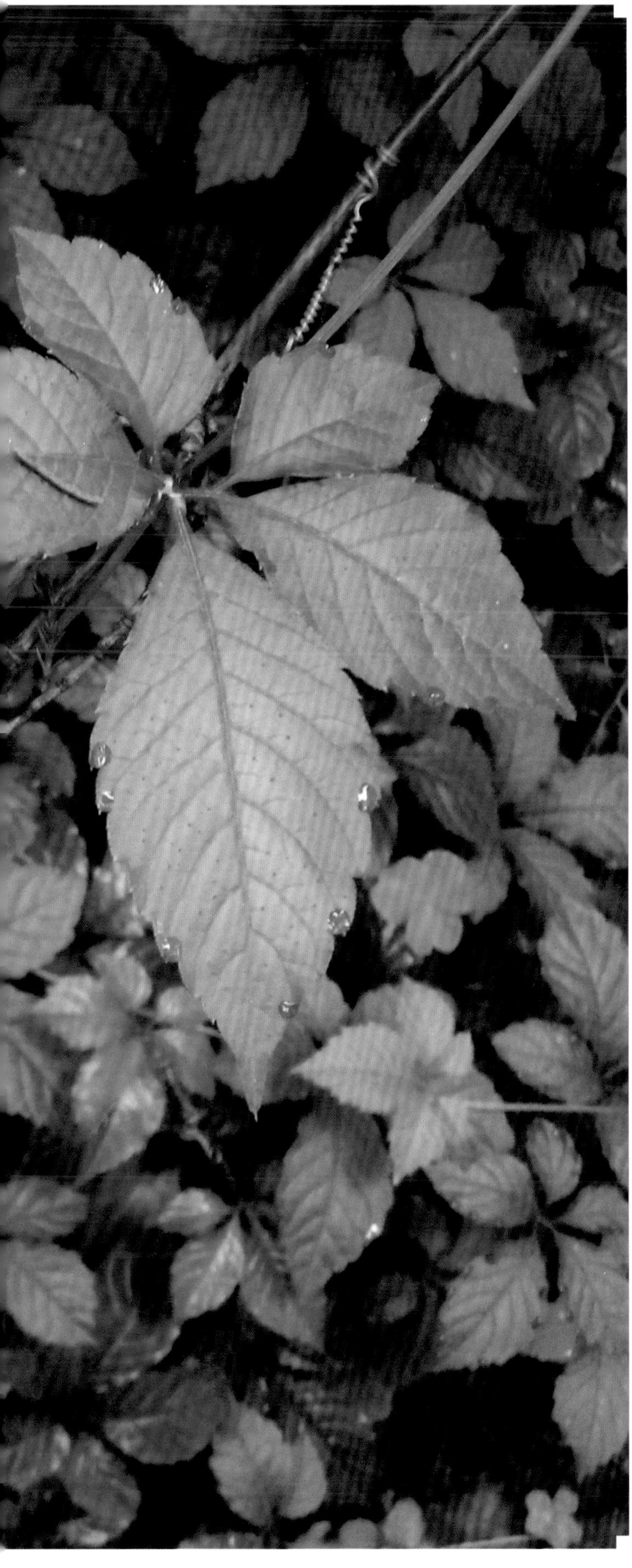

绞股蓝

【壮药名】棵镇楣。

【别　名】七叶胆、小苦药、落地生、遍地生根。

【来　源】本品为葫芦科植物绞股蓝 *Gynostemma pentaphyllum*（Thunb.）Makino 的全草。

【性味归经】味苦，性寒。归肺、脾、肾经。

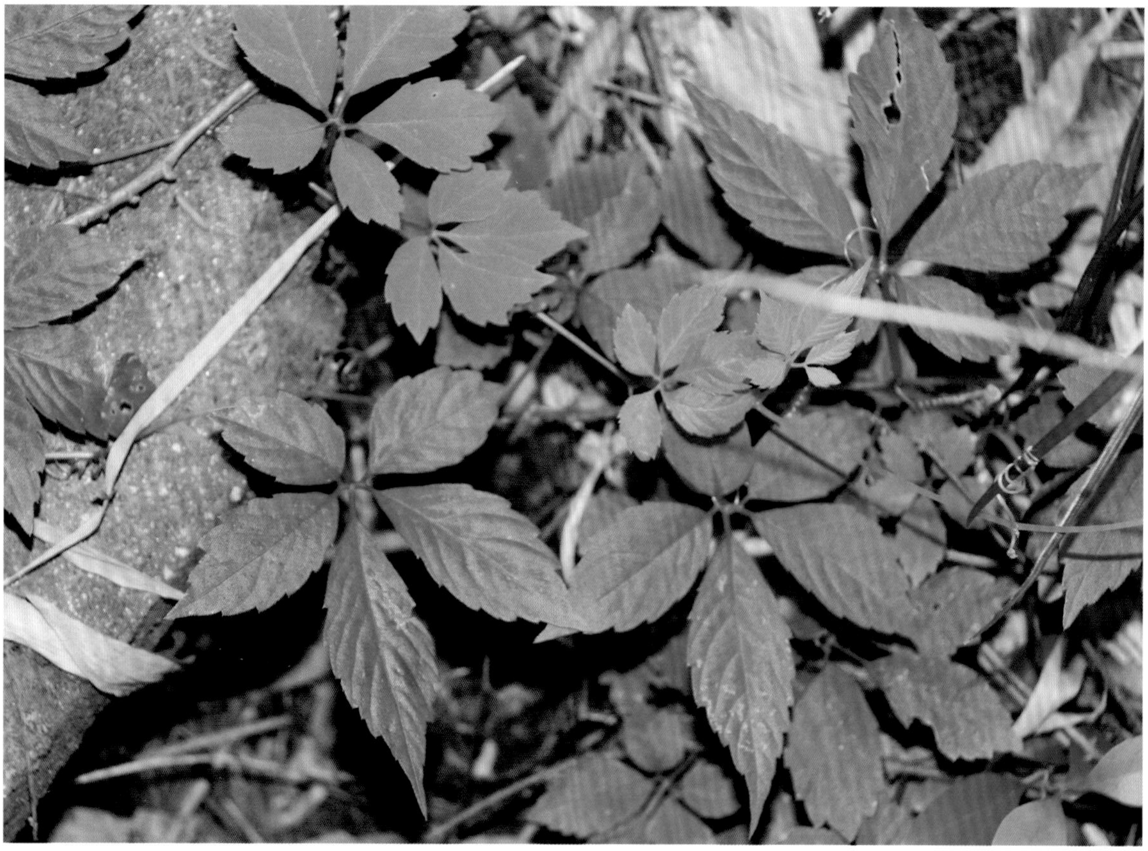

绞股蓝

识别特征

多年生攀缘草本植物。茎细弱，多分枝，具纵棱和沟槽，无毛或疏被短柔毛。叶互生；叶柄长 3 ~ 7 cm；卷须纤细，2 歧，稀单一，无毛或基部被短柔毛；叶片膜质或纸质，鸟足状，具 5 ~ 9 小叶，通常 5 ~ 7，卵状长圆形或长圆状披针形，中央小叶长 3 ~ 12 cm，宽 1.5 ~ 4.0 cm，侧生小叶较小，先端急尖或短渐尖，基部渐狭，边缘具波状齿或圆齿状，上面深绿色，背面淡绿色，两面均被短硬毛；侧脉 6 ~ 8 对，上面平坦，下面突起，细脉网状。雌雄异株，雄花为圆锥花序，花序穗纤细，多分枝，长 10 ~ 20 cm，分枝扩展，长 3 ~ 5 cm，有时基部具小叶，被短柔毛，花梗丝状，长 1 ~ 4 mm；基部具钻状小苞片；花萼筒极短，5 裂，裂片三角形；花冠淡绿色，5 深裂，裂片卵状披针形，长 2.5 ~ 3.0mm，宽约 1 mm，具 1 脉，边缘具缘毛状小齿；雄蕊 5，花丝短，联合成柱，雌花为圆锥花序，较雄花小，花萼、花冠均似雄花；子房球形，花柱 3，短而分叉，柱头 2 裂，具短小退化雄蕊 5。果实球形，径 5 ~ 6 mm，成熟后为黑色，光滑无毛。内含倒垂种子 2 颗，卵状心形，直径约 4 mm，灰褐色或深褐色，顶端钝，基部心形，压扁状，具乳突状突起。花期 3—11 月，果期 4—12 月。

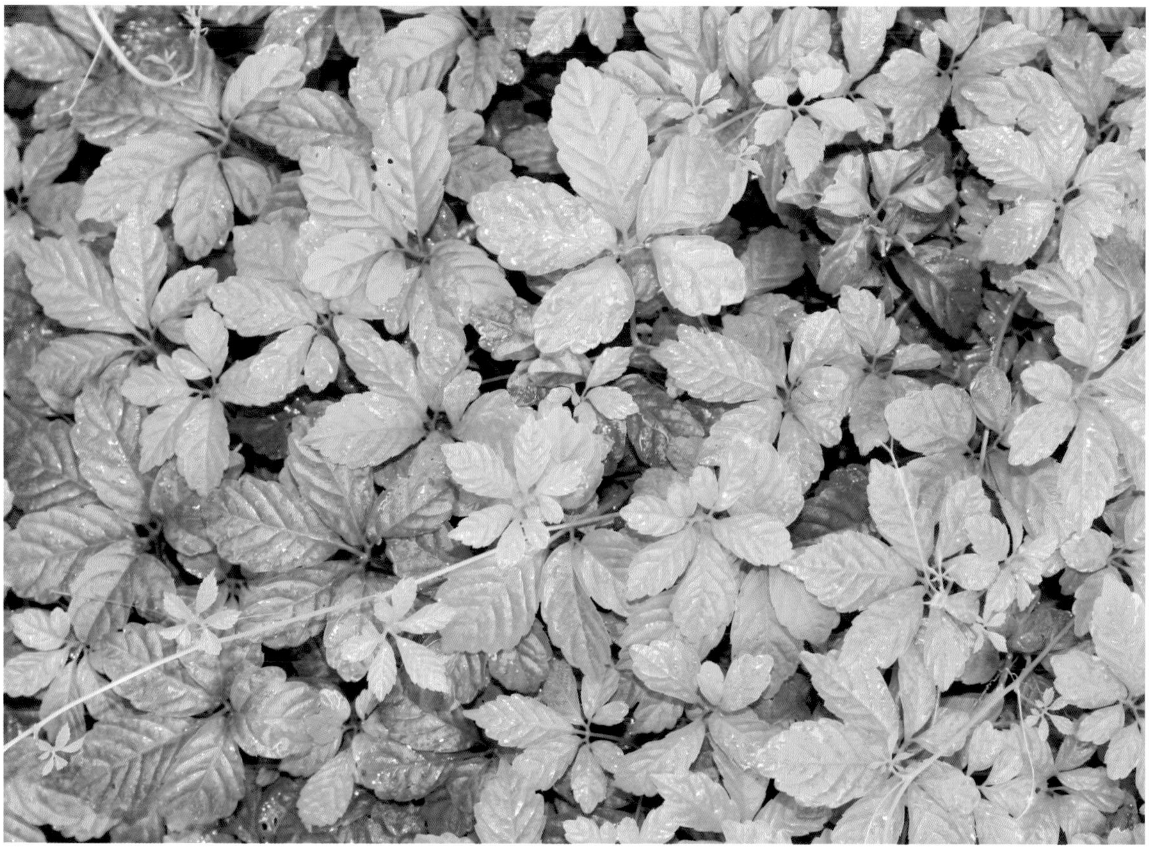

绞股蓝

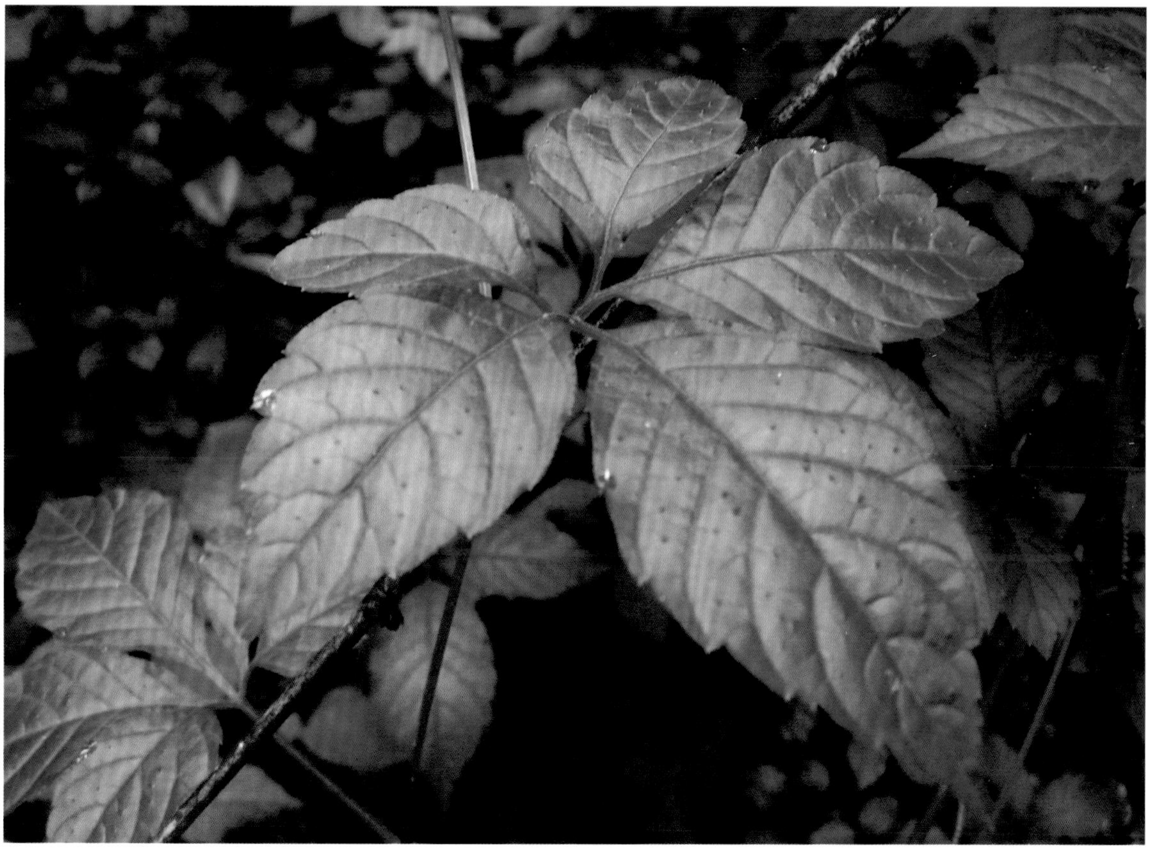

绞股蓝

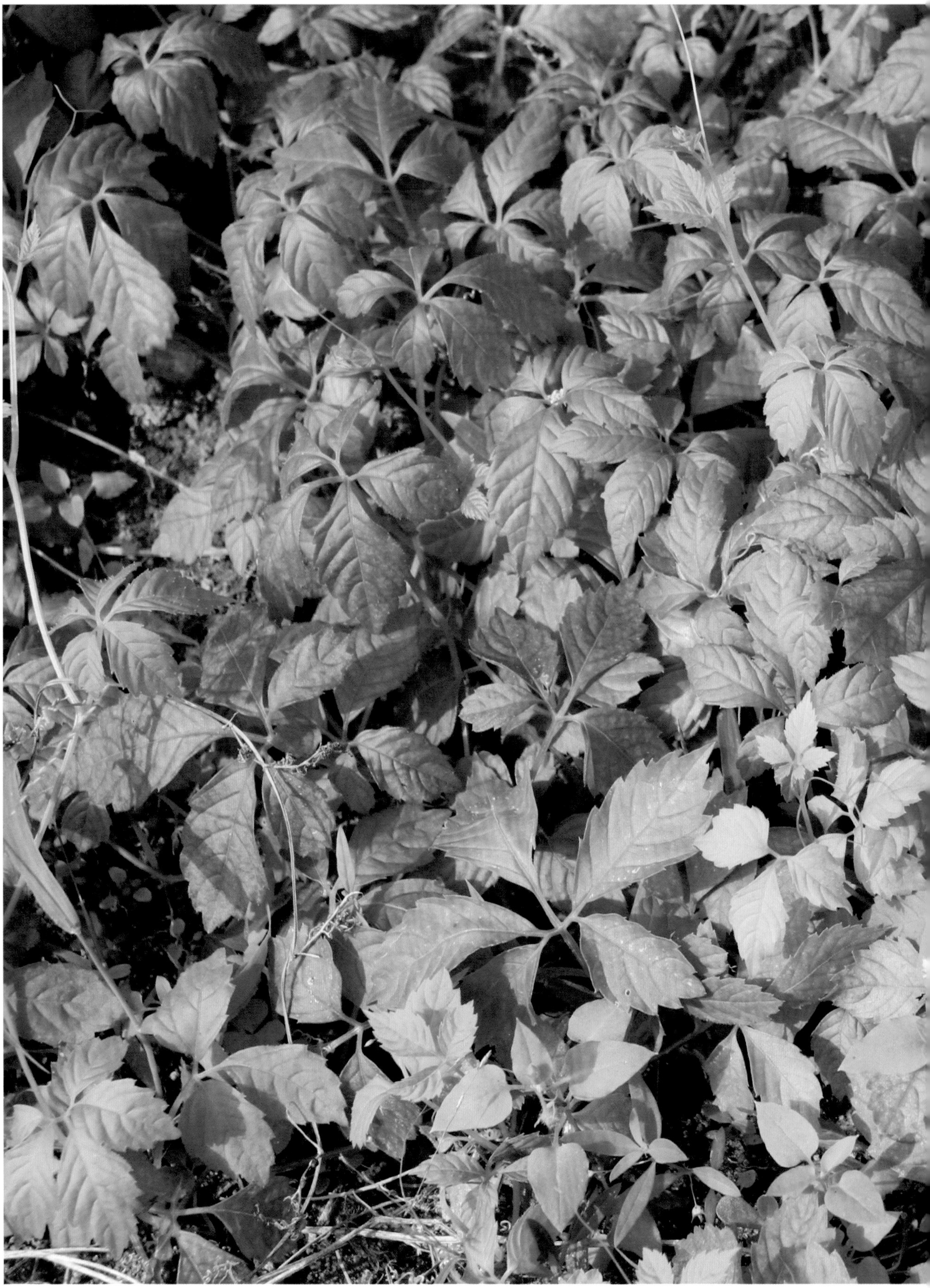

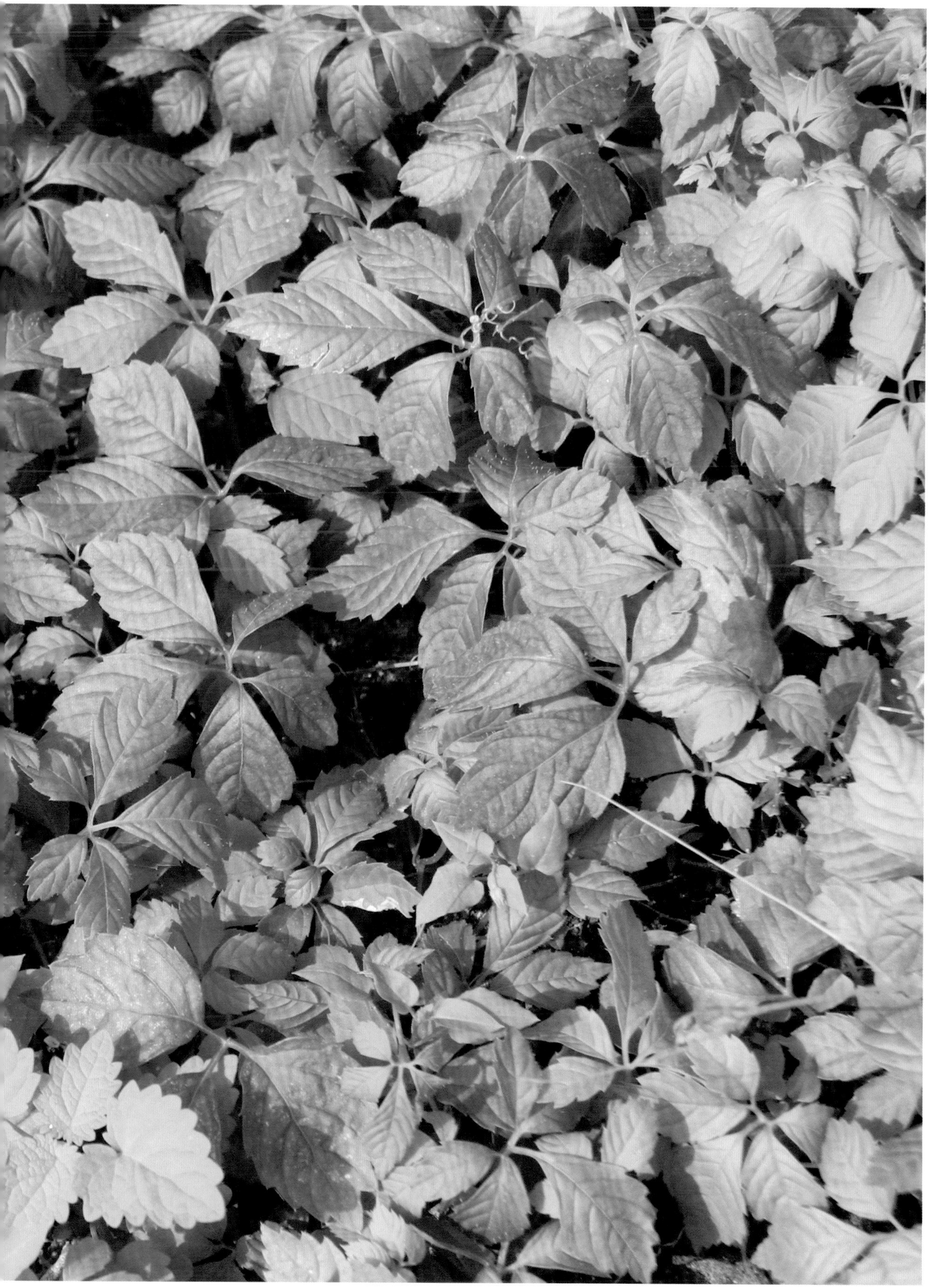

绞股蓝

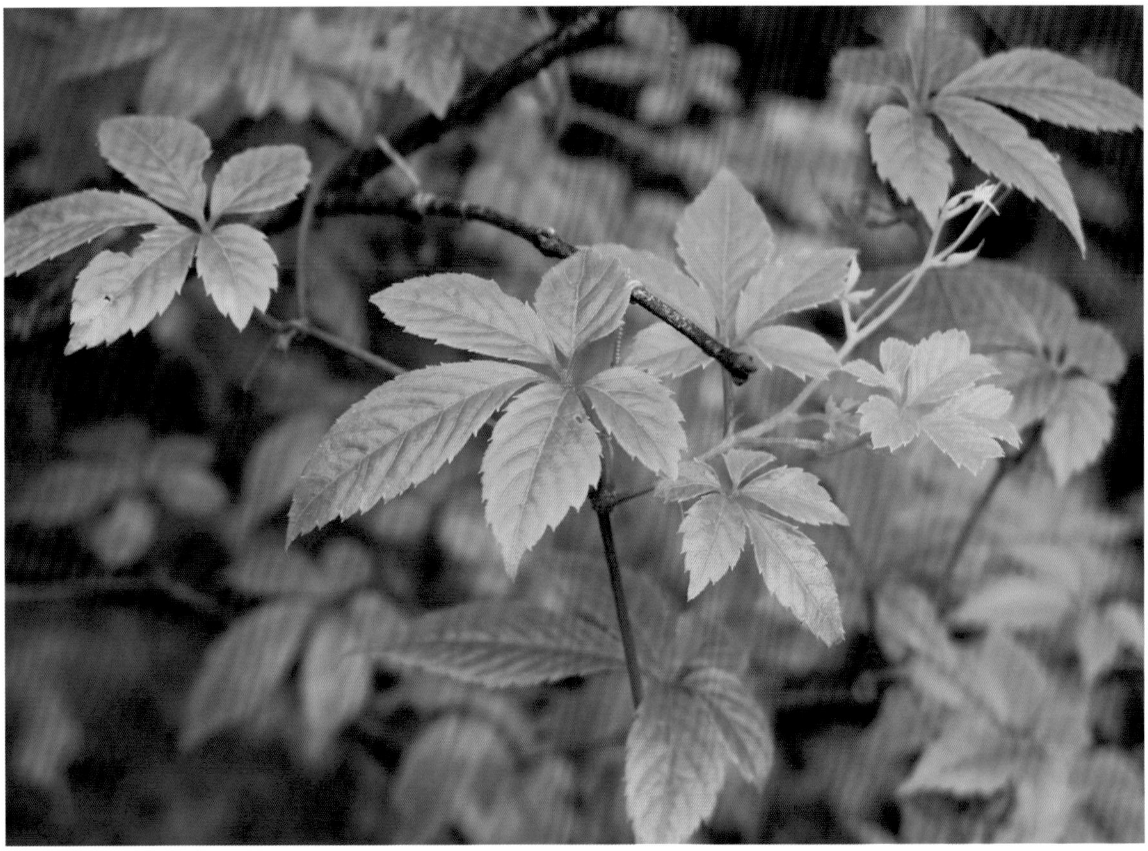

绞股蓝

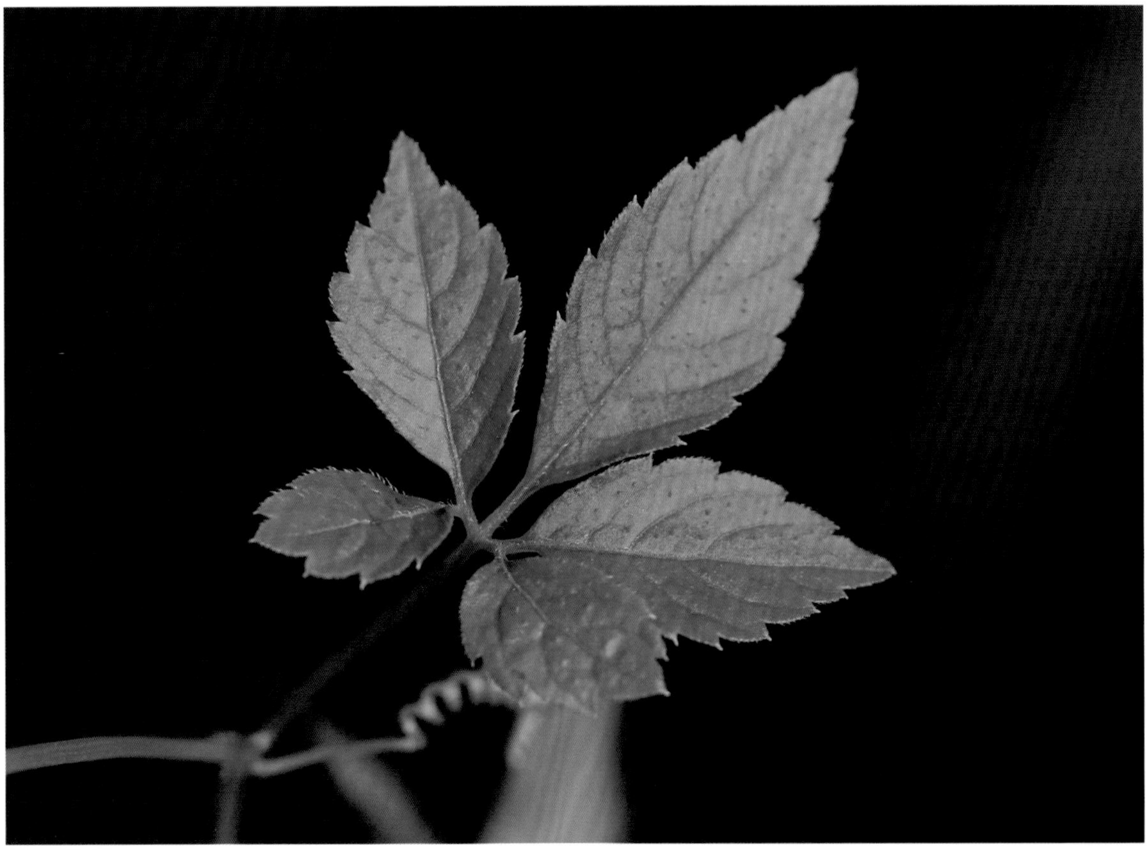

绞股蓝

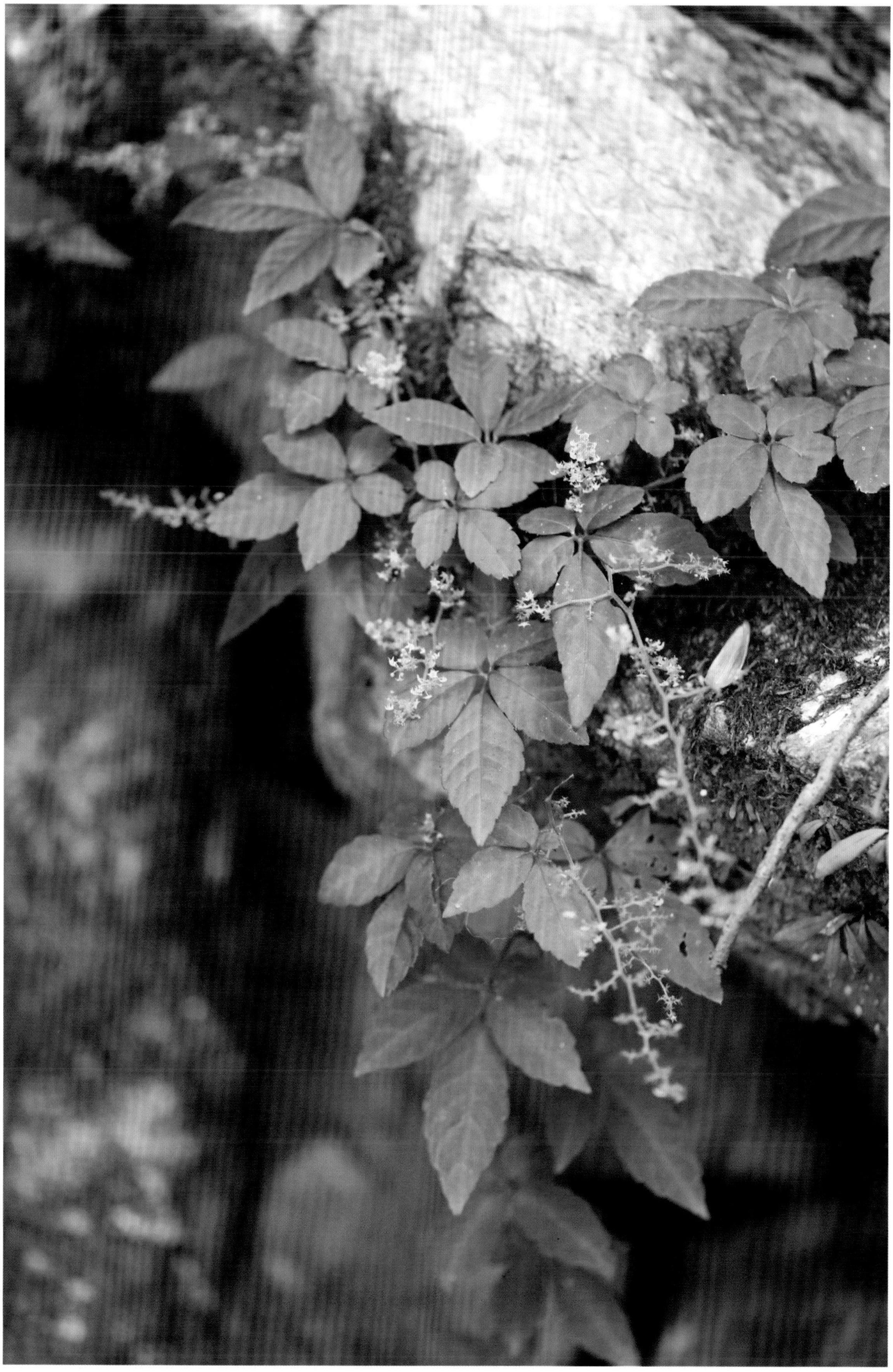

绞股蓝

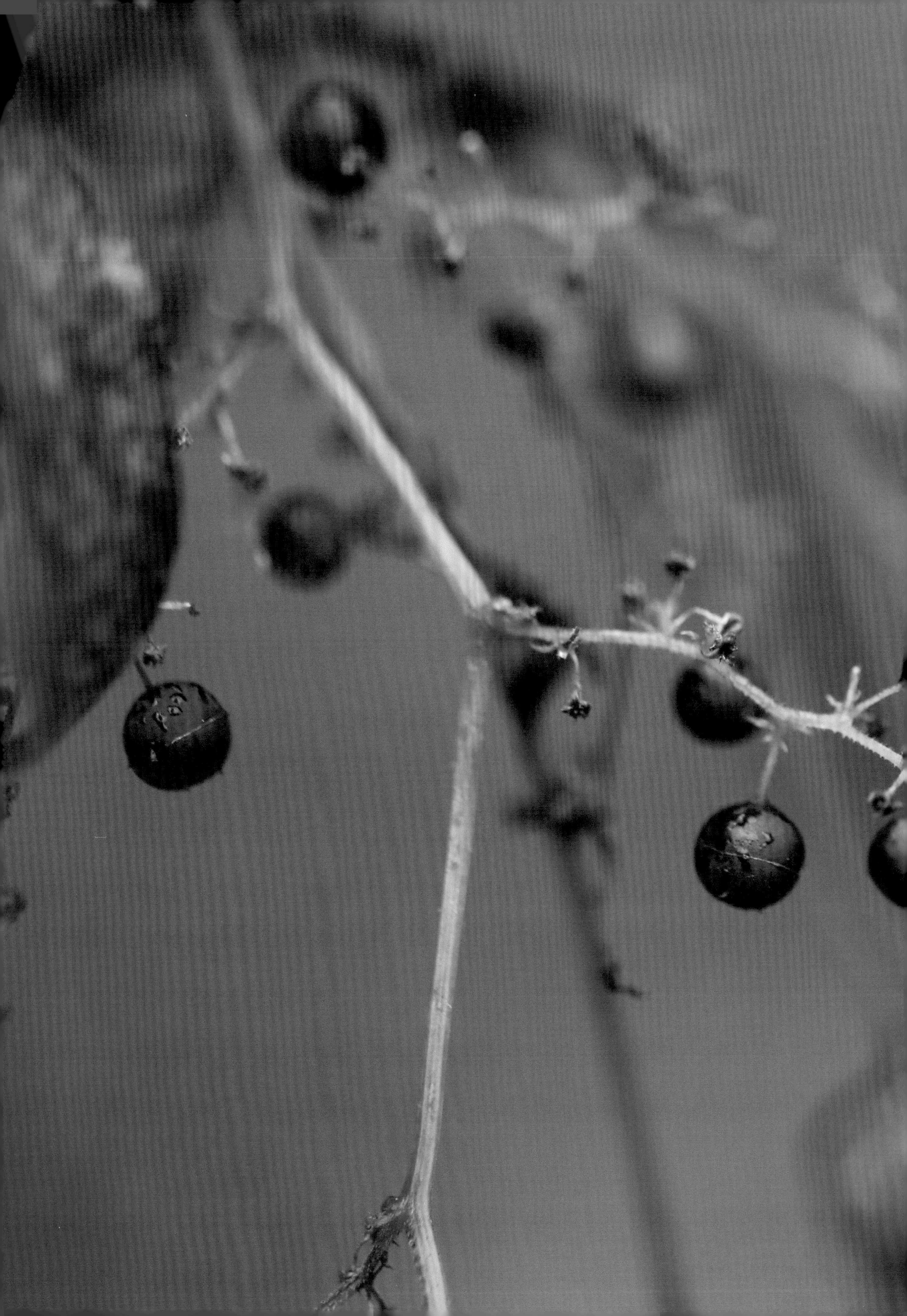

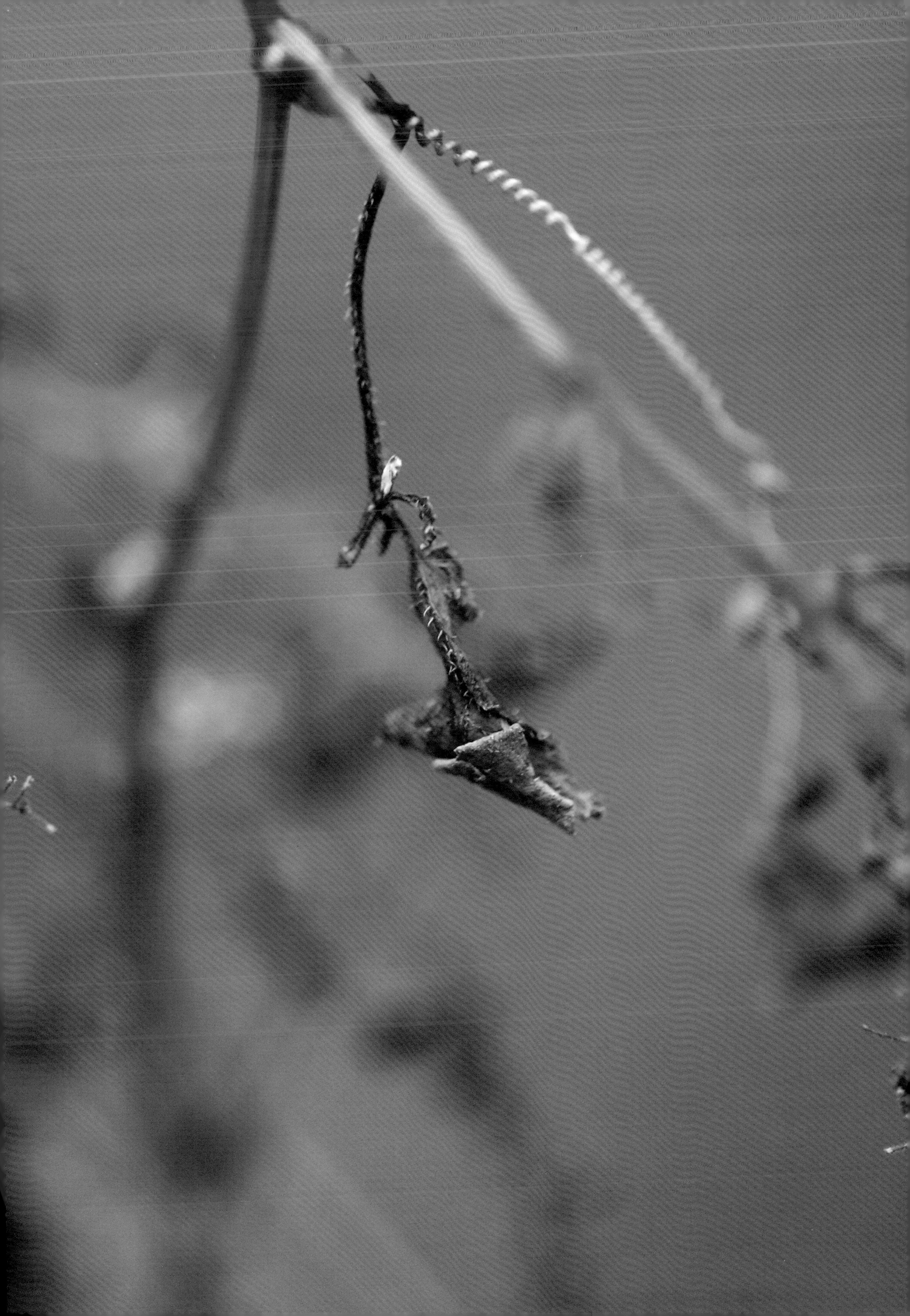

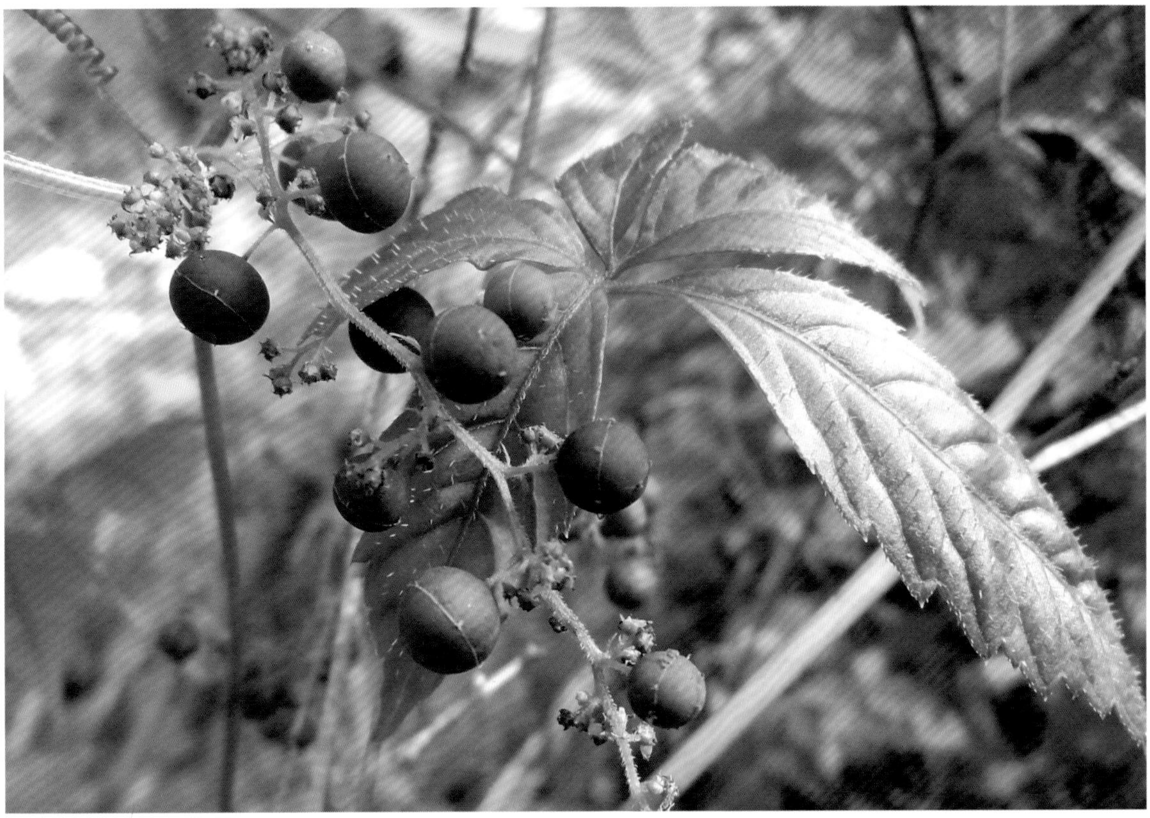

绞股蓝

生境分布

生长于海拔 100 ~ 3200 m 的山谷密林中、山坡疏林下或灌木丛中。分布于陕西、甘肃及长江以南各地。

采收加工

每年夏、秋二季可采收 3 ~ 4 次，洗净、晒干。

药材鉴别

本品为干燥皱缩的全草，茎纤细，灰棕色或暗棕色，表面具纵沟纹，被稀疏毛茸，润湿展开后，叶为复叶，小叶膜质，通常 5 ~ 7 枚，少数 9 枚，叶柄长 2 ~ 4 cm，被糙毛；侧生小叶卵状长圆形或长圆状披针形，中央 1 枚较大，长 4 ~ 12 cm，宽 1.0 ~ 3.5 cm；先端渐尖，基部楔形，两面被粗毛，叶缘有锯齿，齿尖具芒。果实圆球形，直径约 5 mm，果梗长 3 ~ 5 mm。味苦，具草腥气。

功效主治

清热解毒，止咳祛痰，益气养阴，生津，安神。主治体虚乏力，虚劳失精，心悸气短，眩晕头痛，慢性气管炎，胃肠炎。

用法用量

内服：15 ~ 30 g，煎汤；3 ~ 6 g，或研末服；或泡茶饮。外用：适量，捣烂涂搽。

民族药方

1．老年性气管炎 绞股蓝 2.5 ~ 3 g。水煎服，每日 1 剂，分 3 次服。

2．高血脂 绞股蓝适量。泡水频服。

3．手足癣 鲜绞股蓝头部嫩叶 30 ~ 90 g。放于双手掌中揉搓出汁液为止，再用布包上反复擦患处，每日 3 ~ 5 次。

4．高脂血症，动脉硬化症 绞股蓝 30 g，山楂、决明子各 15 g。水煎服。

5．疲劳乏力，高脂血症，心脑血管疾病 绞股蓝 15 g。用沸水冲泡，闷 10 分钟后饮用，一般可冲泡 3 ~ 5 次，每日 1 剂，当日饮完。

6．糖尿病 绞股蓝、黄精、地骨皮、太子参、天花粉各 15 g，山茱萸、玄参各 10 g。水煎服。

7．恶性肿瘤 绞股蓝 10 ~ 15 g。水煎服，每日 1 剂，15 日为 1 个疗程。

8．急、慢性气管炎 绞股蓝 15 g。煎水当茶饮。

9．慢性肝炎 绞股蓝 9 ~ 10 g。煎水或冲开水当茶饮。

使用注意

虚寒症者、儿童、孕妇不宜使用。

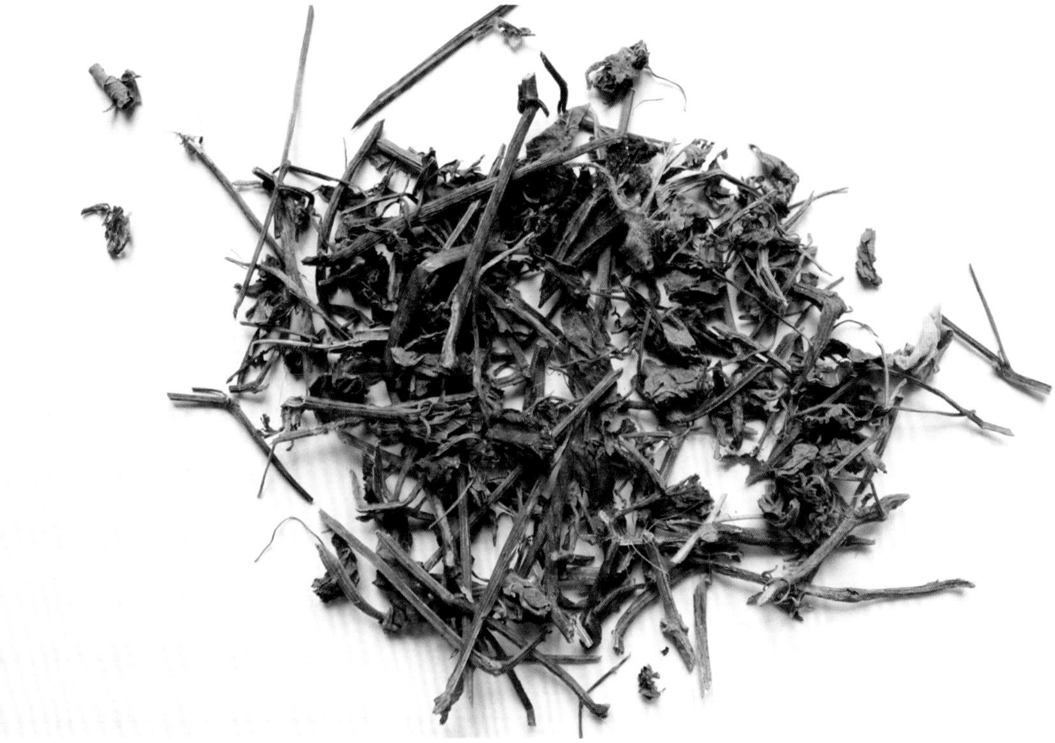

绞股蓝饮片

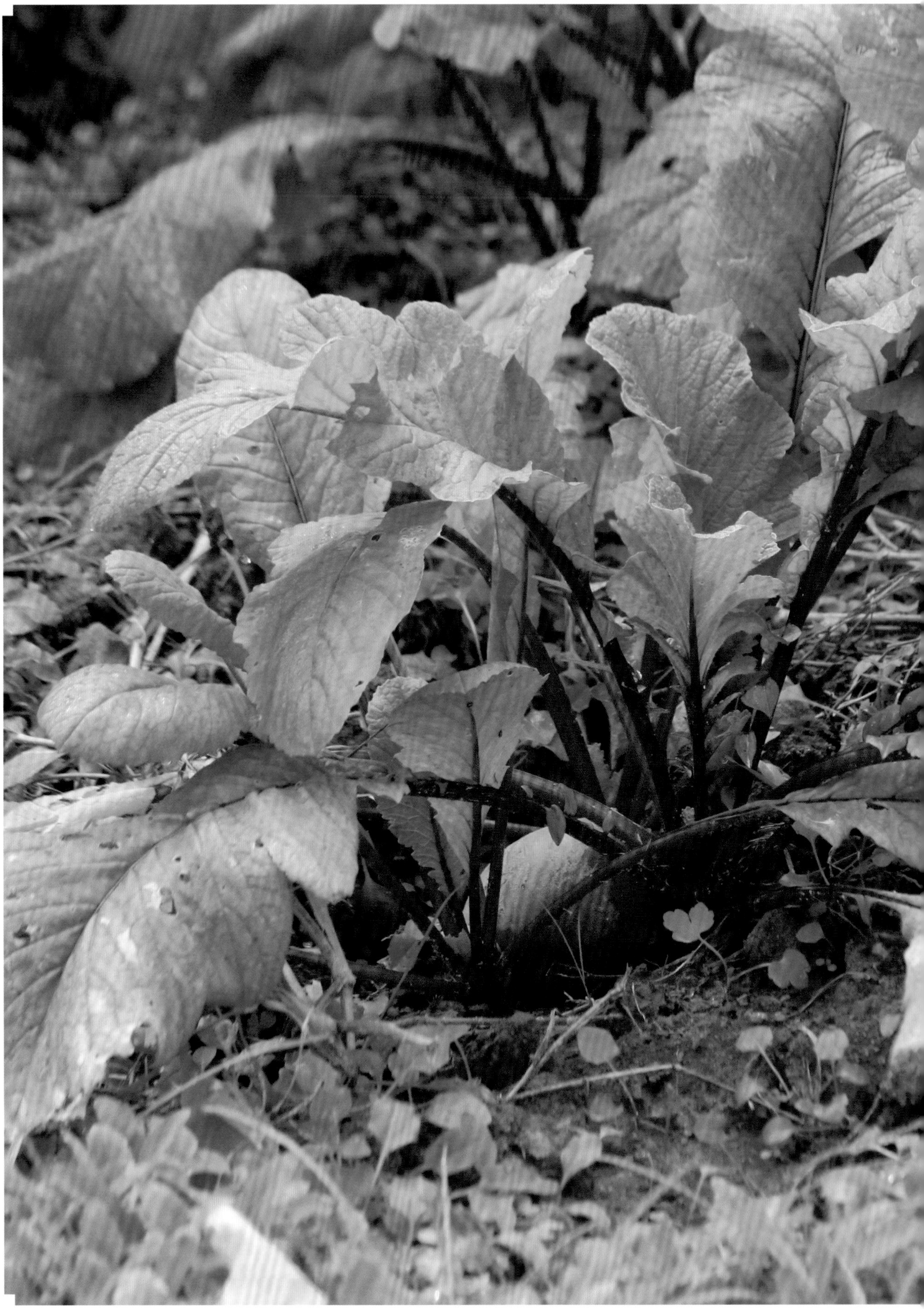

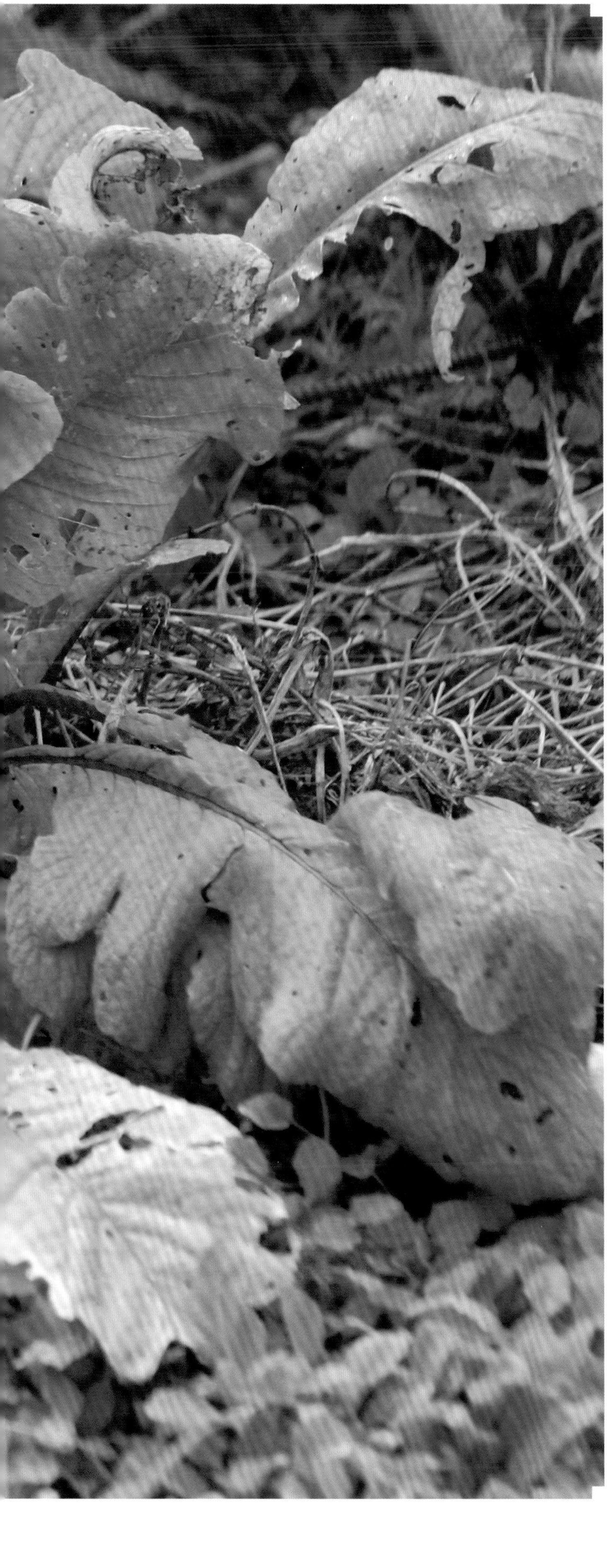

莱菔子

【壮 药 名】老卜。

【别　 名】萝卜子、炒莱菔子。

【来　 源】本品为十字花科植物萝卜 *Raphanus sativus* L. 的干燥成熟种子。

【性味归经】辛、甘，平。归脾、胃、肺经。

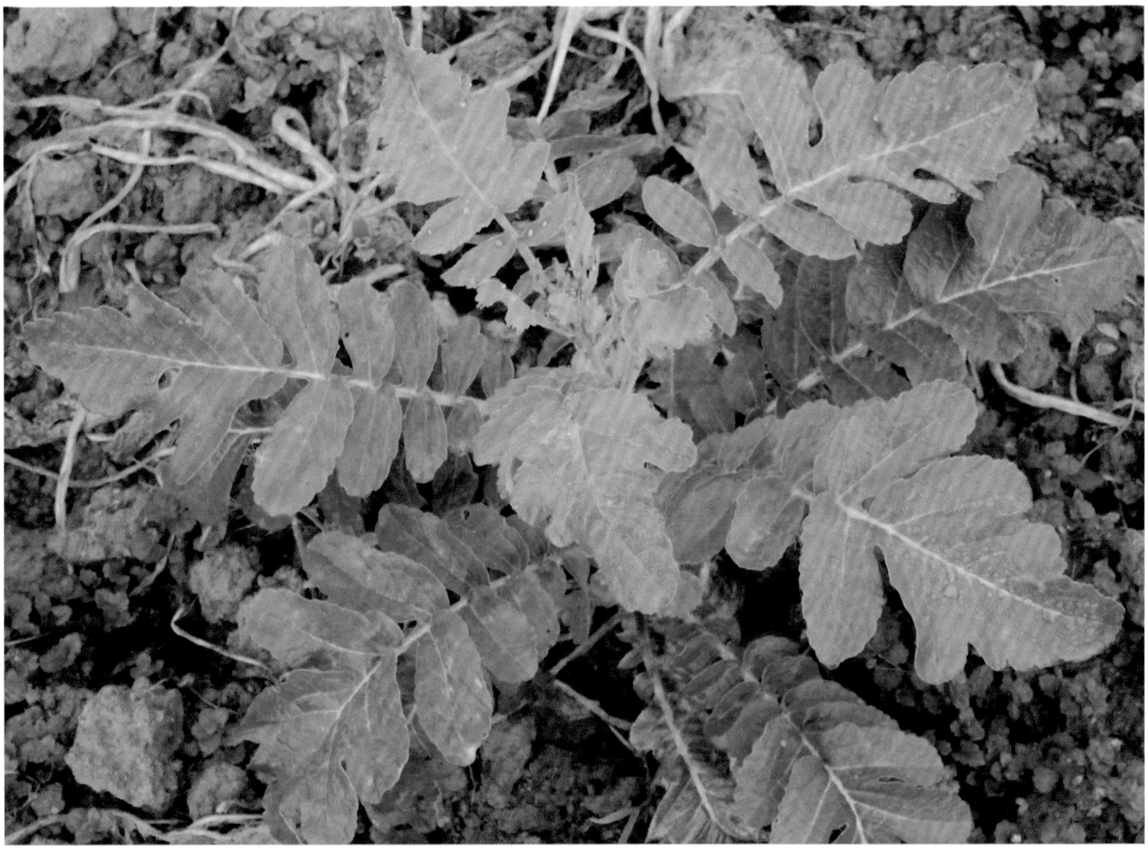

萝卜

识别特征

一年生或二年生直立草本，高30～100 cm。直根，肉质，长圆形、球形或圆锥形，外皮绿色、白色或红色。茎分枝，无毛，稍具粉霜。基生叶和下部茎生叶大头羽状半裂，长8～30 cm，宽3～5 cm，顶裂片卵形，侧裂片4～6对，长圆形，有钝齿，疏生粗毛；上部叶长圆形，有锯齿或近全缘。总状花序顶生或腋生，萼片长圆形；花瓣4，白色、紫色或粉红色，直径1.5～2 cm，倒卵形，长1～1.5 mm，具紫纹，下部有长5 mm的爪；雄蕊6，4长2短；雌蕊1，子房钻状，柱头柱状。长角果圆柱形，长3～6 cm，在种子间处缢缩，形成海绵质横隔，先端有喙长1～1.5 mm；种子1～6颗，卵形，微扁，长约3 mm，红棕色，并有细网纹。花期4—5月，果期5—6月。

生境分布

以栽培为主。全国各地均产。

采收加工

夏季果实成熟时采割植株，晒干，搓出种子，除去杂质晒干。生用或炒用。

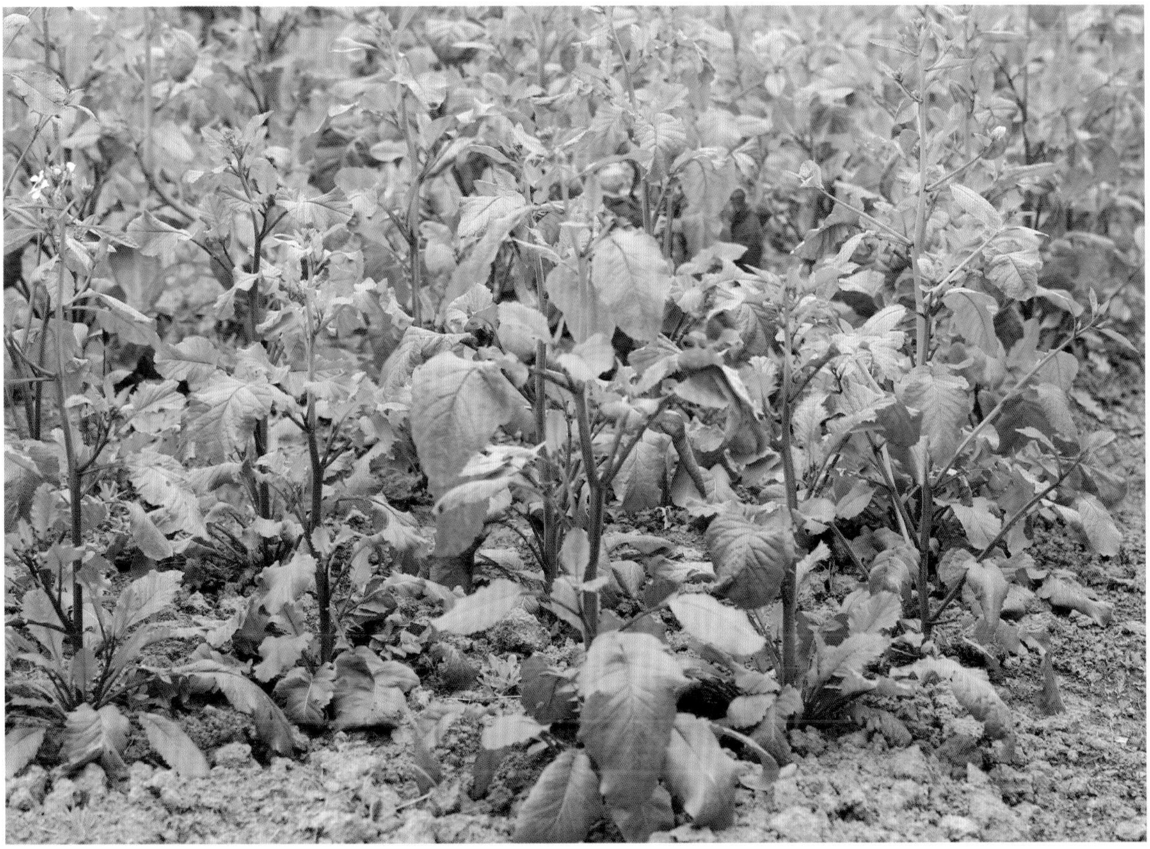

萝卜

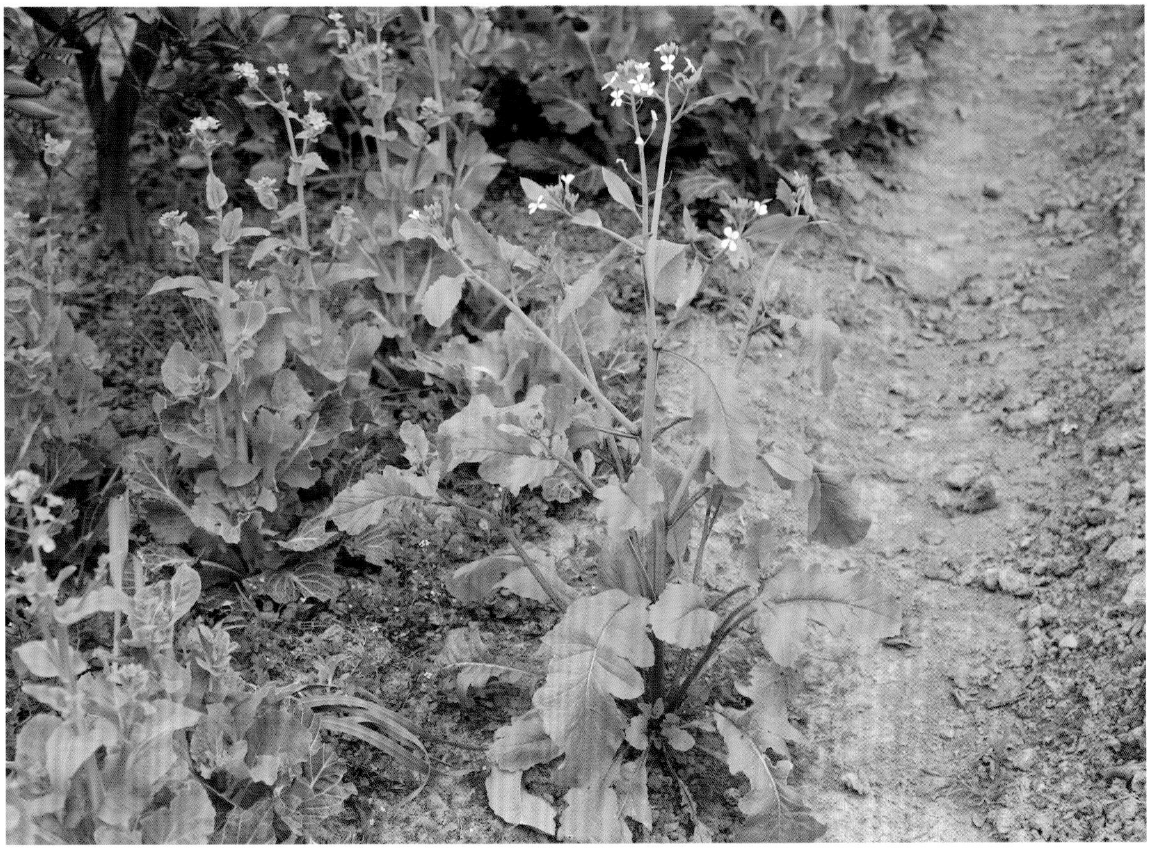

萝卜

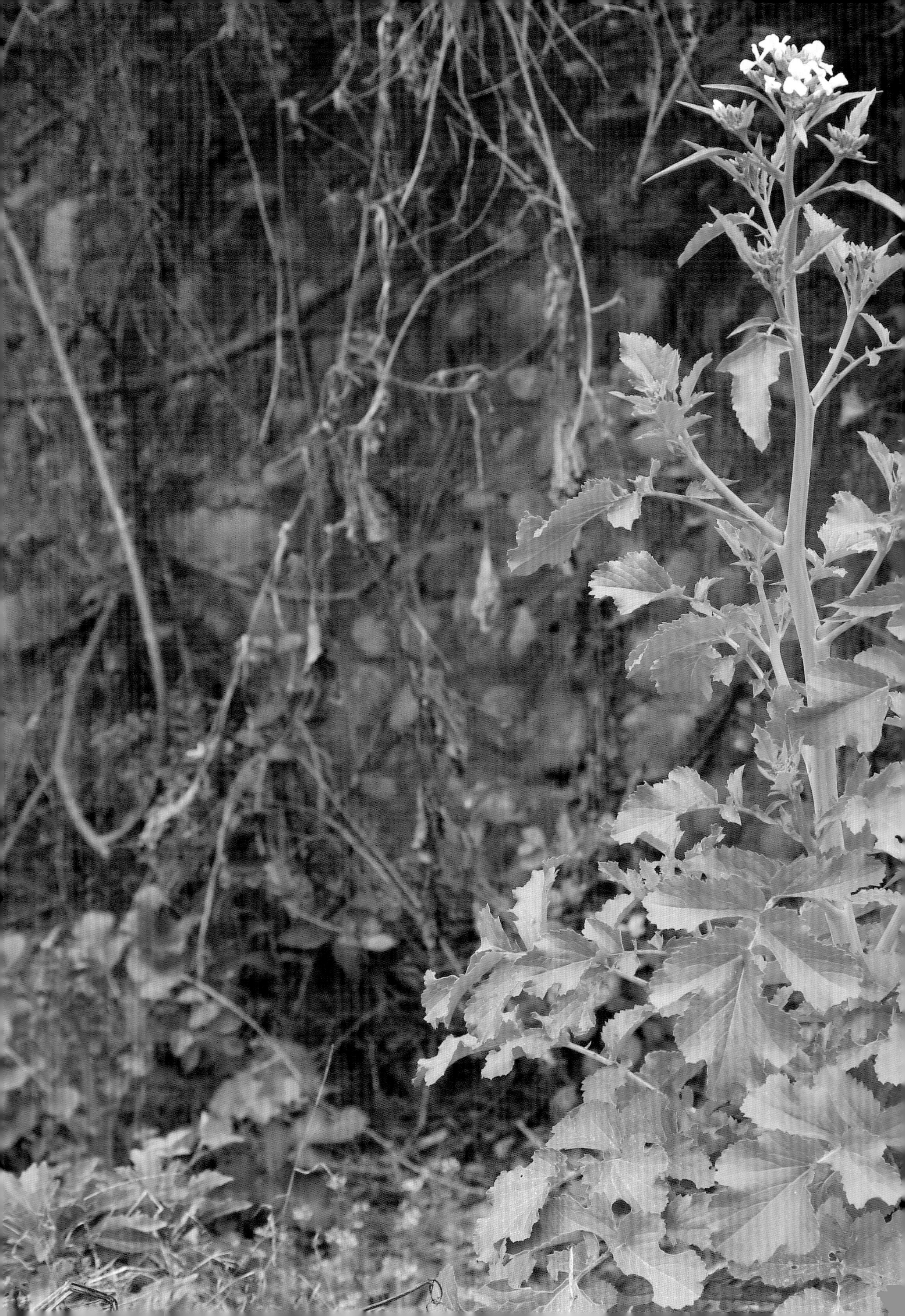

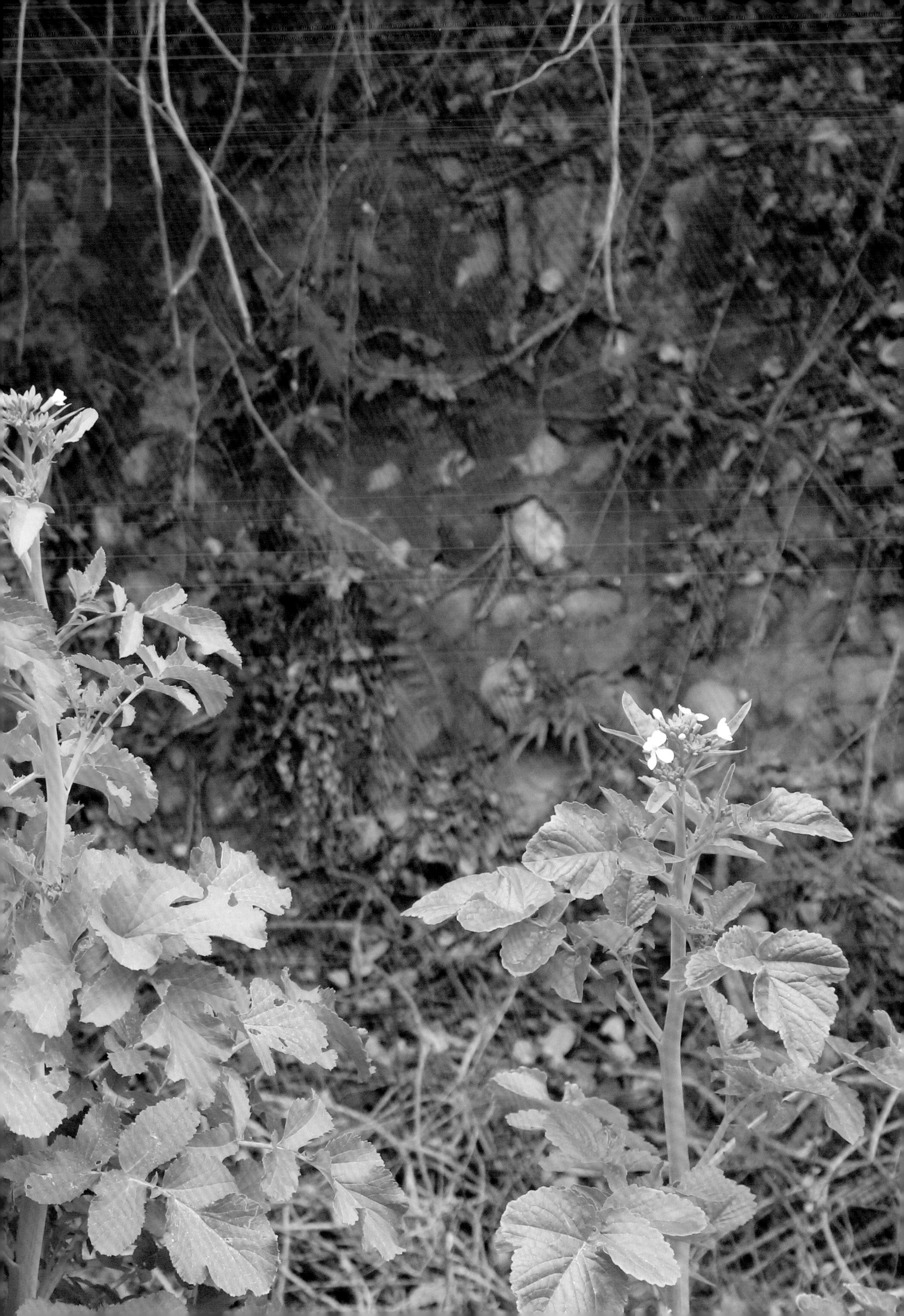

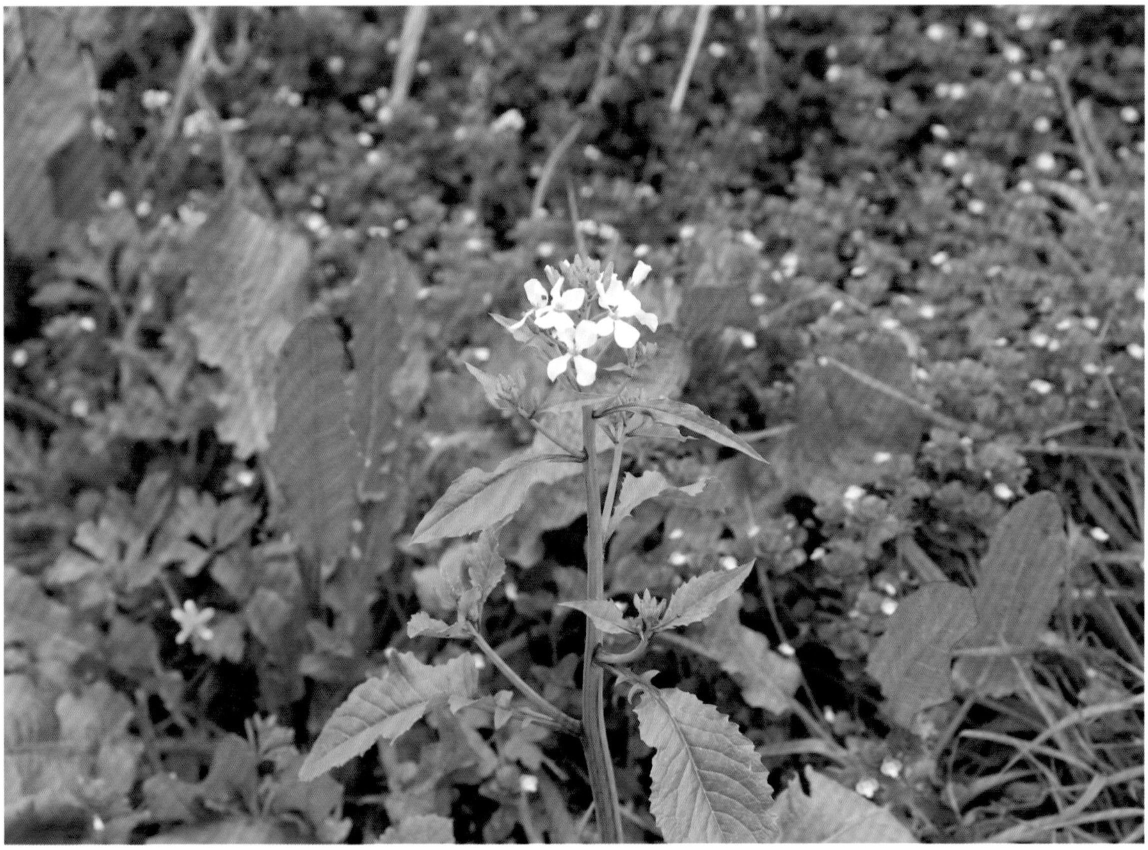

萝卜

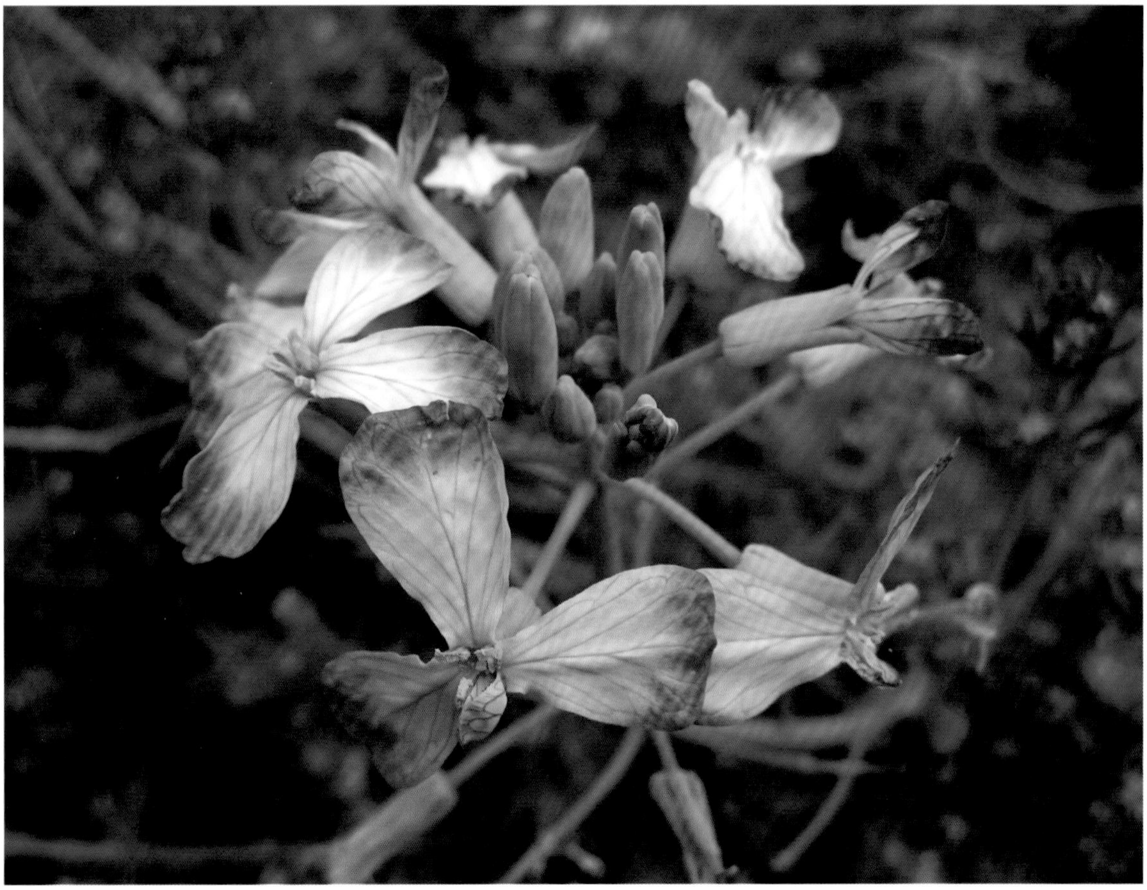

萝卜

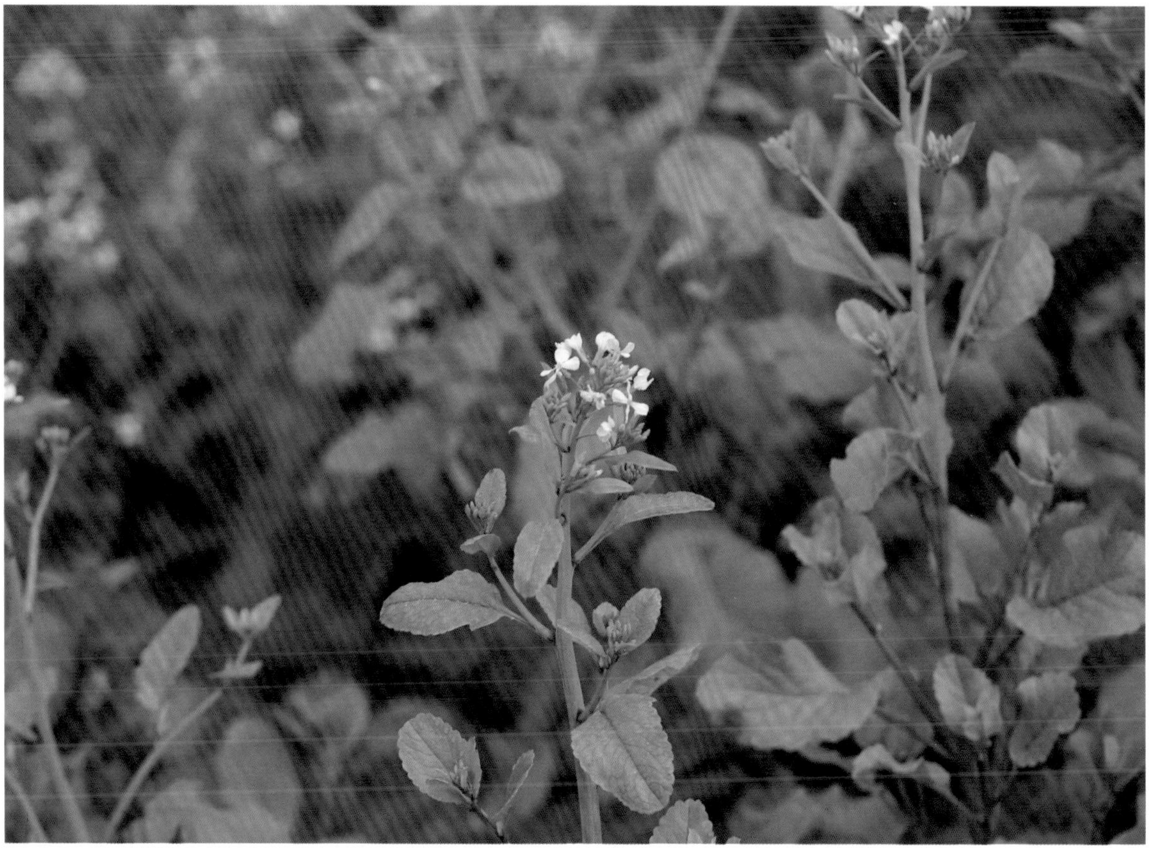

萝卜

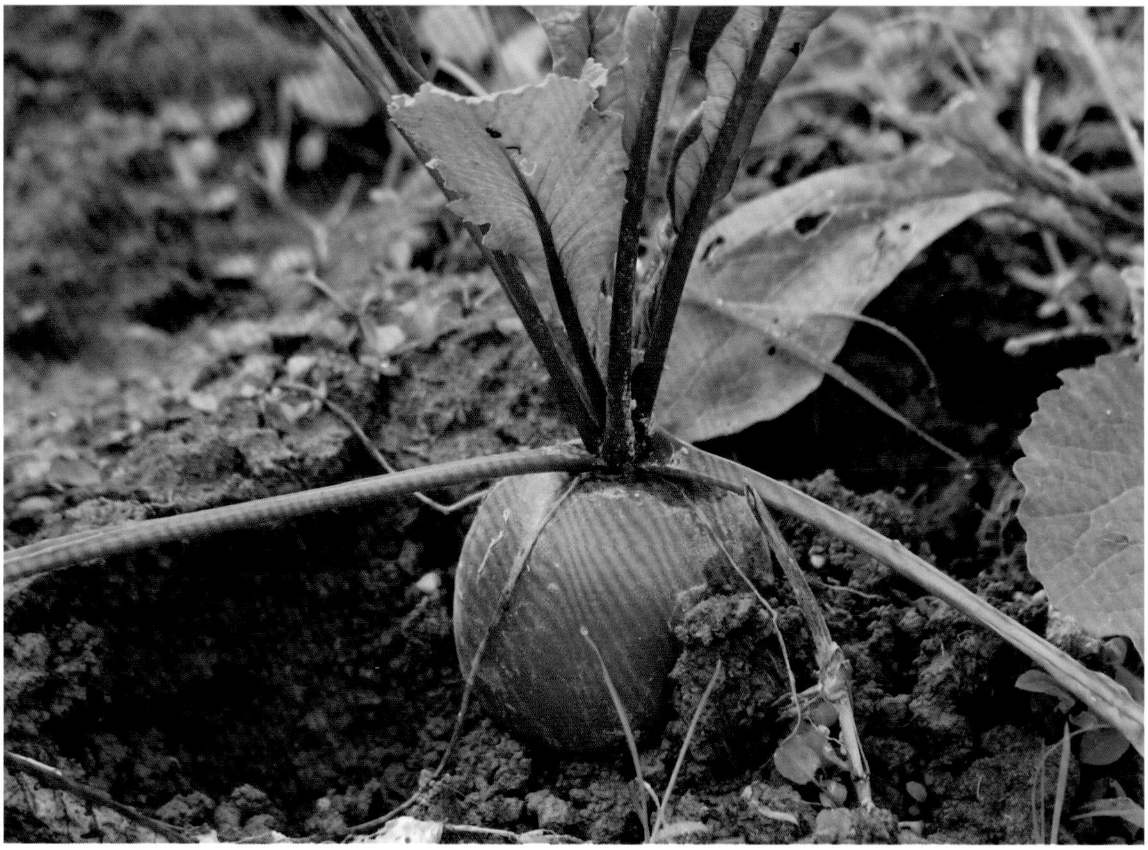

萝卜

药材鉴别

本品干燥种子呈椭圆形或近卵圆形而稍扁，长约 3 mm，宽 2.5 mm。表面红棕色，一侧有数条纵沟，一端有种脐，呈褐色圆点状突起。用放大镜观察，全体均有致密的网纹。质硬，破开后可见黄白色或黄色的种仁；有油性。无臭，味甘，微辛。以粒大、饱满、油性大者为佳。

功效主治

消食除胀，降气化痰。主治饮食停滞，脘腹胀痛，大便秘结，积滞泻痢，痰壅喘咳。

药理作用

本品生用或炒用均能增强兔离体回肠的节律收缩，抑制小白鼠的胃排空作用，提高幽门部环行肌紧张性和降低胃底纵行肌紧张性，炒用作用大于生用。炒莱菔子能明显对抗肾上腺素对兔离体回肠节律收缩的抑制。本品水提物对链球菌属、志贺菌属、肺炎链球菌、大肠埃希菌有一定的抑制作用，对多种皮肤真菌有不同程度的抑制作用。

用法用量

内服：5 ~ 9 g，煎服。生用治风痰，炒用消食下气化痰。

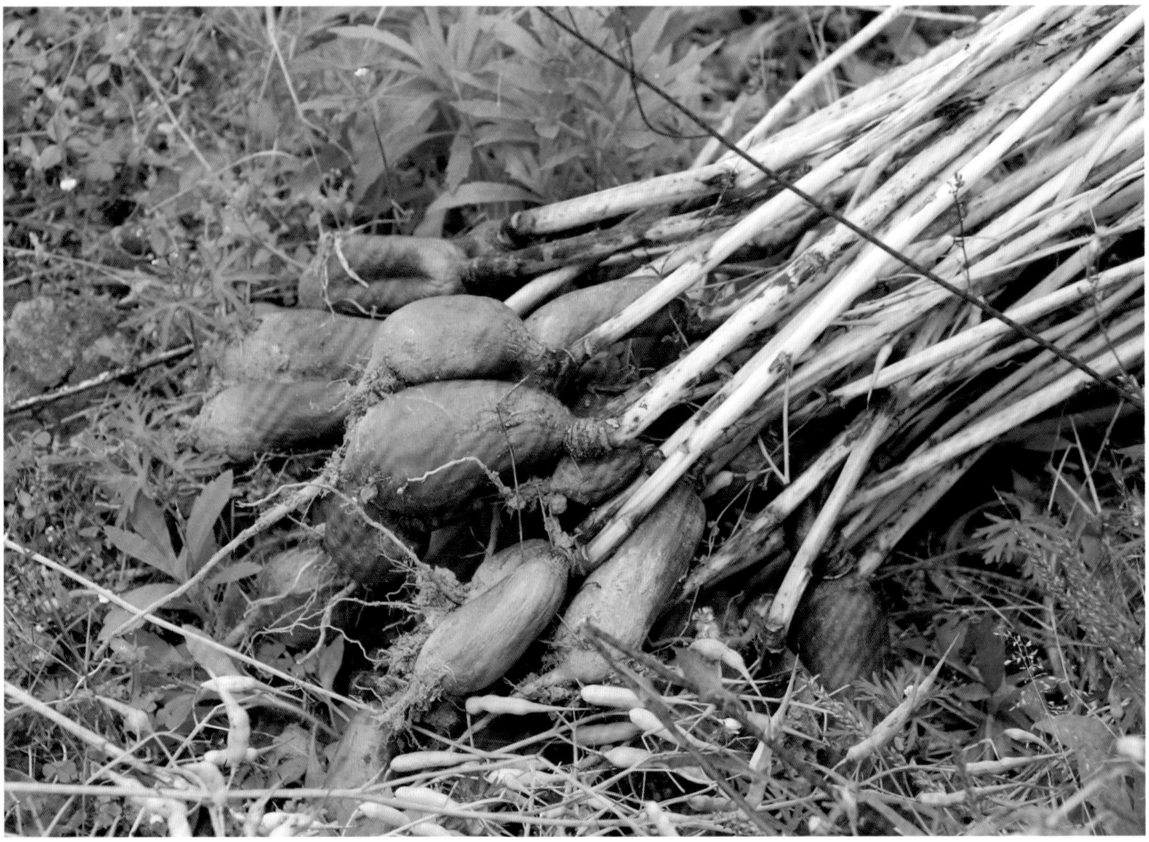

萝卜

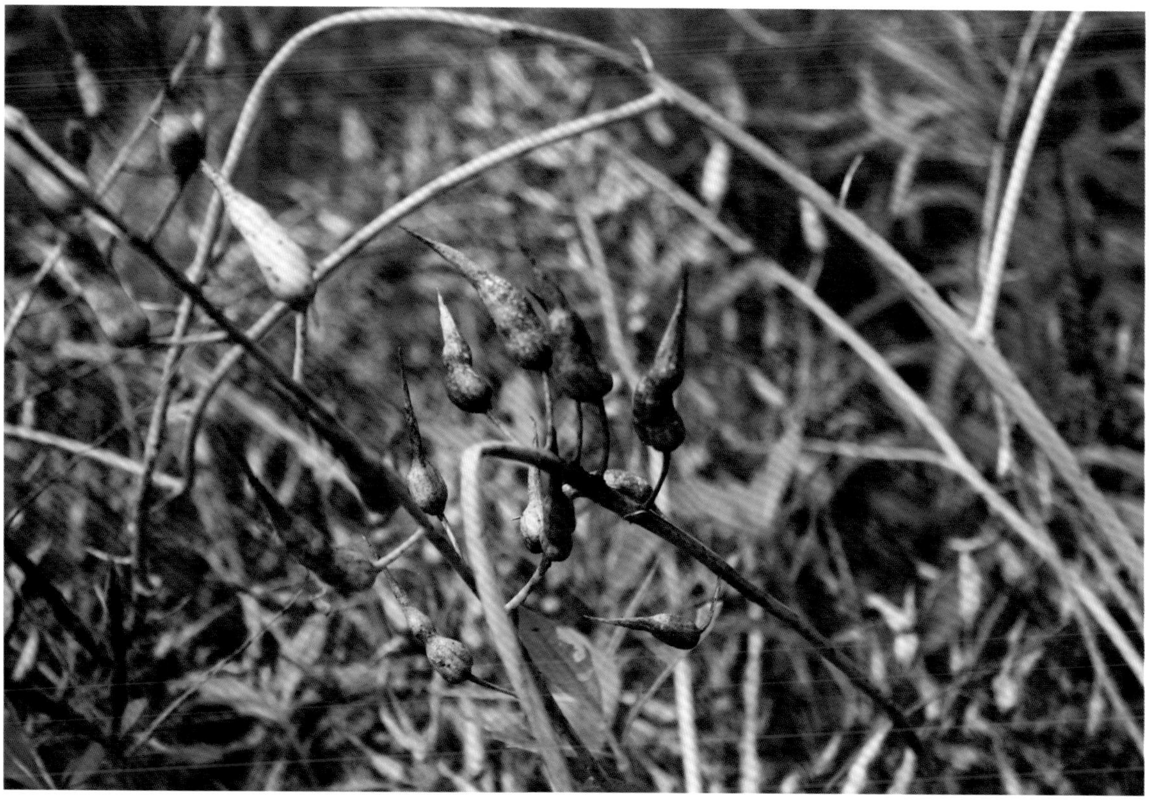

萝卜

民族药方

1．食积口臭，脘腹饱胀 炒莱菔子、炒神曲、焦山楂各9 g，陈皮6 g。水煎服。

2．肺热咳嗽 萝卜汁10 g，冰糖（溶化）15 g。水煎服，每日1剂，分2次服。

3．慢性气管炎（咳嗽痰多者） 炒莱菔子、紫苏子各9 g，白芥子4.5 g。水煎服。或炒莱菔子、苦杏仁、牛蒡子各9 g。水煎服。

4．百日咳 莱菔子、紫苏子、罂粟壳、百部根、茯苓、南沙参、浙贝母、杏仁各10 g，葶苈子3～5 g，法半夏5～10 g，陈皮5 g，生姜3片，大枣5枚。水煎服，每日1剂。

5．支气管哮喘 莱菔子、紫苏子、白芥子各9 g。水煎服，每日3次。

6．崩漏症 莱菔子120～150 g。水煎服，每日1剂，分3次服，连服1～2剂，血止后改归脾丸巩固疗效。

7．肠梗阻 炒莱菔子12 g，大黄、木香各9 g。加水300 ml，莱菔子先煎15 分钟，再放入木香、大黄煎10 分钟，取药液150 ml，分2次服（或从胃管注入），两次间隔6～8 小时，每日1剂，重者每日2剂，轻者1剂即愈，一般需服3～5剂。

使用注意

本品辛散耗气，气虚及无积滞者忌用。不宜与人参同用。

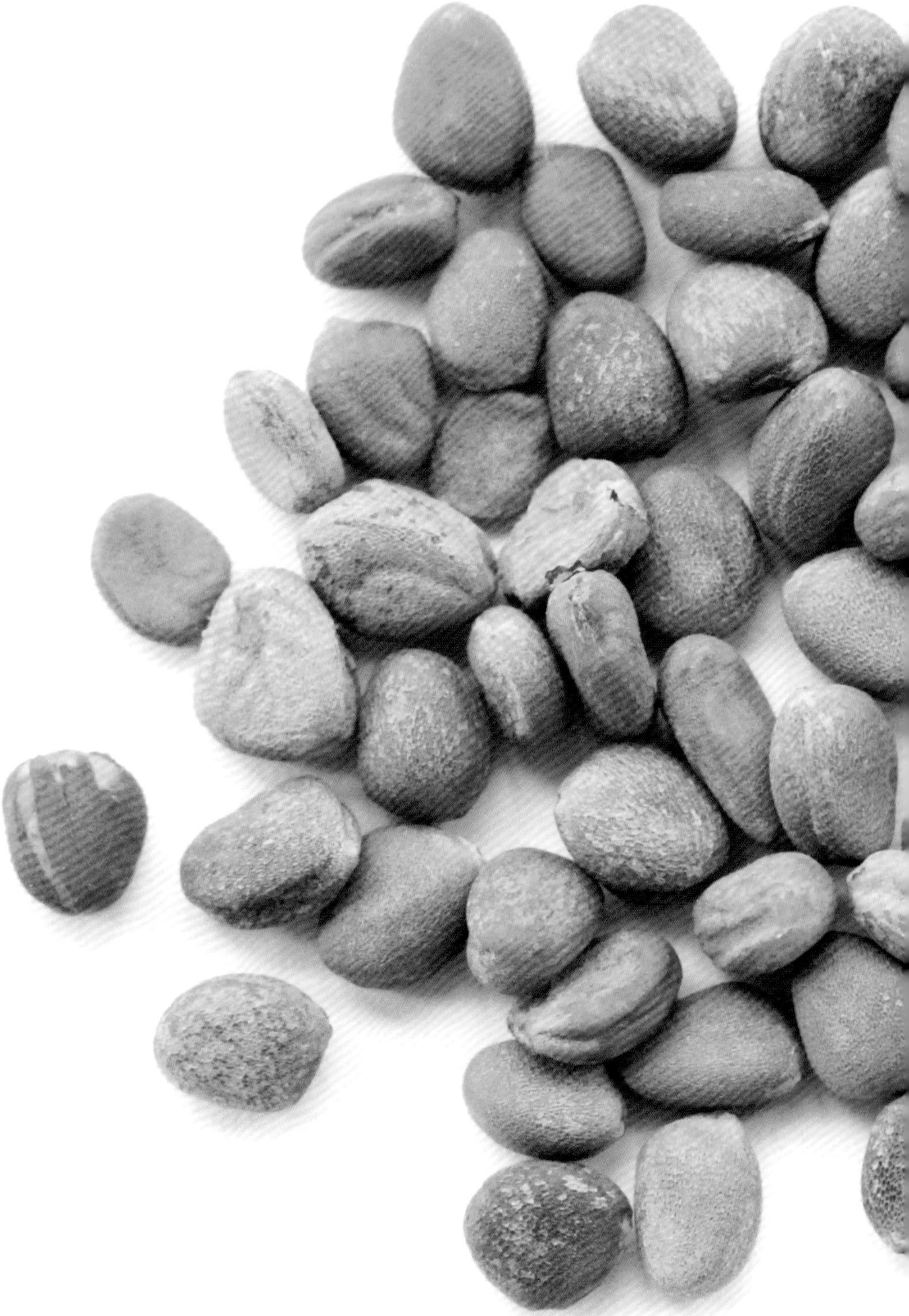

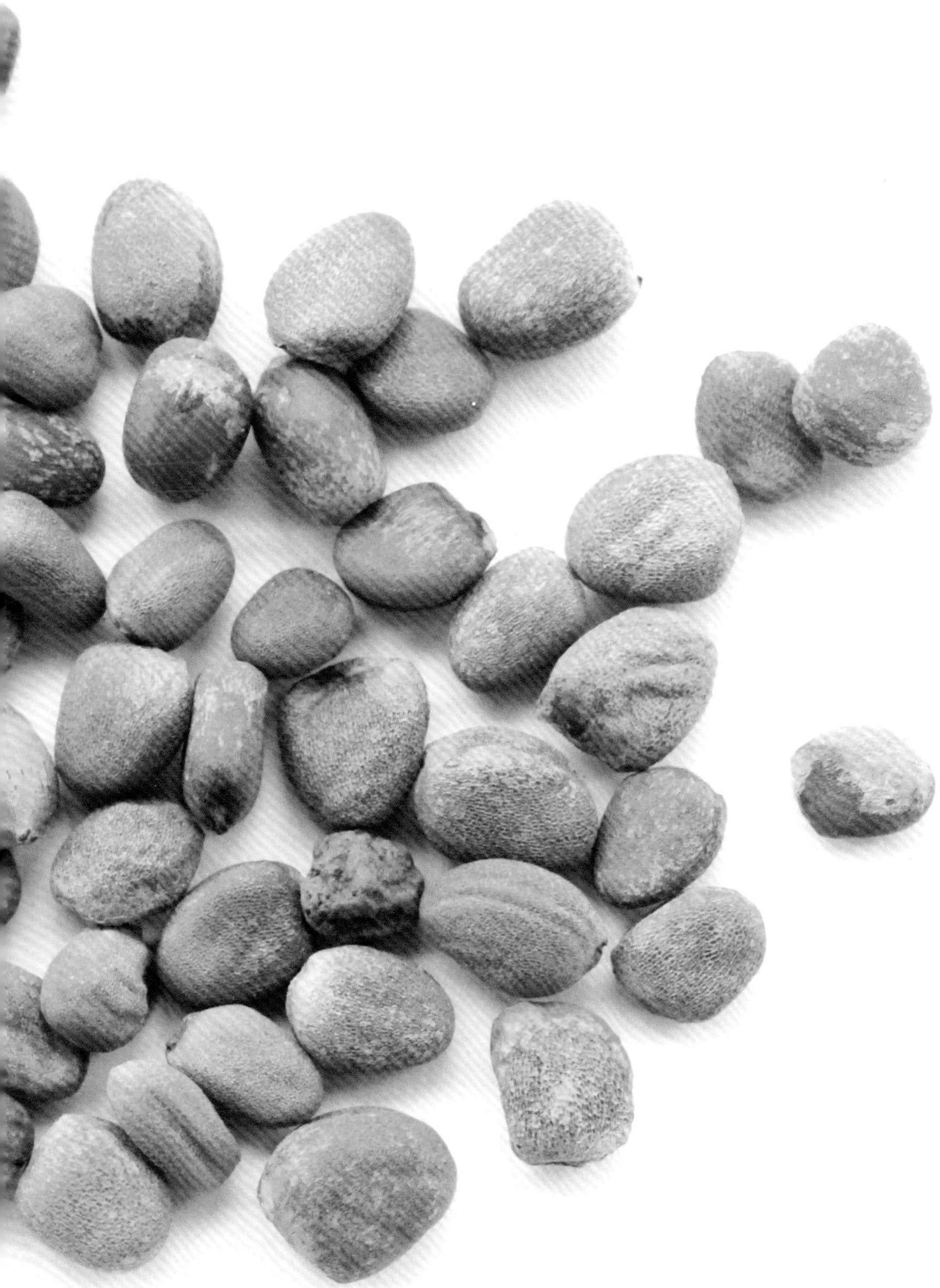

莱菔子饮片

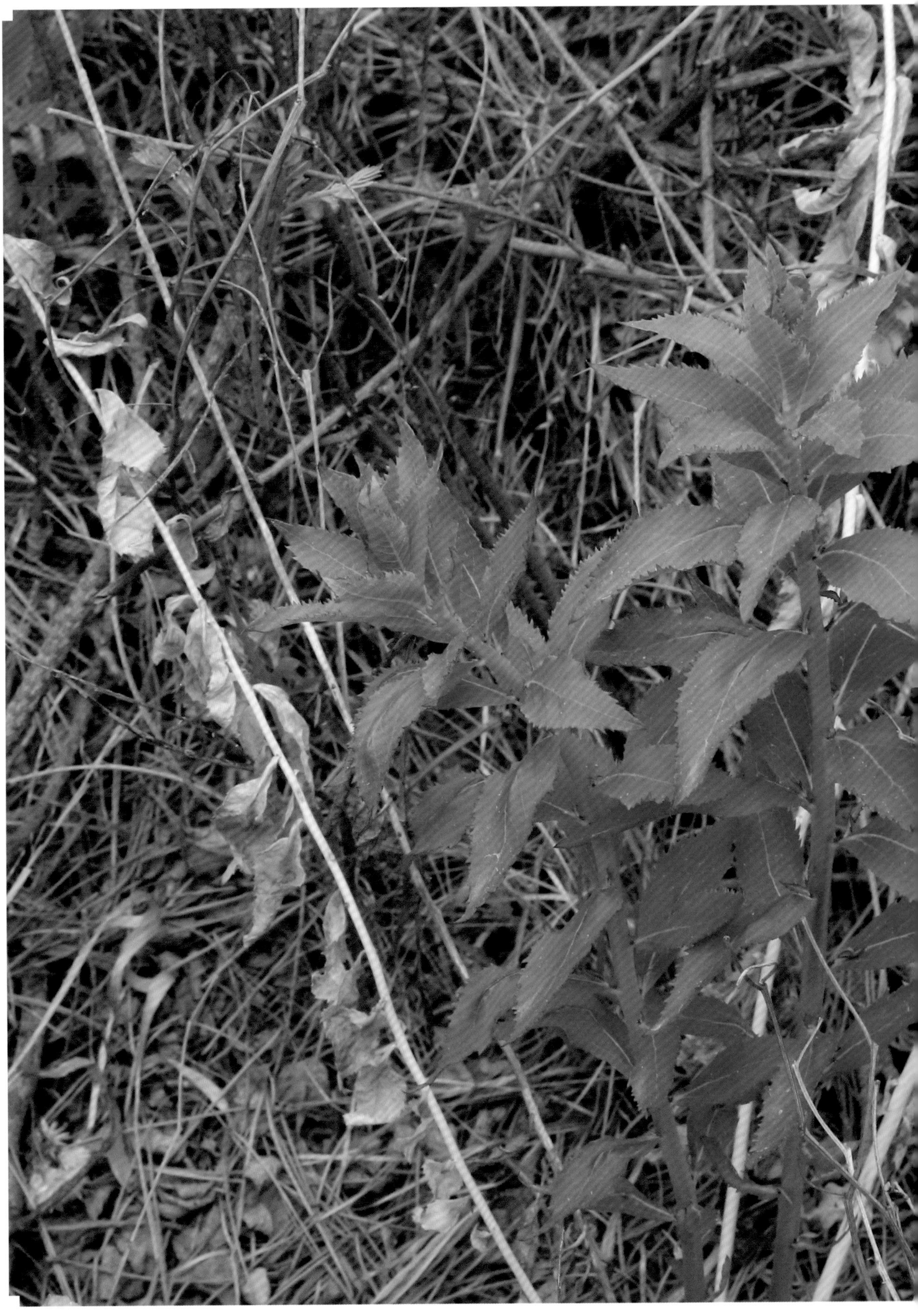

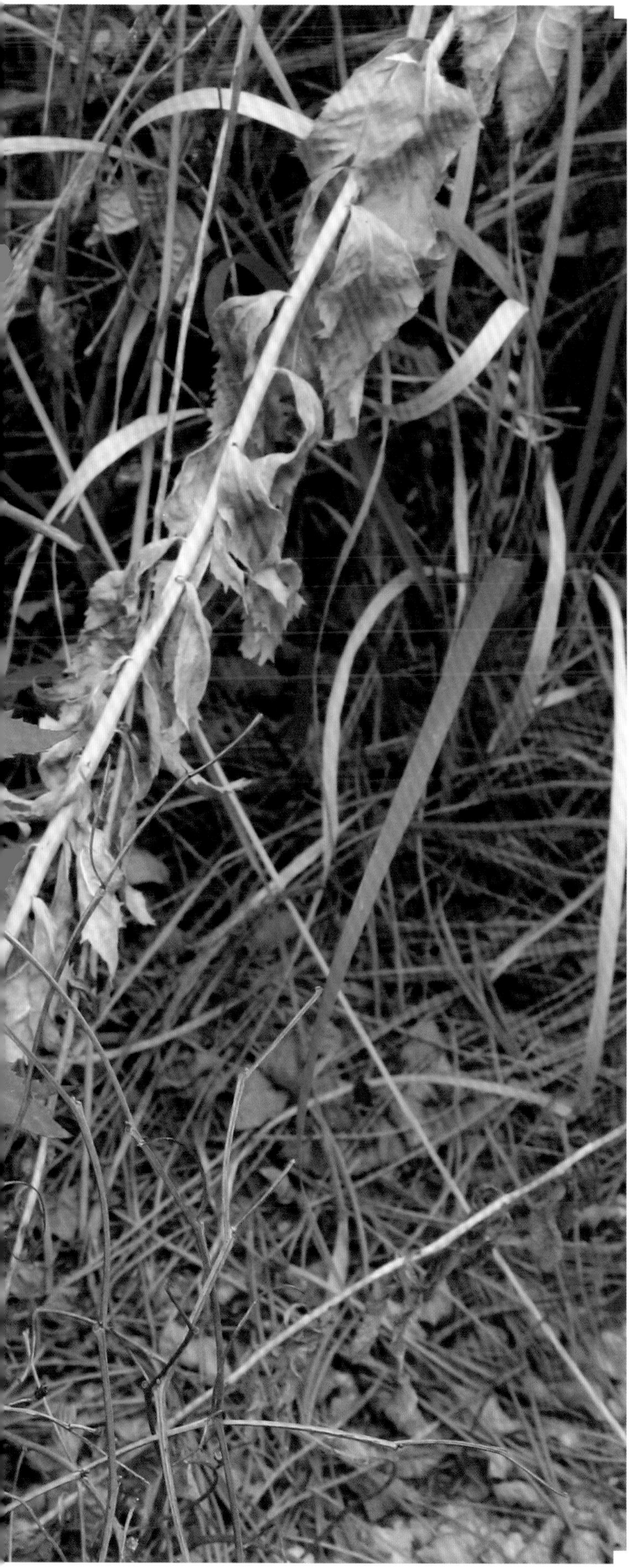

桔梗

【壮药名】吉根。

【别　名】苦桔梗、白桔梗、玉桔梗、炙桔梗、包袱花、铃当花、道拉基。

【来　源】本品为桔梗科植物桔梗 *Platycodon grandiflorum* (Jacq.) A. DC. 的干燥根。

【性味归经】甘、辛，平。归肺经。

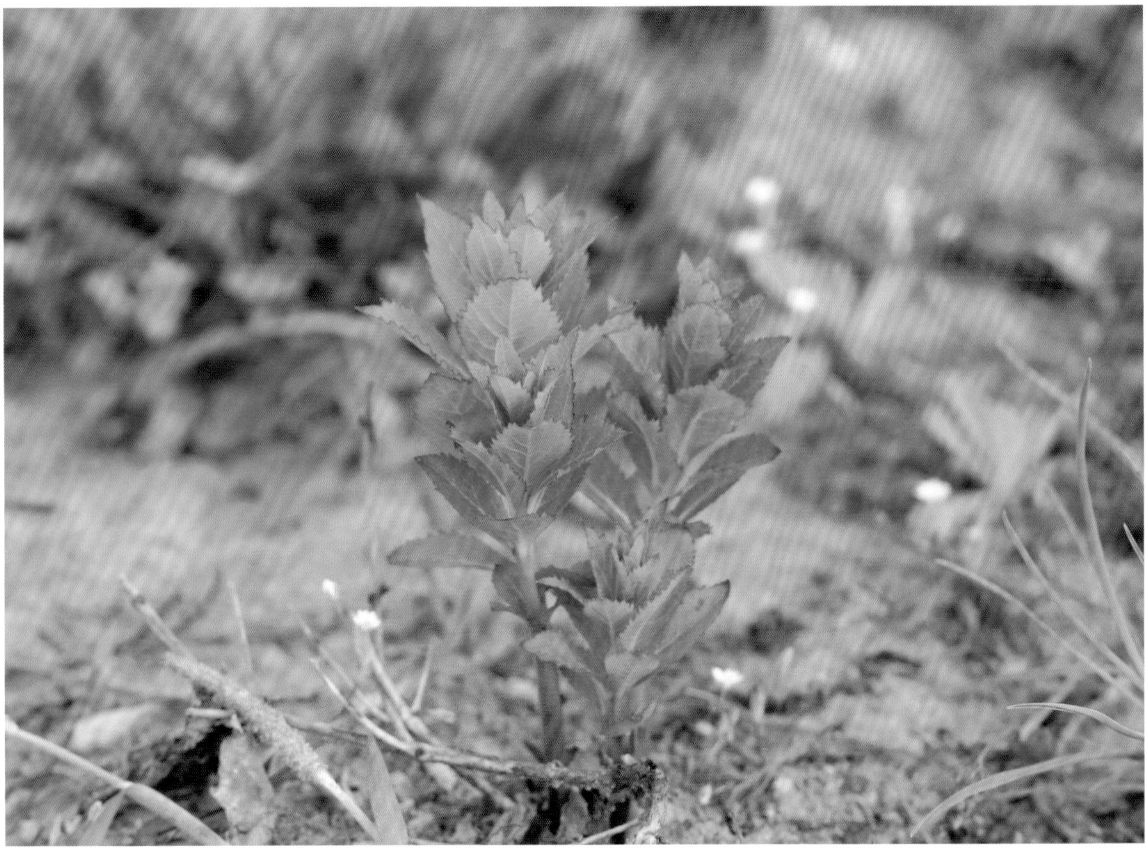

桔梗

识别特征

一年生草本，体内有白色乳汁，全株光滑无毛。根粗大，圆锥形或有分叉，外皮黄褐色。茎直立，有分枝。叶多为互生，少数对生，近无柄，叶片呈长卵形，边缘有锯齿。花大，单生于茎顶或数朵成疏生的总状花序；花冠钟形，蓝紫色，蓝白色，白色，粉红色。蒴果卵形，熟时顶端开裂。花期 7—9 月，果期 8—10 月。

生境分布

生长于山坡草丛中。我国大部分地区均有分布。主要分布于安徽、河南、湖北、辽宁、吉林、河北、内蒙古等省区。

采收加工

春、秋二季采挖，以深秋采者为佳。洗净，除去须根，趁鲜刮去外皮或不去外皮，干燥或切片晒干。

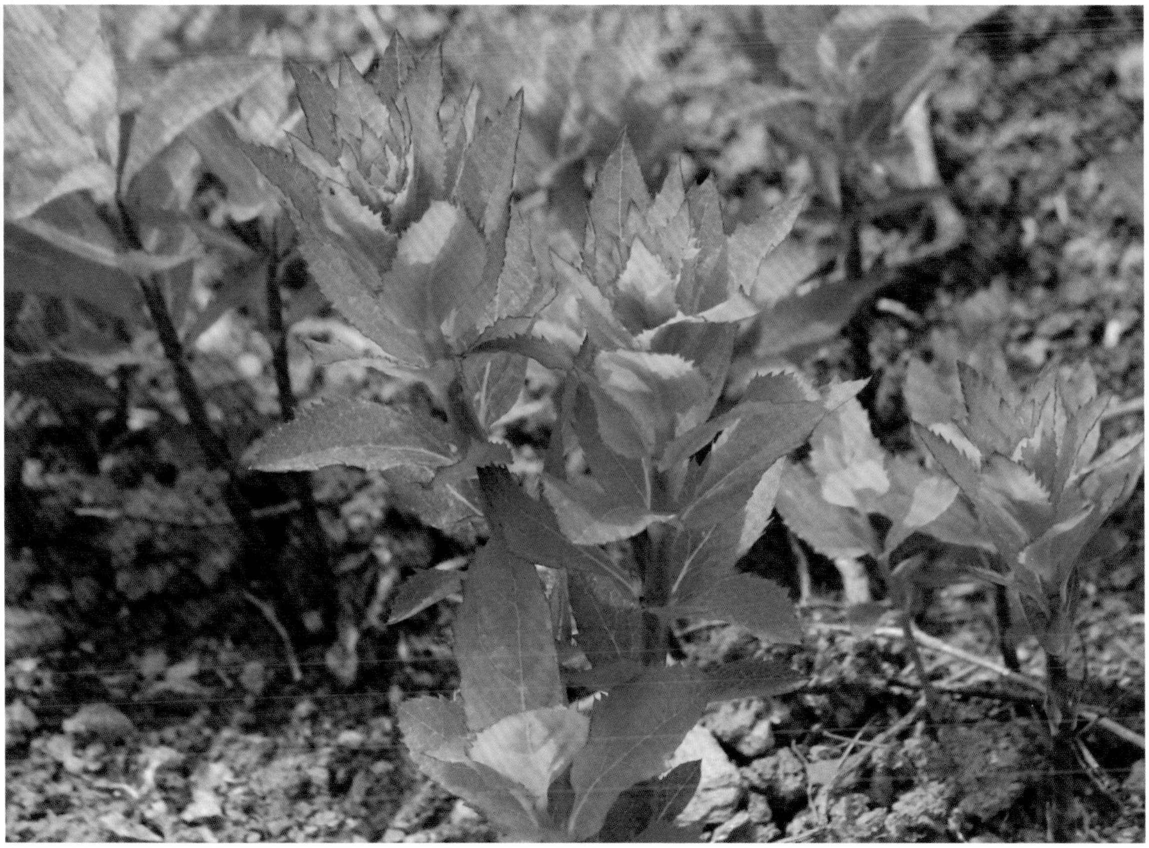

桔梗

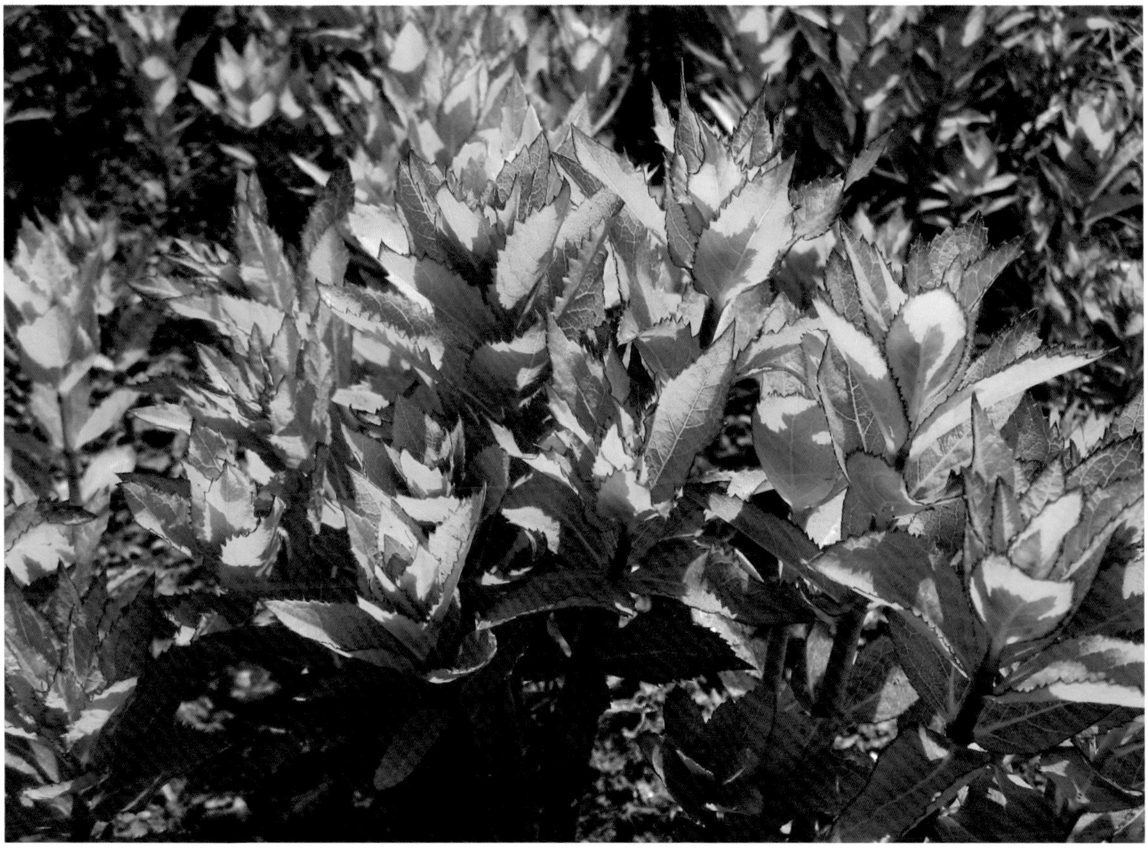

桔梗

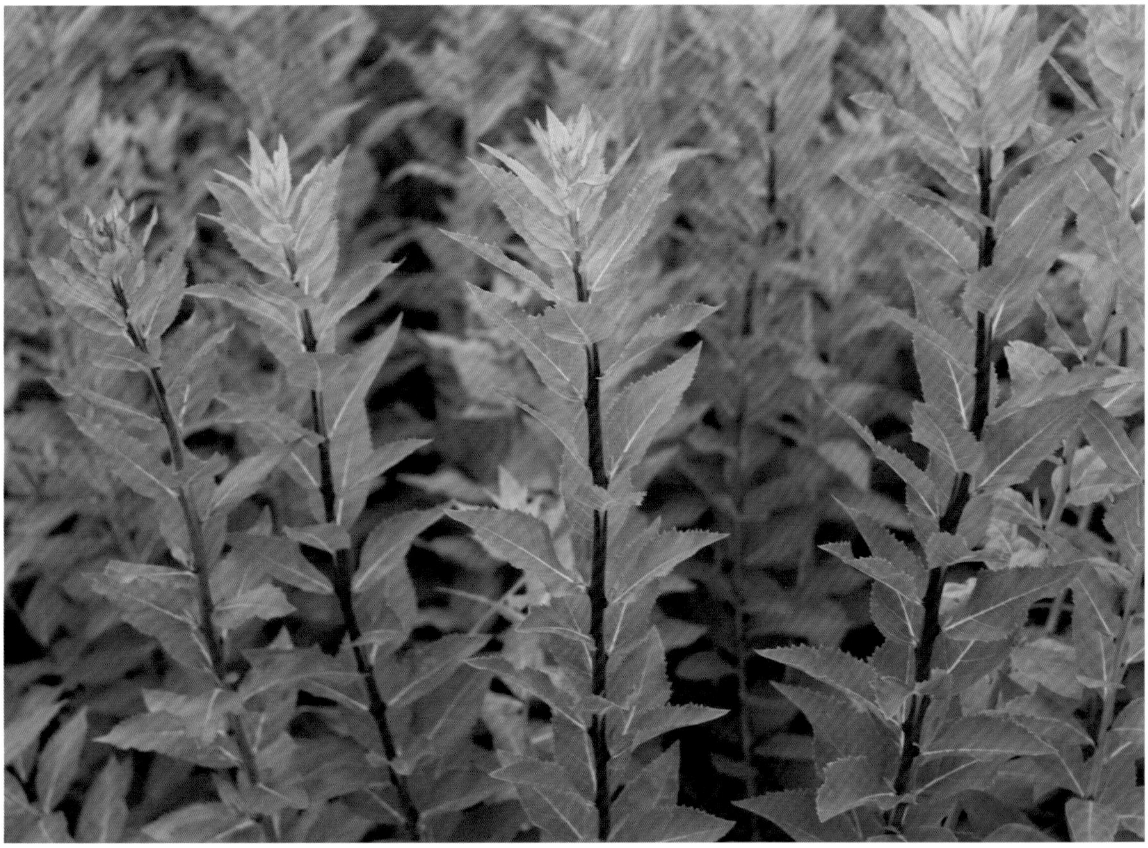

桔梗

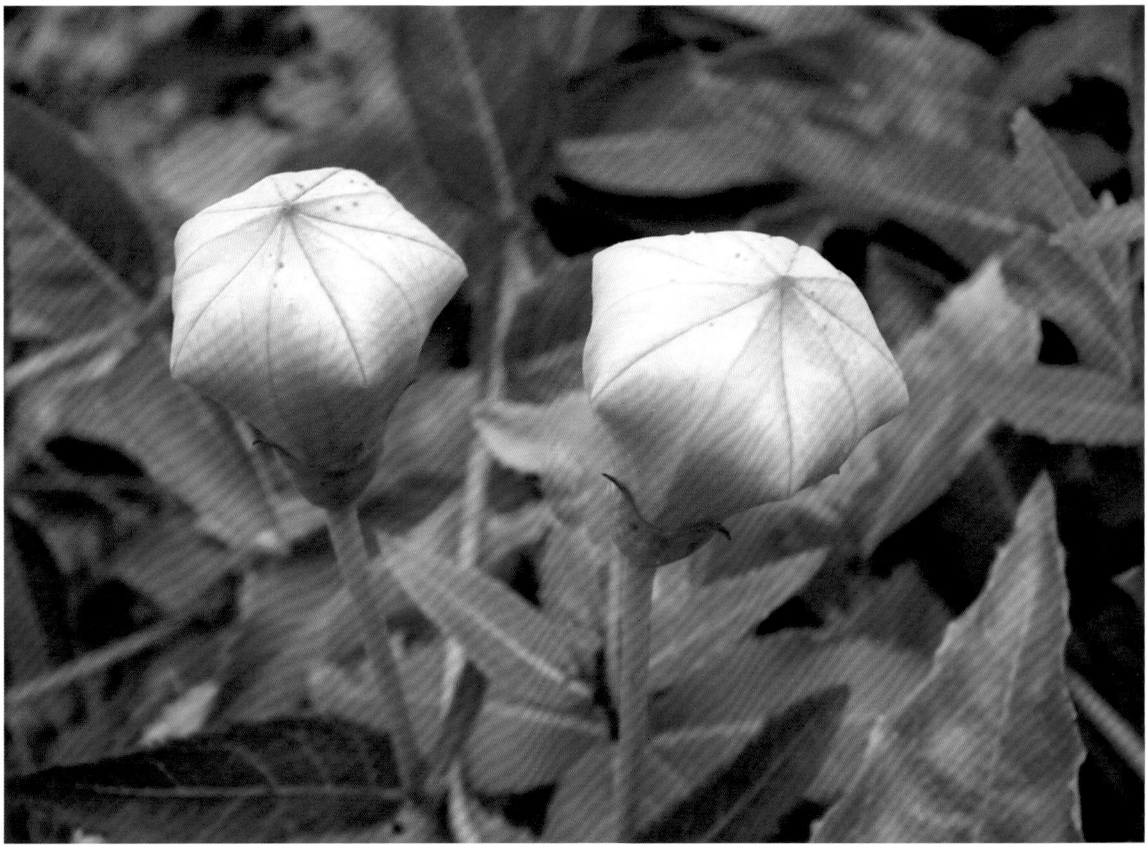

桔梗

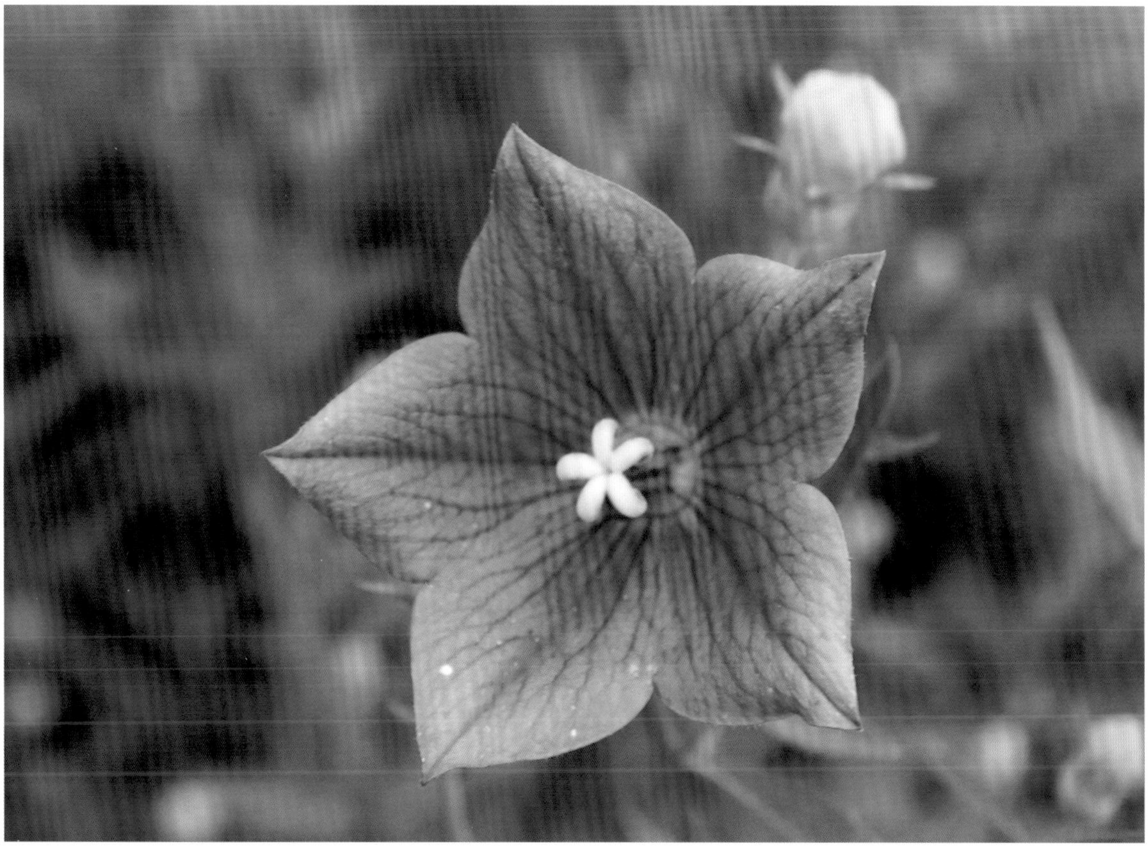

桔梗

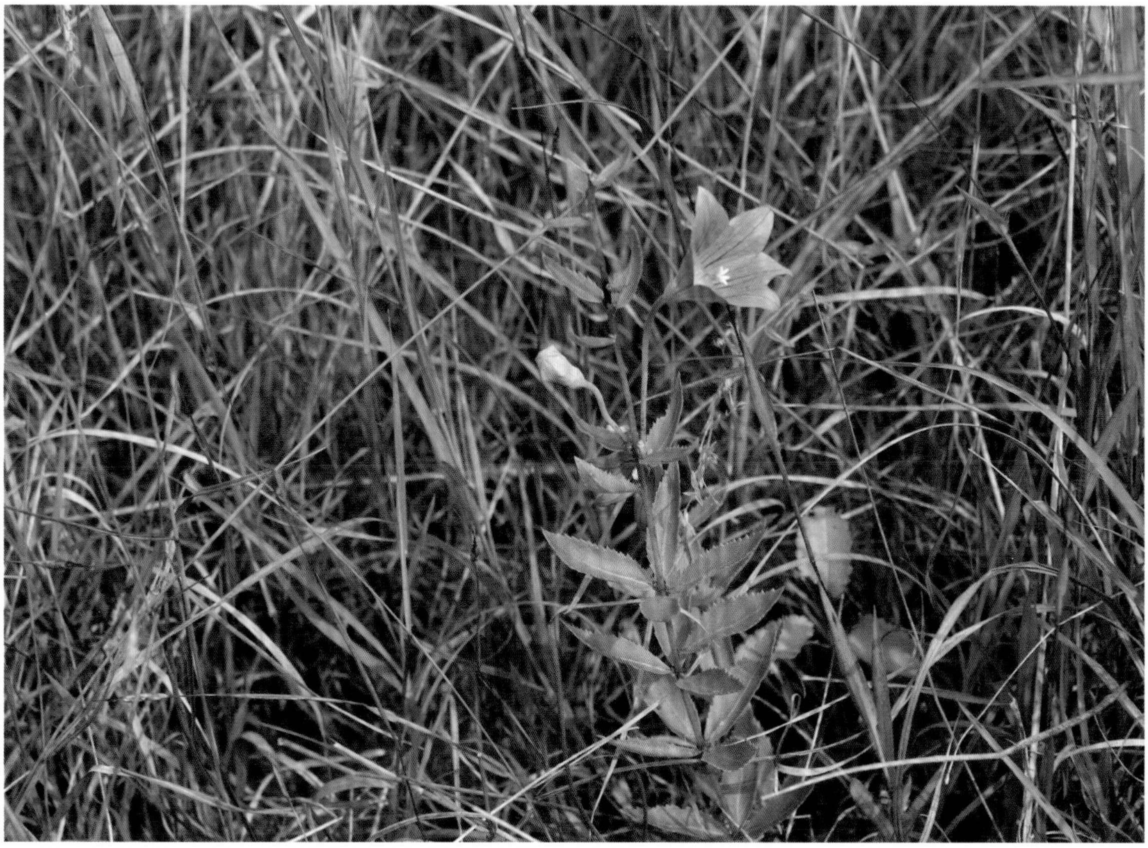

桔梗

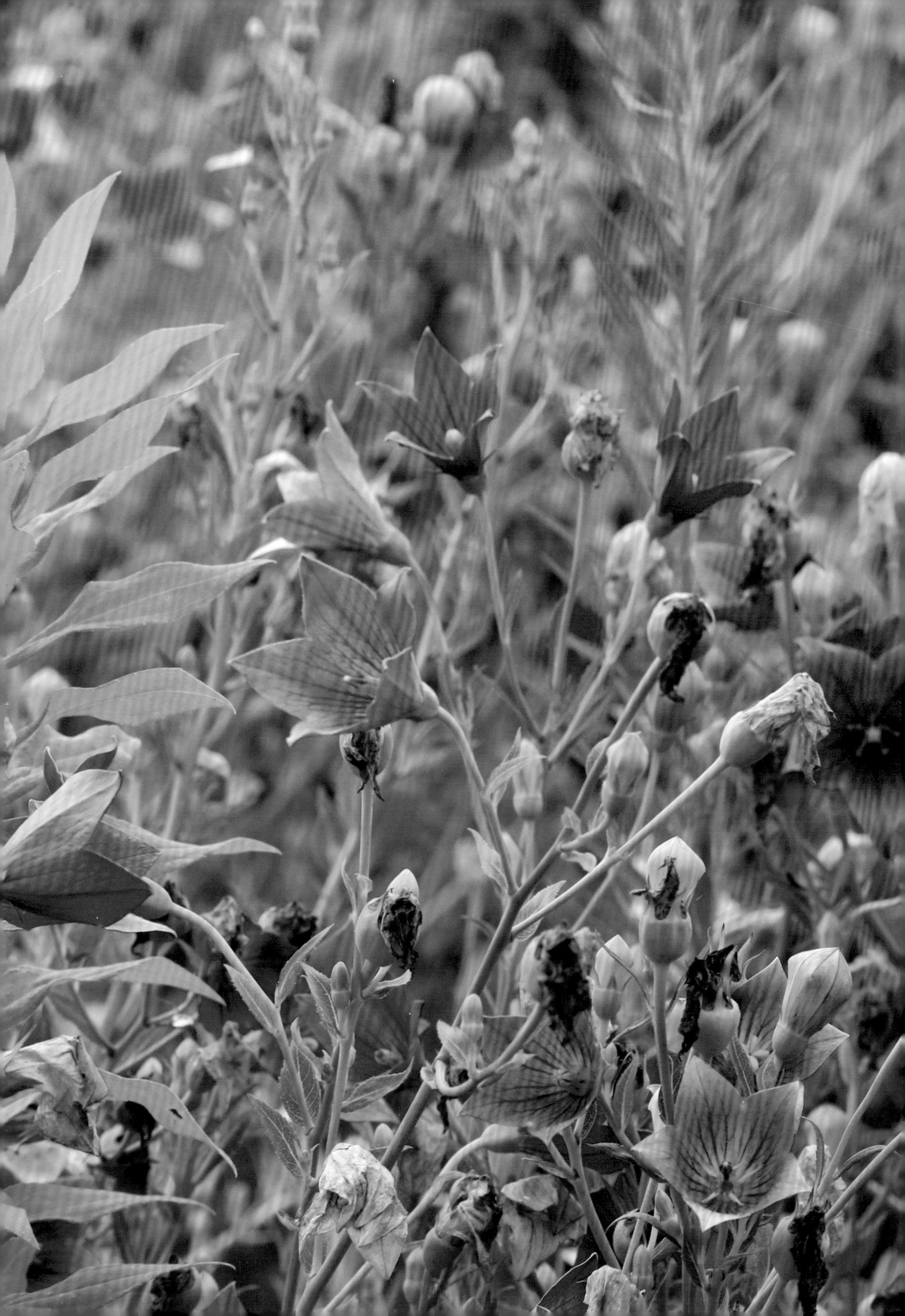

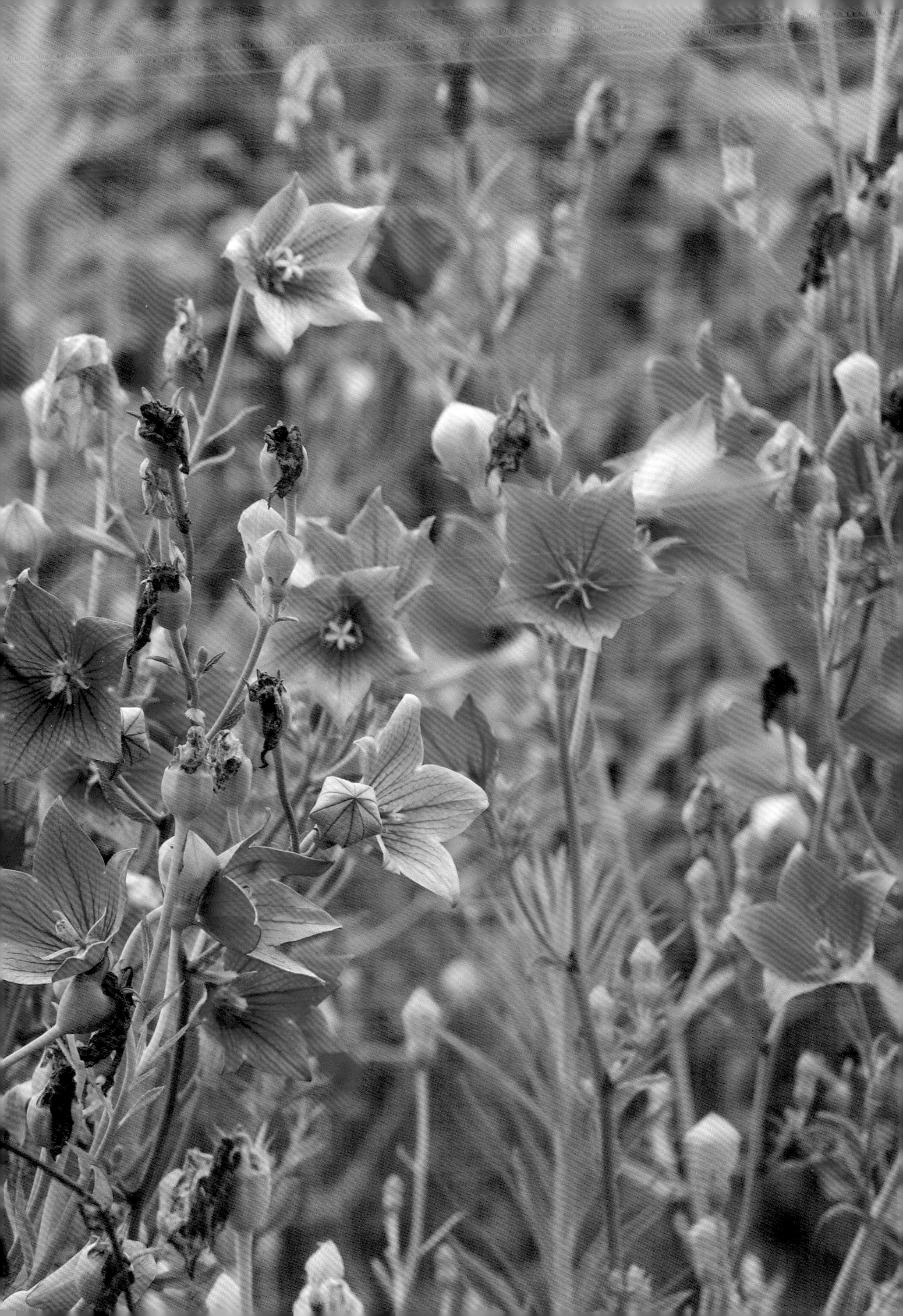

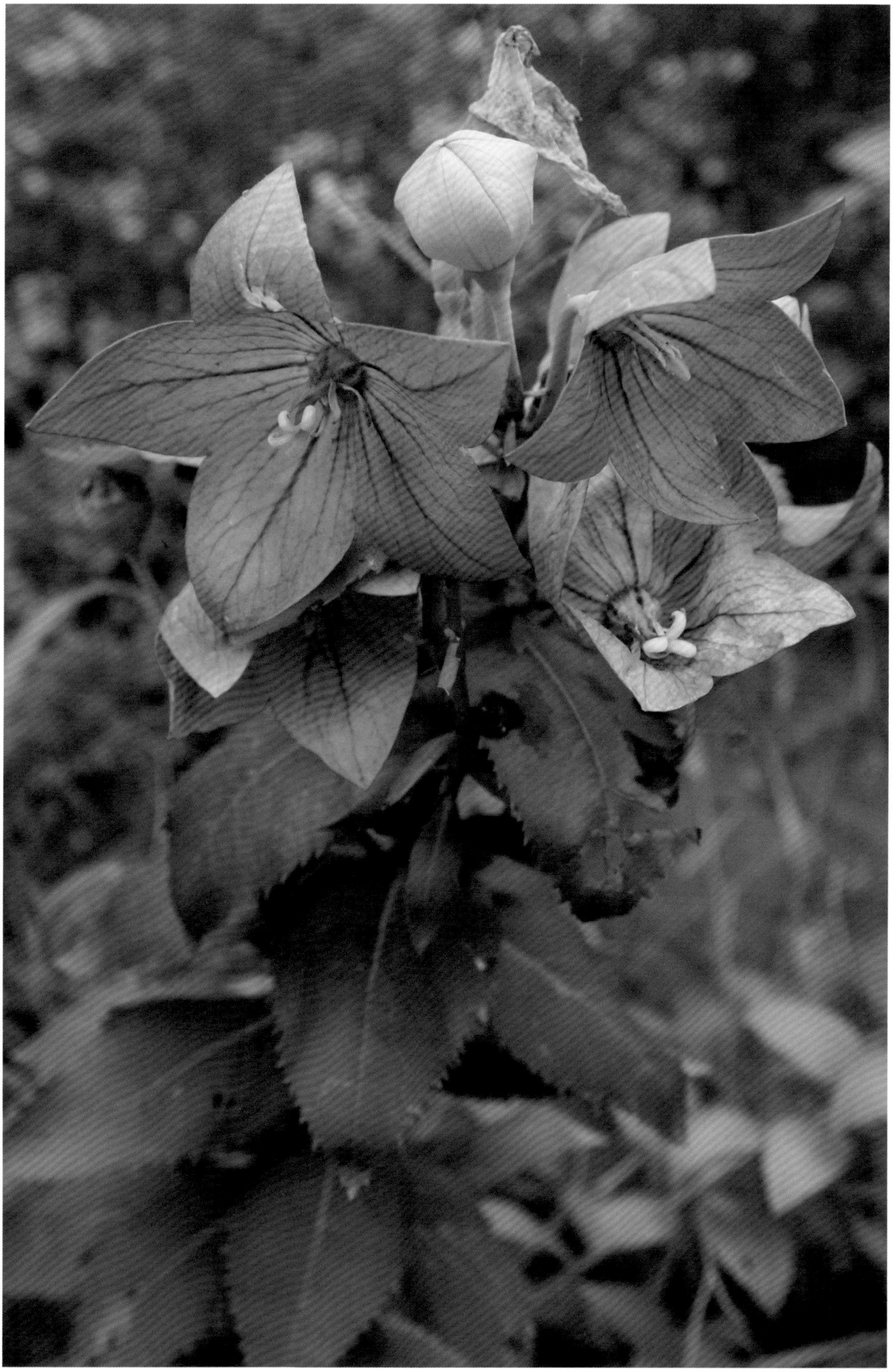

桔梗

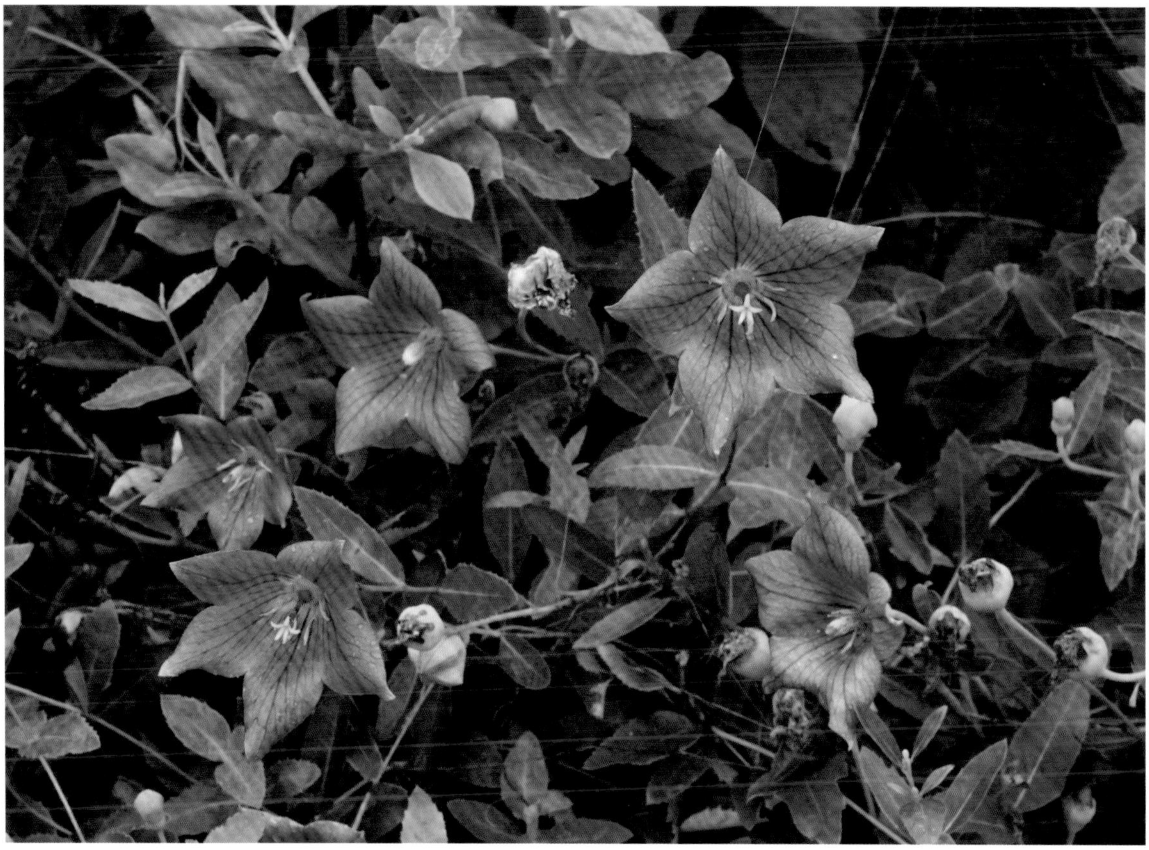

桔梗

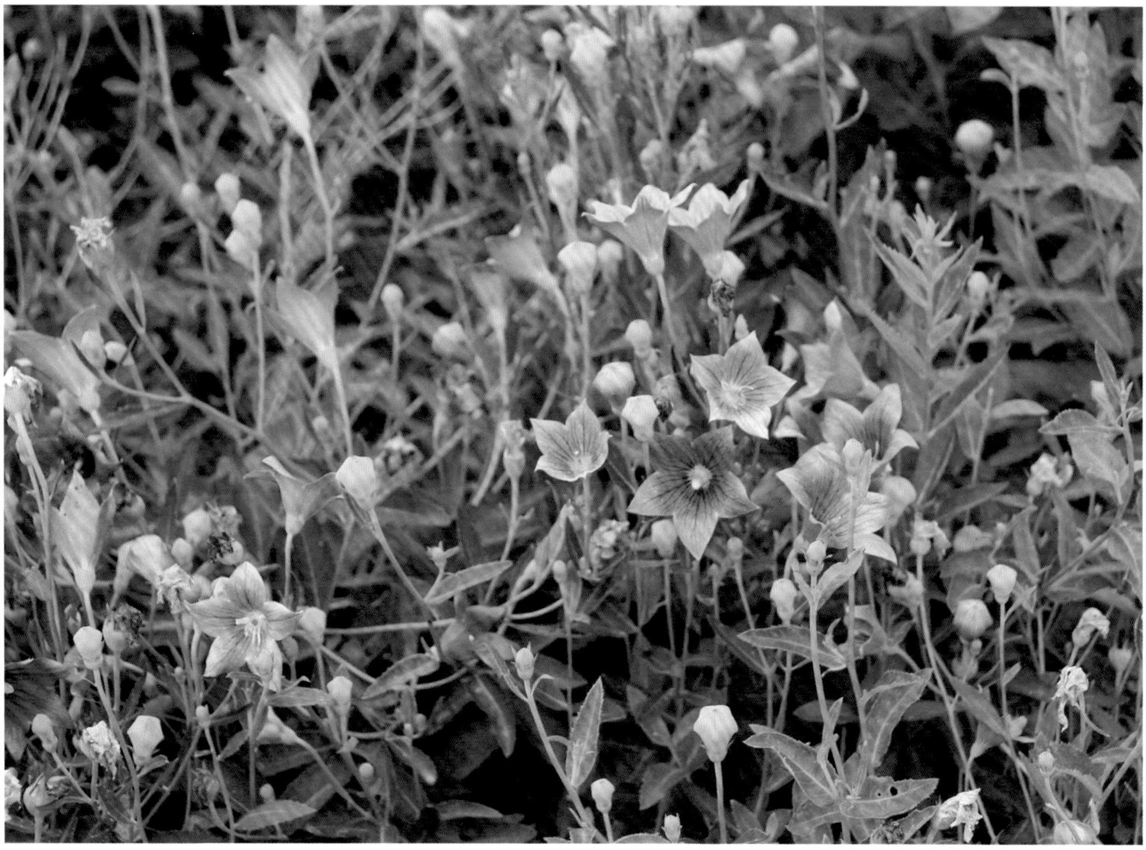

桔梗

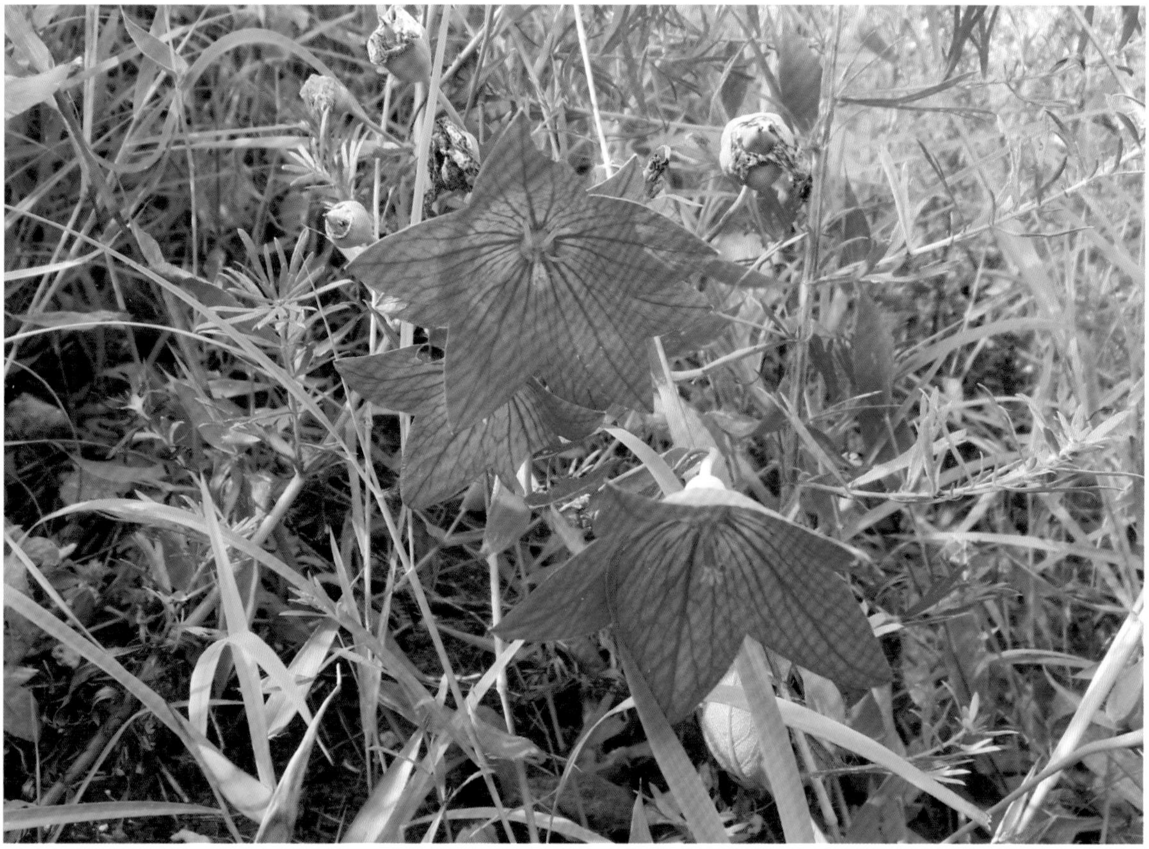

桔梗

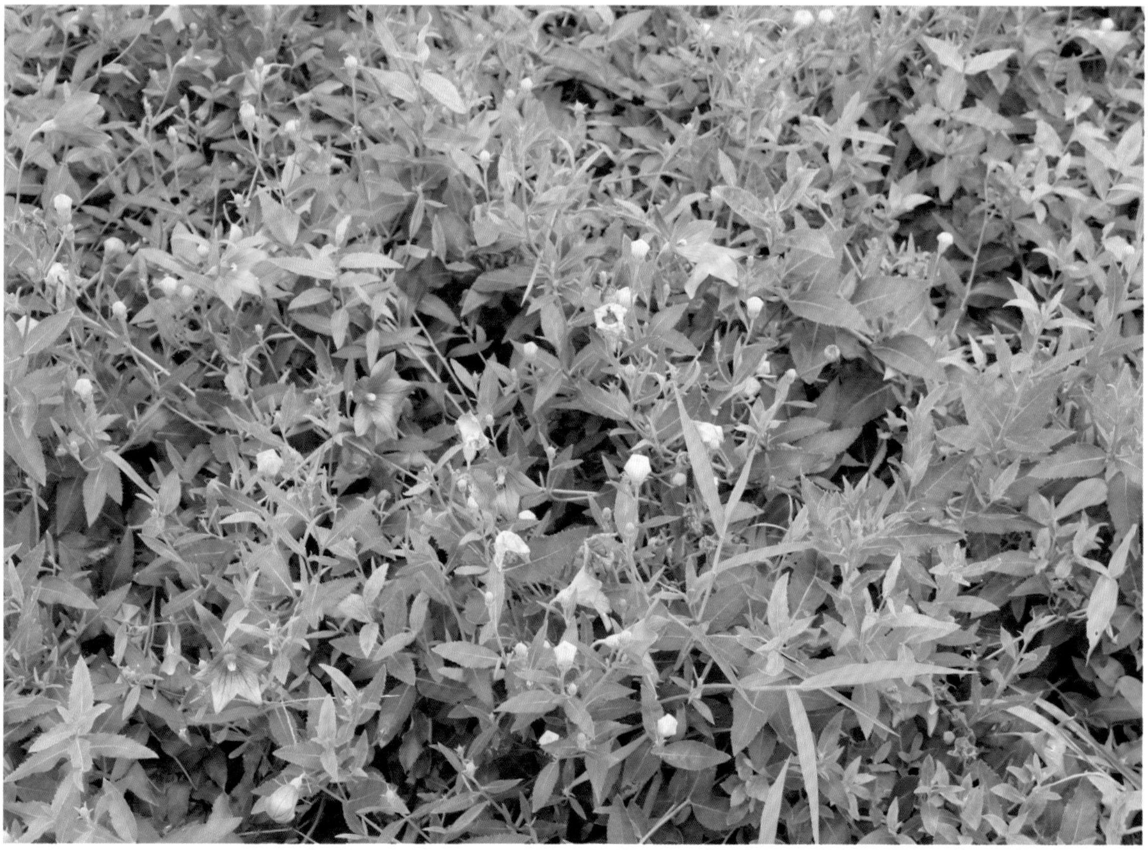

桔梗

药材鉴别

本品干燥根呈长纺锤形或长圆柱形。下部渐细，有时分歧稍弯曲，顶端具根茎（芦头），上面有许多半月形茎痕（芦碗），全长 6 ~ 30 cm，直径 0.5 ~ 2 cm。表面白色或淡棕色，皱缩，上部有横纹，通体有纵沟，下部尤多，并有类白色或淡棕色的皮孔样根痕，横向略延长。质坚脆，易折断，断面类白色至类棕色，略带颗粒状，有放射状裂隙，皮部较窄，形成层显著，淡棕色，木部类白色，中央无髓。气无，味微甘而后苦。以条粗均匀，坚实、洁白、味苦者佳。条不均匀，折断中空，色灰白者质次。

功效主治

开宣肺气，祛痰排脓。主治外感咳嗽，咽喉肿痛，肺痈吐脓，胸满胁痛，痢疾腹痛。

用法用量

内服：3 ~ 10 g，煎服。

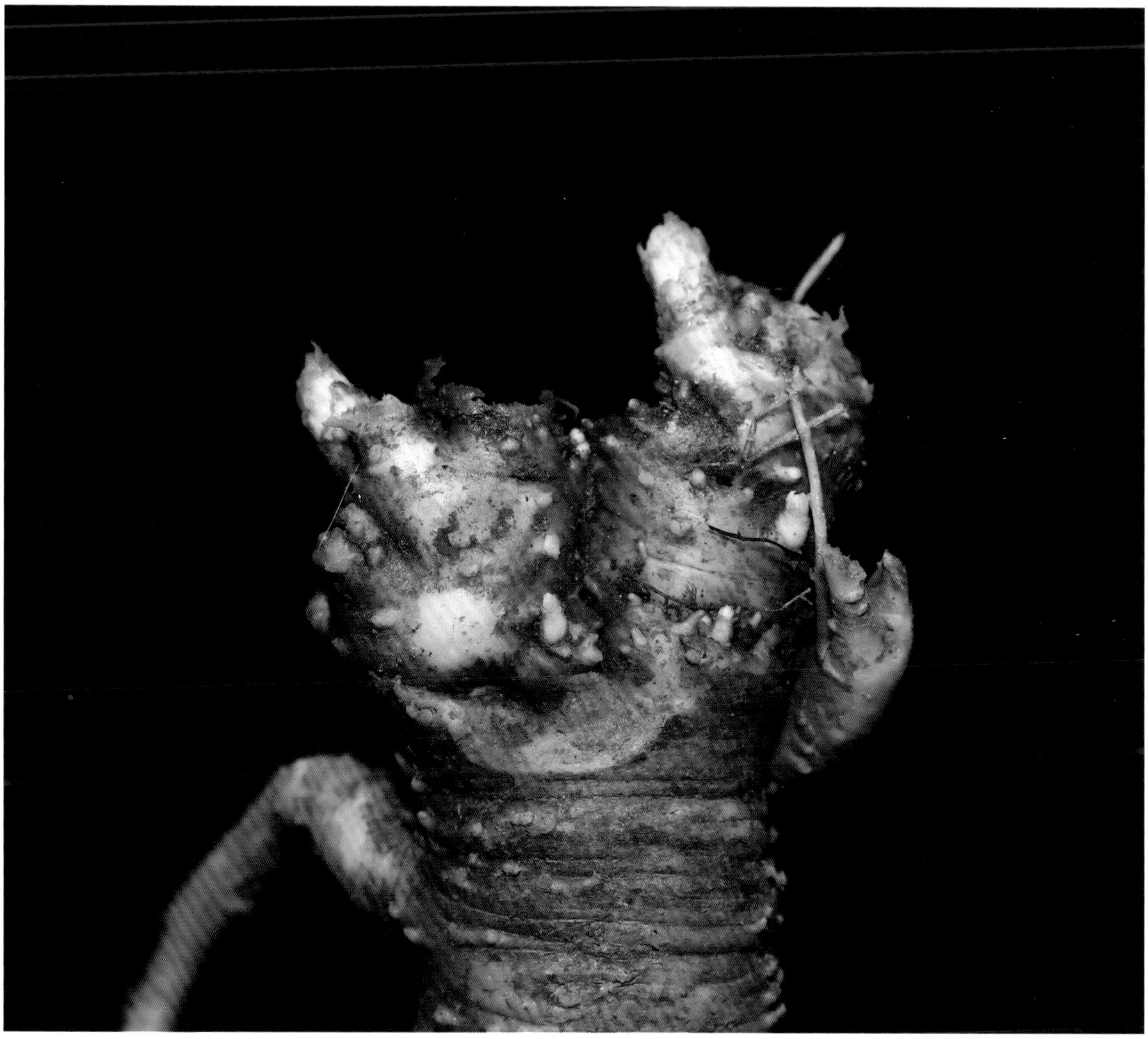

桔梗

民族药方

1．小儿喘息性肺炎 桔梗、枳壳、半夏、陈皮各 4 g，神曲、茯苓各 5 g，甘草 1.5 g。以上为 3 岁小儿用量，每日 1 ~ 2 剂。

2．肺痈唾脓痰 桔梗 15 g，冬瓜子 12 g，鱼腥草 30 g，甘草 6 g。水煎服。

3．咽喉肿痛 桔梗、生甘草各 6 g，薄荷、牛蒡子各 9 g。水煎服。

4．风热咳嗽痰多、咽喉肿痛 桔梗、甘草各 9 g，桑叶 15 g，菊花 12 g，杏仁 6 g。水煎服。

5．热咳痰稠 桔梗 6 g，桔梗叶、桑叶各 9 g，甘草 3 g。水煎服，每日 1 剂，连服 2 ~ 4 日。

6．咳痰不爽 桔梗 30 g，甘草 60 g。加水煎汤，分 2 次温服。

7．慢性气管炎 桔梗 15 g，鲜飞扬草 200 g。煎水 2 次，每次煎沸 2 小时，过滤，两次滤液混合浓缩至 60 ml，加白糖适量，每次服 20 ml，每日 3 次，10 日为 1 个疗程，连服 2 个疗程。

使用注意

阴虚久嗽、气逆及咳血者忌服。

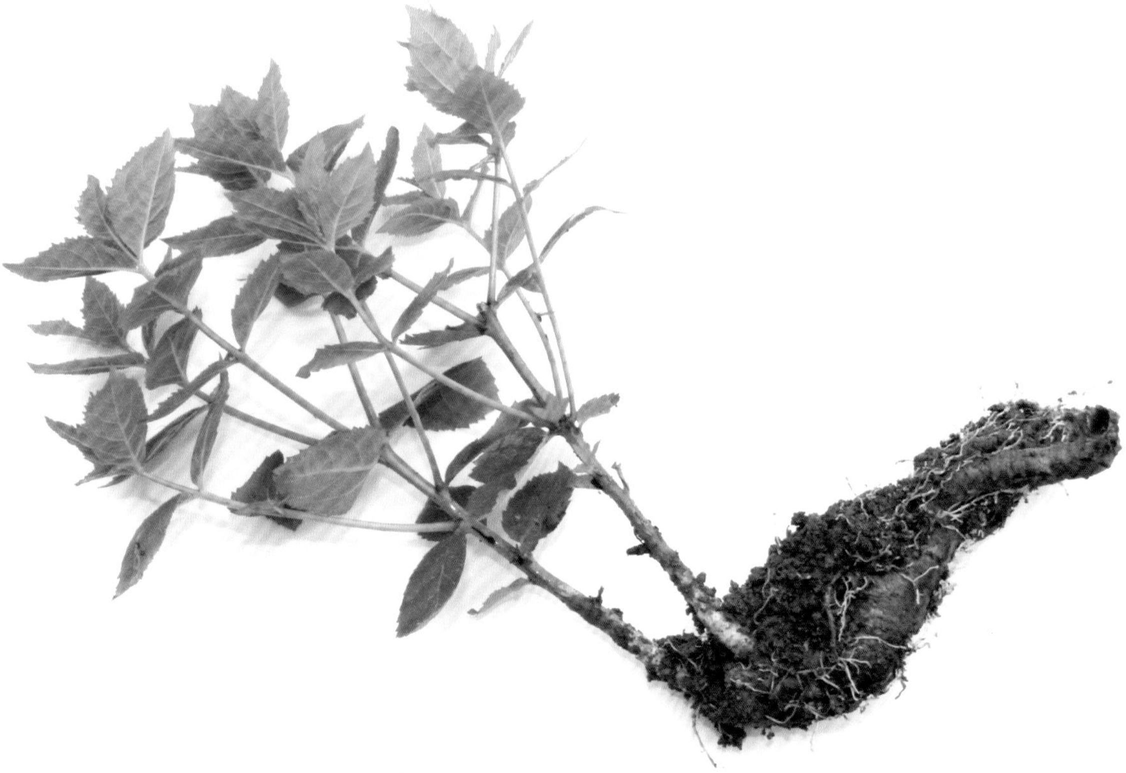

桔梗

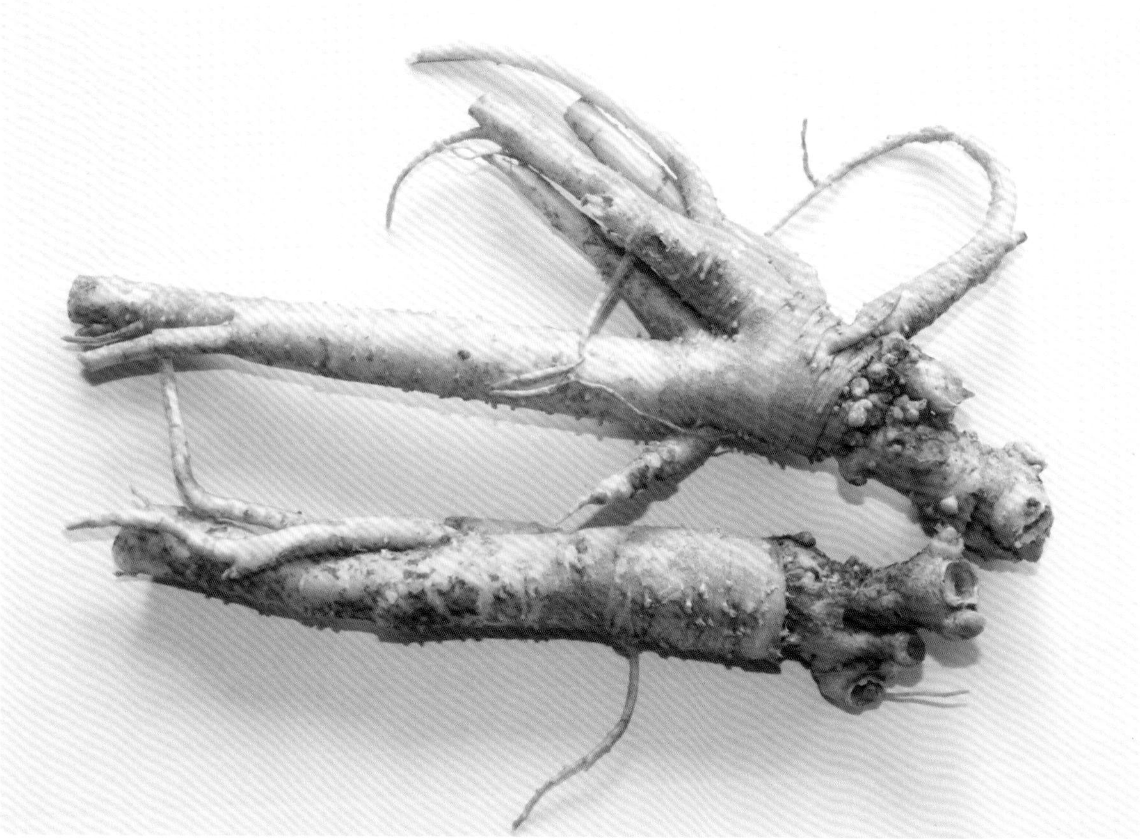

桔梗药材

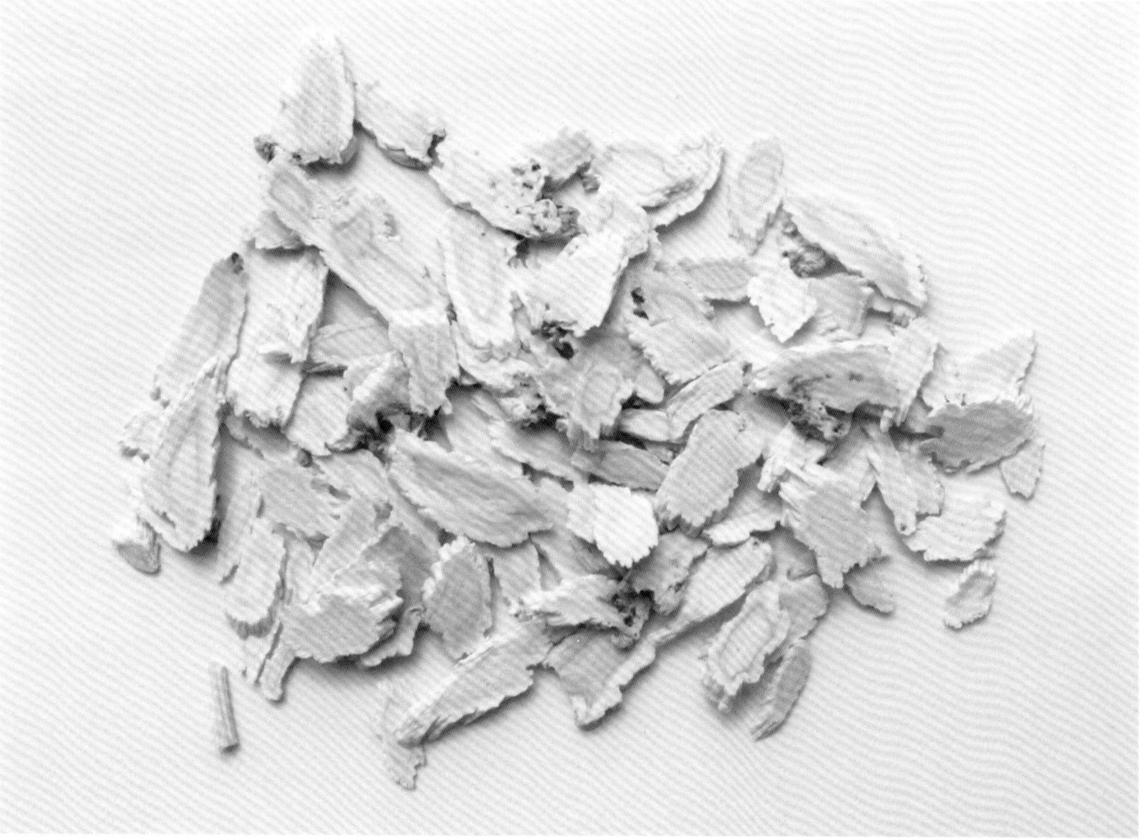

桔梗饮片

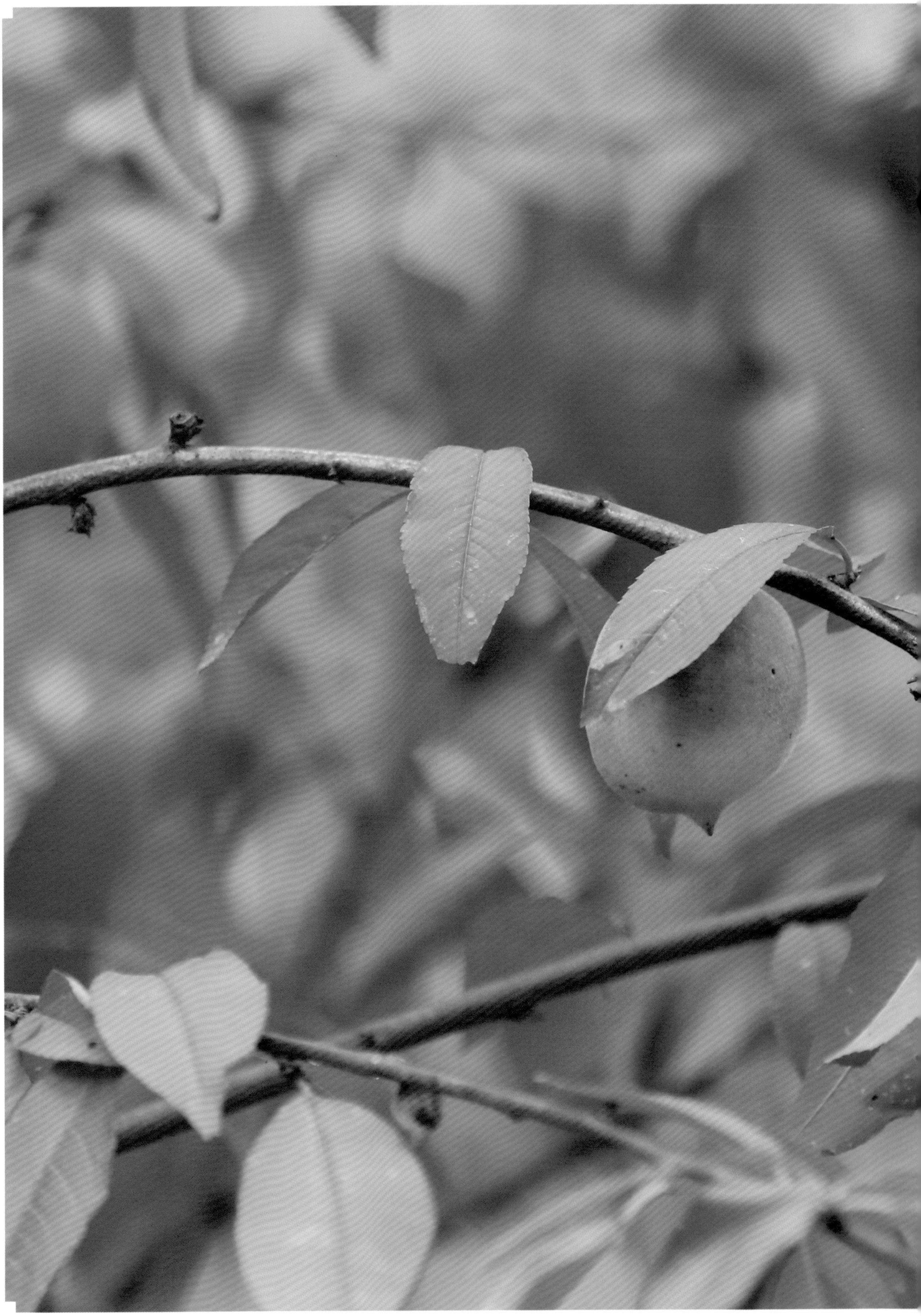

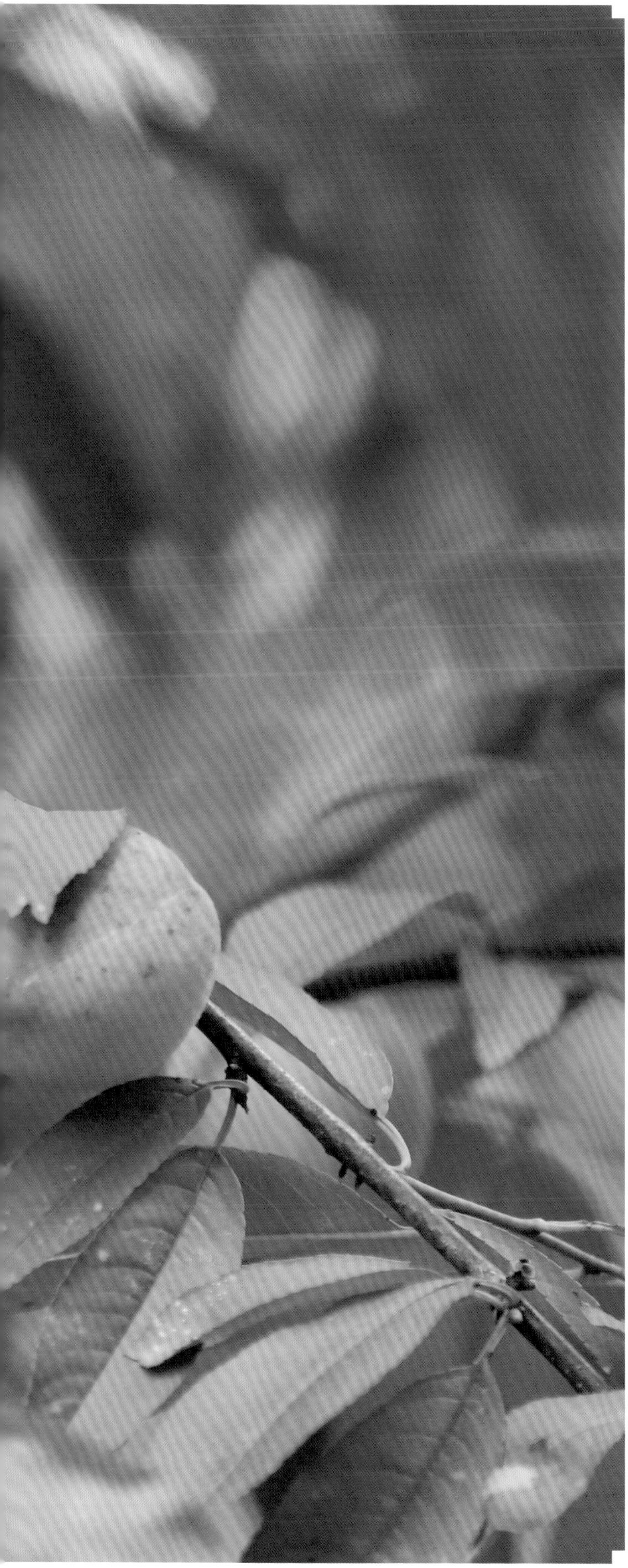

桃仁

【壮药名】芒讨。

【别　名】光桃仁、山桃仁、桃仁泥、炒桃仁。

【来　源】本品为蔷薇科植物桃 *Prunus persica* (L.) Batsch 或山桃 *Prunus davidiana* (Carr.) Franch. 的干燥成熟种子。

【性味归经】苦、甘，平；有小毒。归心、肝、大肠经。

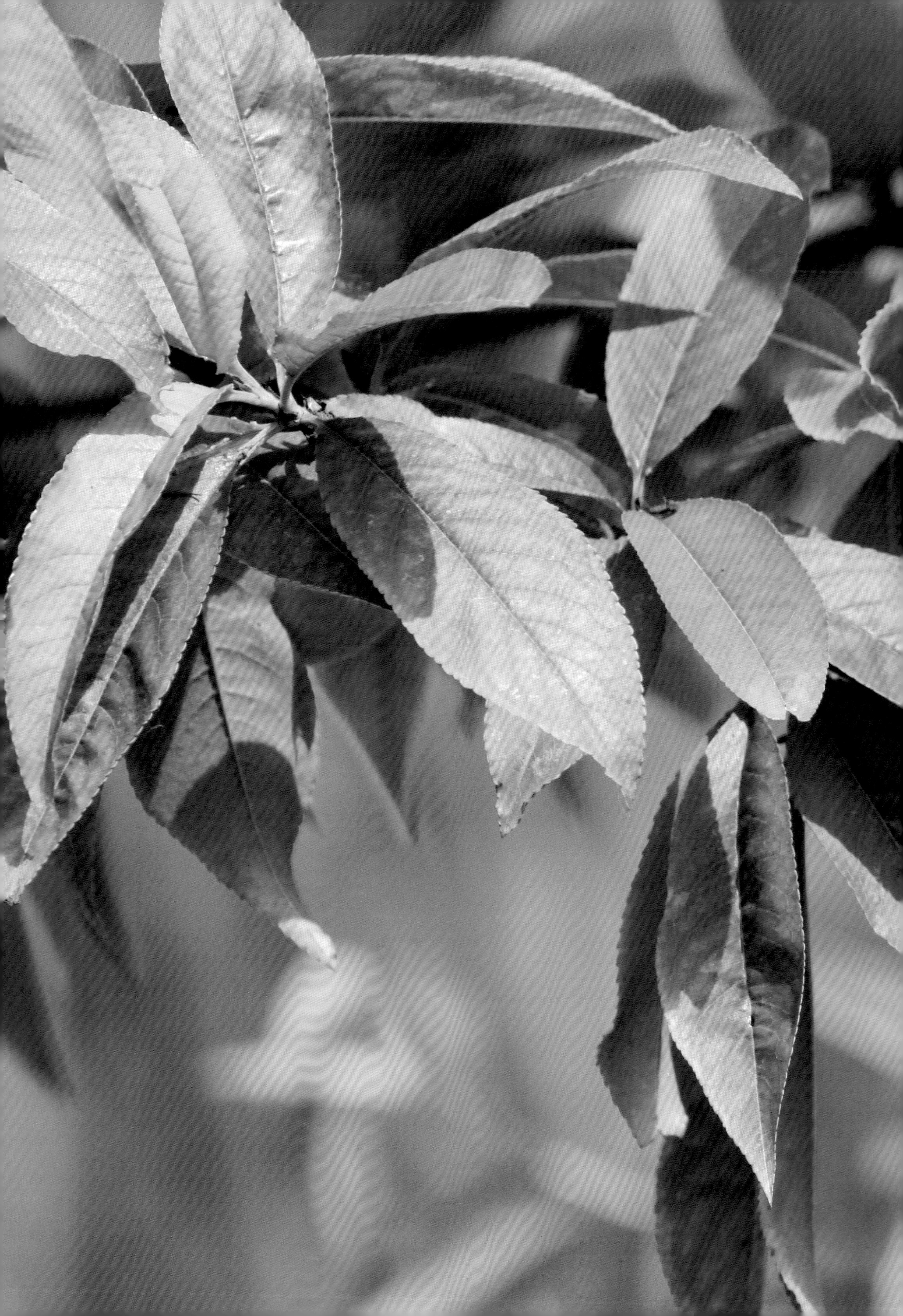

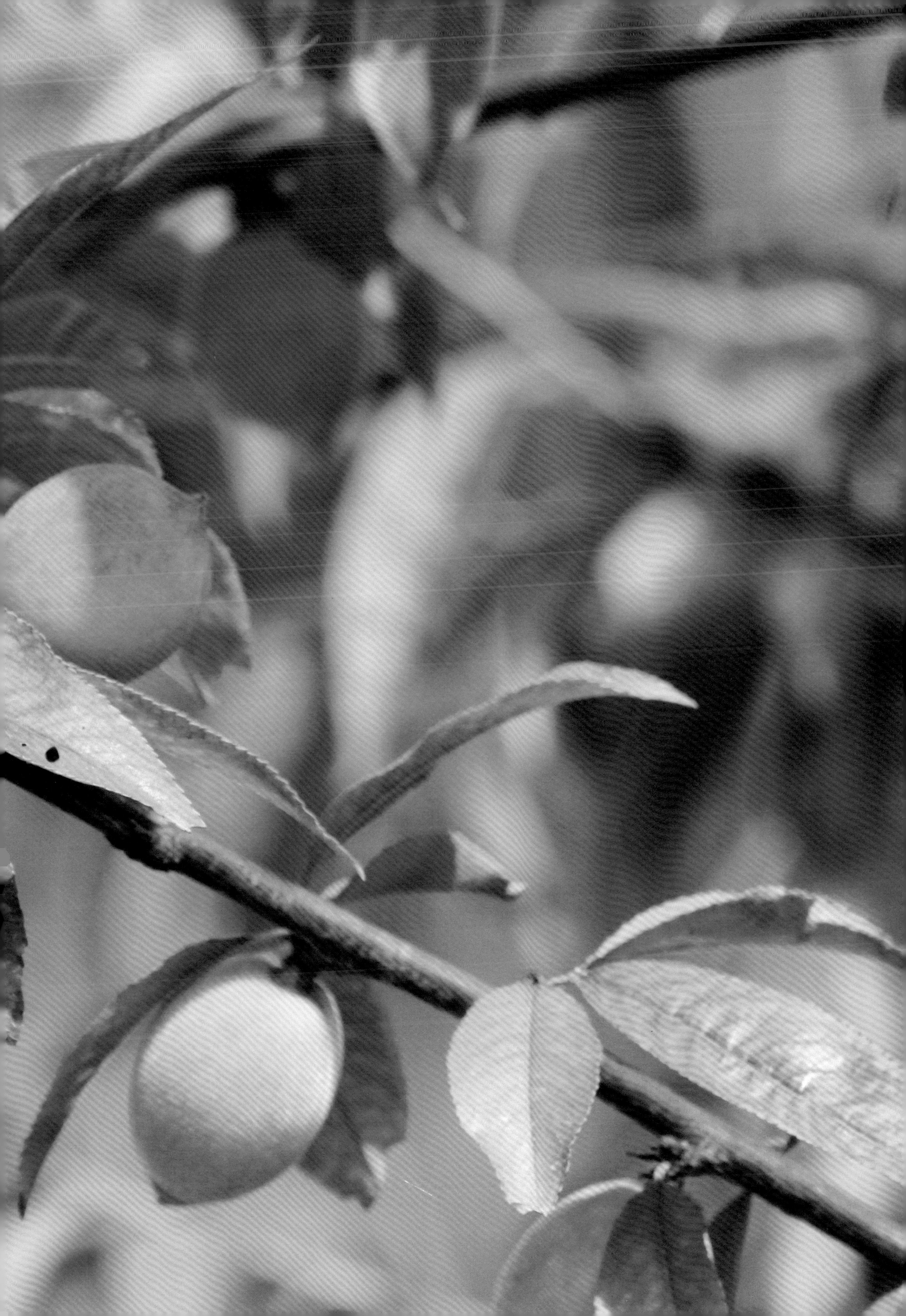

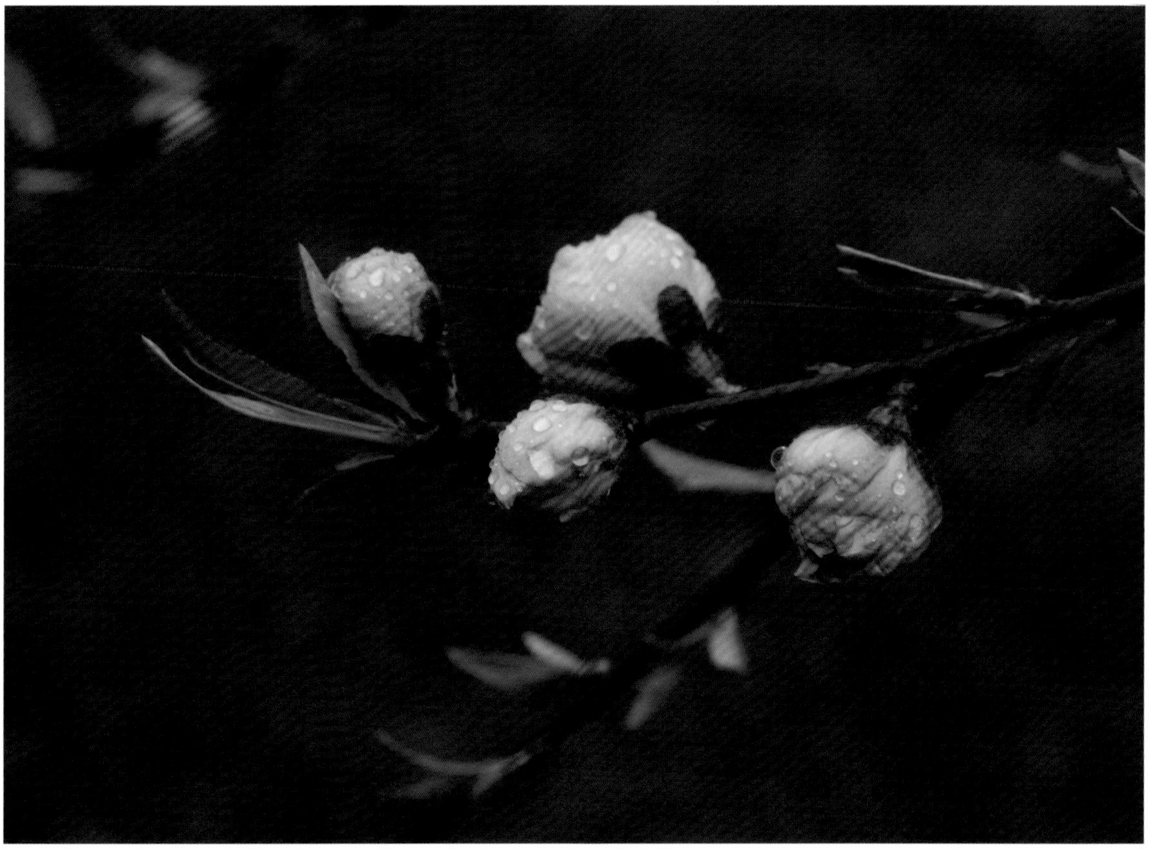

桃

识别特征

落叶乔木，高 3 ~ 8 m。树皮暗褐色，老时粗糙。叶互生，在短枝上呈簇生状，具线状托叶 1 对，宿存。叶柄长 1.0 ~ 1.2 cm，具腺体；叶片椭圆状披针形或倒卵状披针形，长 8 ~ 15 cm，先端渐尖，基部阔楔形，边缘具细锯齿。花单生，先叶开放；花梗极短；花萼基部合生呈短筒状，萼片 5，外面密被白色短柔毛；花瓣 5，基部具短爪，粉红色或白色；雄蕊多数；子房 1 室，胚珠 2 个，通常只有一个发育。核果心状卵形或近球形，密被短毛，直径 5 ~ 7 cm 或更大。山桃：与上种相似，唯树皮光滑，暗紫红色。托叶早落；叶片卵状披针形，长 4 ~ 10 cm，近基部最宽，鲜绿色。萼外面多无毛，果实直径约 3 cm。桃核近球形，表面有孔纹和短沟纹。花期 4 月，果期 5—9 月。

生境分布

生长于海拔 800 ~ 1200 m 的山坡、山谷沟底或荒野疏林及灌木丛内。全国大部分地区均产。分布于四川、陕西、河南、山东、河北等省区，以山东产者质优。

采收加工

夏、秋二季果实成熟时采摘果实或收集果核，除去果肉和核壳，取出种子，晒干。以秋季采者质佳。

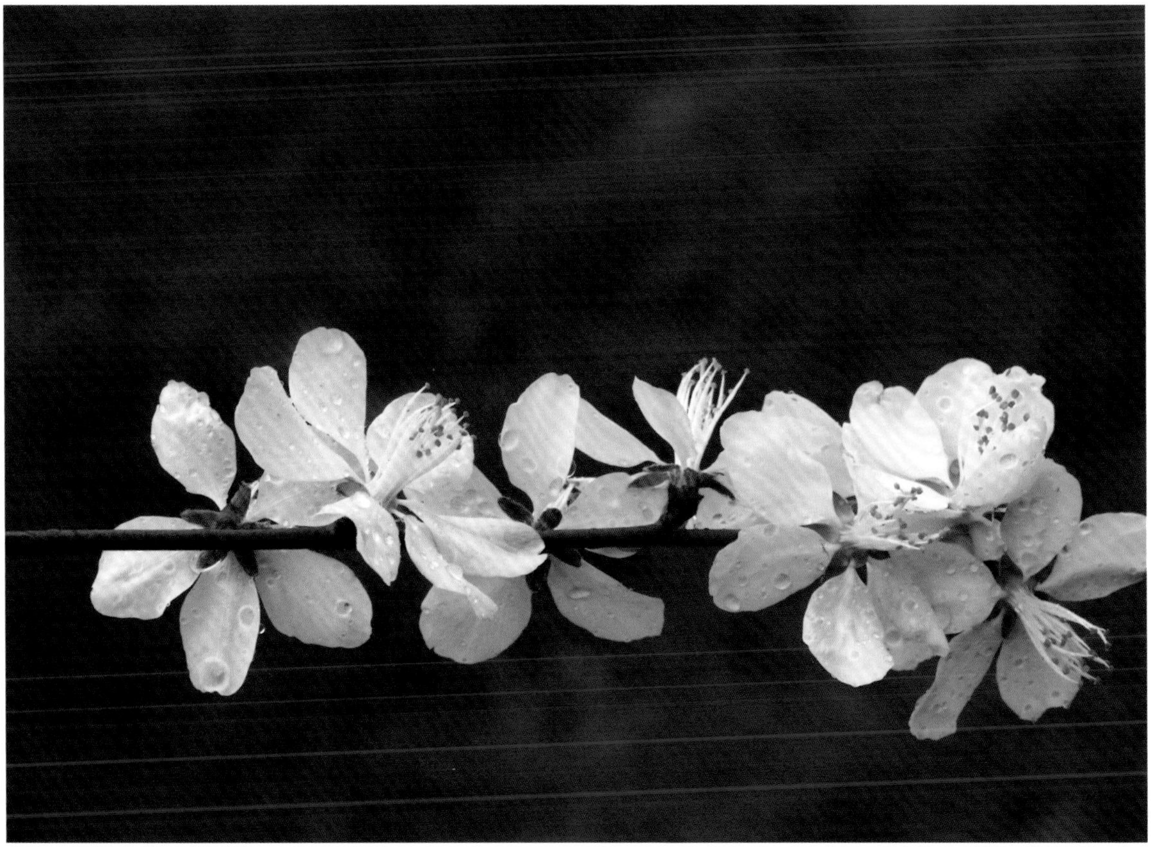

桃

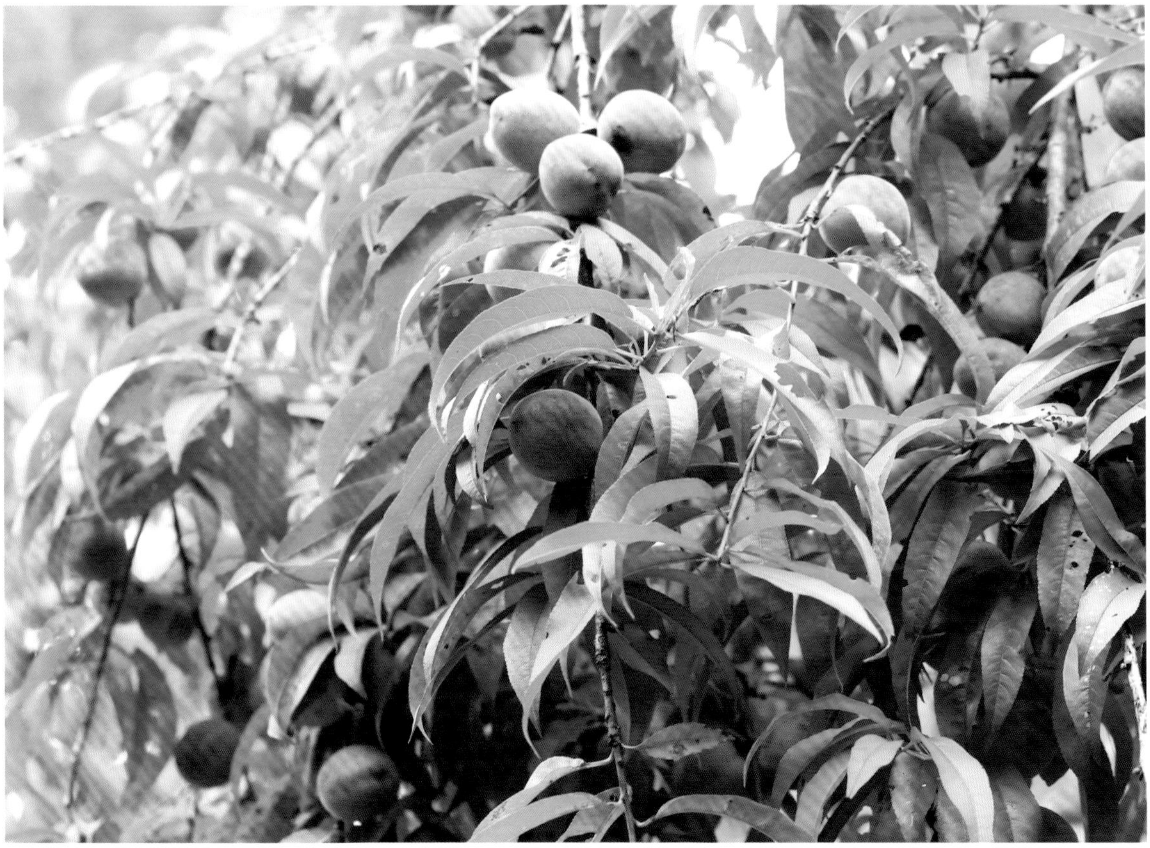

桃

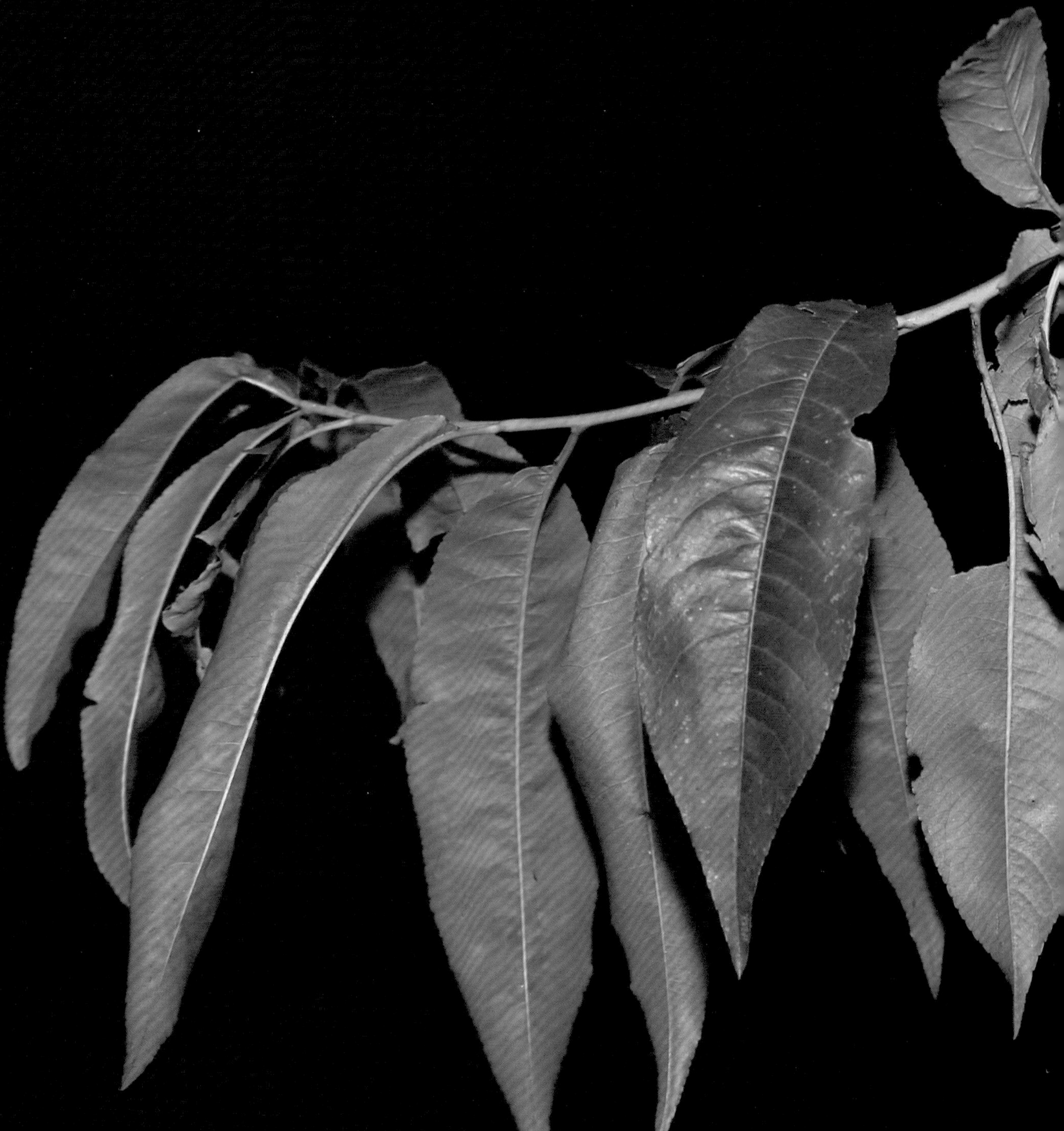

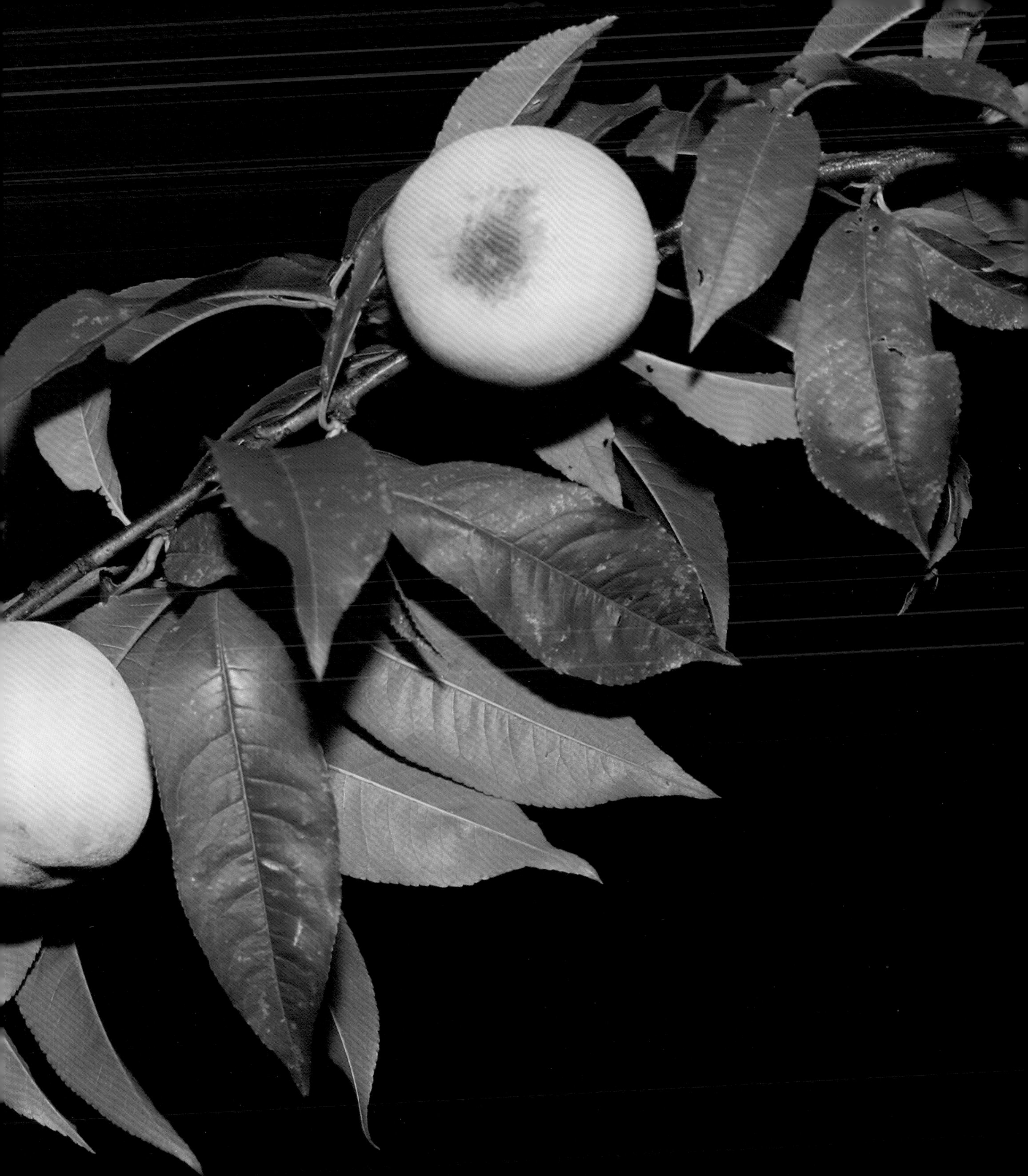

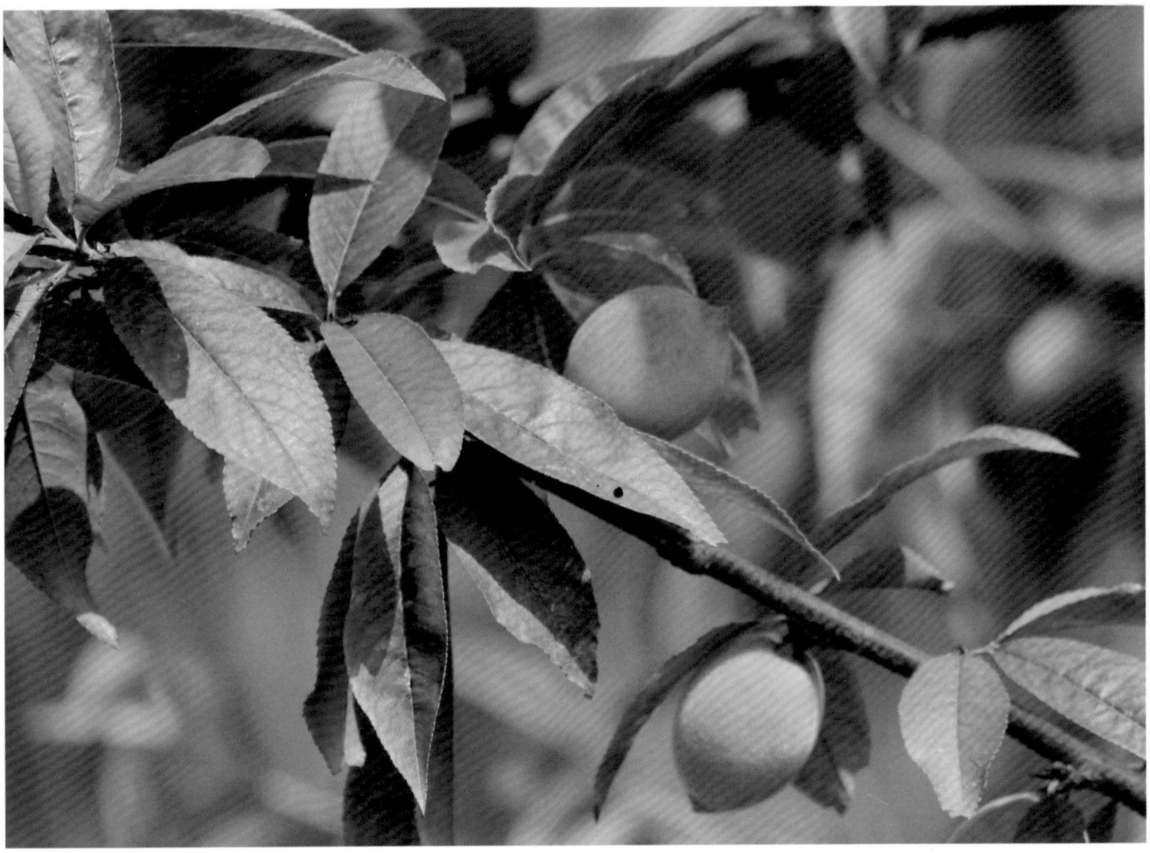

桃

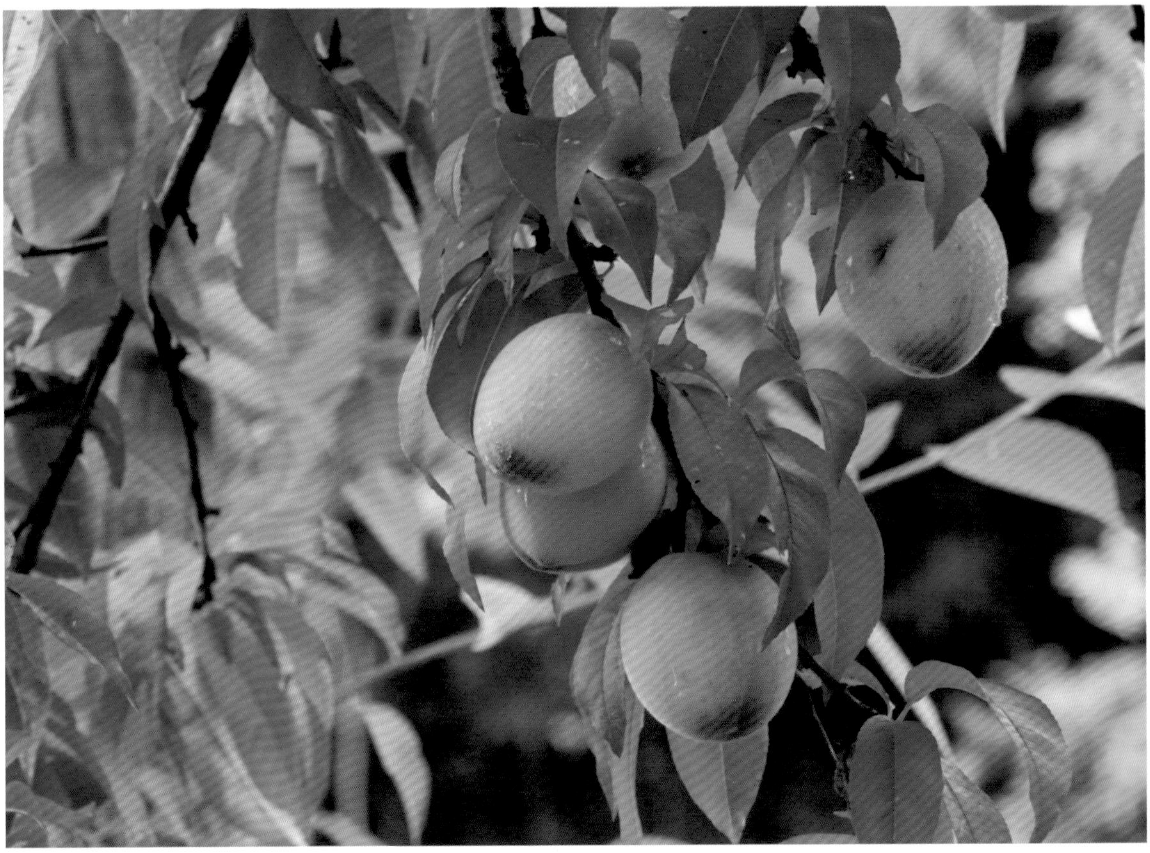

桃

药材鉴别

本品干燥种子呈扁平长卵形，长 1 ~ 1.6 cm，宽 0.8 ~ 1 cm，外表红棕色或黄棕色，有纵皱。先端尖，中间膨大，基部钝圆而扁斜，自底部散出多数脉纹，脐点位于上部边缘上，深褐色，棱线状微突起。种皮菲薄，质脆；种仁乳白色，富含油脂，2 子叶之结合面有空隙。气微弱，味微苦。以颗粒均匀、饱满、整齐、不破碎者为佳。

功效主治

破血行瘀，润燥滑肠。主治经闭，癥瘕，热病蓄血，风痹，疟疾，跌打损伤，瘀血肿痛，血燥便秘。

药理作用

本品促进初产妇子宫收缩；有抗凝及较弱的溶血作用，对血流阻滞、血行障碍有改善作用；能增加脑血流量，扩张兔耳血管；对呼吸中枢呈镇静作用；脂肪油有润肠缓下作用。本品水提取物能抑制小鼠血清中的皮肤过敏抗体及鼷鼠脾溶血性细胞的产生。

用法用量

内服：5 ~ 10 g，煎服，宜捣碎入煎。

民族药方

1．高血压、脑血栓形成有热象者 桃仁 10 g，决明子 12 g，蜂蜜适量。以适量水煎，加蜂蜜冲服，代茶频饮。

2．习惯性流产 桃仁 15 g，益母草 60 g。煎水取汁，代茶饮。

3．小儿百日咳恢复期 桃仁 15 g，党参 9 g。煎水取药汁，每日 1 剂，分 1 ~ 2 次食用。

4．精神病 桃仁 12 g，大黄（后下）21 g，芒硝（冲）15 g，甘草 6 g，桂枝 3 g。水煎服。

5．子宫内膜炎，宫颈炎，附件炎 桃仁 20 g，繁缕 100 ~ 150 g，牡丹皮 15 g。煎水去渣，每日分 2 次服。

6．小儿支气管哮喘 桃仁 60 g，杏仁 6 g，栀子 18 g，胡椒 3 g，糯米 4.5 g。共研为末，蛋清调匀，呈软面团状，分 4 份，用不透水的塑料薄膜包之，双侧涌泉穴及足背相对处各敷 1 份，12 小时去药，隔 12 小时再用药，一般 1 ~ 3 次可缓解。

7．经闭，痛经 桃仁、延胡索各 15 g，土鳖虫 10 g，丹参 25 g，赤芍、香附各 20 g。水煎服。

使用注意

孕妇及血虚者忌用；便溏者慎用。本品有小毒，不可过量。

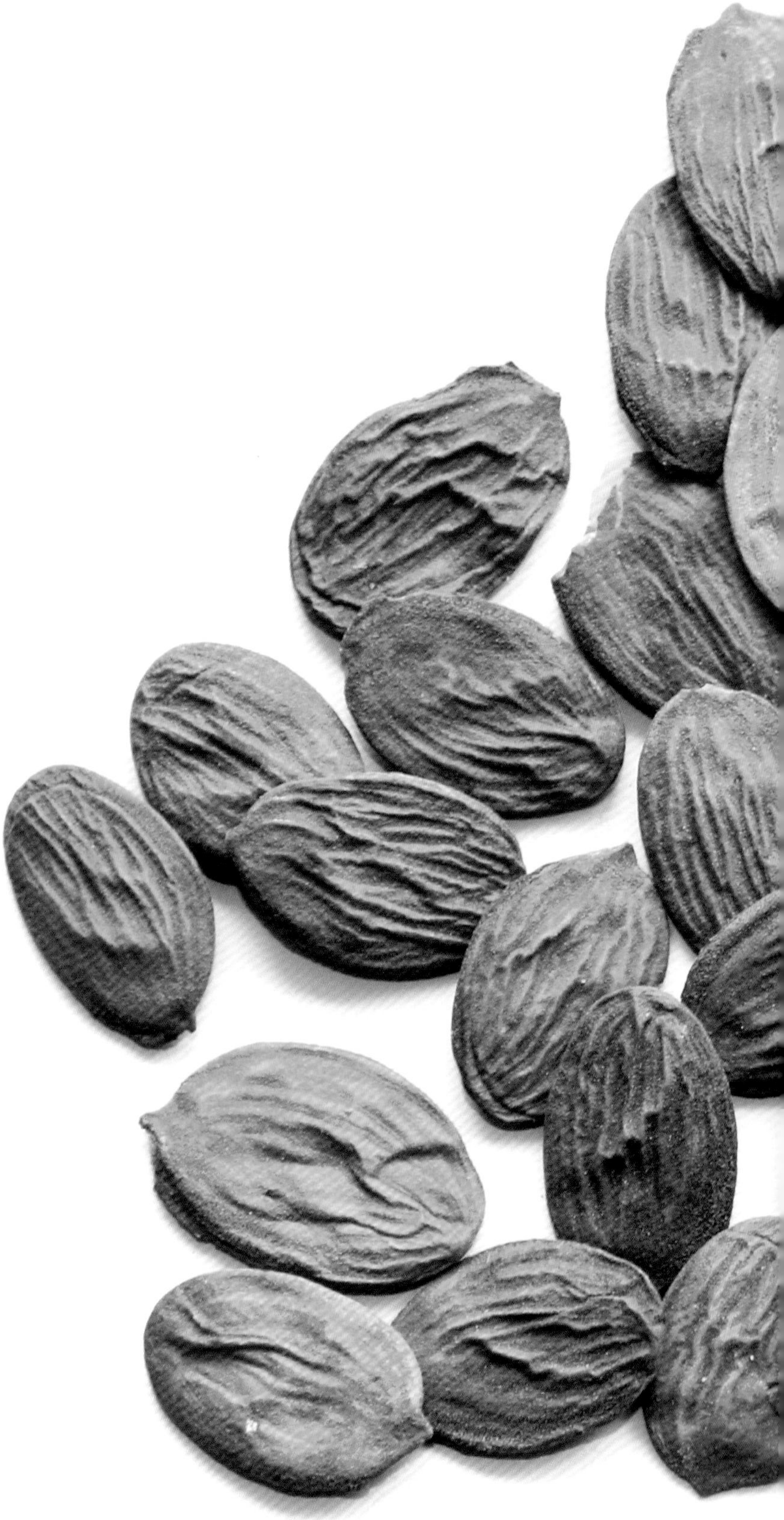

桃仁

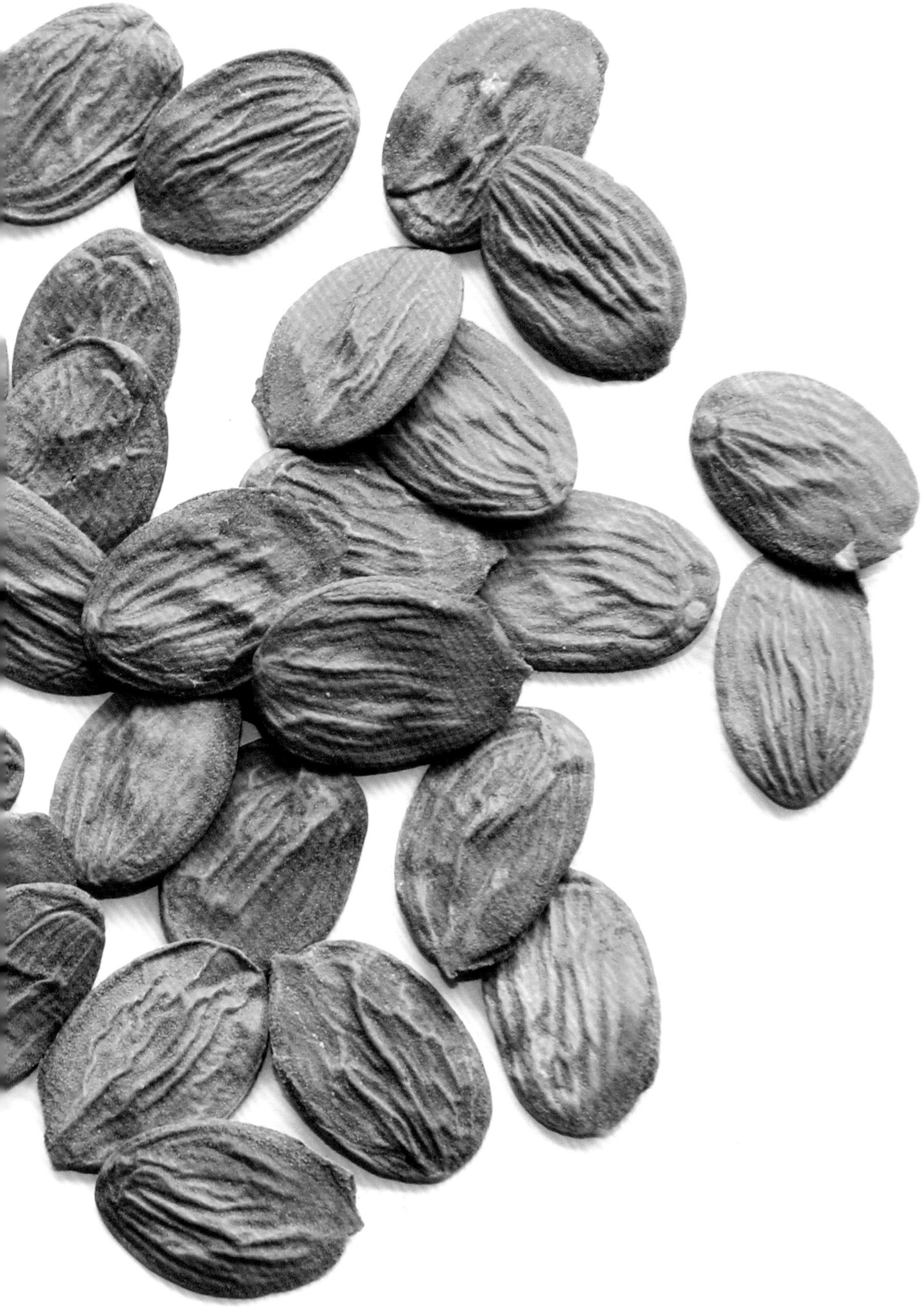

桃仁饮片

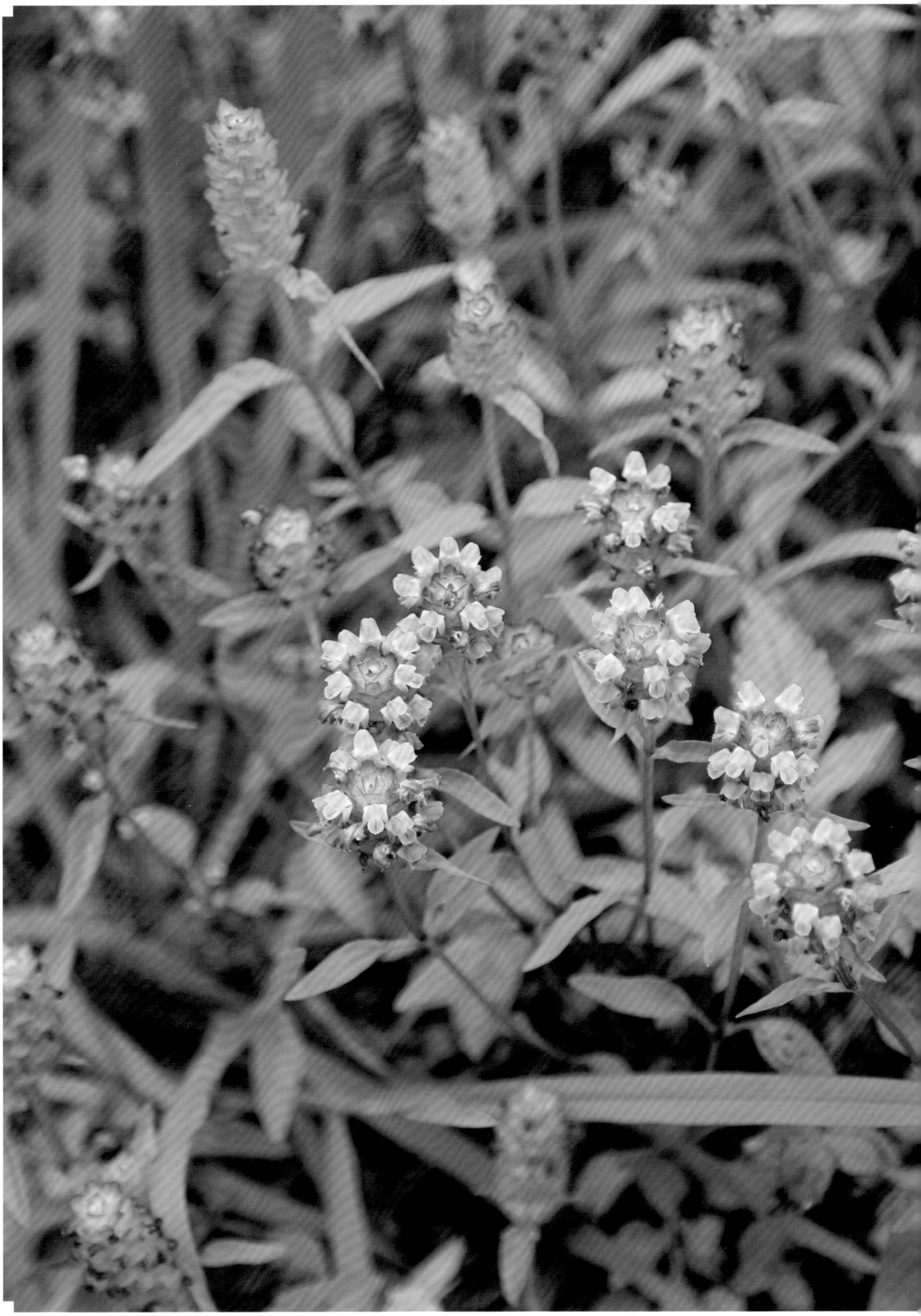

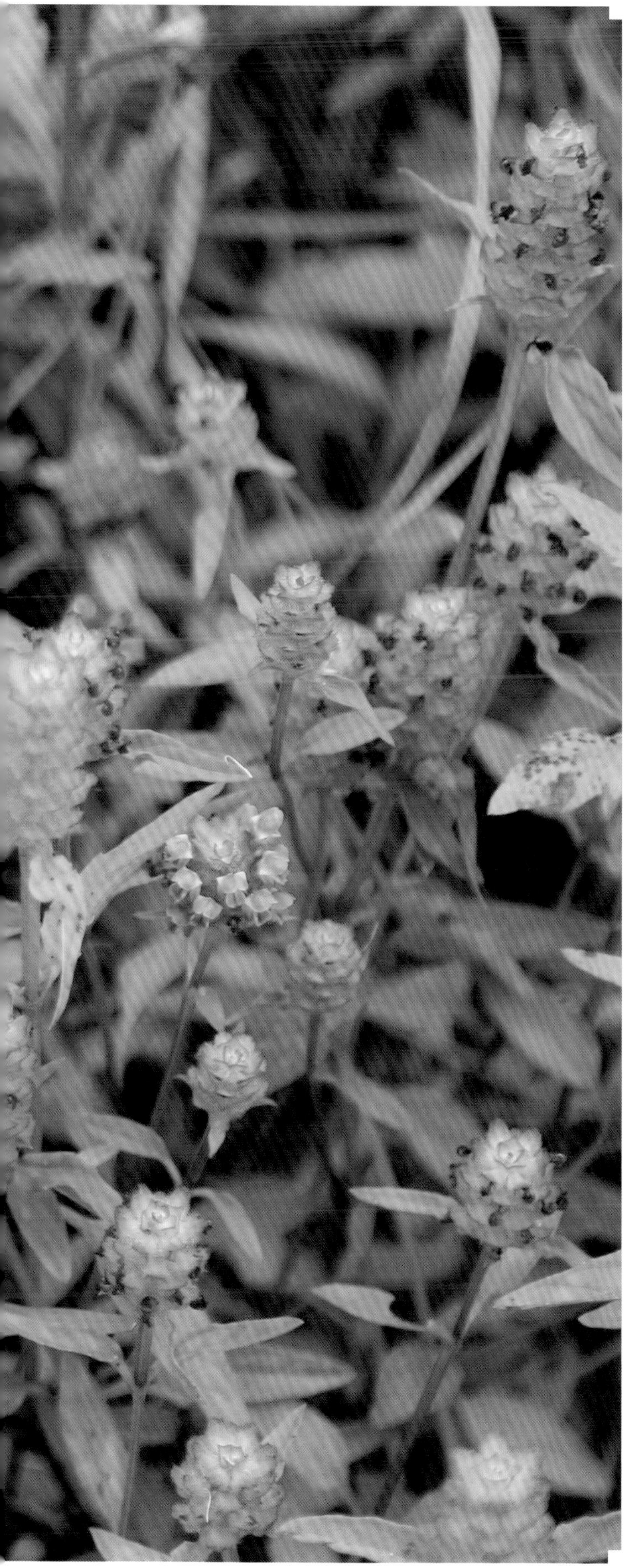

夏枯草

【壮药名】涯雅结。

【别　名】棒槌草、铁色草、大头花、夏枯头、枯草穗、棒槌草、锣锤草、广谷草。

【来　源】本品为唇形科多年生草本植物夏枯草 *Prunella vulgaris* L. 的干燥果穗。

【性味归经】辛、苦，寒。归肝、胆经。

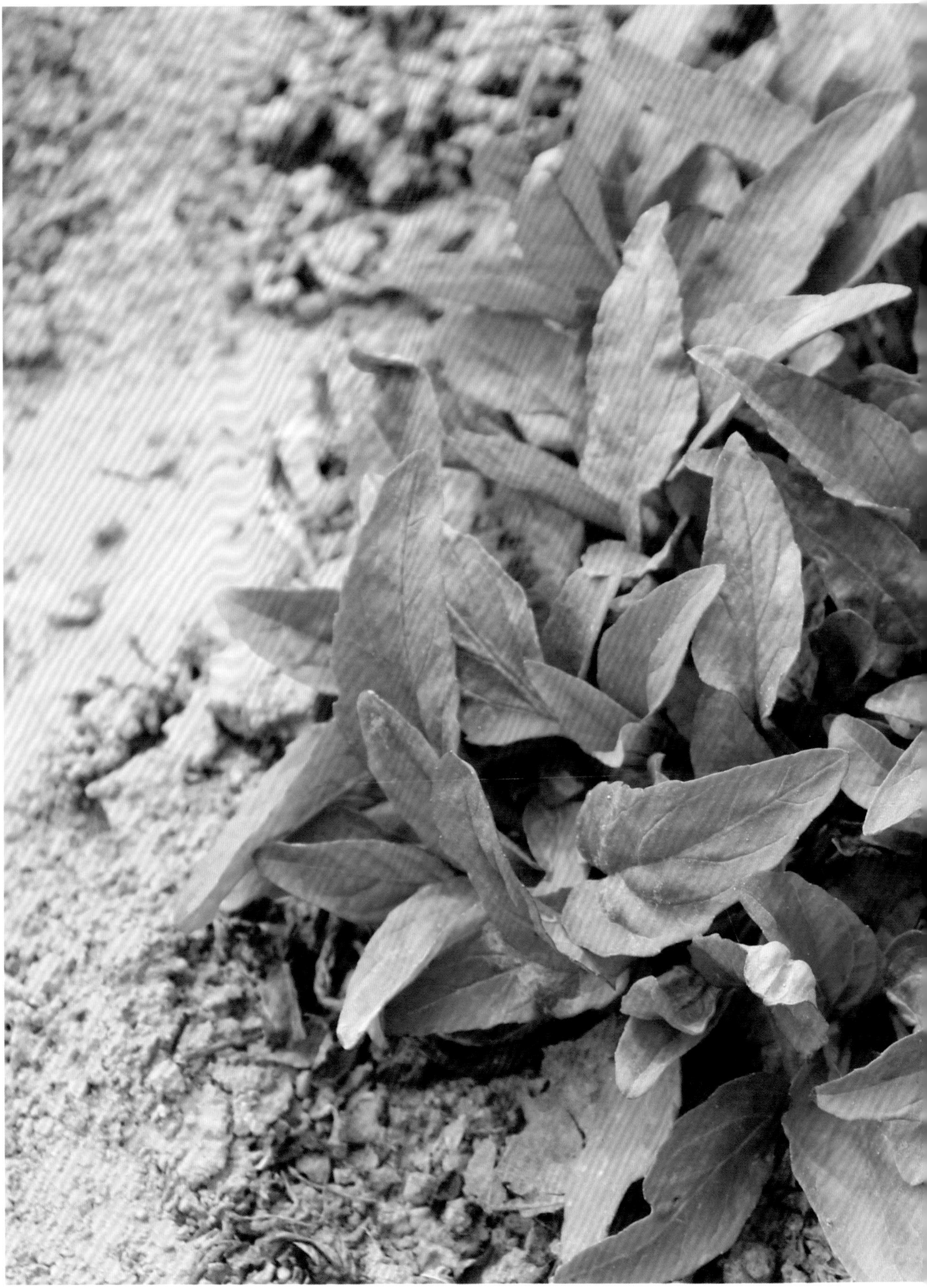

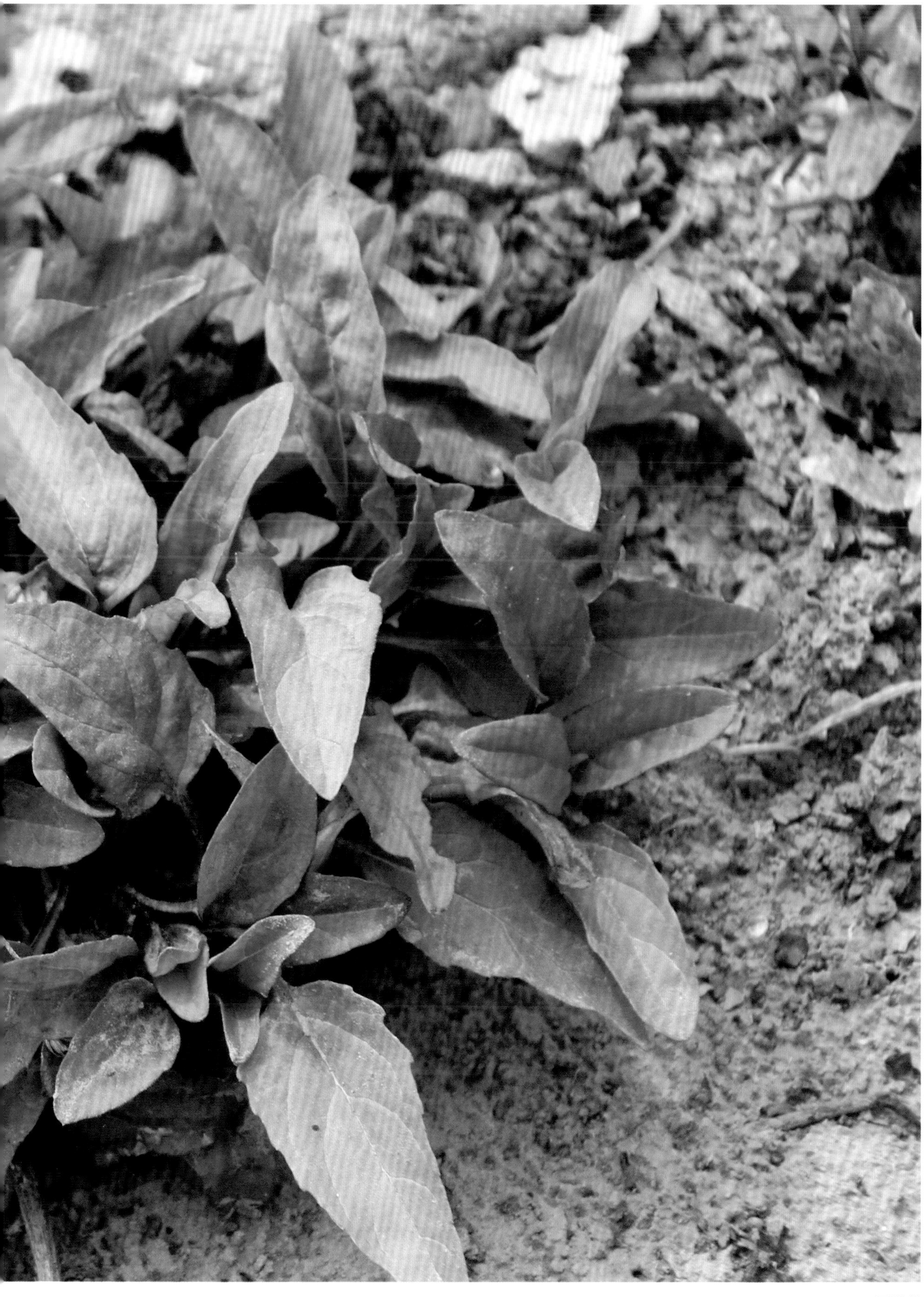

夏枯草

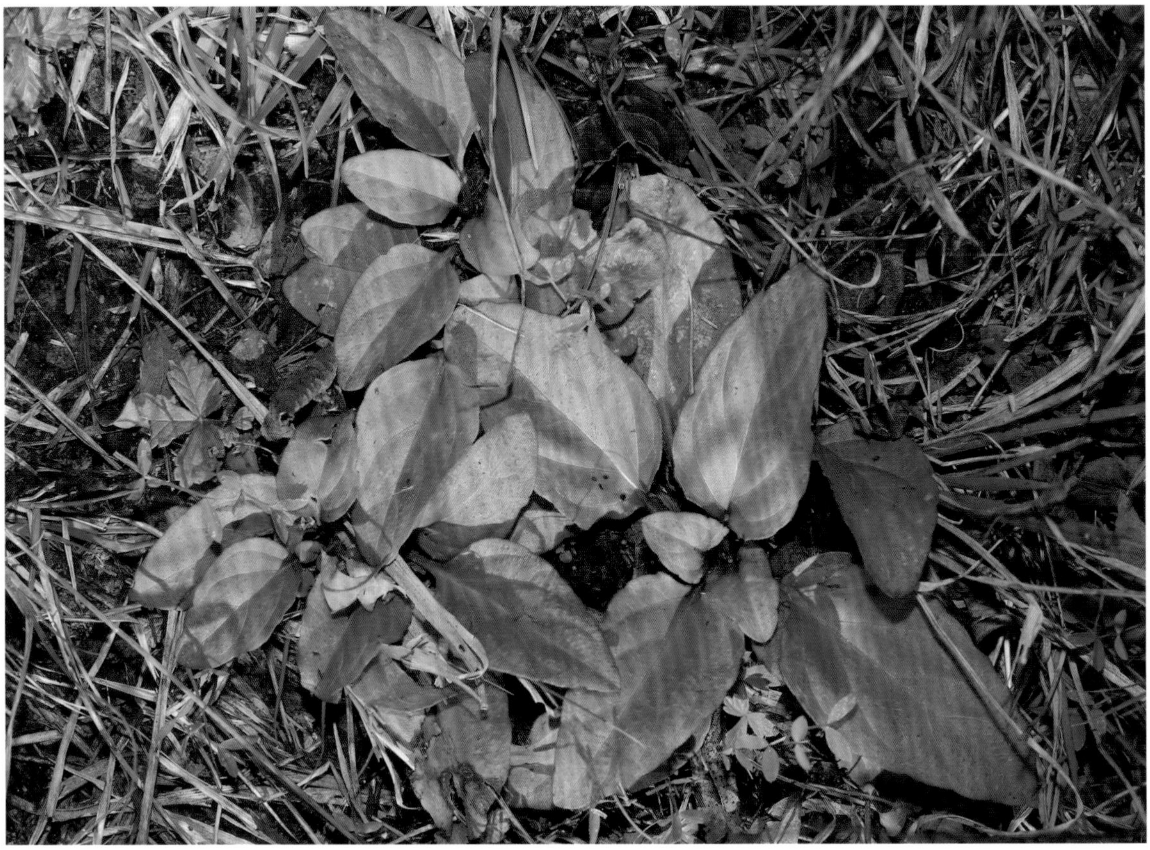

夏枯草

识别特征

多年生草本。茎方形，基部匍匐，高约 30 cm，全株密生细毛。叶对生，近基部的叶有柄，上部叶无柄；叶片椭圆状披针形，全缘，或略有锯齿。轮伞花序顶生，呈穗状；苞片肾形，基部截形或略呈心形，顶端突成长尾状渐尖形，背面有粗毛；花萼唇形，前方有粗毛，后方光滑，上唇呈长椭圆形，3 裂，两侧扩展呈半披针形，下唇 2 裂，裂片三角形，先端渐尖；花冠紫色或白色，唇形，下部管状，上唇作风帽状，2 裂，下唇平展，3 裂；雄蕊 4，2 强，花丝顶端分叉，其中一端着生花药；子房 4 裂，花柱丝状。小坚果褐色，呈长椭圆形，具 3 棱。花期 5—6 月，果期 6—7 月。

生境分布

均为野生，多生长于路旁、草地、林边。分布于浙江、江苏、安徽、河南等省区。

采收加工

夏季当果穗半枯时采收，晒干入药。

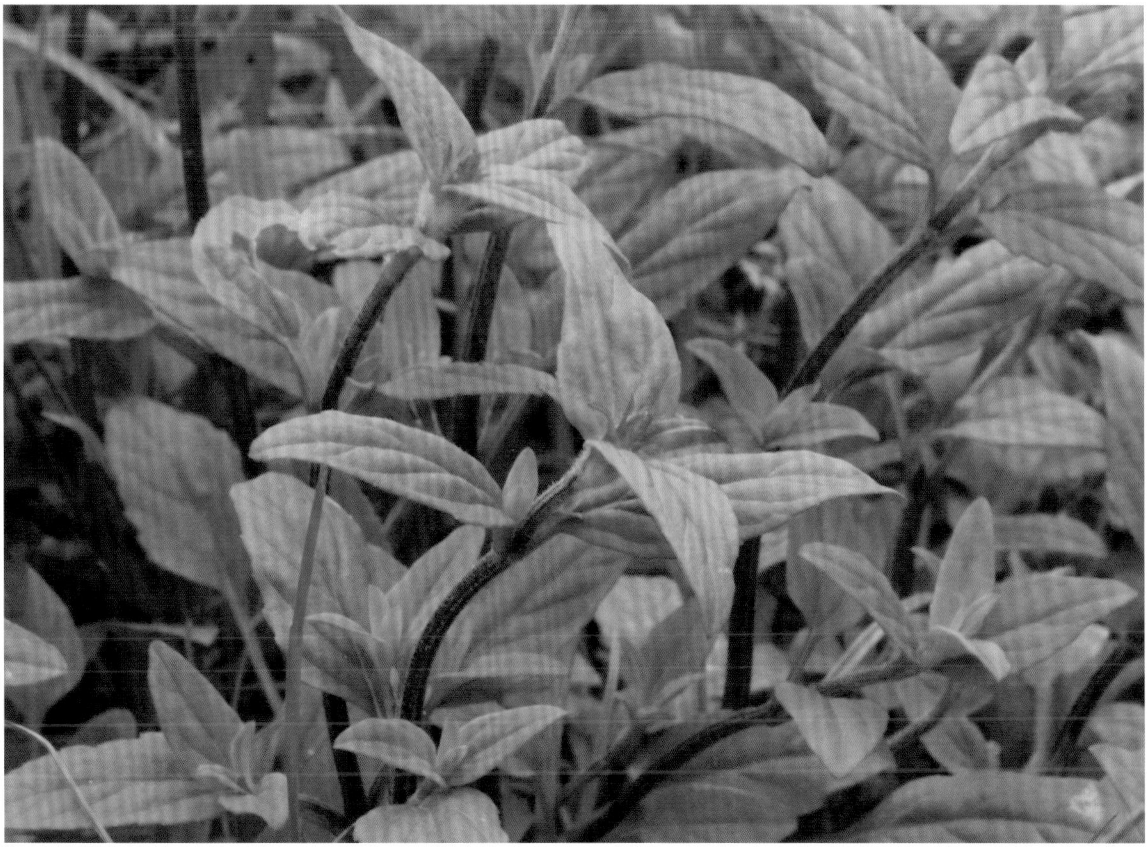

夏枯草

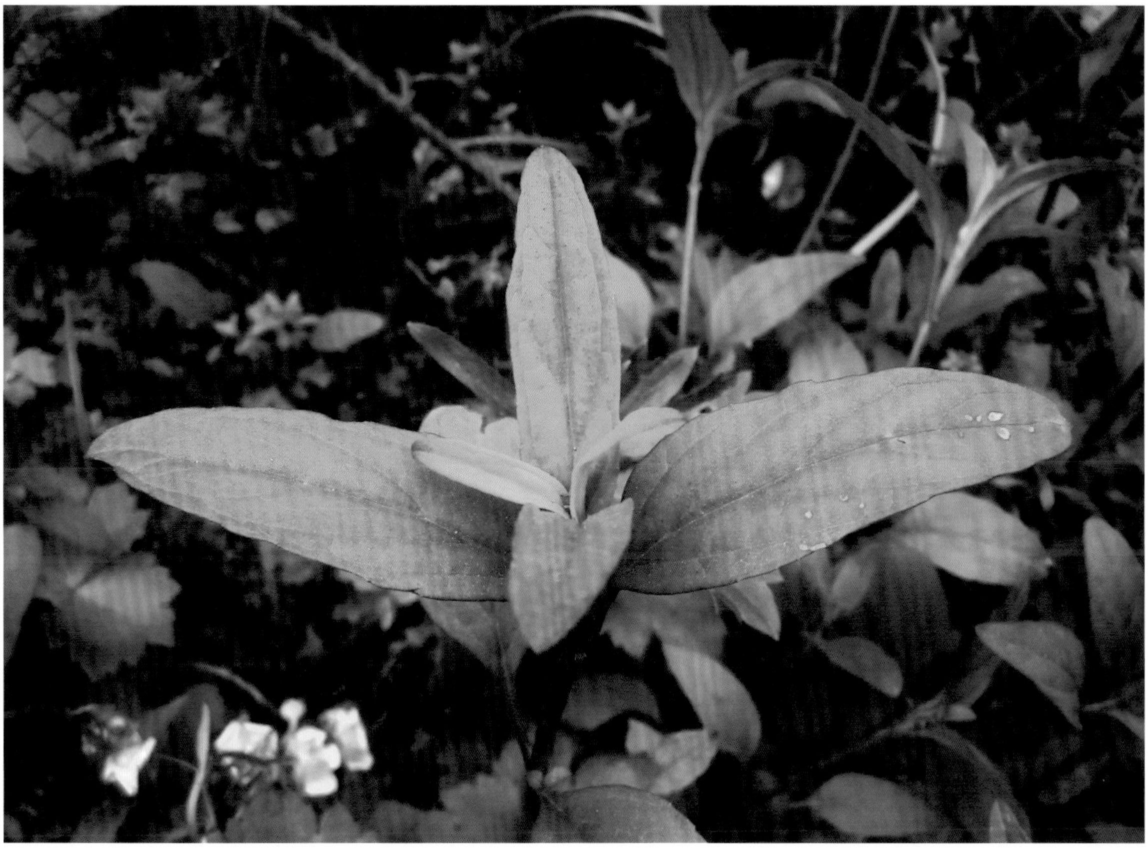

夏枯草

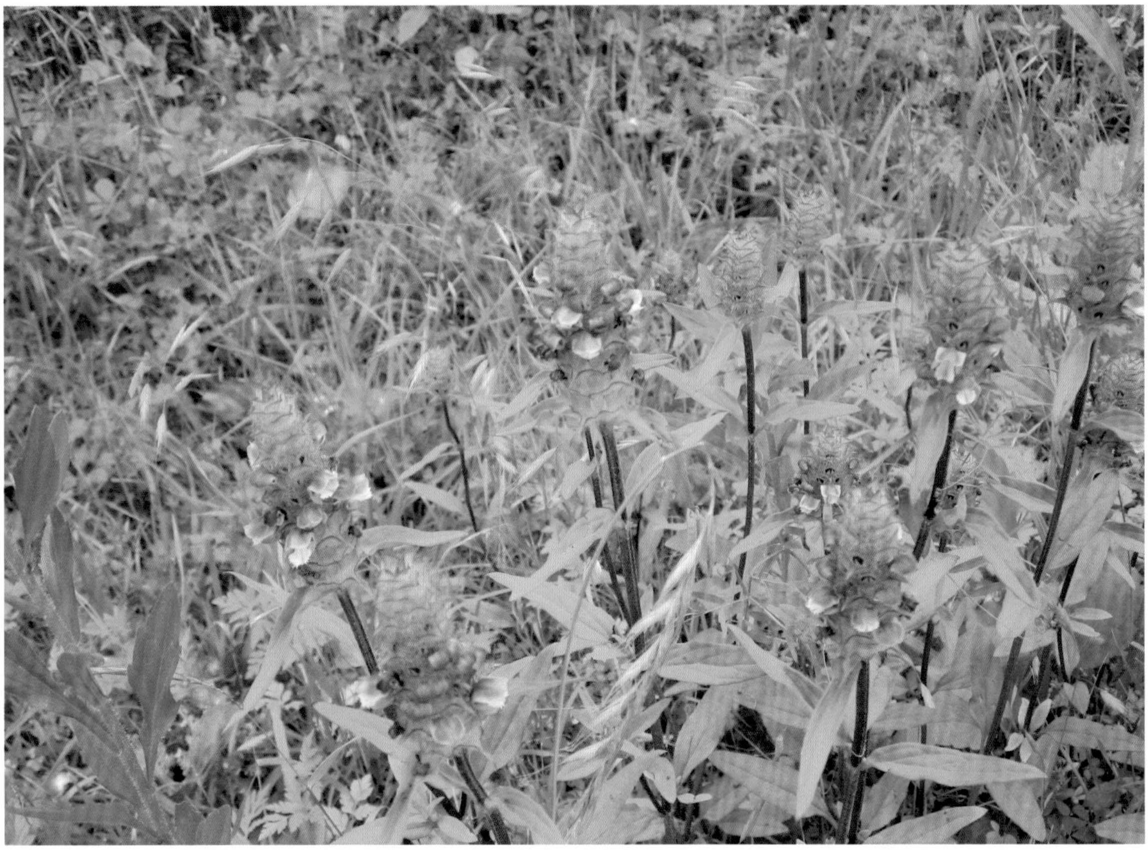

夏枯草

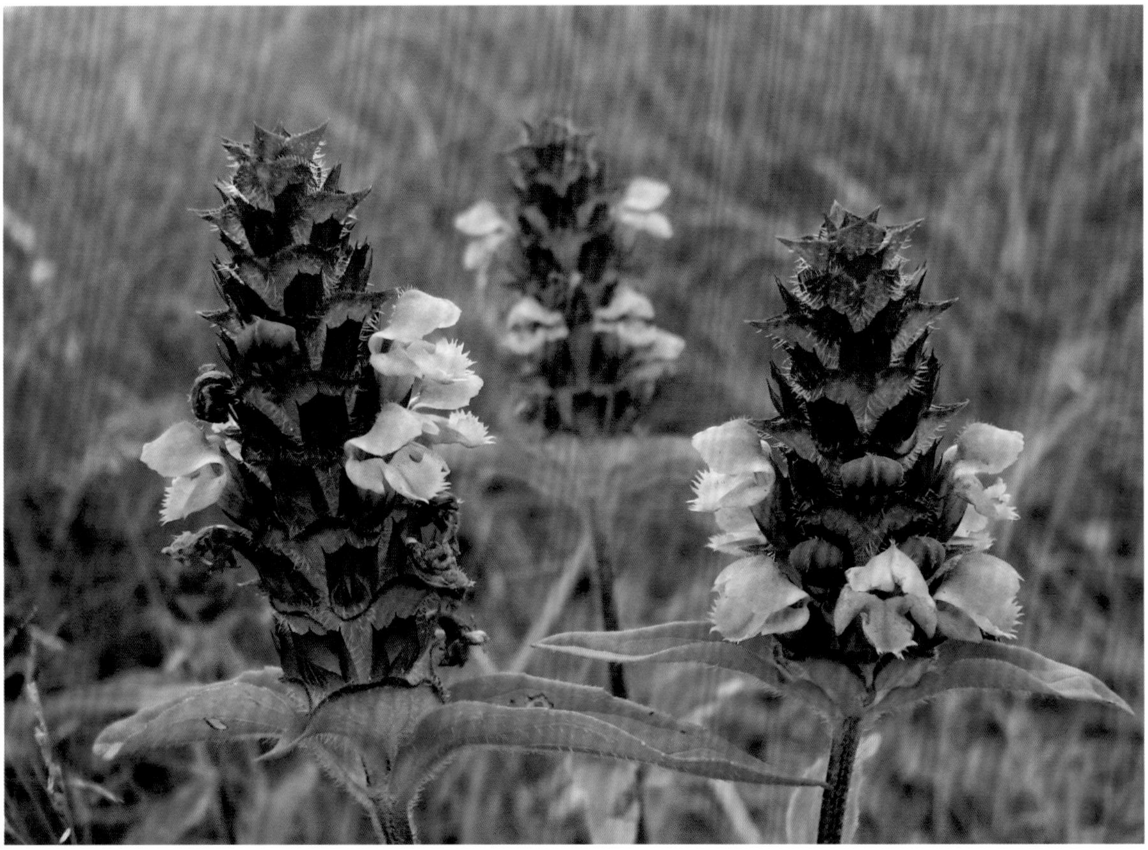

夏枯草

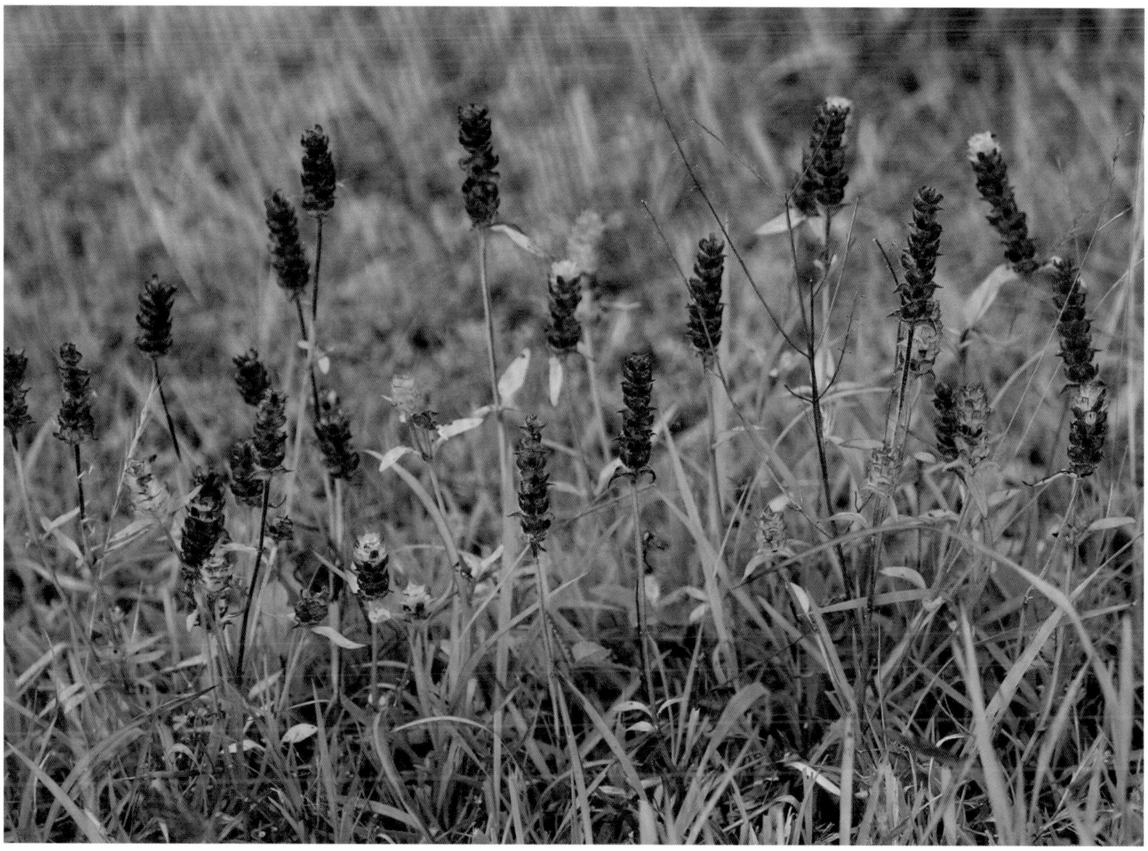

夏枯草

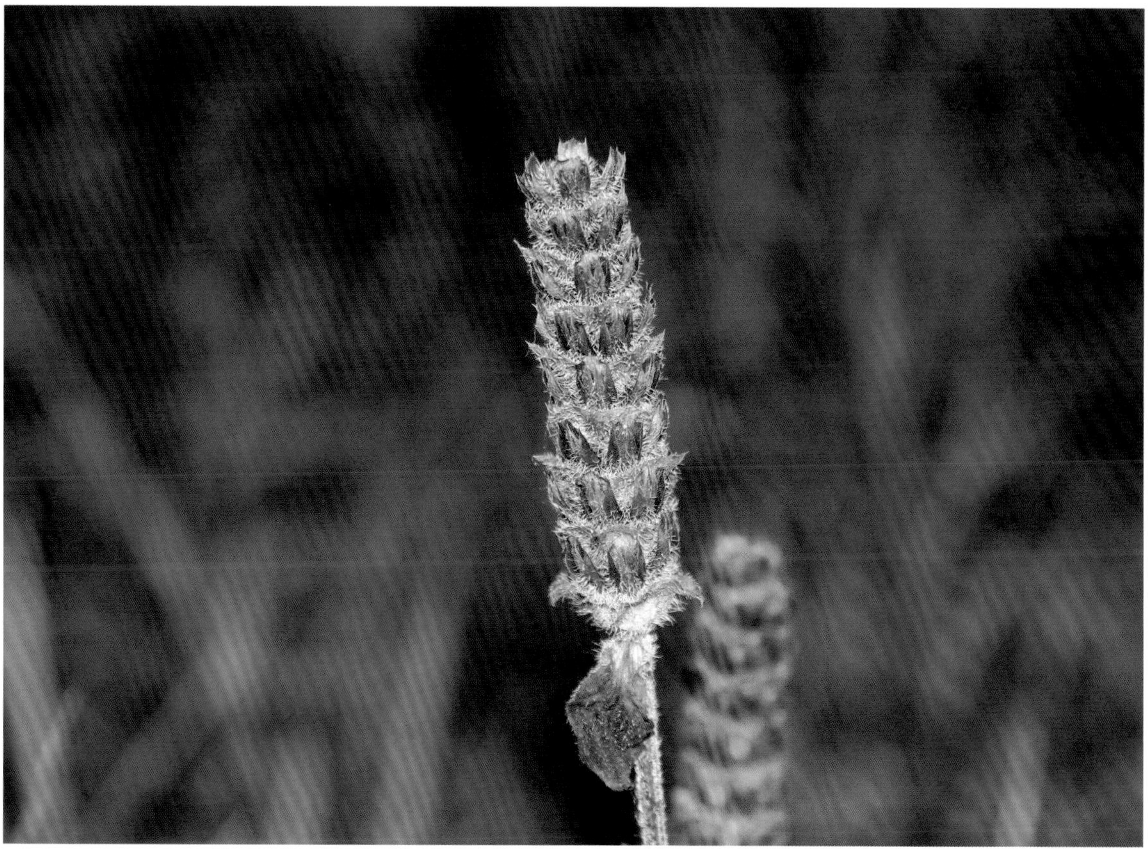

夏枯草

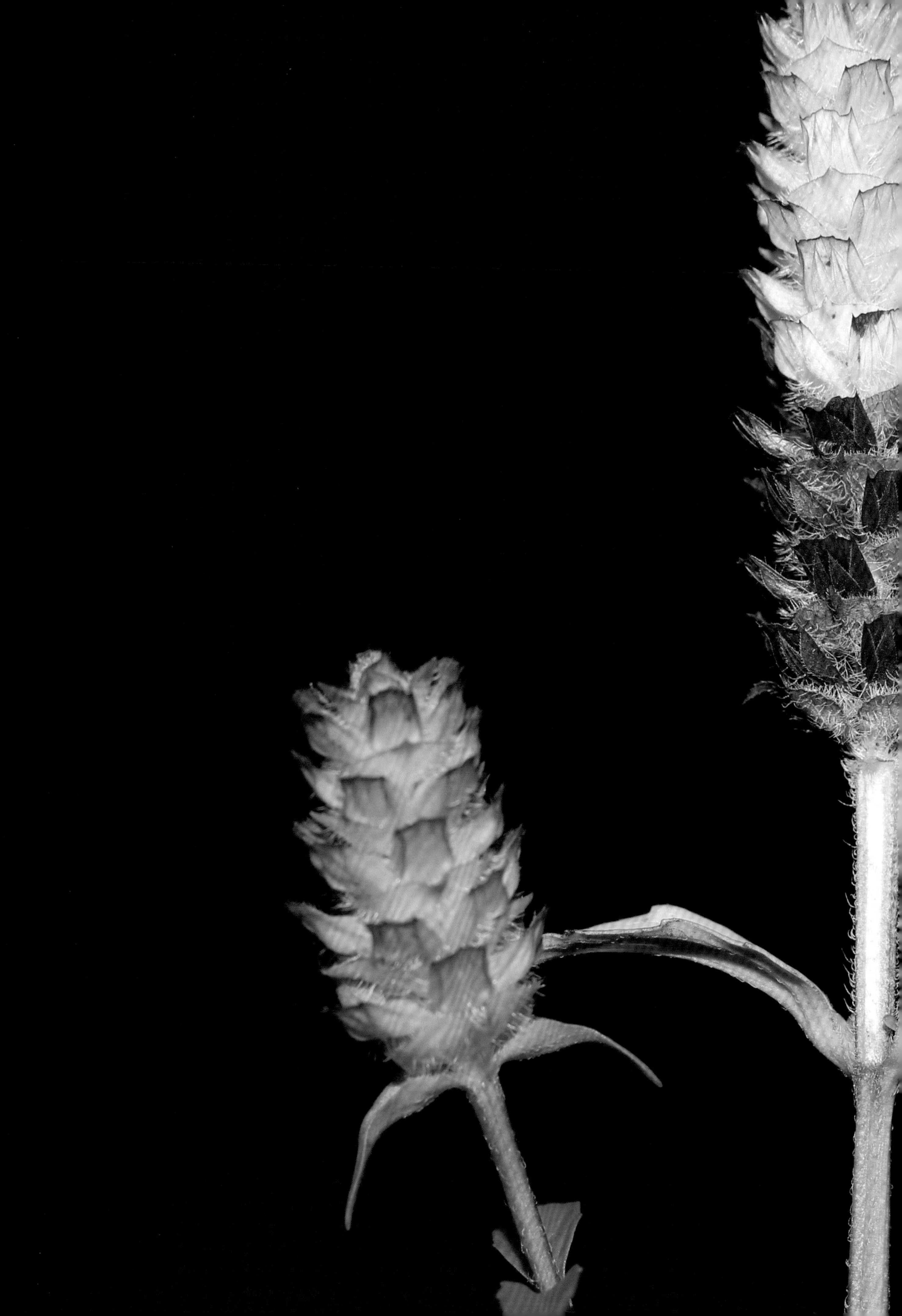

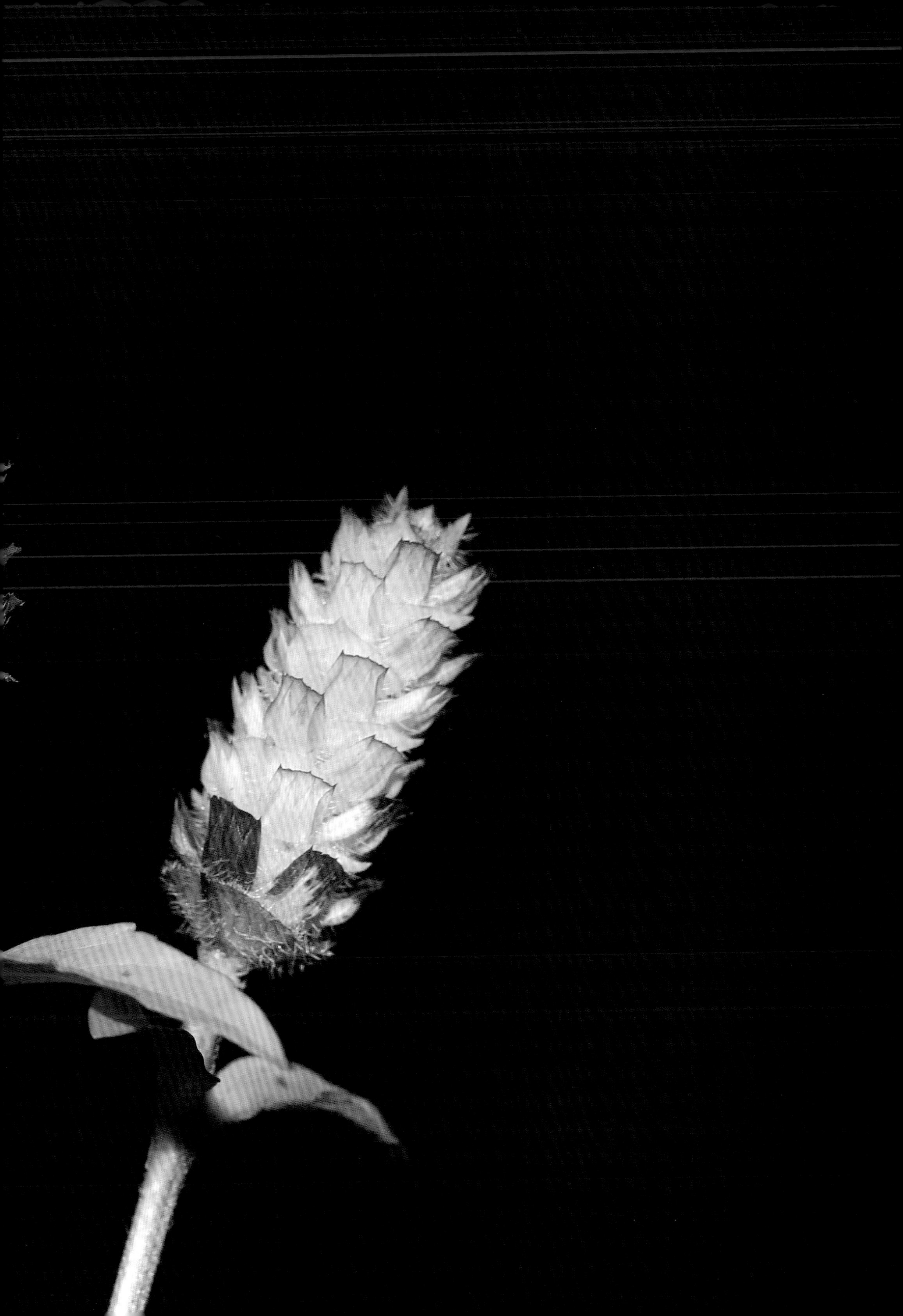

药材鉴别

本品干燥果穗呈长圆柱形或宝塔形，长 2.5 ~ 6.5 cm，直径 1 ~ 1.5 cm，棕色或淡紫褐色，宿萼数轮至十数轮，作覆瓦状排列，每轮有 5 ~ 6 个具短柄的宿萼，下方对生苞片 2 枚。苞片肾形，淡黄褐色，纵脉明显，基部楔形，先端尖尾状，背面生白色粗毛，宿萼唇形，上唇宽广，先端微 3 裂，下唇 2 裂，裂片尖三角形，外面有粗毛。花冠及雄蕊都已脱落。宿萼内有小坚果 4 枚，棕色，有光泽。体轻质脆，微有清香气，味淡。以色紫褐、穗大者为佳。

功效主治

清火，明目，散结，消肿。主治目赤肿痛，目珠夜痛，头痛眩晕，瘰疬，瘿瘤，乳痈肿痛；甲状腺肿大，淋巴结结核，乳腺增生，高血压。

用法用量

内服：10 ~ 15g，煎服；或熬膏服。

民族药方

1. 肝虚目痛（冷泪不止，畏光） 夏枯草 25 g，香附子 50 g。共研为末，茶汤调服，每次 5 g。

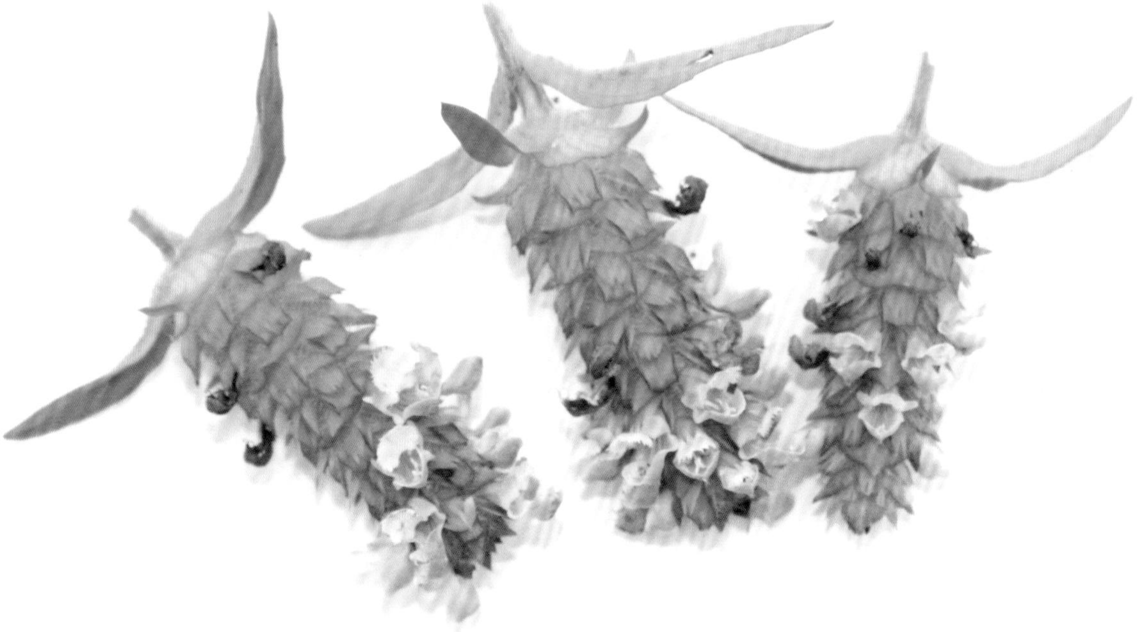

夏枯草药材

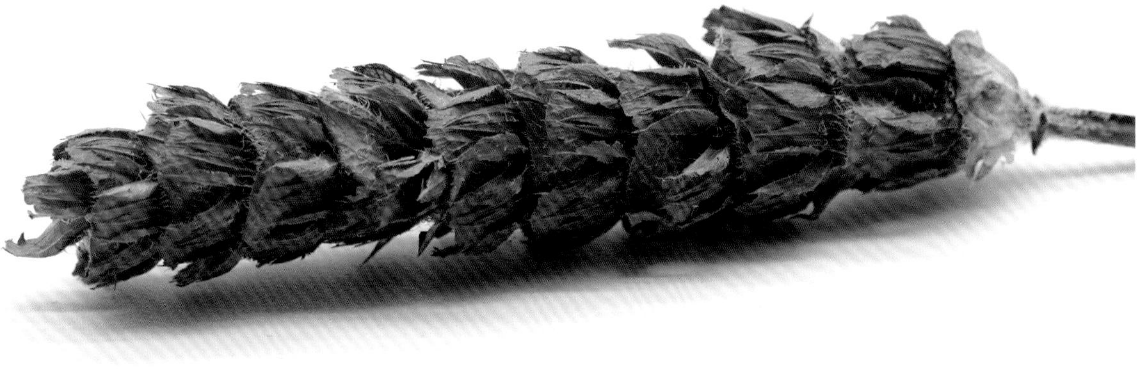

夏枯草药材

2．黄疸性肝炎 夏枯草、金钱草各 30 g，丹参 18 g。水煎服，分 3 次服，连服 7 ~ 15 日，未愈再服 7 日。

3．跌打伤，刀伤 夏枯草适量。在口中嚼碎后敷在伤处。

4．巩膜炎 夏枯草、野菊花各 30 g。水煎服，分 2 ~ 3 次服。

5．长期失眠 夏枯草 15 g，百合 30 g。煎水 2 次，混合两煎所得药汁，每日 1 剂，分次服。

6．急、慢性结膜炎 夏枯草、菊花各 18 g，栀子 15 g，蝉蜕 9 g，甘草 6 g。水煎服，每日 2 次。

7．喉癌 夏枯草、山豆根、龙葵各 30 g，嫩薄荷 3 g。煎水取药汁，每日 1 剂，分 2 次服。

8．小儿肺炎 鲜夏枯草、鲜青蒿各 30 g。共捣烂成糊状，敷于脐部。

9．慢性阑尾炎 夏枯草、红藤各 30 g，枳壳、木香各 15 g。煎水取药汁，口服，每日 1 剂。

10．妊娠期高血压疾病 夏枯草、决明子各 15 g，菊花 10 g。水煎取汁，加入白糖 15 g，煮沸即可，随量饮用。

使用注意

脾胃虚弱者慎用。

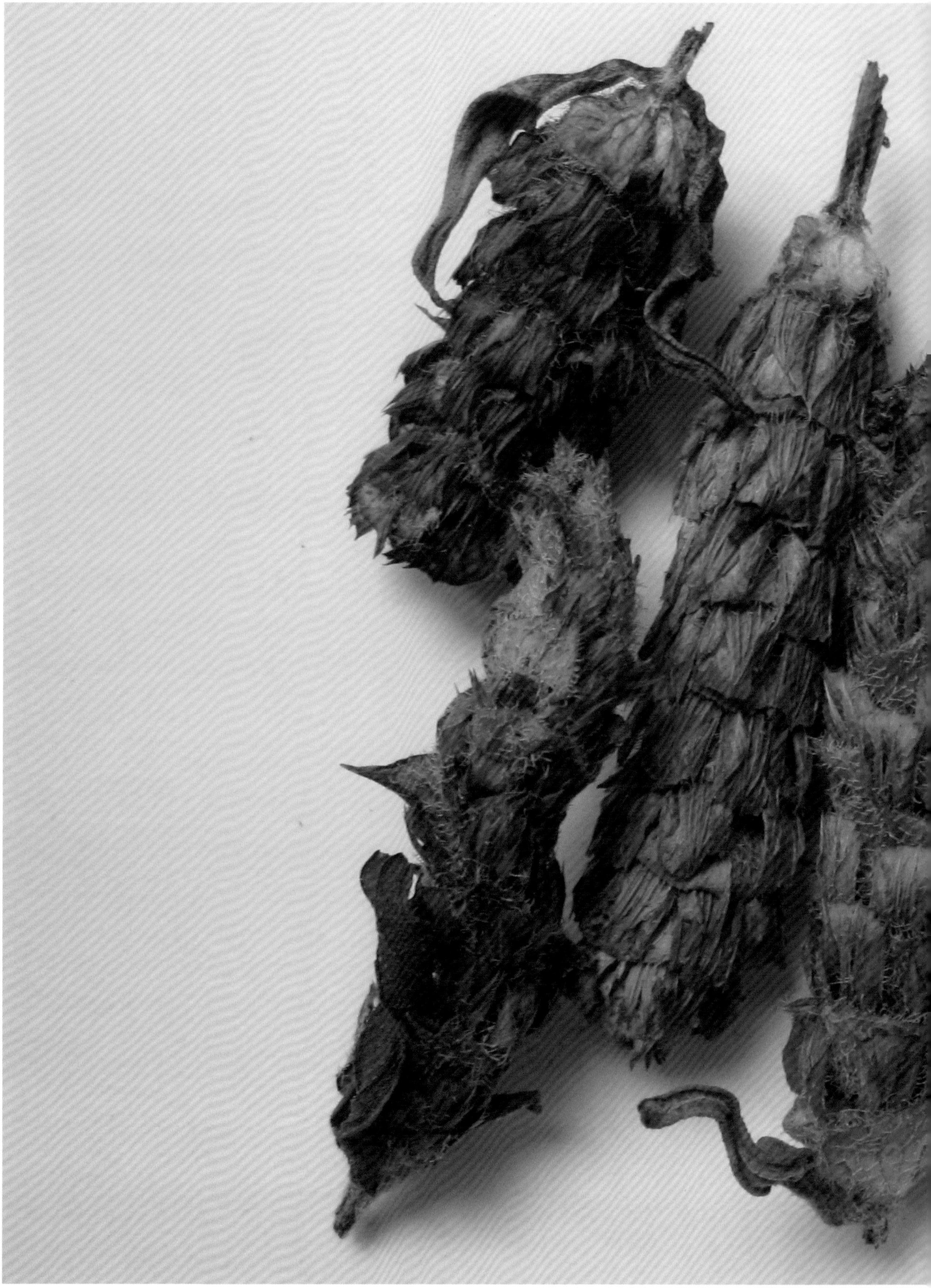

夏枯草饮片

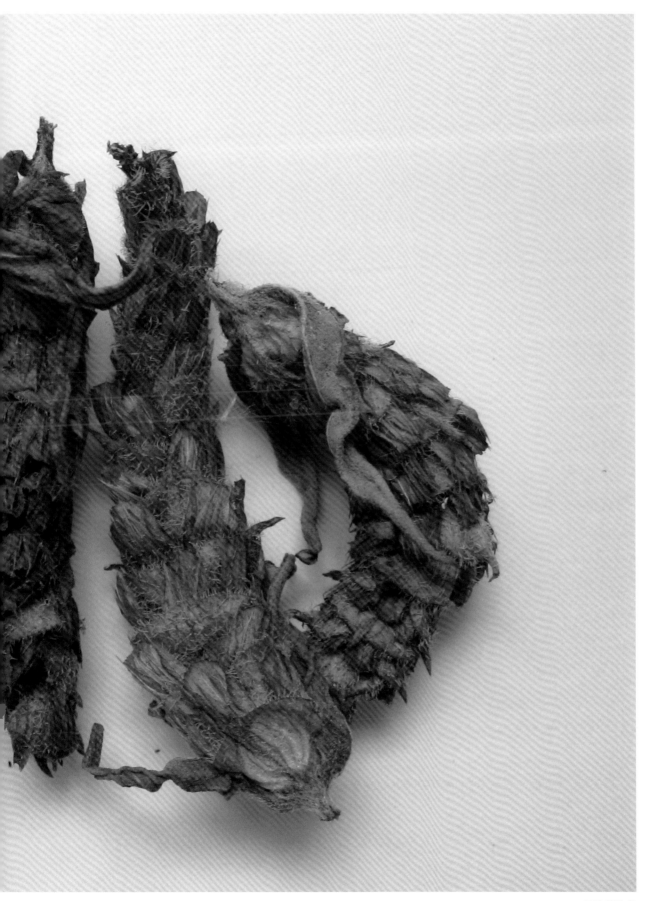

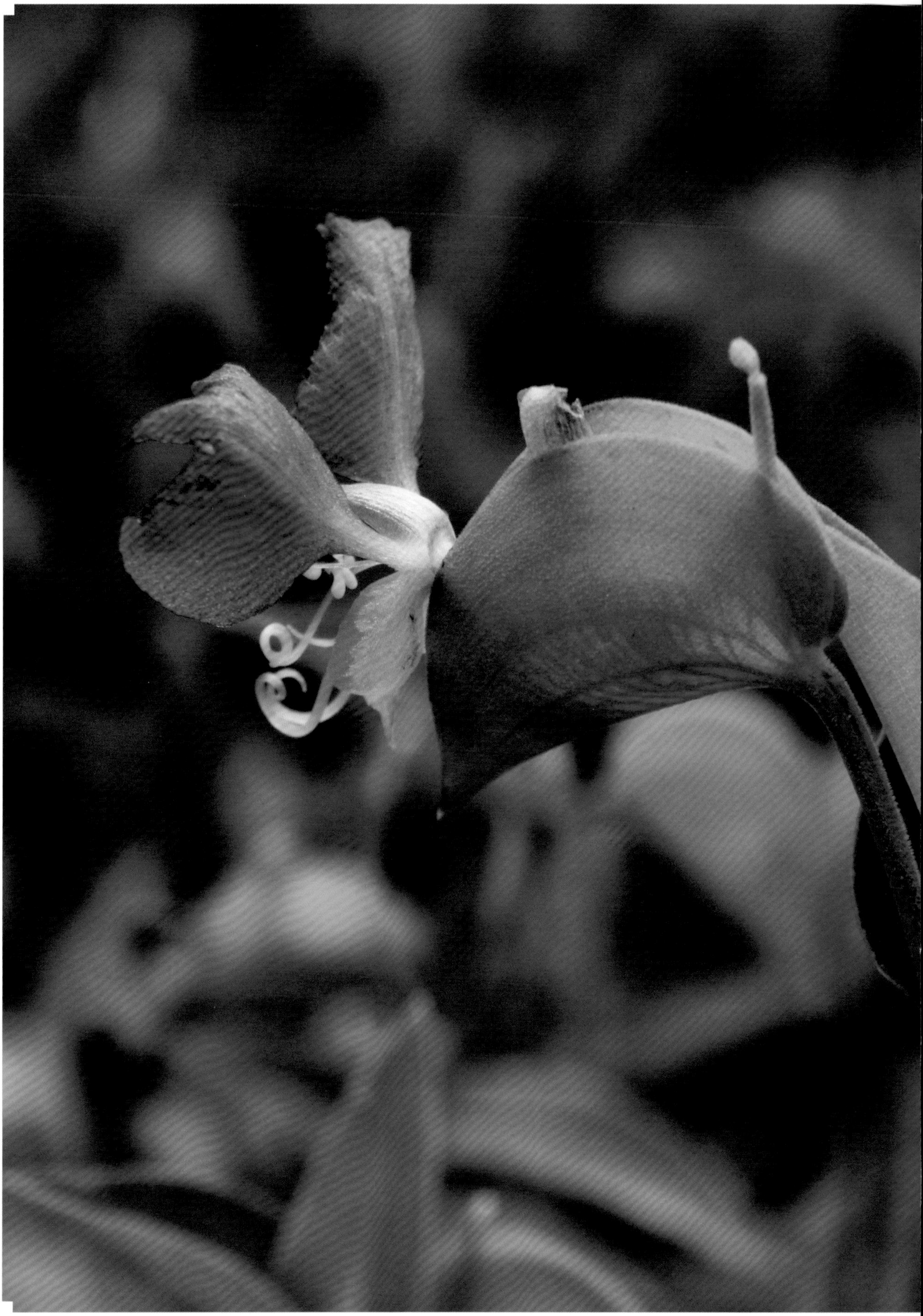

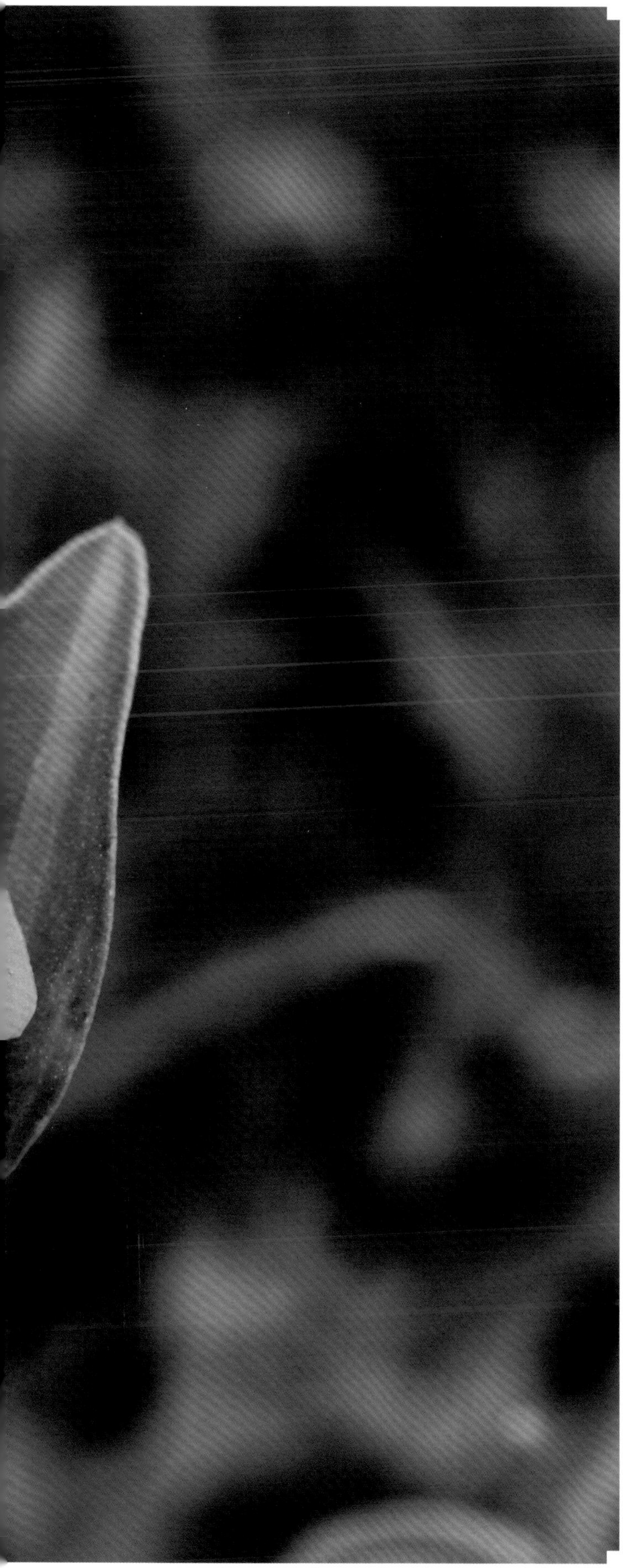

鸭跖草

【壮药名】牙网买。

【别　名】竹节菜、鸭鹊草、耳环草、蓝花菜、翠蝴蝶、桂竹草、蓝花水竹草。

【来　源】本品为鸭跖草科植物鸭跖草 *Commelina communis* L. 的干燥地上部分。

【性味归经】味甘，性寒。归肺、胃、小肠经。

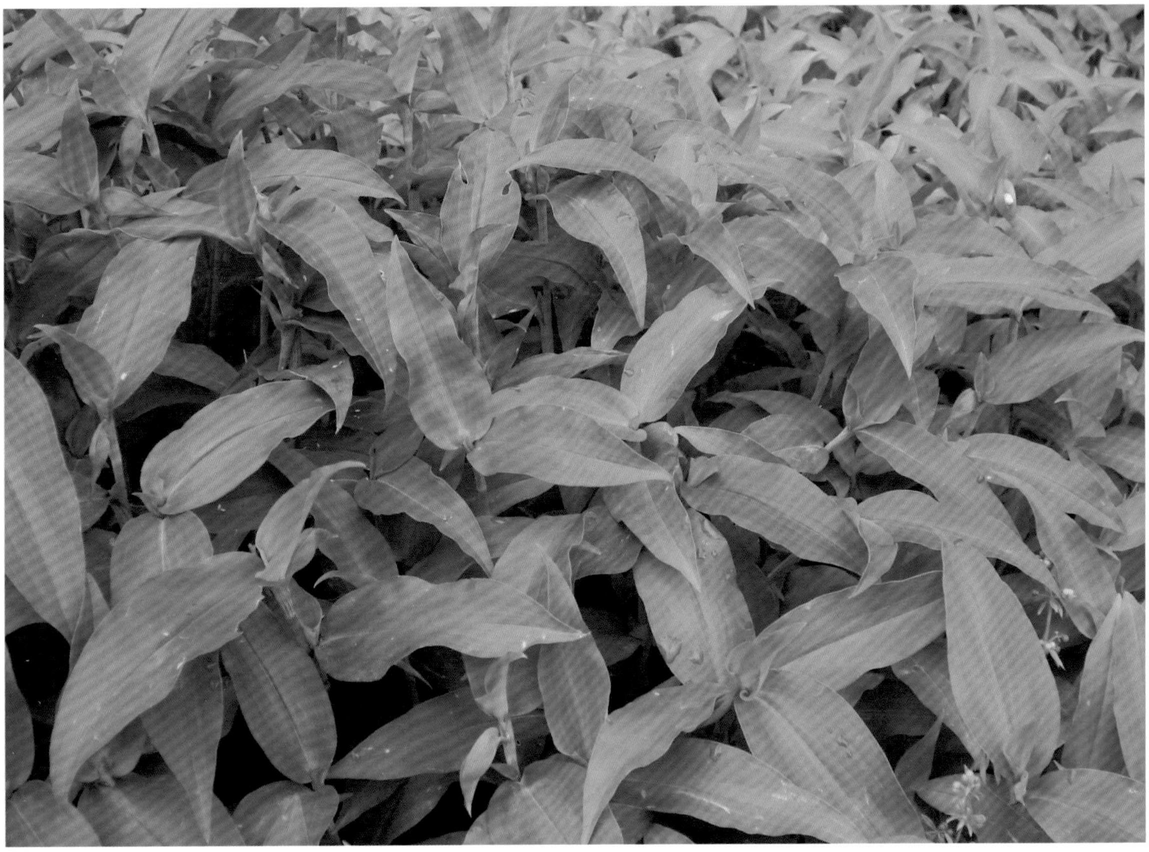

鸭跖草

识别特征

一年生草本植物，植株高 15 ~ 60 cm，多有须根。茎多分枝，具纵棱，基部匍匐，仅叶鞘及茎上部被短毛，茎下部匍匐生根，长达 1 m。叶披针形至卵状披针形，长 3 ~ 8 cm。总苞片佛焰状，有 1.5 ~ 4.0 cm 长的柄，与叶对生，心形，稍镰刀状弯曲，顶端短急尖，长近 2 cm，边缘常有硬毛；聚伞花序有花数朵，略伸出佛焰苞；萼片膜质，内有 2 枚常靠近或合生；花瓣深蓝色，有长爪；雄蕊 6 枚，3 枚能育而长，3 枚退化顶端呈蝴蝶状，花丝无毛。蒴果椭圆形，种子 4 枚。花期 7—9 月，果期 9—10 月。

生境分布

生长于谷溪、路边。分布于贵州、云南、四川等省区。

采收加工

6—7 月开花期采收全草，鲜用或阴干。

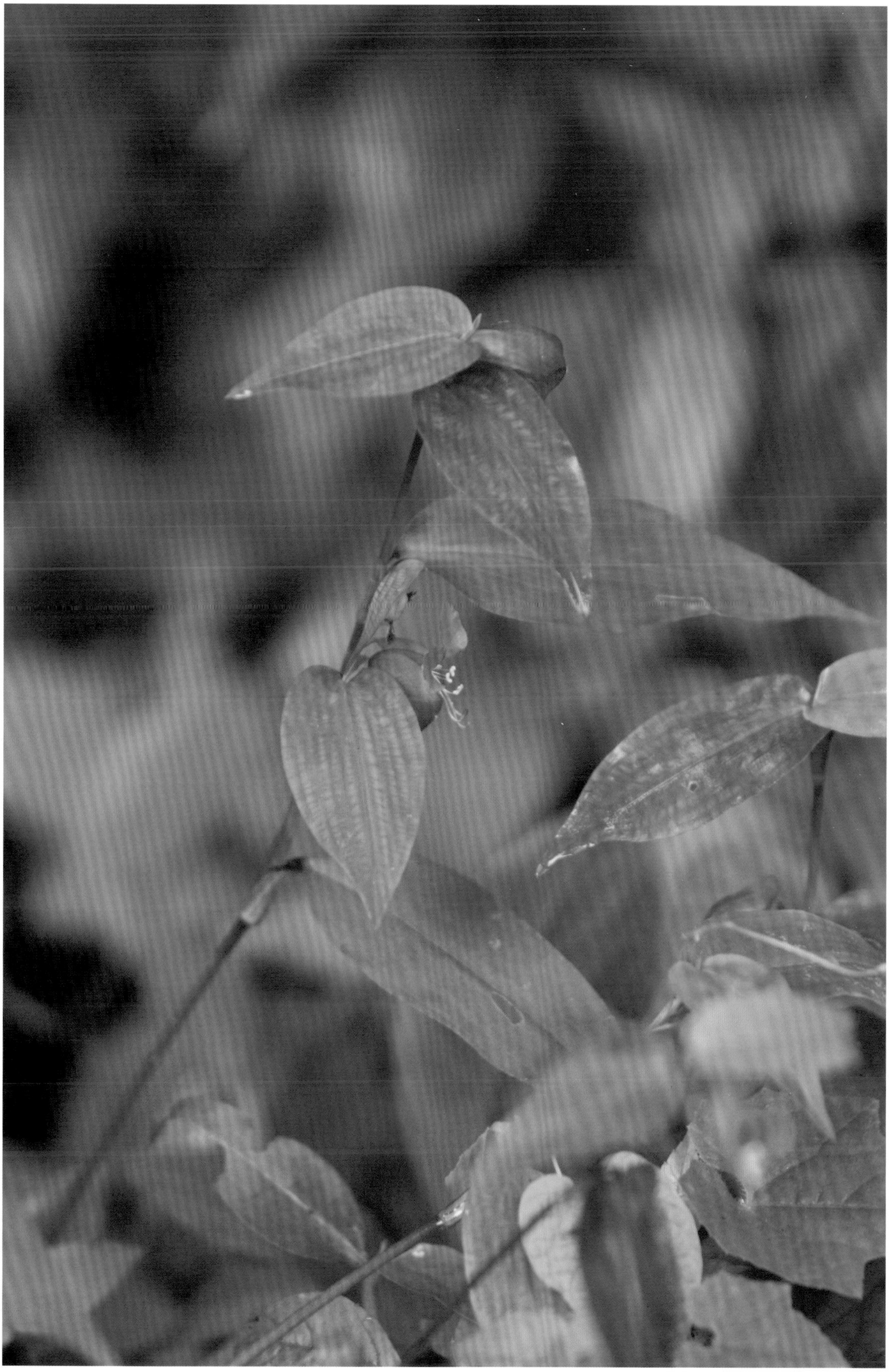

鸭跖草

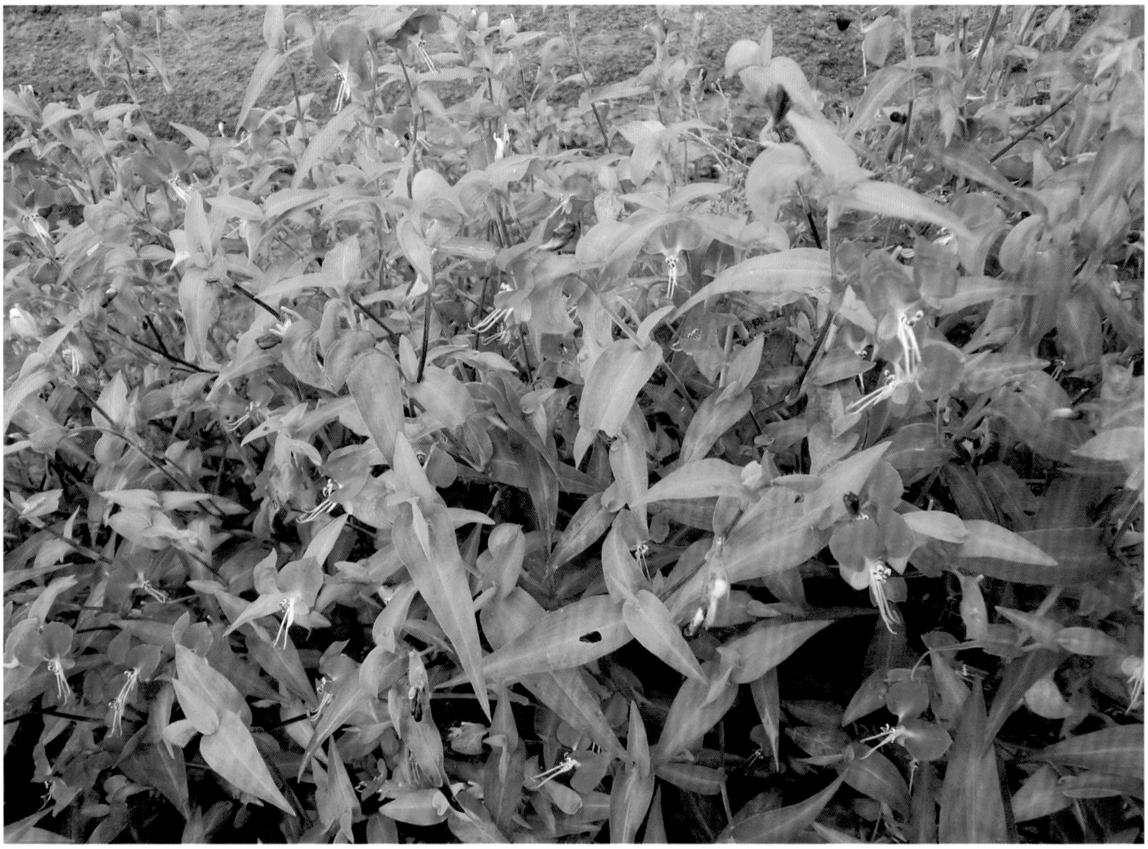

鸭跖草

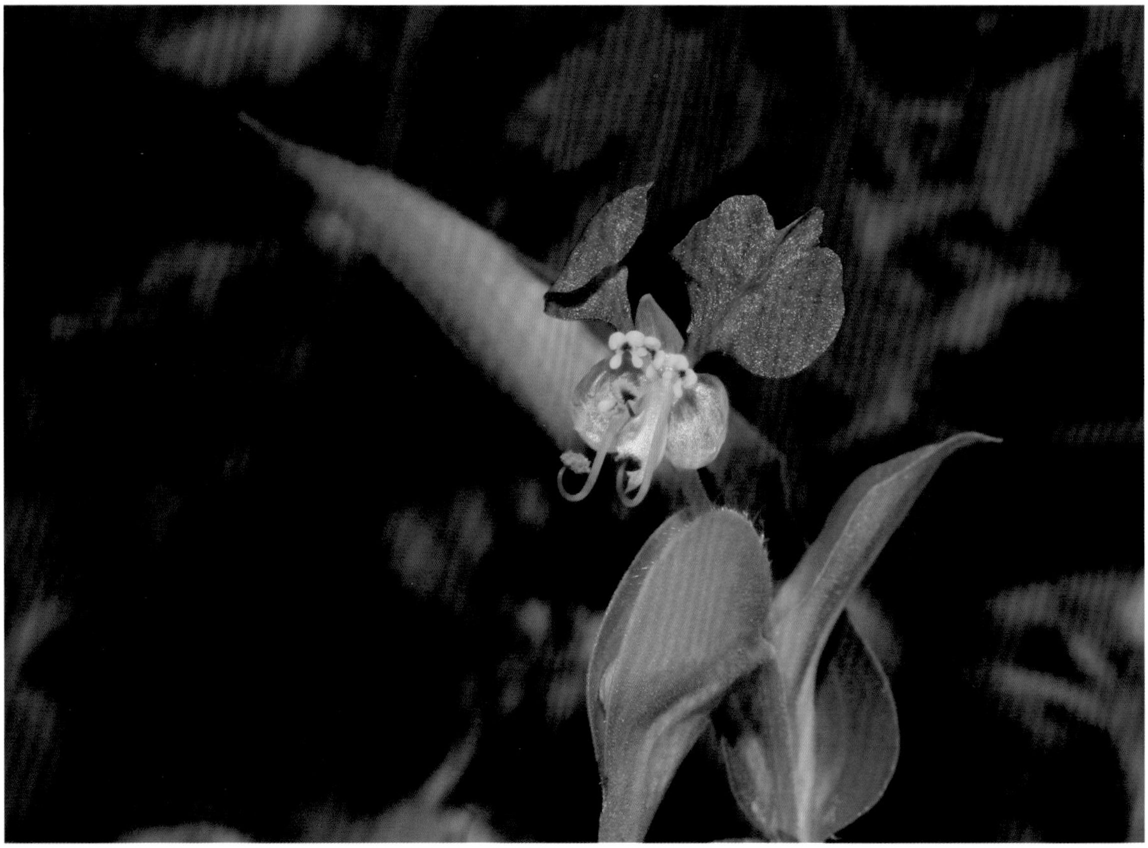

鸭跖草

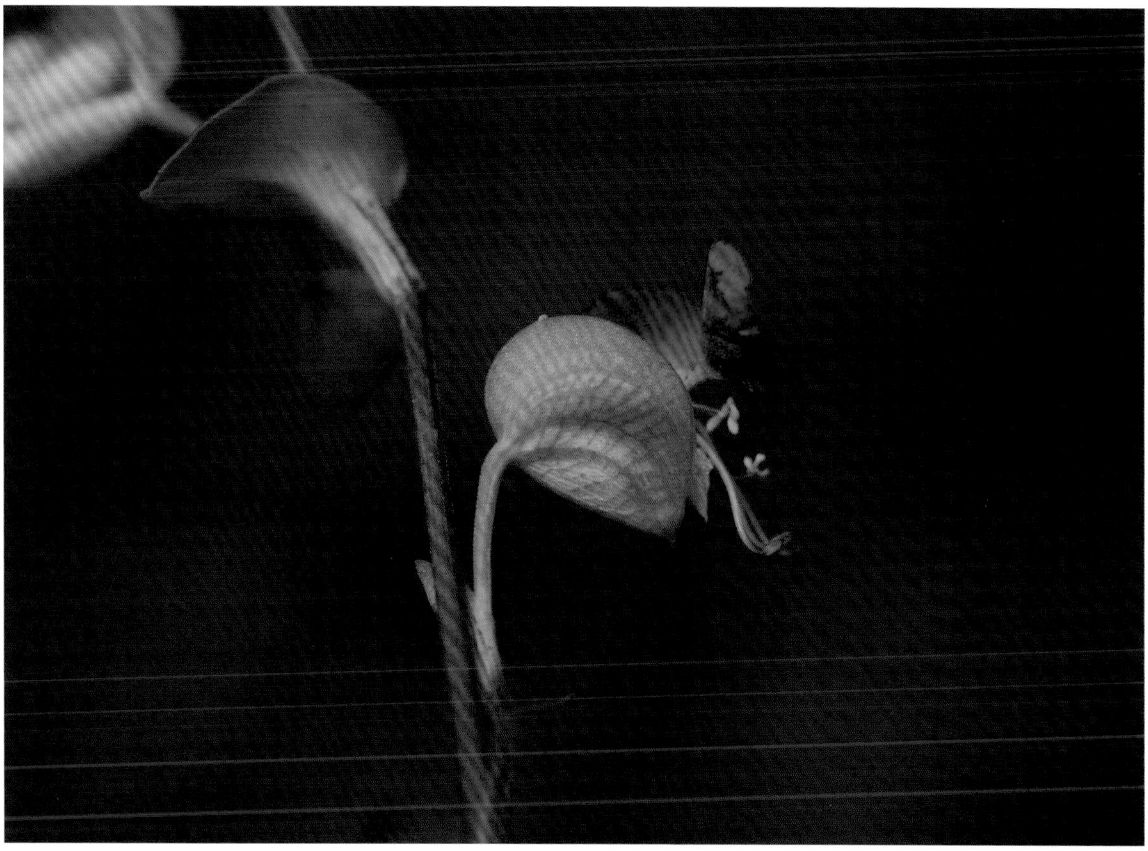

鸭跖草

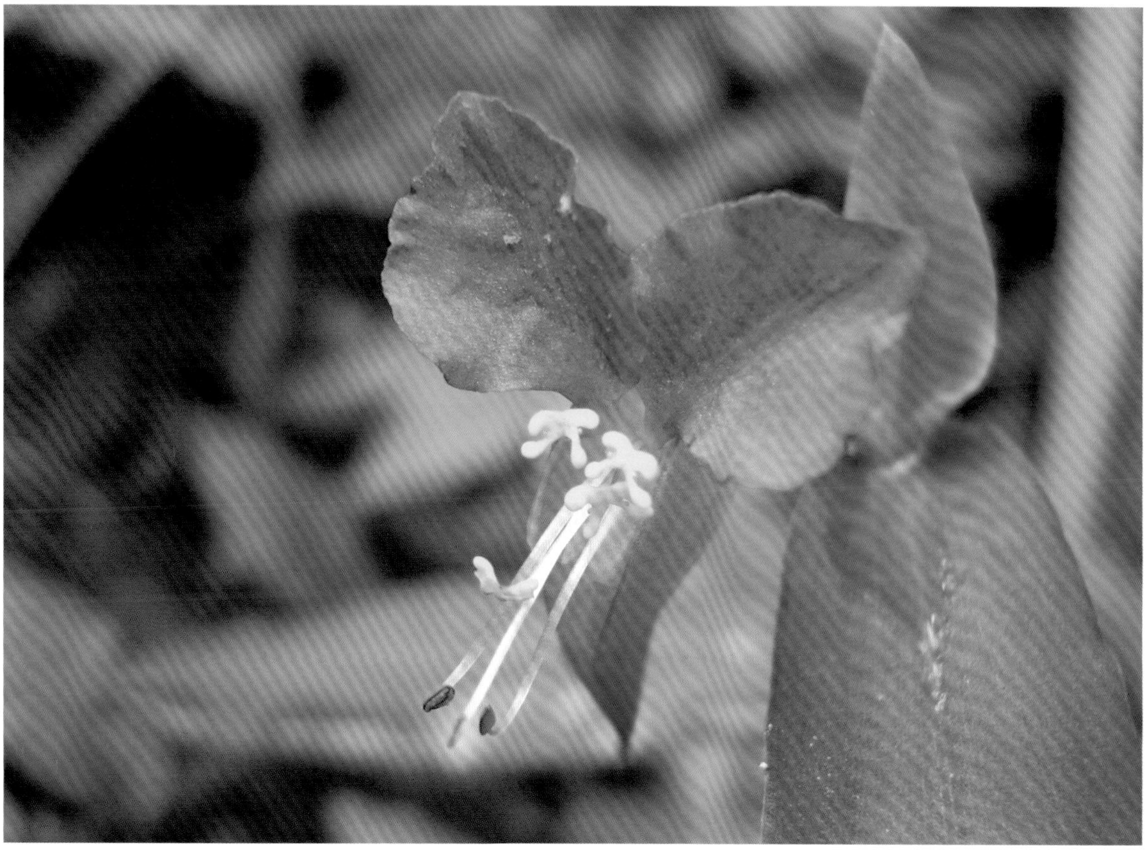

鸭跖草

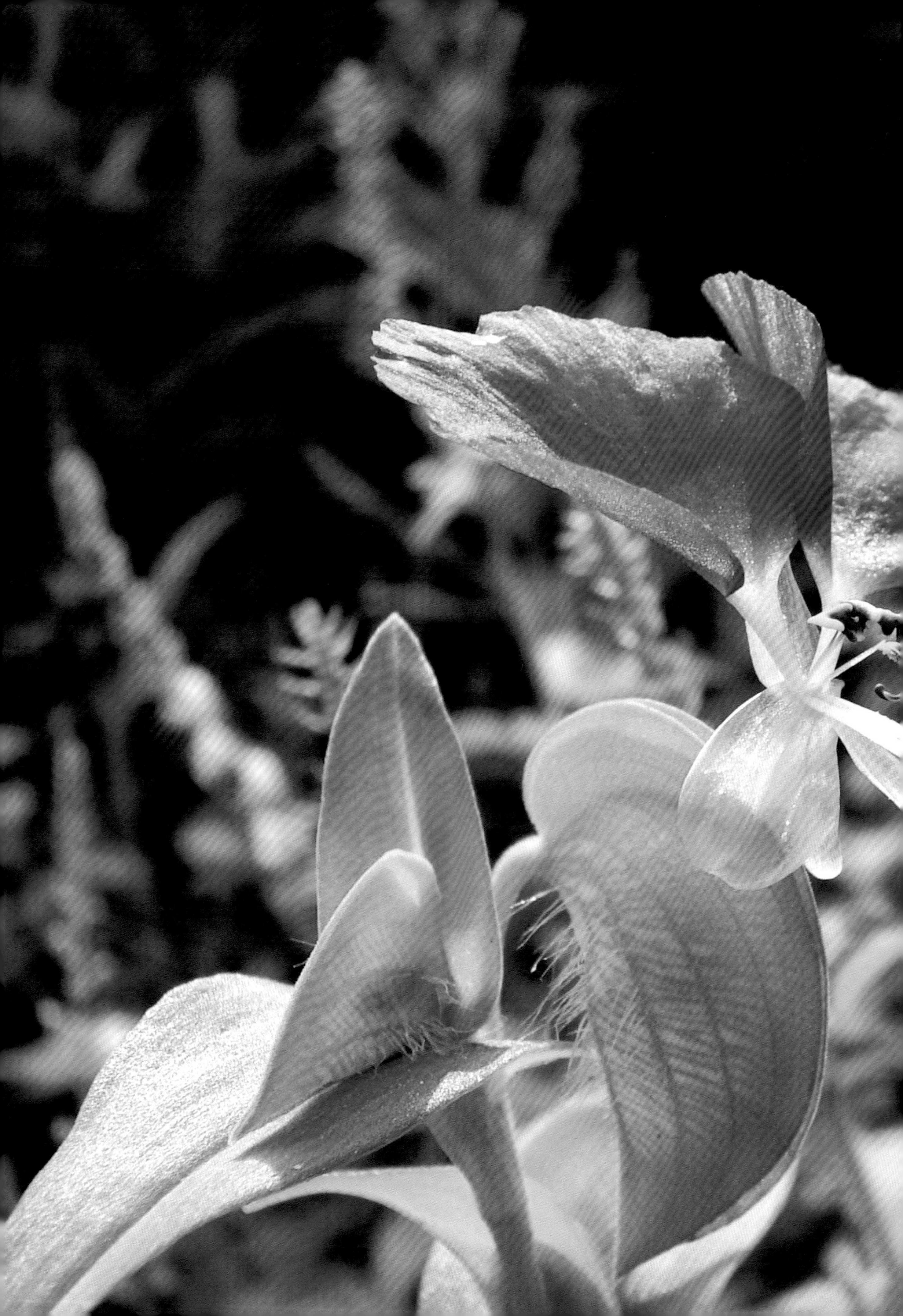

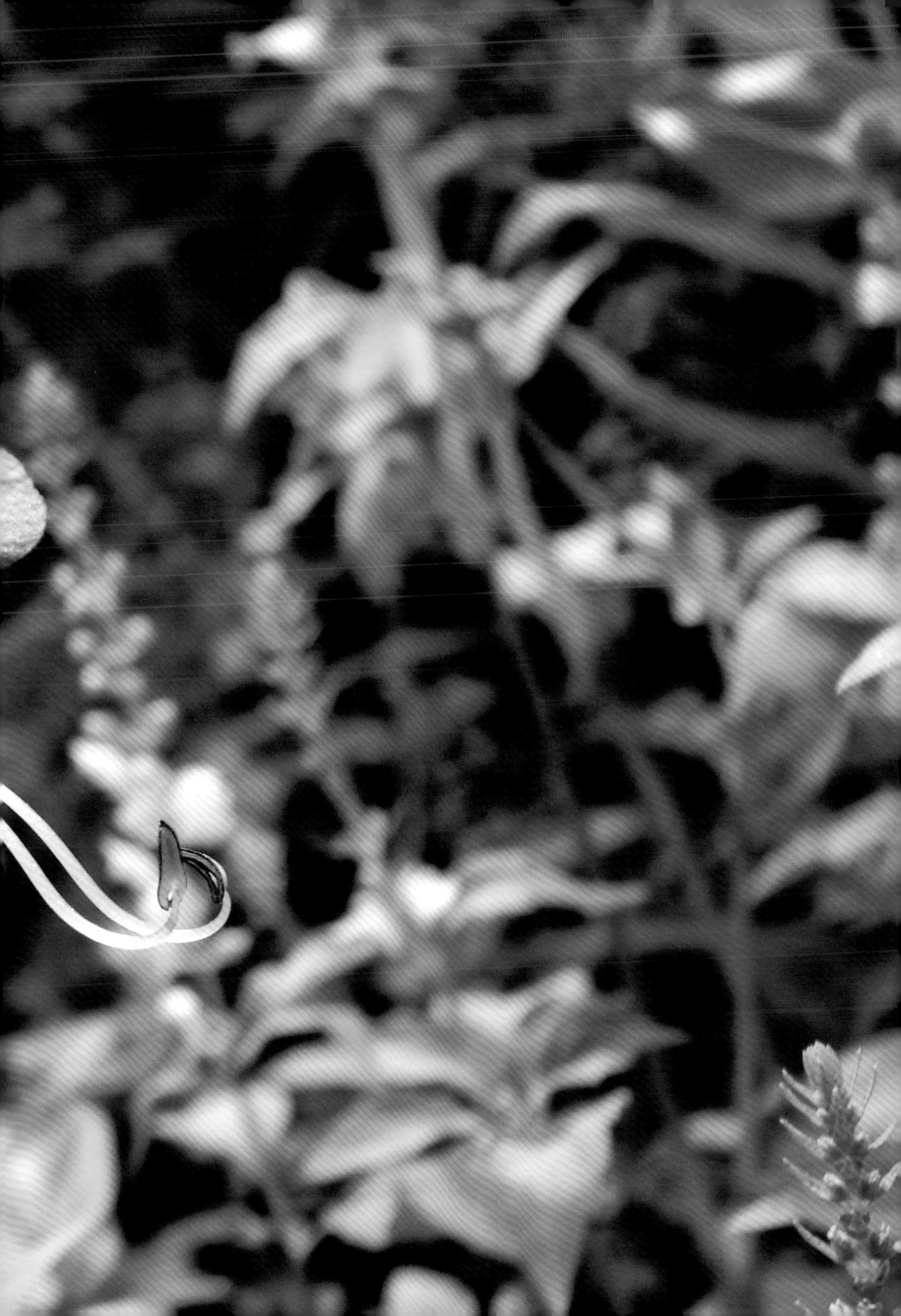

药材鉴别

本品全草长至 60 cm，黄绿色，老茎略呈方形，表面光滑，具数条纵棱，直径约 2 mm，节膨大，基部节上常有须根；断面坚实，中部有髓。叶互生，皱缩成团，质薄脆，易碎；完整叶片展平后呈卵状披针形或披针形，长 3 ~ 9 cm，宽 1 ~ 3 cm，先端尖，全缘，基部下延成膜质鞘，抱茎，叶脉平行。聚伞花序，总苞心状卵形，折合状，边缘不相连；花多脱落，萼片膜质，花瓣蓝黑色。气微，味甘、淡。以色黄绿者为佳。

功效主治

清热解毒，利水消肿。主治风热感冒，热病发热，咽喉肿痛，痈肿疔毒，水肿，小便热淋涩痛。

用法用量

内服：15 ~ 30 g，鲜品 60 ~ 90 g，煎汤；或捣汁服。外用：适量，捣烂外敷。

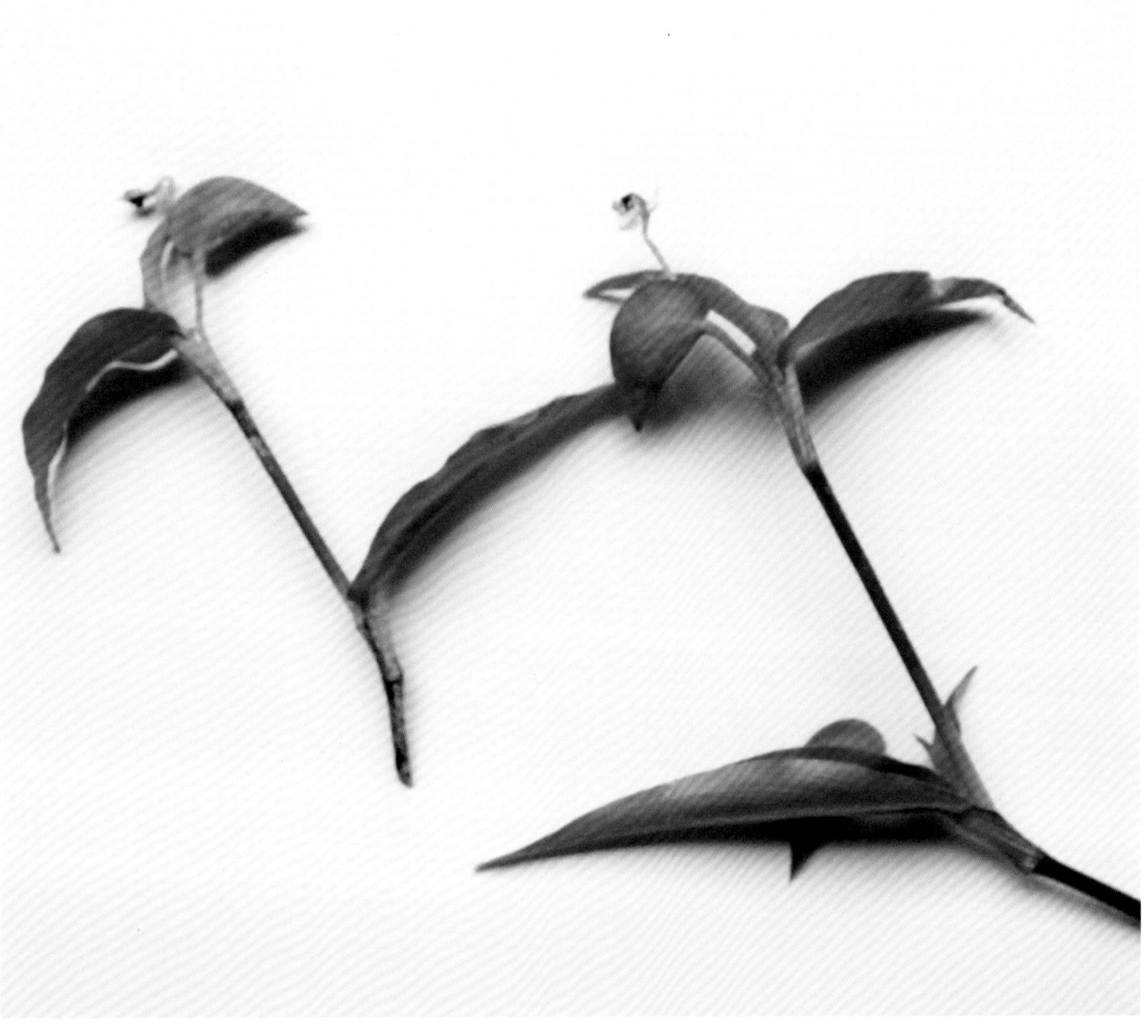

鸭跖草药材

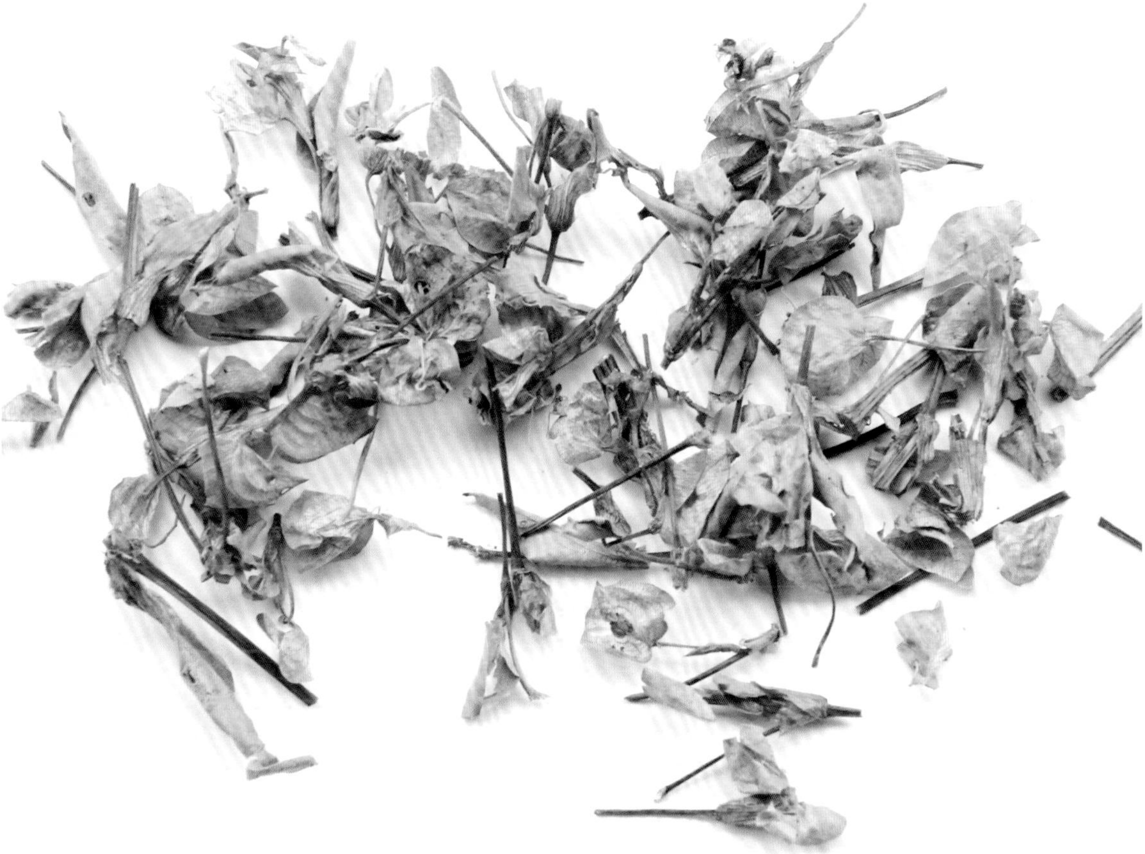

鸭跖草饮片

民族药方

1．高热不退 鸭跖草 15 g，马鞭草 10 g。水煎服。

2．小儿米汤尿 鸭跖草 10 g，白茅根 15 g。水煎服。

3．咽喉肿痛 鸭跖草 15 g，金银花、九里光、八爪金龙各 10 g。水煎服。

4．防治感冒、流行性感冒 鸭跖草 60 ~ 90 g。水煎服，每日 2 ~ 3 次。

5．急性病毒性肝炎 鸭跖草全草 30 ~ 60 g。水煎服，每日 2 次，15 ~ 20 日为 1 个疗程。

6．丹毒 鲜鸭跖草 50 g，食醋 500 ml。将药入食醋中浸泡 1 小时，外敷患处（将病灶全部敷罩），干则更换，每日换 4 ~ 6 次，至愈为止。

使用注意

脾胃虚弱者慎用。

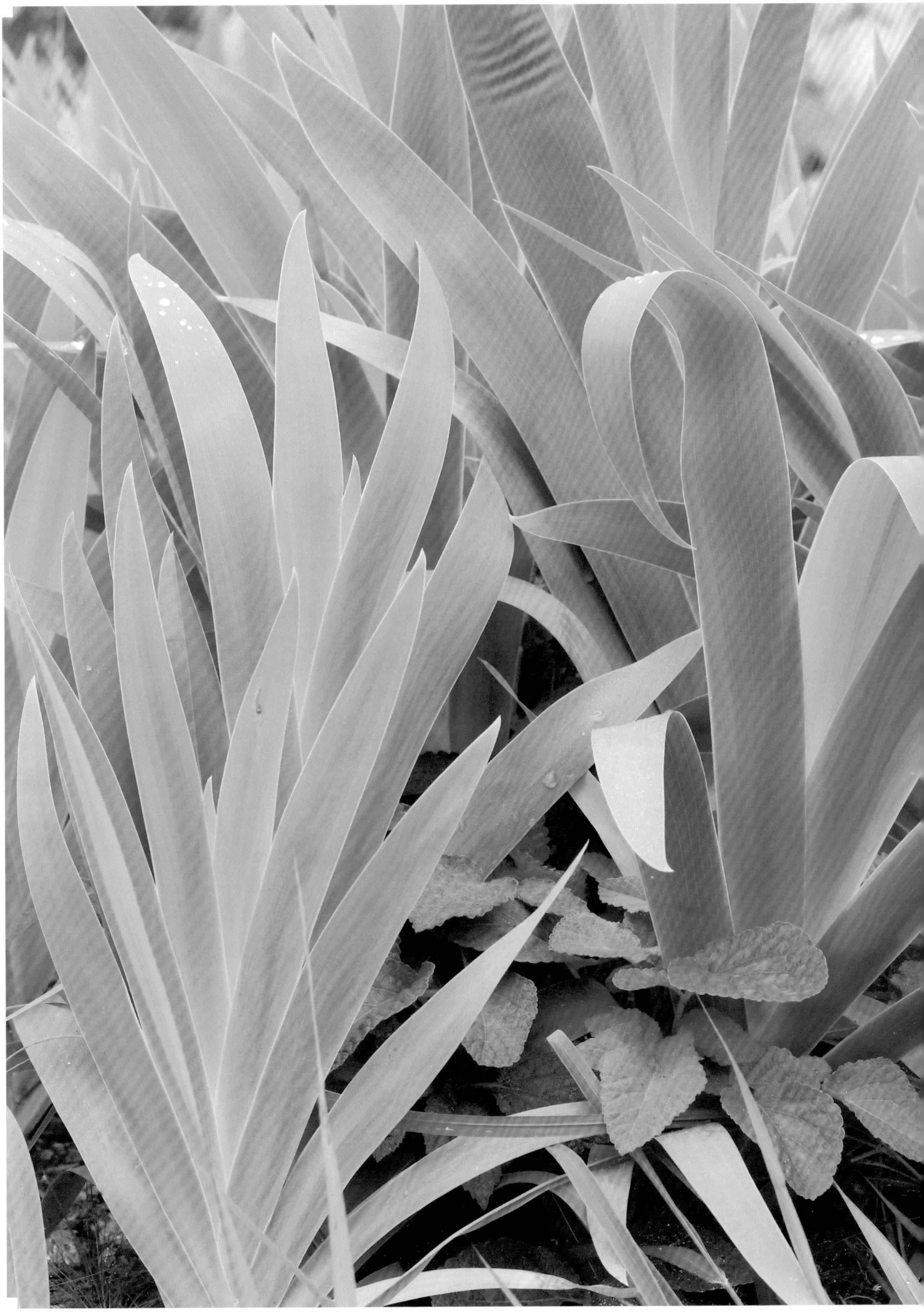

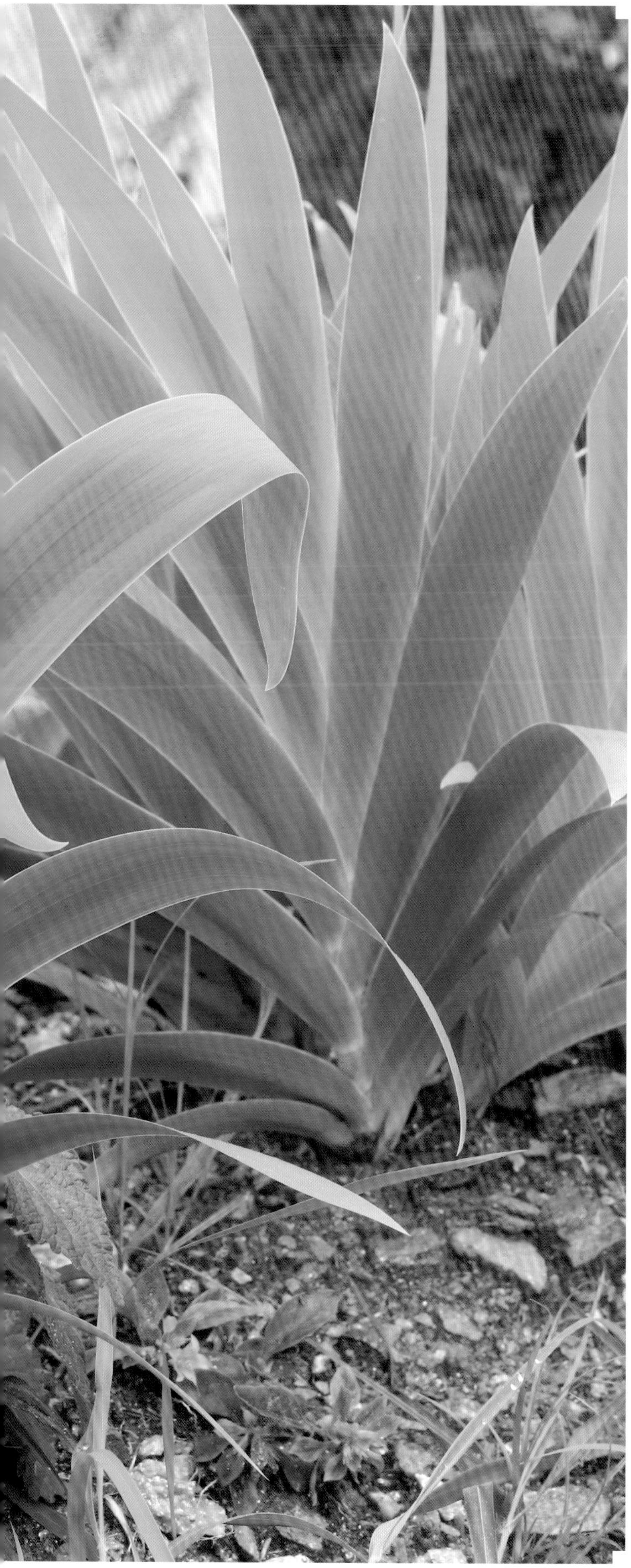

射干

【壮药名】棵射干。

【别　名】乌扇、扁竹、绞剪草、剪刀草、山蒲扇、野萱花、蝴蝶花。

【来　源】本品为鸢尾科植物射干 *Belamcanda chinensis*（L.）DC. 的干燥根茎。

【性味归经】味苦，性寒。归肺经。

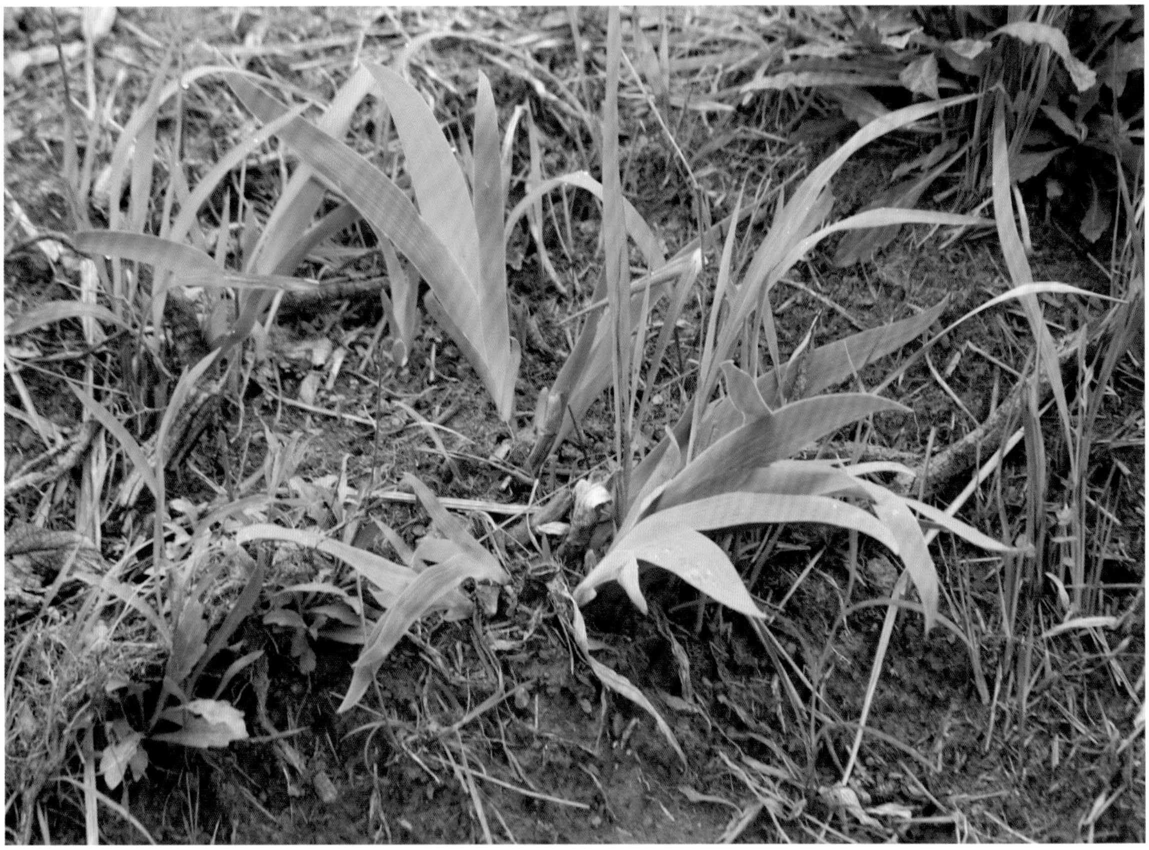

射干

识别特征

多年生草本植物，高达 80 cm。根茎横走，略呈结节状，外皮鲜黄色。叶 2 列，嵌叠状排列，宽剑形，扁平，长达 60 cm。茎直立。伞房花序顶生，二歧状，苞状膜质；花橘黄色，花被 6，基部合生成短筒，外轮开展，散生暗红色斑点，内轮与外轮相似；雄蕊 3，着生于花被基部；花柱棒状，顶端 3 浅裂，被毛。蒴果倒卵圆形，熟时 3 裂，果瓣向内弯曲。种子近球形，黑色，有光泽。花期 7—9 月，果期 8—10 月。

生境分布

生长于山坡、草丛、路旁向阳处。分布于贵州、湖北、河南、江苏、浙江、安徽、湖南、广东、广西、云南等省区。

采收加工

栽后 2 ~ 3 年收获，春、秋二季挖掘根茎，洗净泥土，晒干，搓去须根，再晒至全干。

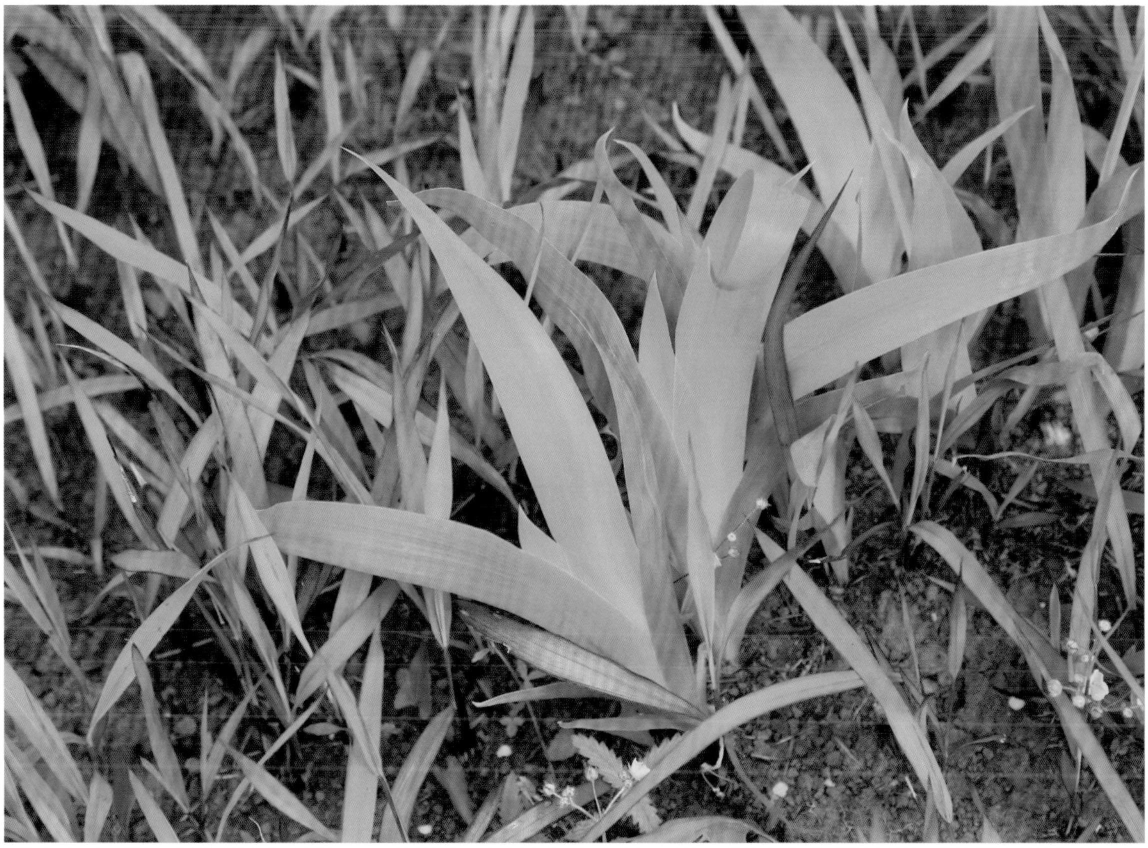

射干

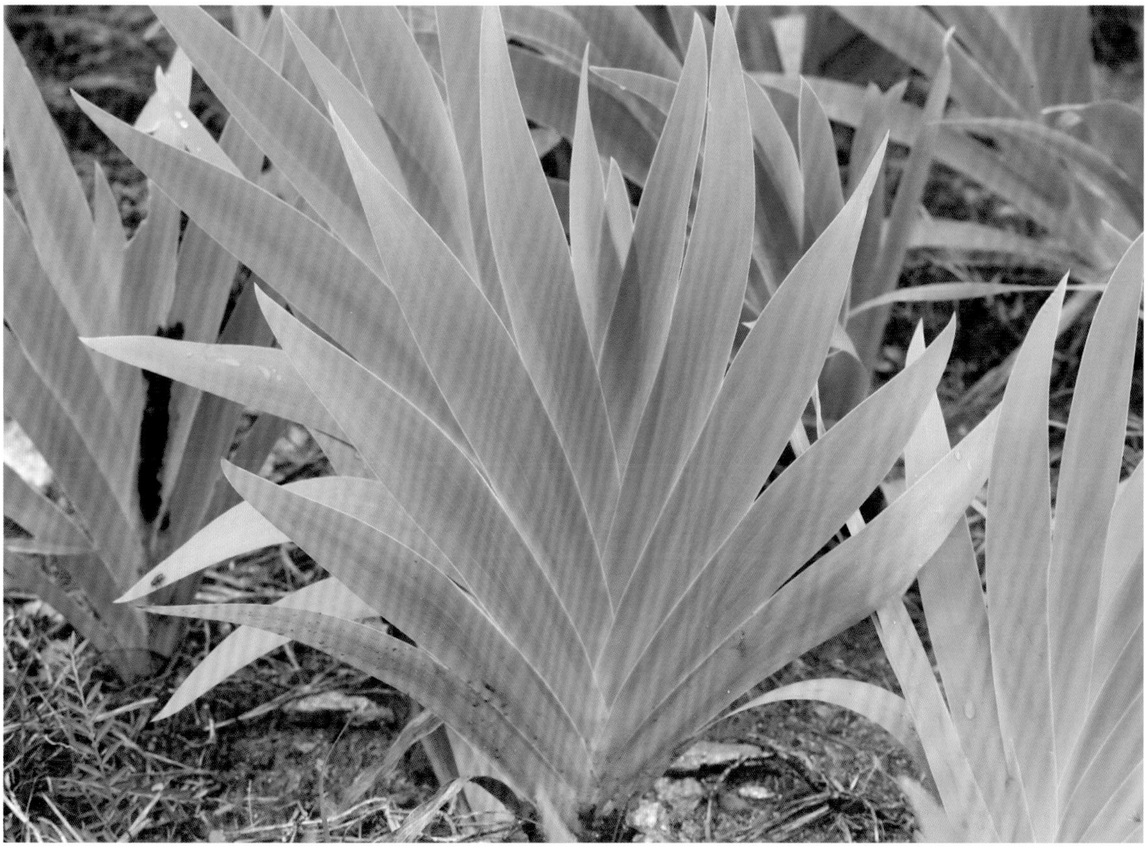

射干

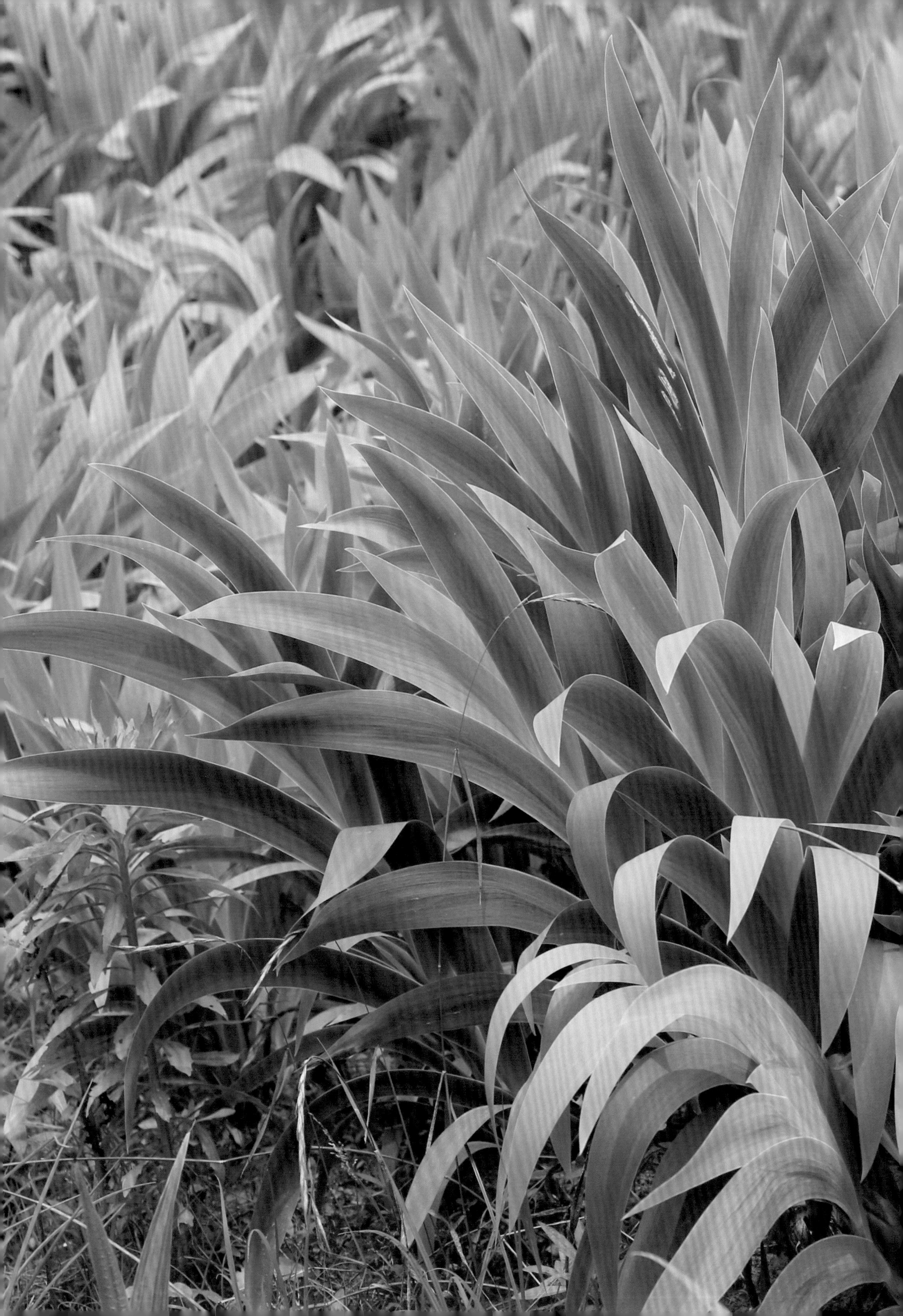

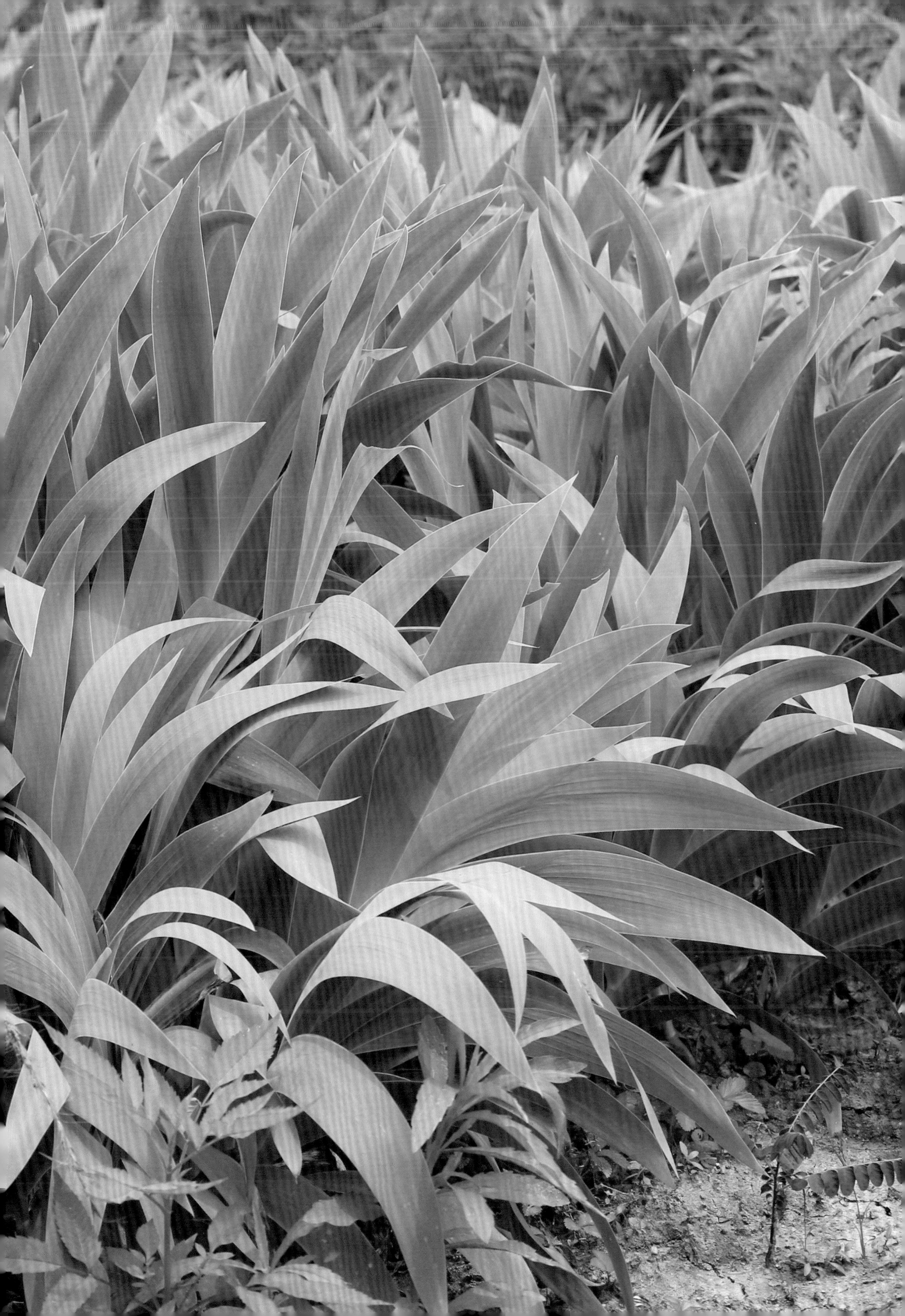

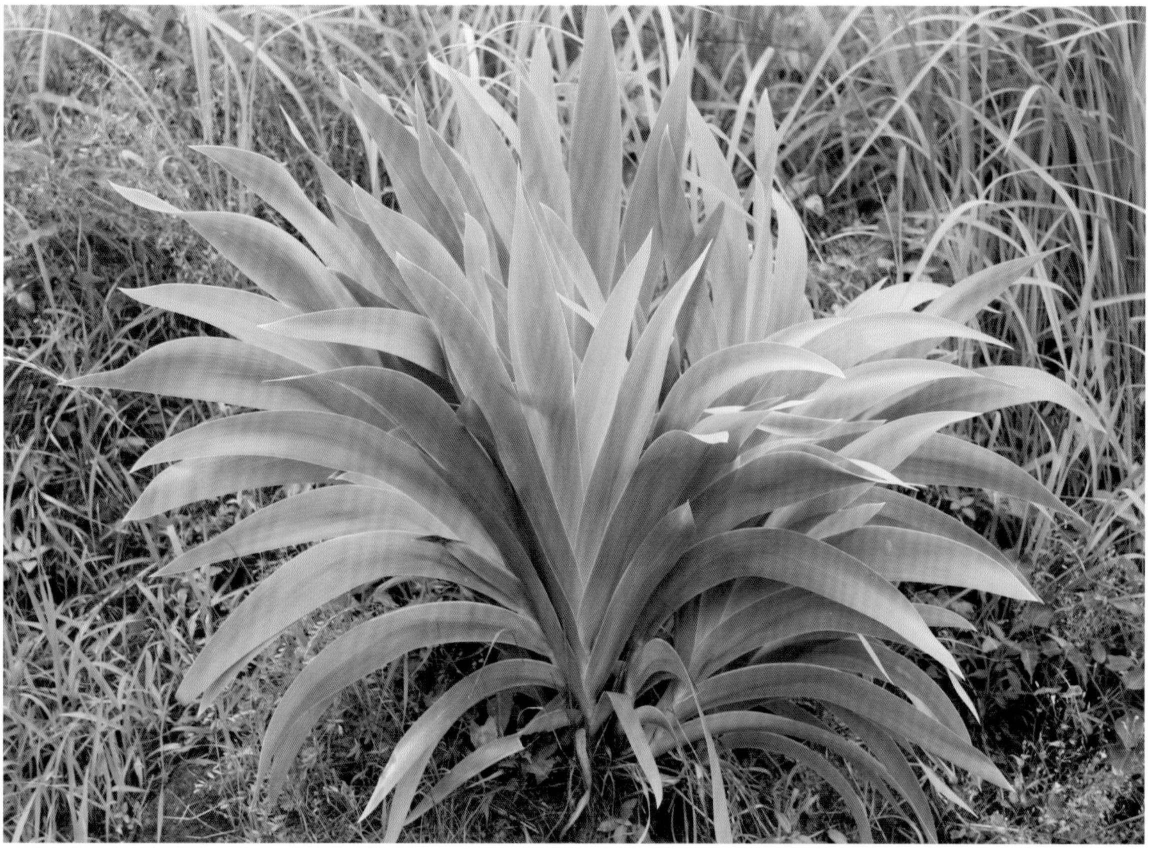

射干

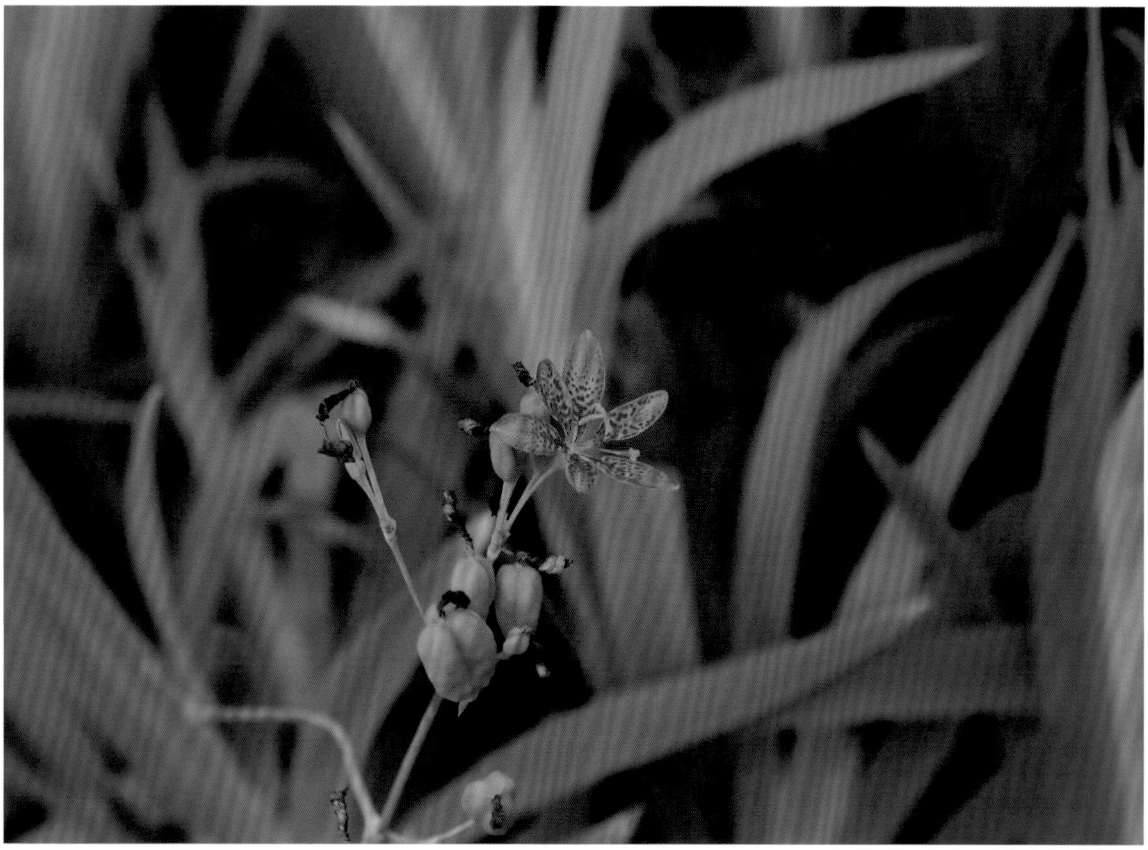

射干

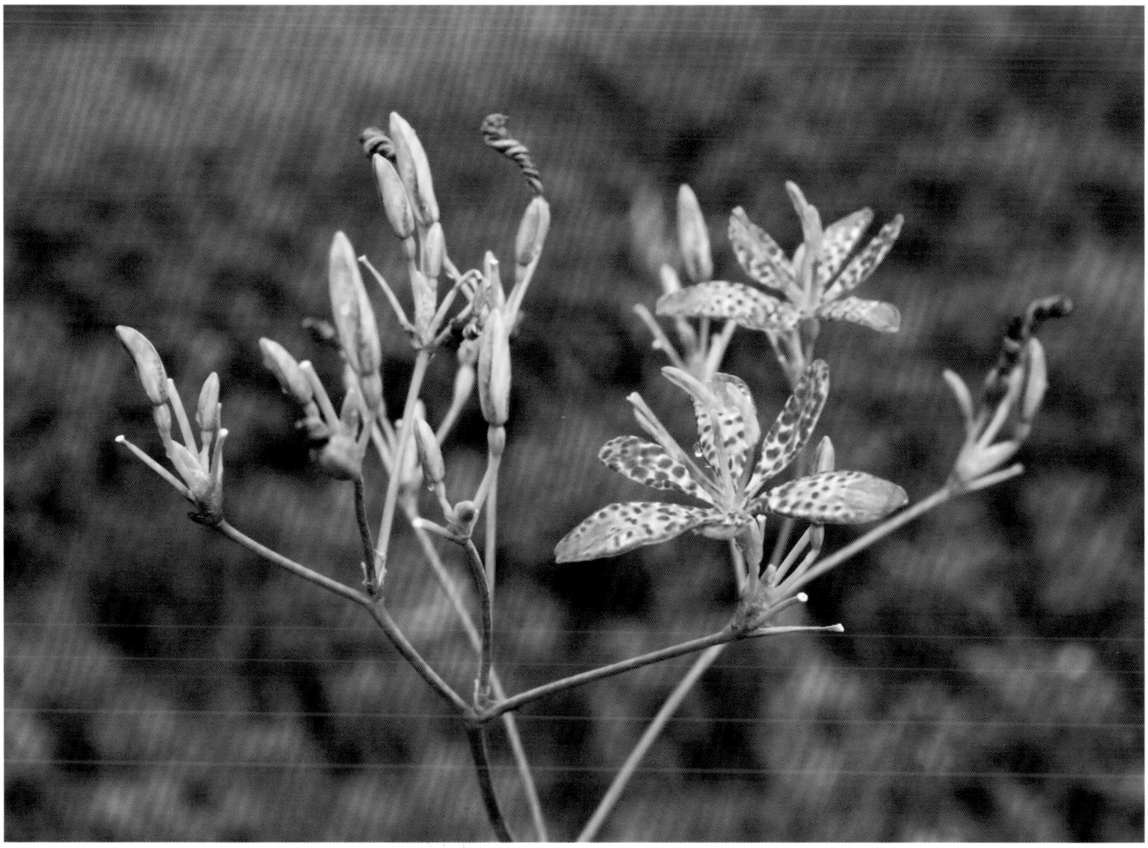

射干

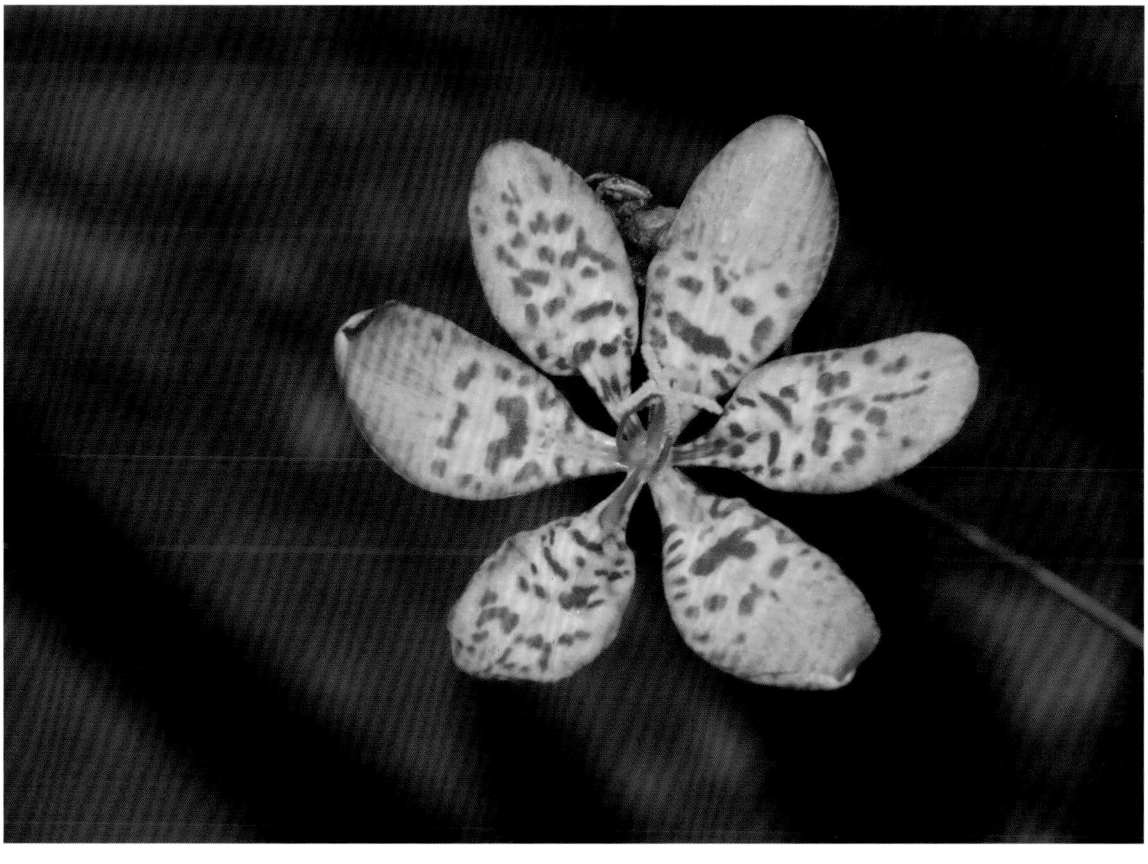

射干

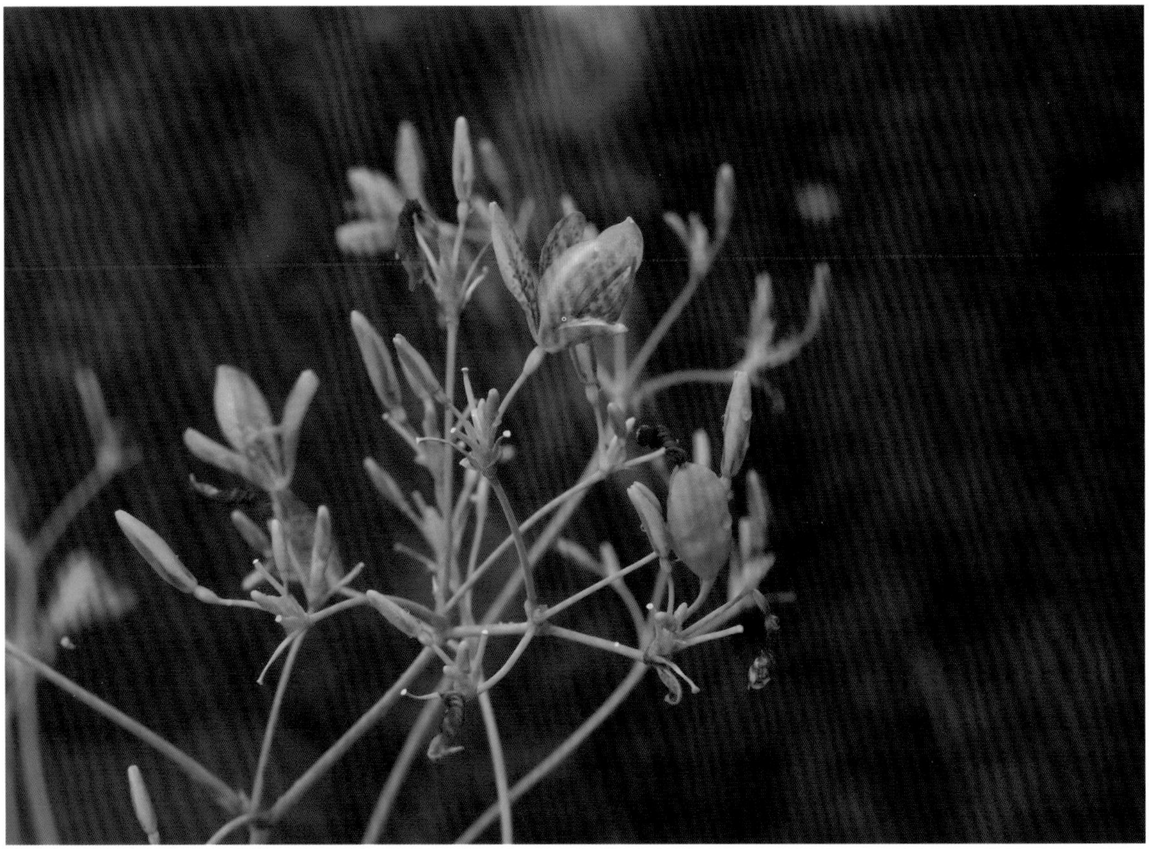

射干

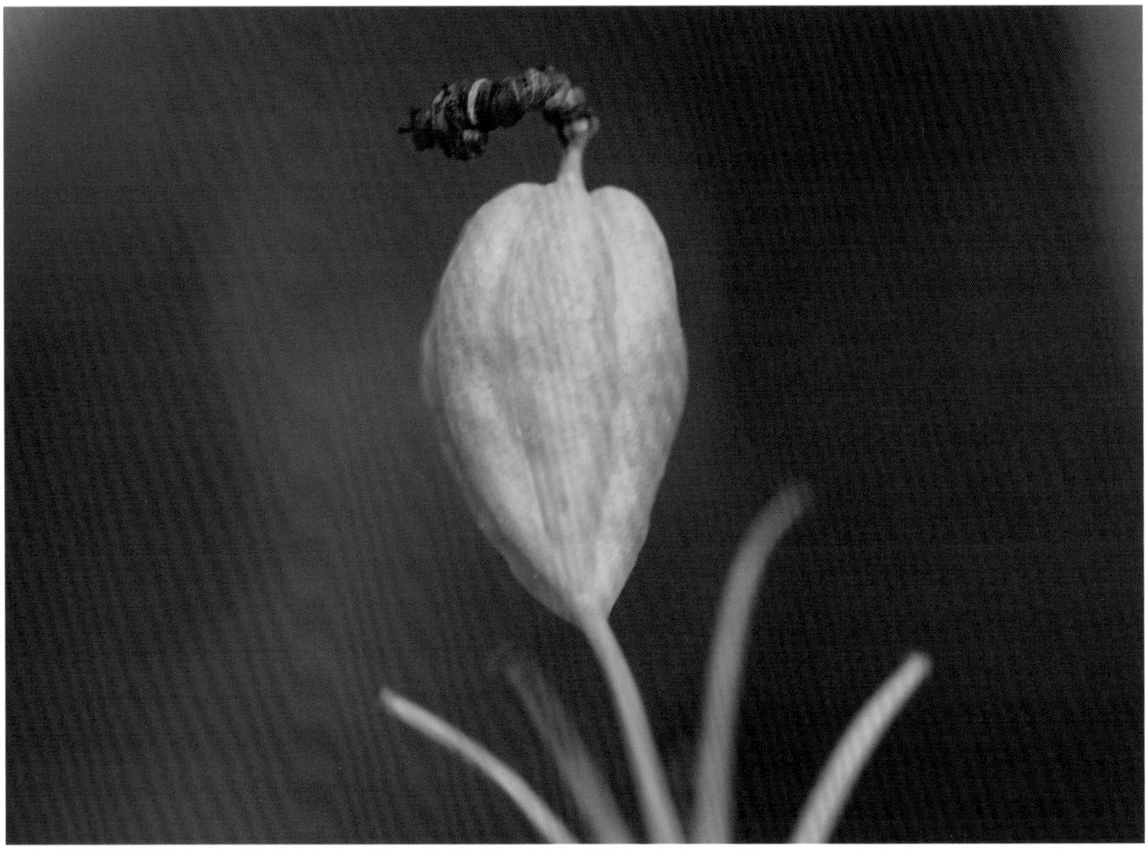

射干

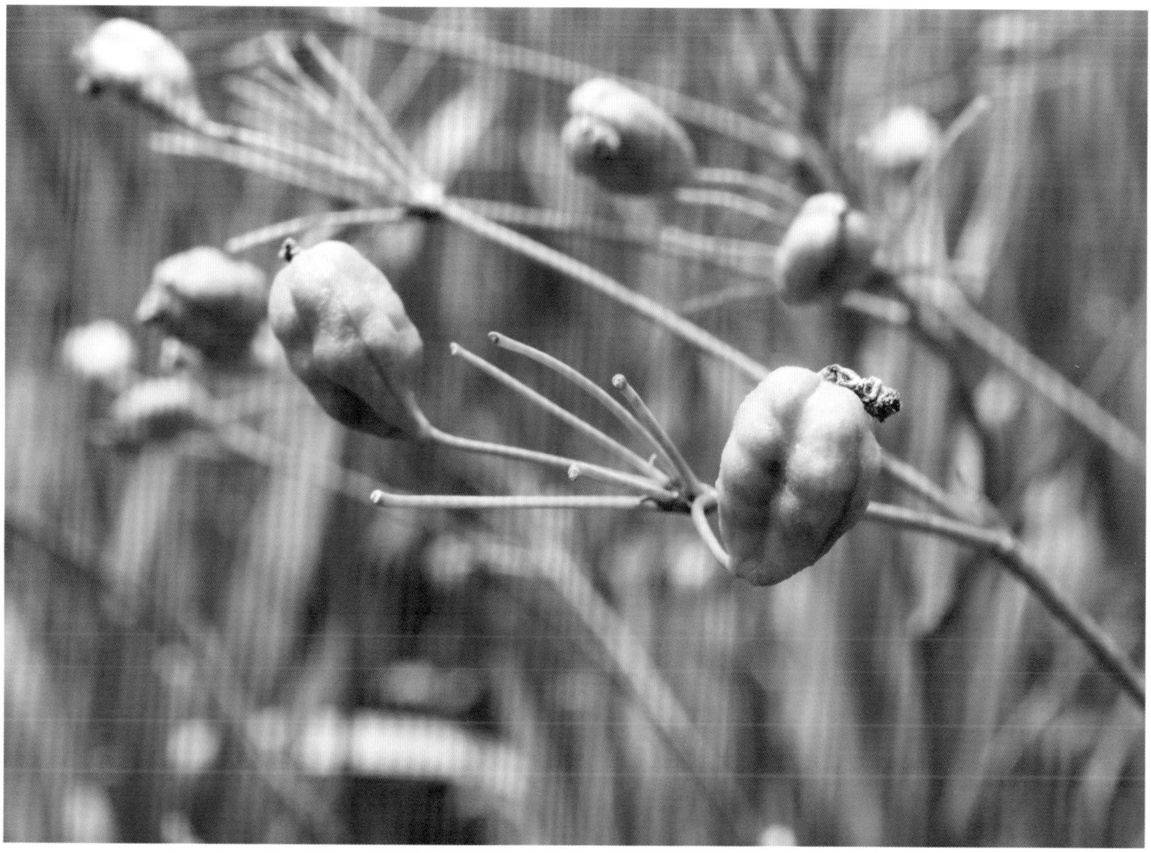

射干

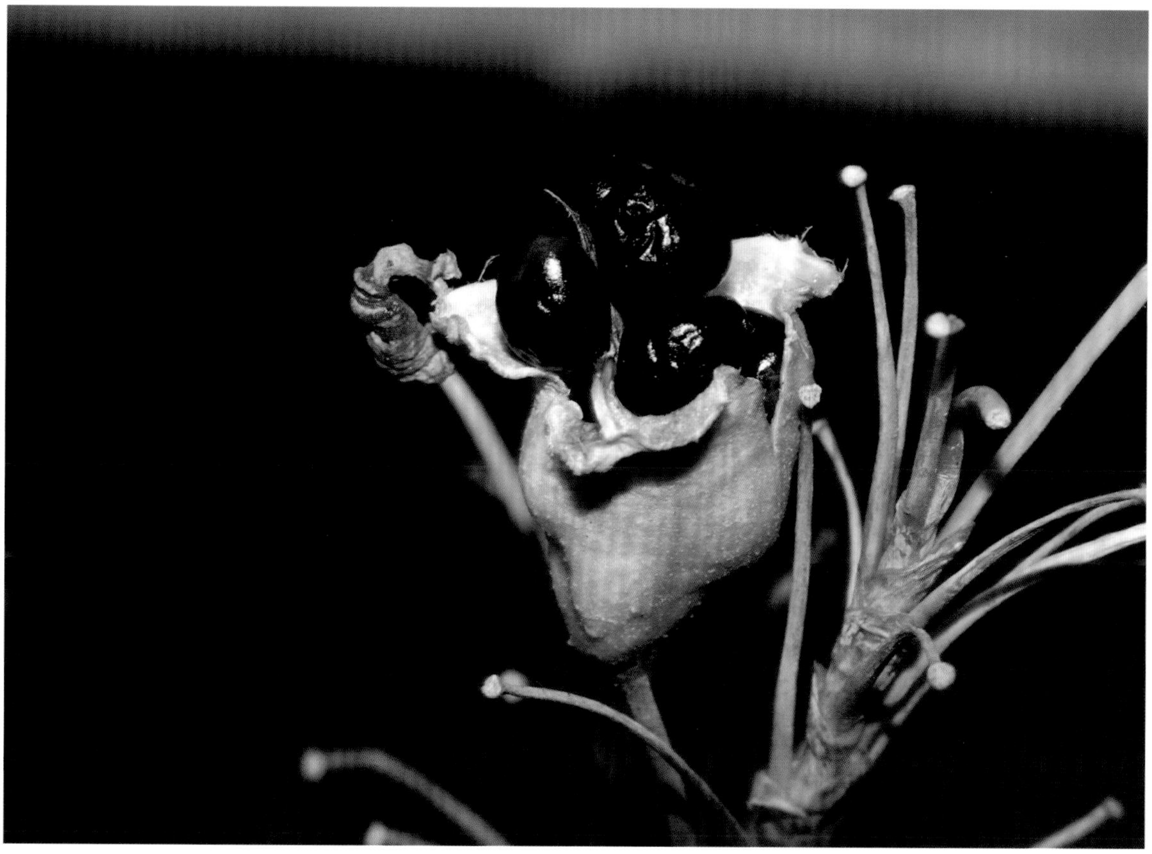

射干

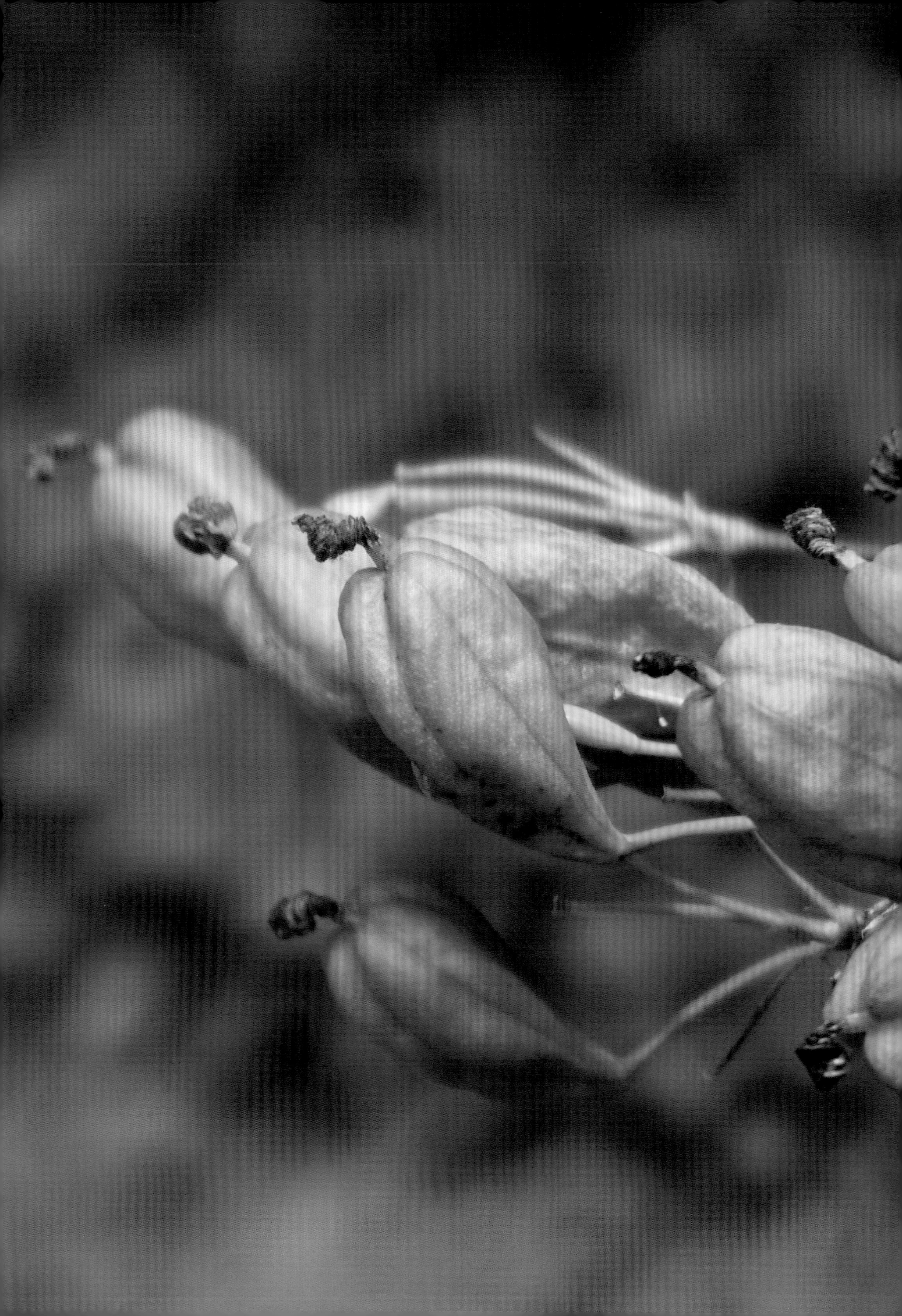

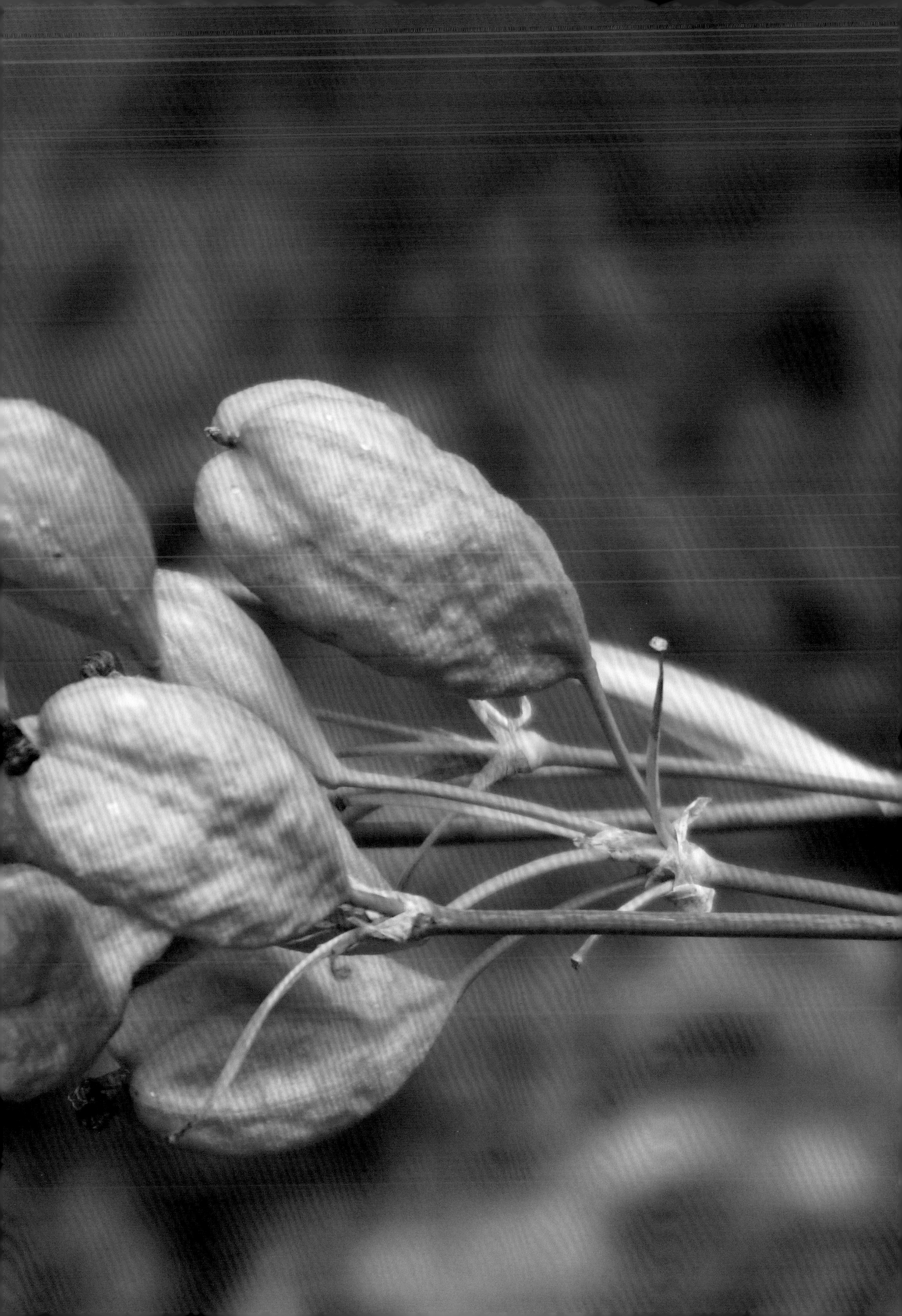

药材鉴别

本品根茎呈不规则结节状，有分枝，长 3 ~ 10 cm，直径 1 ~ 2 cm。表面黄棕色、暗棕色或黑棕色，皱缩不平，有明显的环节及纵纹。上面有圆盘状凹陷的茎痕，有时残存有茎基；下面及两侧有残存的细根及根痕。质硬，折断面黄色，颗粒性。气微，味苦、微辛。以粗壮、质硬、断面色黄者为佳。

功效主治

清热解毒，祛痰利咽，消瘀散结。主治咽喉肿痛，痰壅咳喘，瘰疬结核，疟母癥瘕，痈肿疮毒。

用法用量

内服：6 ~ 15g，煎汤；或入丸、散服。

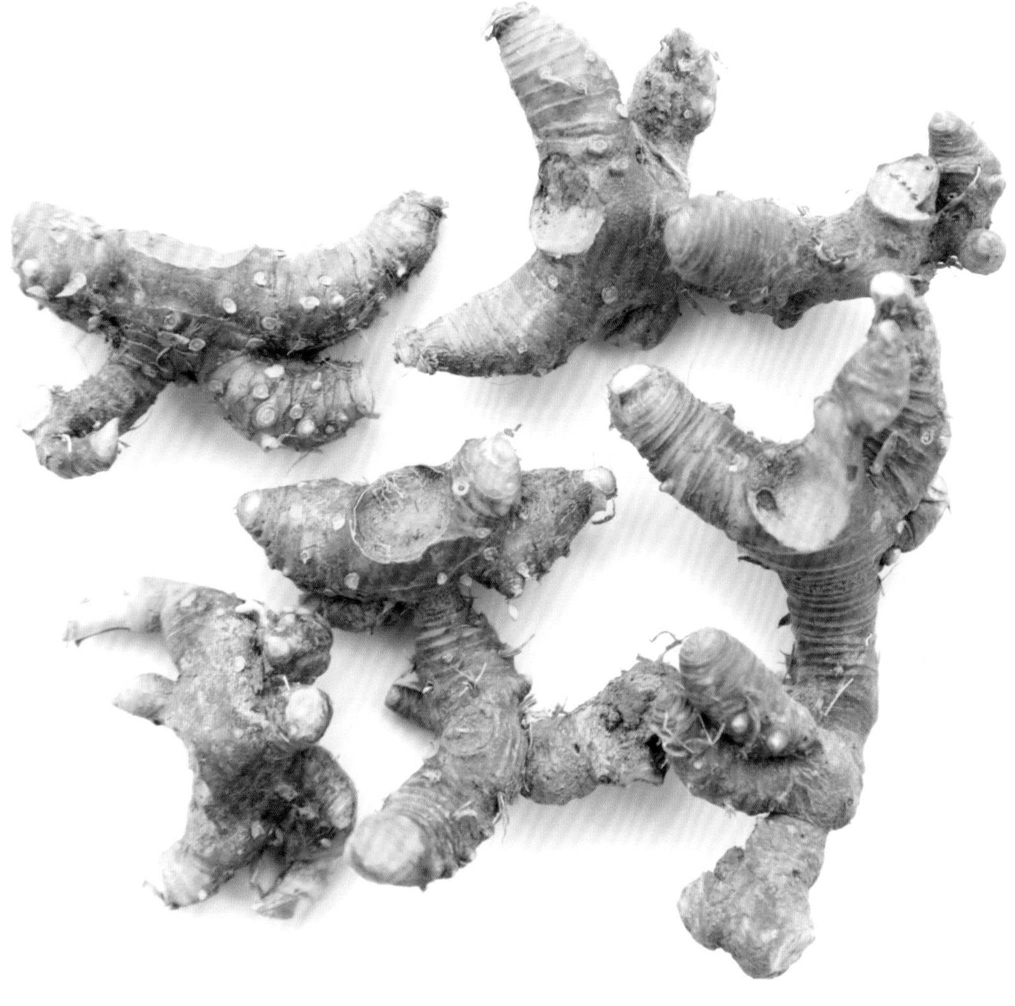

射干药材

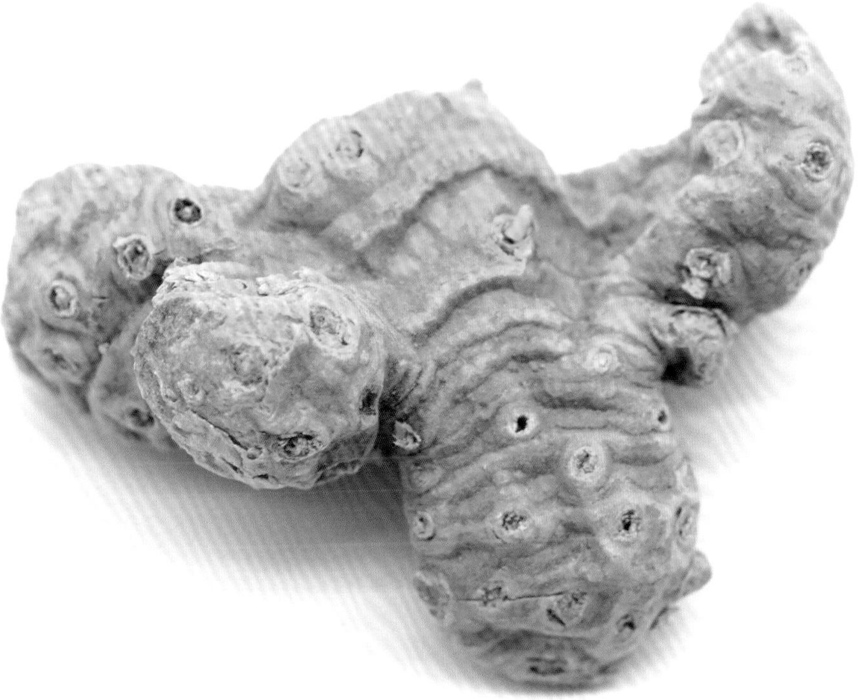

射干药材

民族药方

1．咽喉疼痛，牙根肿痛　射干、车前草、朱砂根各 10 g。水煎服。

2．咽喉肿痛　射干 10 g，八爪金龙 15 g。水煎服。

3．龈根肿痛　射干 10 g，马鞭草 15 g。水煎服。

4．乳糜尿　射干 15 g。煎水加入白糖适量，每日分 3 次口服。或制成水丸，饭后服，每次 4 g，每日 3 次，10 日为 1 个疗程。

5．水田皮炎　射干 750 g。加水 13000 ml，煎煮 1 小时后，过滤，加食盐 120 g，待药液温度在 30 ℃～40 ℃时涂洗患处。

使用注意

无实火及脾虚便溏者不宜，孕妇忌服。

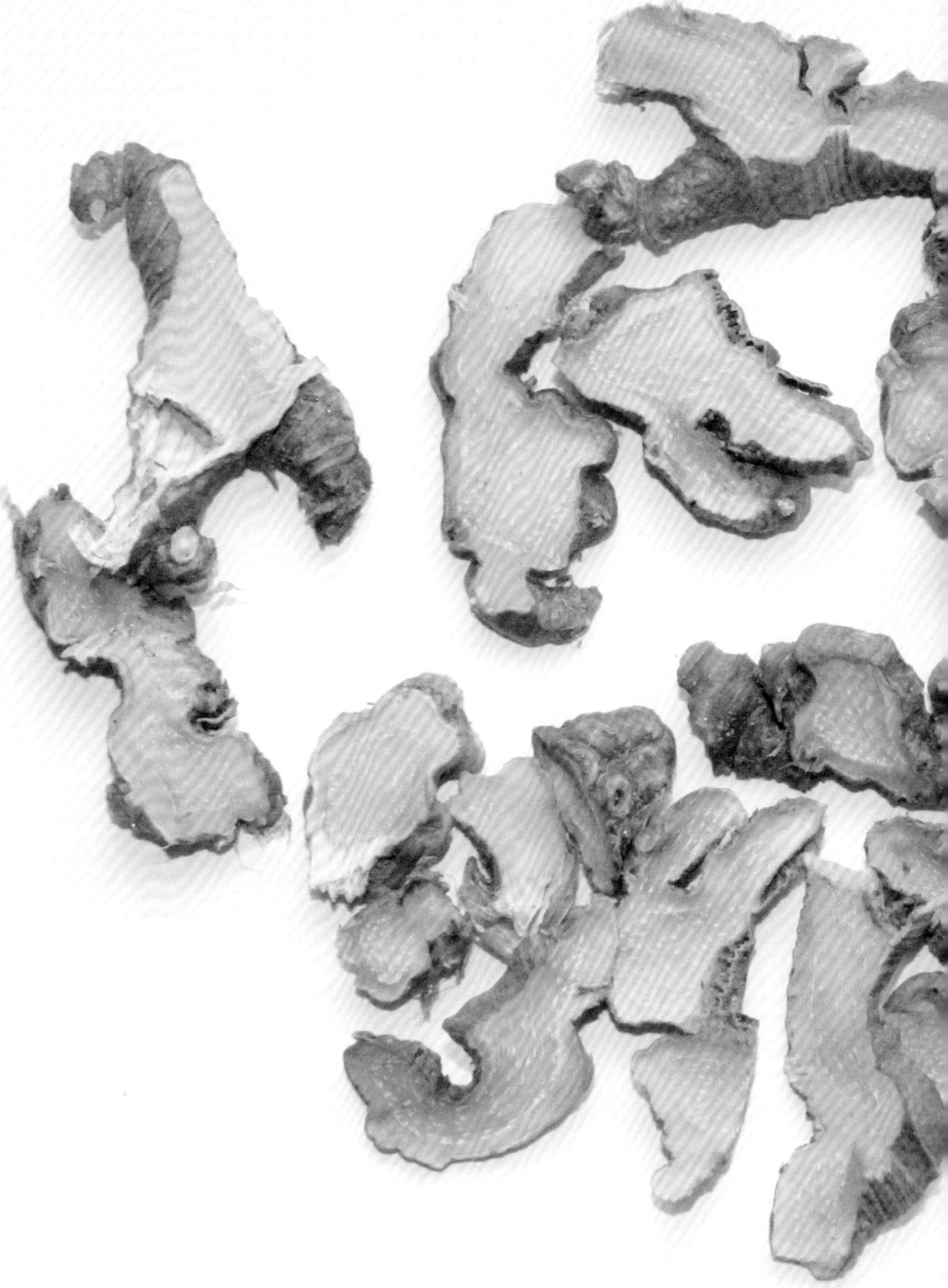

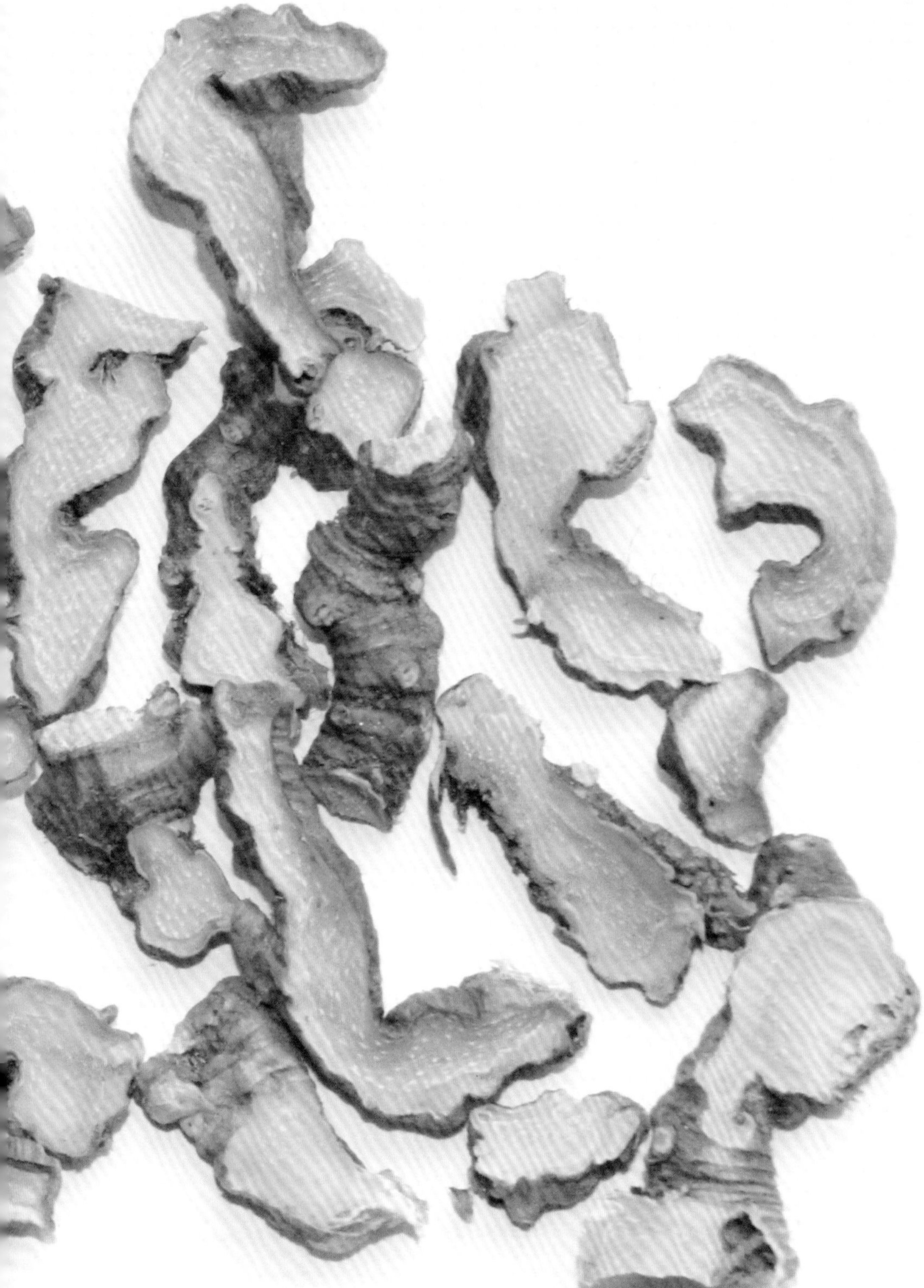

射干饮片

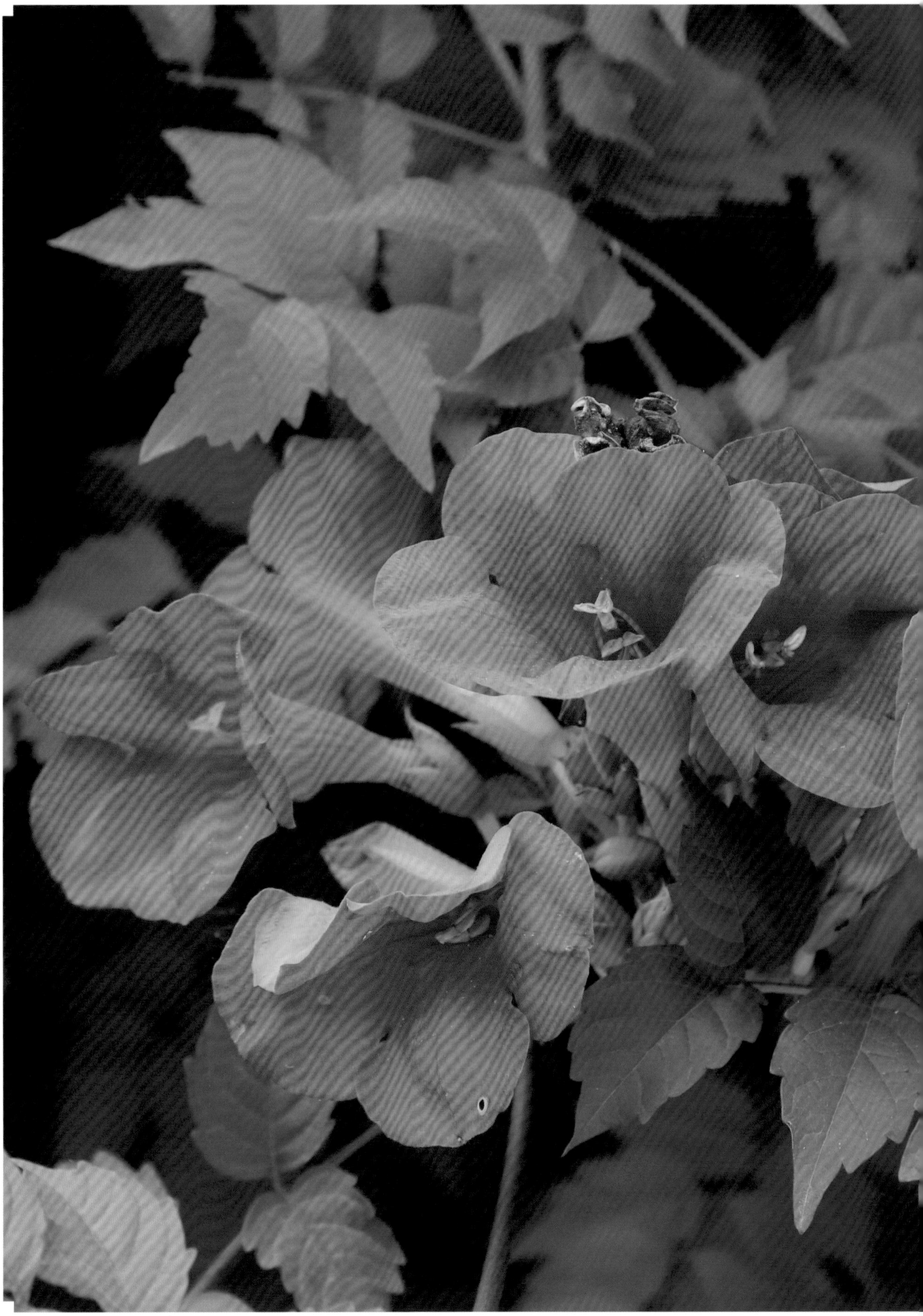

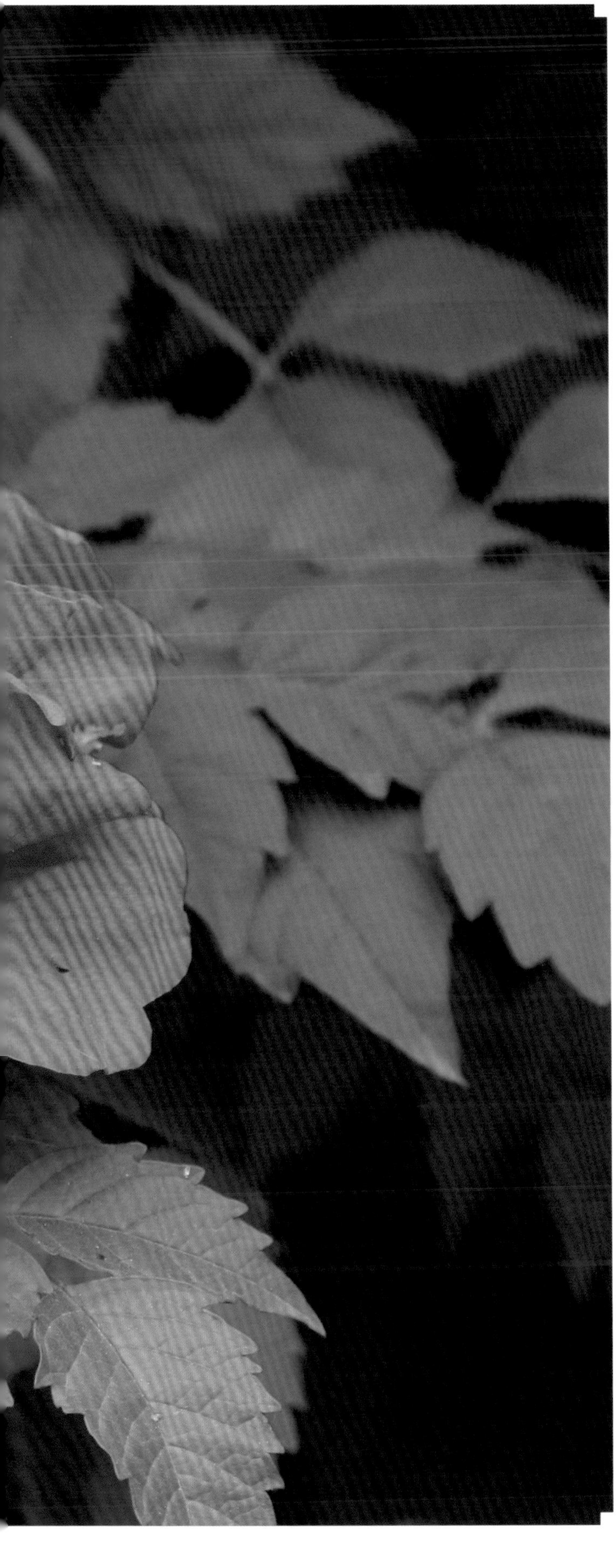

凌霄花

【壮药名】华岭秀。

【别　名】陵霄花、堕胎花、藤萝花、吊墙花、杜灵霄花。

【来　源】本品为紫葳科植物凌霄 *Campsis grandiflora*（Thunb.）K. Schum. 或美洲凌霄 *Campsis radicans*（L.）Seem. 的干燥花。

【性味归经】味辛，性微寒。归肝、心包经。

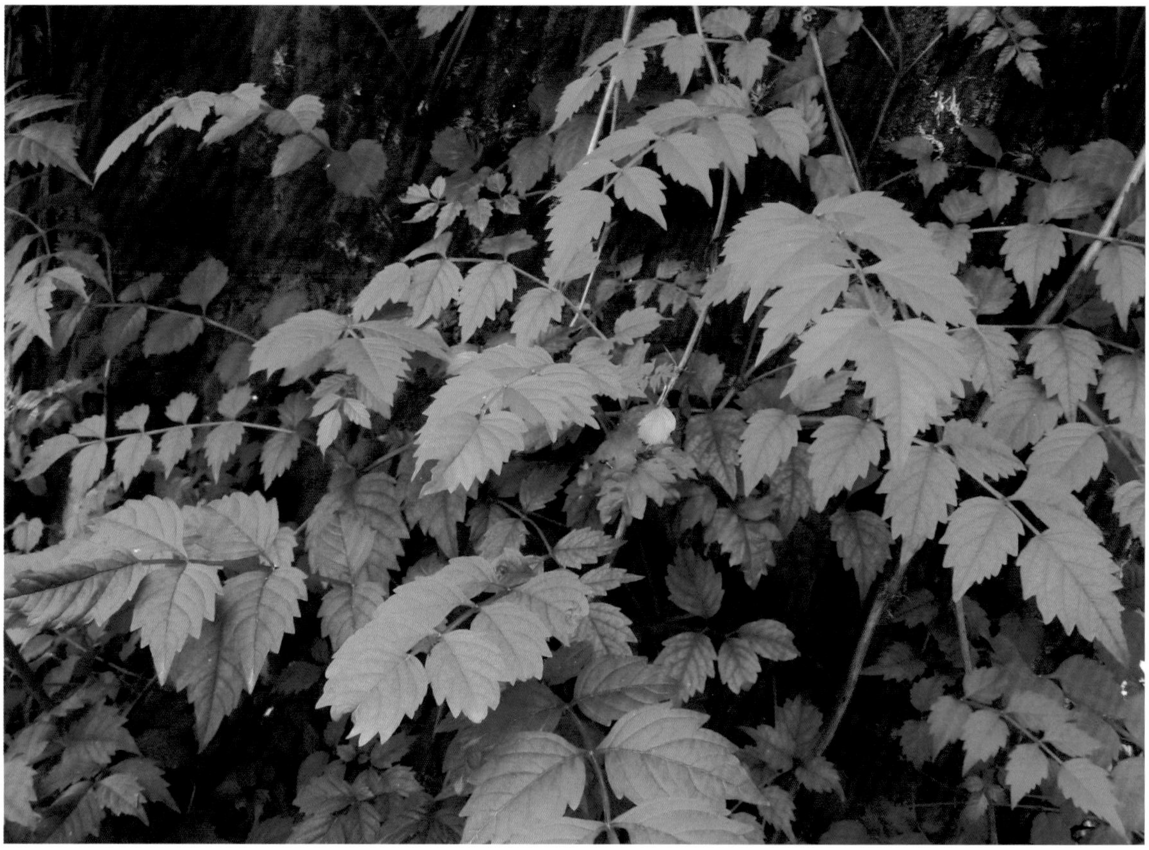

凌霄

识别特征

1. 凌霄　薄叶木质藤本，借气根攀附于其附生物上。茎黄褐色具棱状网裂。叶对生，奇数羽状复叶；叶轴长 4 ~ 3 cm；小叶柄长 5 ~ 10 mm，小叶 7 ~ 9 格，卵形至卵状披针形，长 4 ~ 6 cm，宽 1.5 ~ 3 cm，先端尾状渐尖，基部阔楔形，两侧不等大，边缘有粗锯齿，两面无毛，小叶柄着生处有淡黄褐色束毛。花序顶生，圆锥状，花大，直径 4 ~ 5 cm；花萼钟状，不等 5 裂，裂至筒之中部，裂片披针形；花冠漏斗状钟形，裂片 5，圆形，橘红色，开展；雄蕊 4，2 长 2 短；子房上位，2 室，基部有花盘。蒴果长如豆荚，具子房柄；2 瓣裂。种子多数，扁平，有透明的翅。花期 7—9 月，果期 8—10 月。

2. 美洲凌霄　本种形态上与凌霄相似，唯小叶 9 ~ 11 枚，椭圆形至卵状长圆形，先端尾尖。花萼 5 等裂，分裂较浅，约裂至 1/3，裂片三角形，向外微卷，无凸起的纵棱；花冠为细长的漏斗形，直径较凌霄小，橙红色至浓红色，内有明显的棕红色纵纹，筒部为花萼的 3 倍。花期 7—10 月，果期 11 月。

生境分布

生长于山谷、溪边、疏林下，或攀缘于树上、石壁上或为栽培。我国南北各地均有分布。主要分布于江苏、浙江等省区。

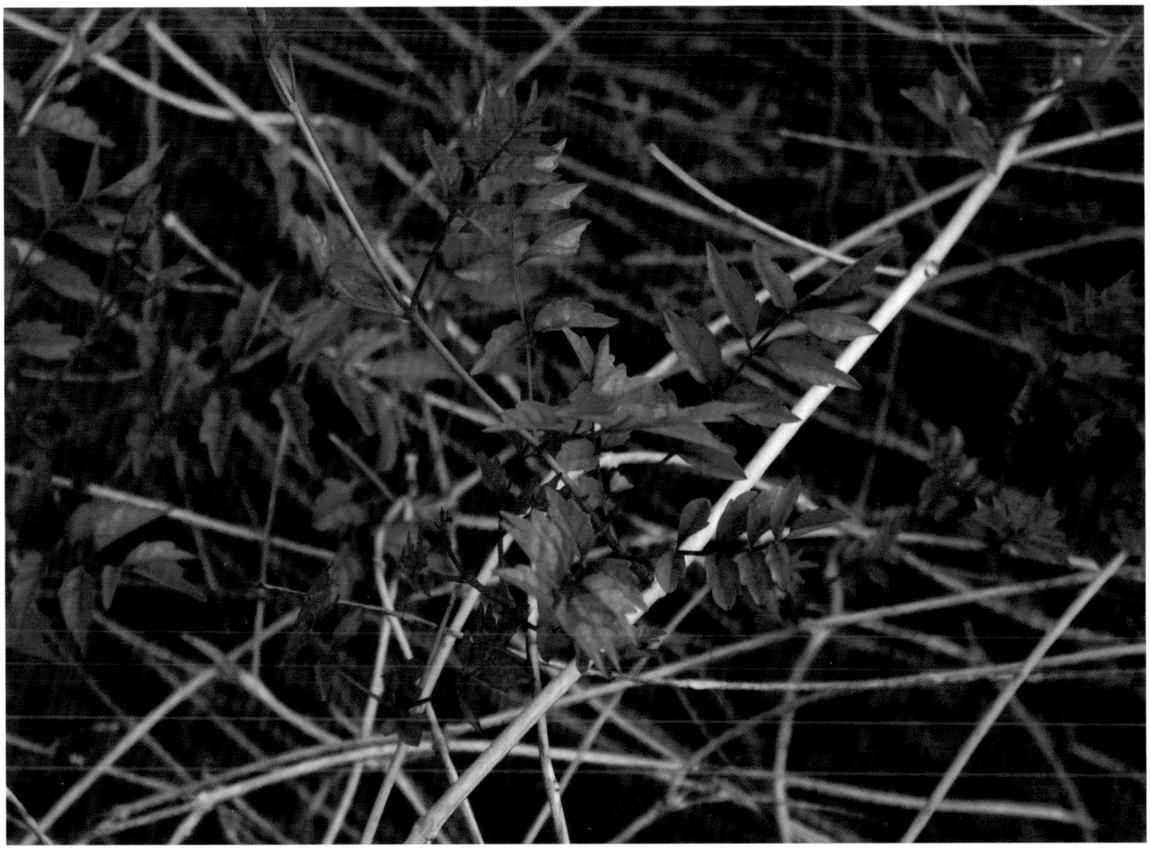

美洲凌霄

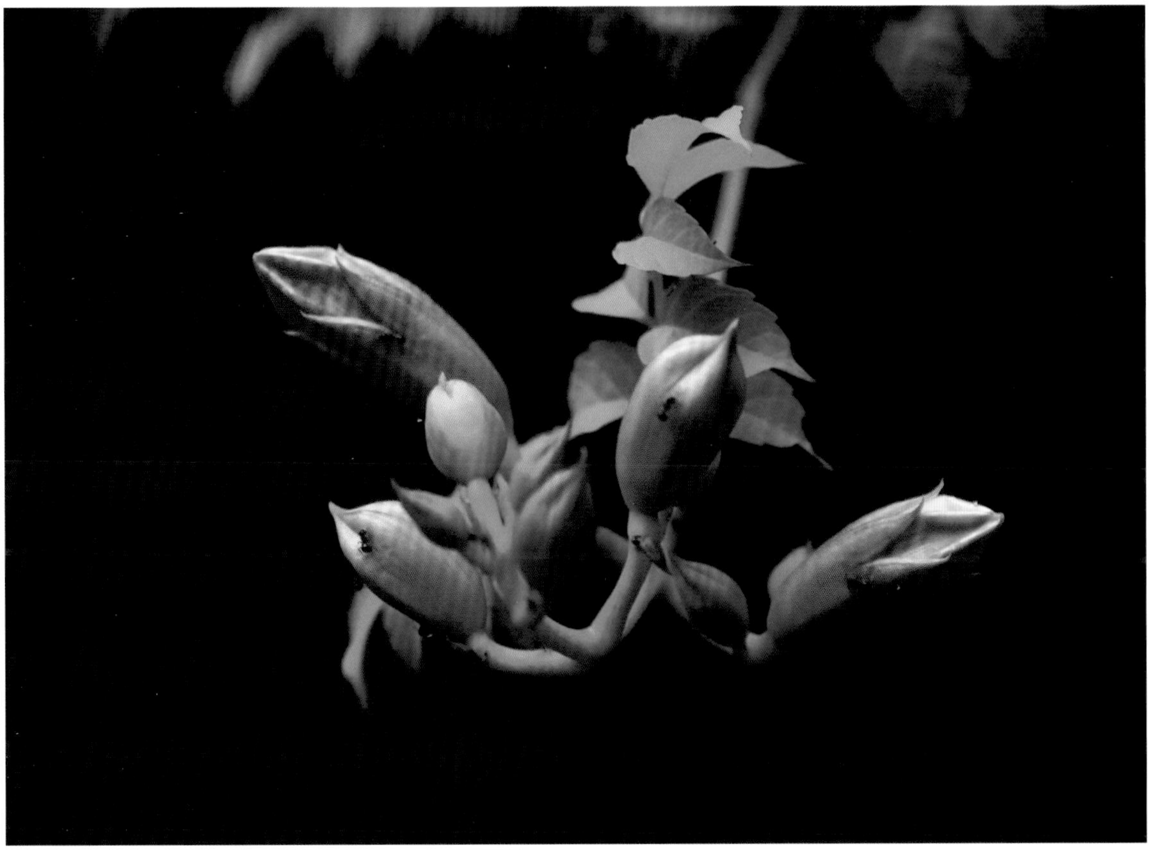

凌霄

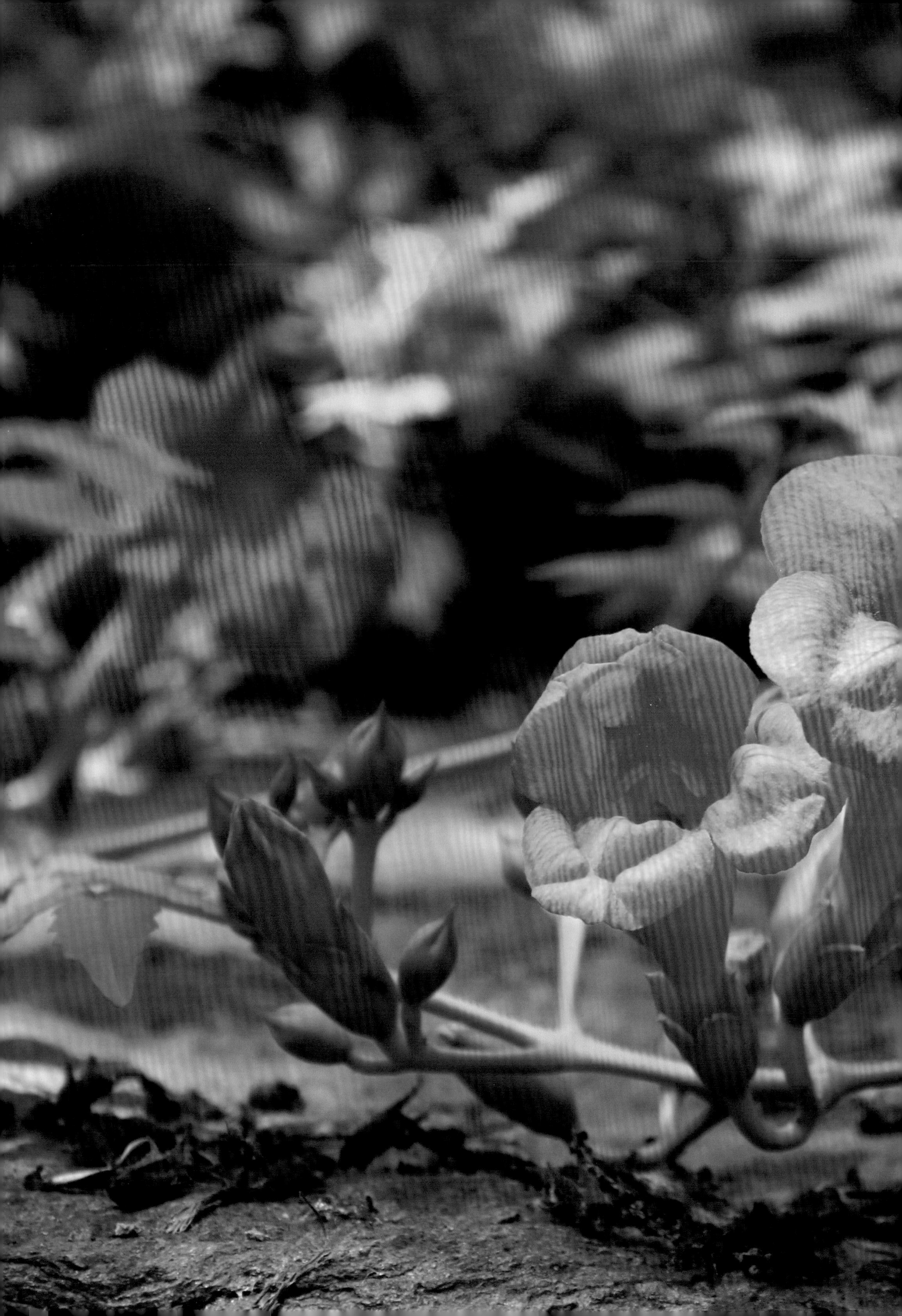

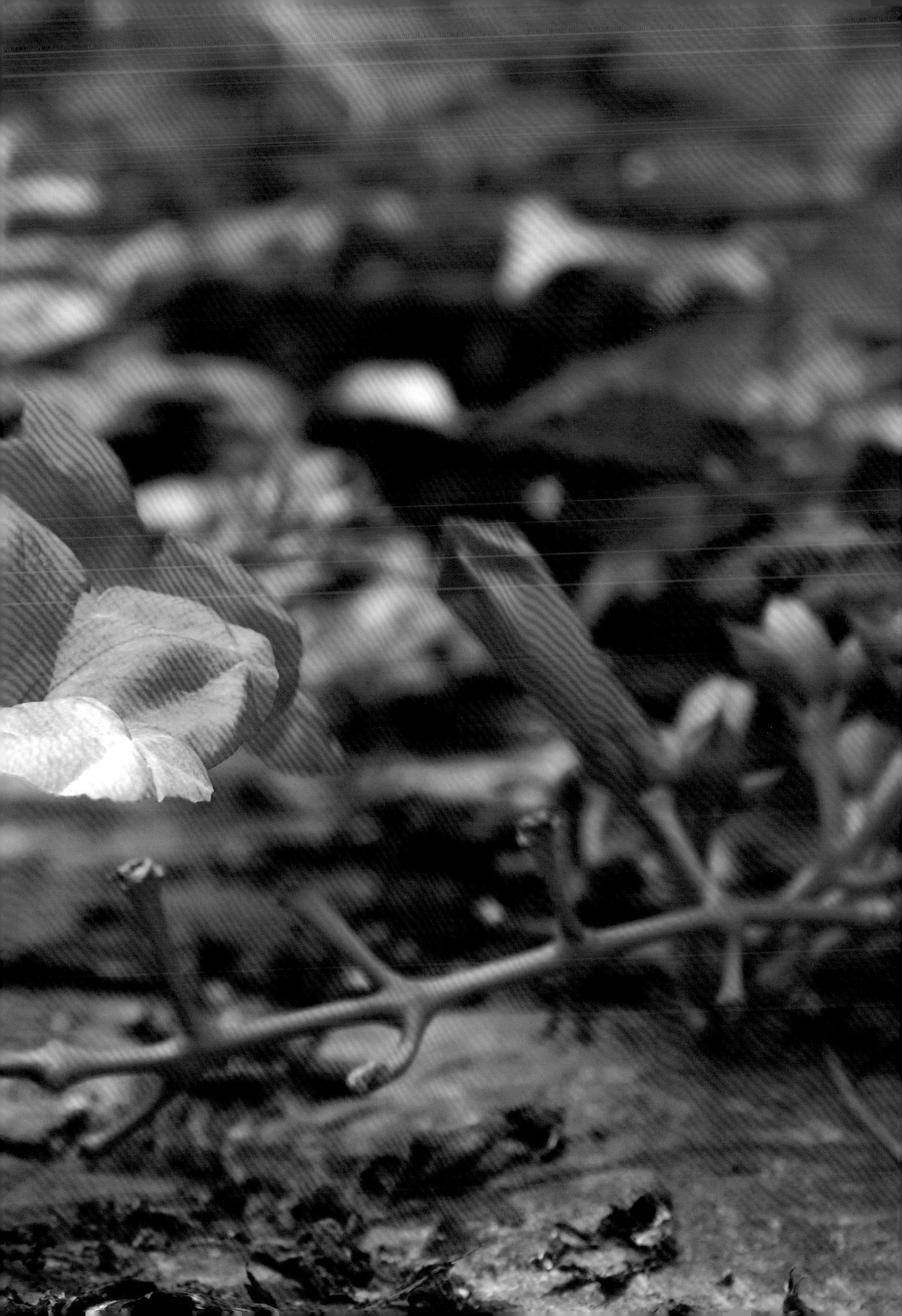

采收加工

夏、秋二季花盛开时采摘，晒干或低温干燥入药。

药材鉴别

1. 凌霄 多皱缩卷曲，黄褐色至棕褐色，完整花朵长 4 ~ 5 cm。萼筒钟状，长 2 ~ 2.5 cm，裂片 5，裂至中部，萼筒基部至萼齿尖有 5 条纵棱。花冠先端 5 裂，裂片半圆形，下部联合呈漏斗状，表面可见细脉纹，内表面较明显。雄蕊 4，着生在花冠上，2 长 2 短，花药个字形，花柱 1，柱头扁平。气清香，味微苦，酸。

2. 美洲凌霄 完整花朵长 6 ~ 7 cm，萼筒长 1.5 ~ 2 cm，硬革质，先端 5 齿裂，裂片短三角状，长约为萼筒的 1/3，萼筒外无明显的纵棱；花冠内表面具明显的深棕色脉纹。以朵大、完整、色棕黄、无花梗者为佳。

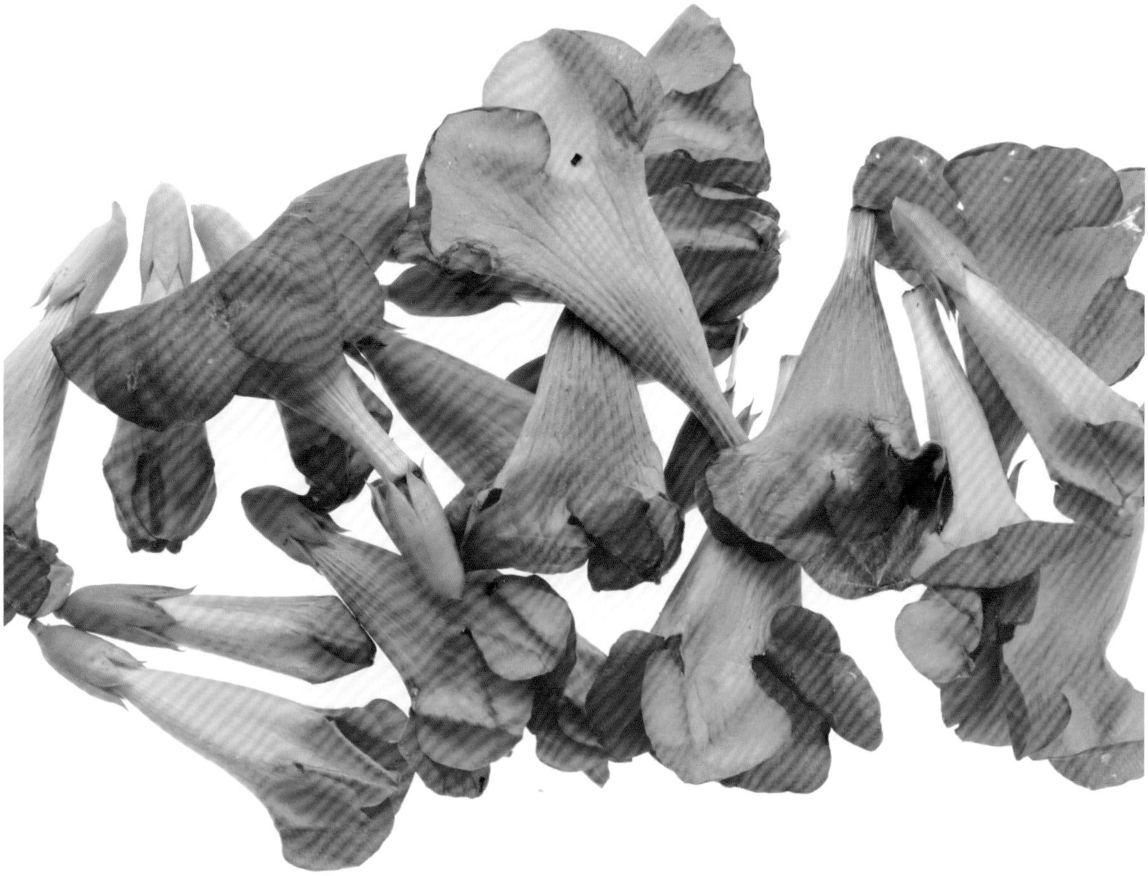

凌霄花药材

功效主治

清热凉血，化瘀散结，祛风止痒。主治血滞经闭，痛经，癥瘕，崩中漏下，血热风痒，疮疥陷疹，酒渣鼻。

用法用量

内服：3 ~ 10 g，煎汤。外用：适量。

民族药方

1. 皮肤湿癣 凌霄花、雄黄、白矾各 9 g，黄连、羊蹄根、天南星各 10 g。共研细末，用水调匀外擦患处，每日 3 次。

2. 瘀血阻滞，月经闭止，发热腹胀 凌霄花、桃仁、牡丹皮各 9 g，赤芍 15 g，红花 6 g，当归 10 g。水煎服，每日 1 剂。

3. 乳腺炎 凌霄花、瓜蒌、丝瓜络、丹参各 15 g，金银花、野菊花、蒲公英各 30 g，紫花地丁 20 g，赤芍、桃仁、红花、地龙、牡丹皮各 10 g，柴胡 12 g，甘草 6 g。水煎服，每日 1 剂，早、晚分服。

4. 肝脾大 凌霄花、桃仁、蟅虫各 9 g，鳖甲、大黄、当归各 10 g，红花 6 g。水煎服，每日 1 剂。

5. 血热风盛的周身痒症 凌霄花 9 g。水煎服；或用散剂酒调服。或凌霄花、荆芥、防风、归尾各 9 g，生地黄 30 g，赤芍、白鲜皮各 10 g，甘草 6 g。水煎服，每日 1 剂。

6. 湿疹 凌霄花 20 g，黄柏 15、苦参各 15 g，苍术、蛇床子各 12 g。煎水洗患处，每日 2 ~ 3 次。

7. 闭经腹痛 凌霄花、熟地黄、当归各 20 g，桃仁、红花、桂枝、党参、川芎、川楝子、延胡索、甘草各 10 g，黄芪 30 g。水煎服，每日 1 剂，早、晚分服。

8. 皮肤瘙痒 凌霄花、徐长卿各 15 g，地肤子、白鲜皮各 12 g，生地黄、苦参各 20 g，荆芥、防风、紫草、刺蒺藜、牡丹皮各 10 g，甘草 6 g。水煎服，每日 1 剂，早、晚分服。

9. 胃肠炎 凌霄花 20 g，马齿苋 30 g，白术、白芍、生姜、甘草各 10 g，苍术 6 g。水煎服，每日 1 剂，早、晚分服。

使用注意

孕妇及气血虚弱者忌用。

凌霄花

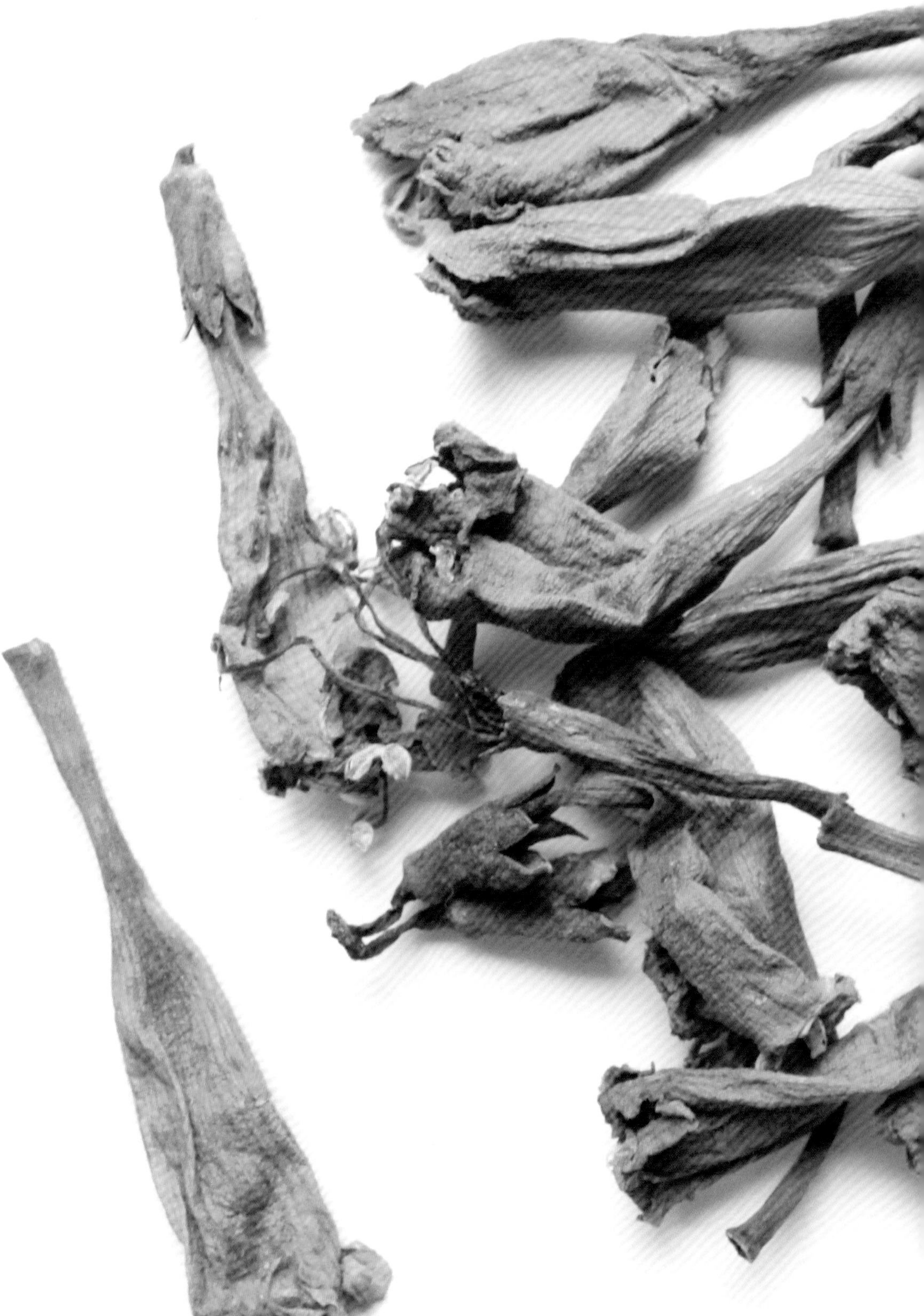

凌霄花

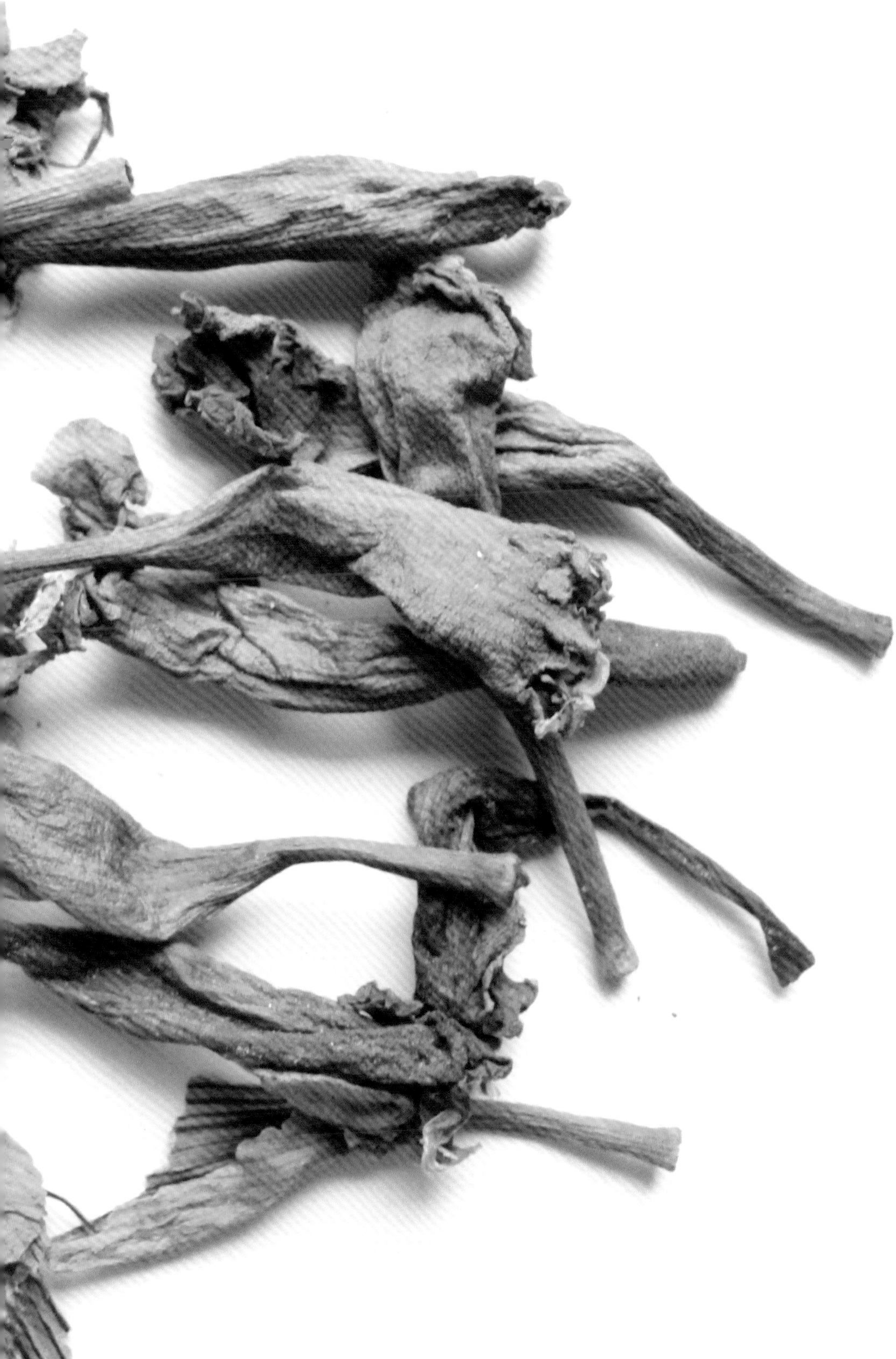

凌霄花饮片

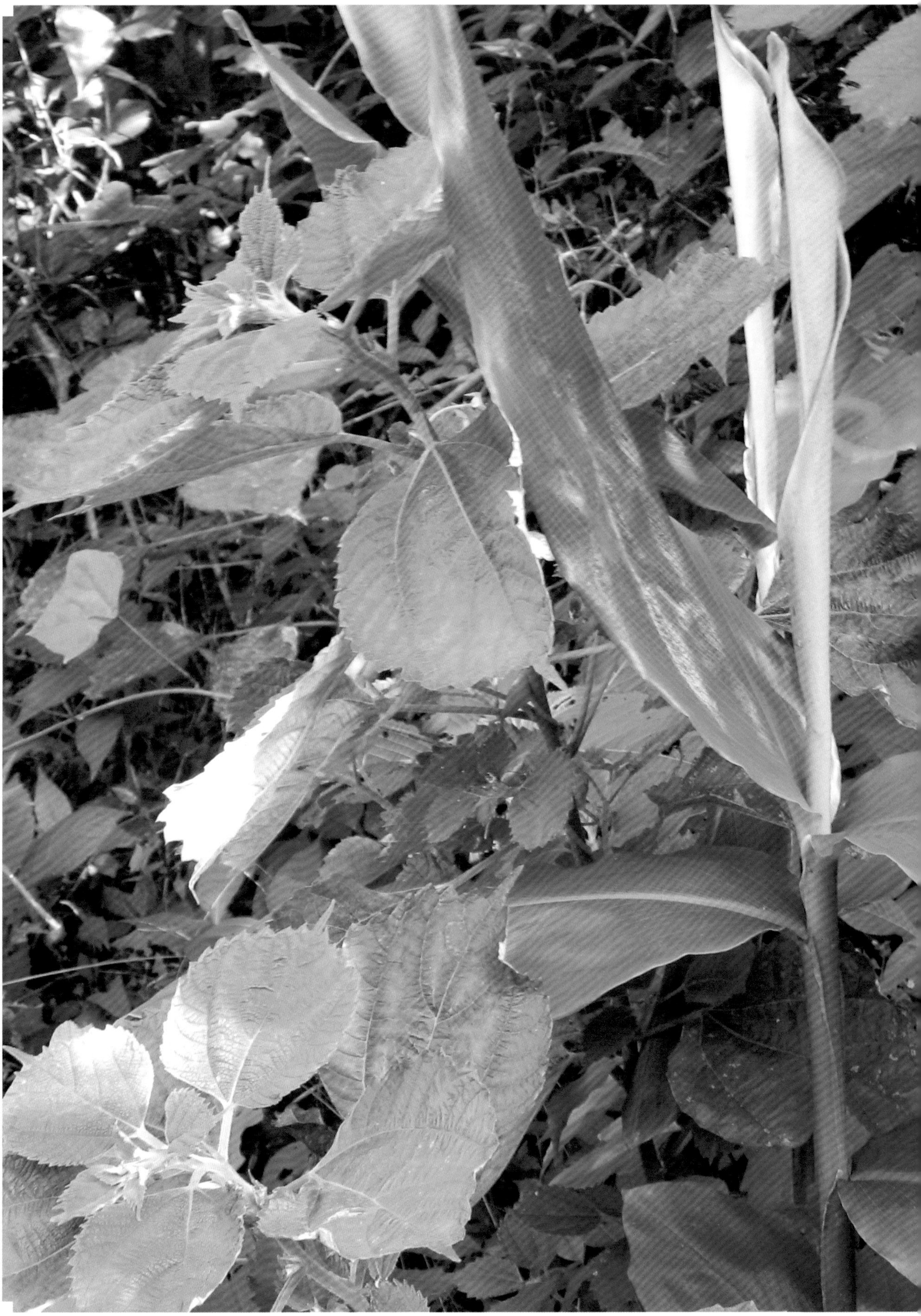

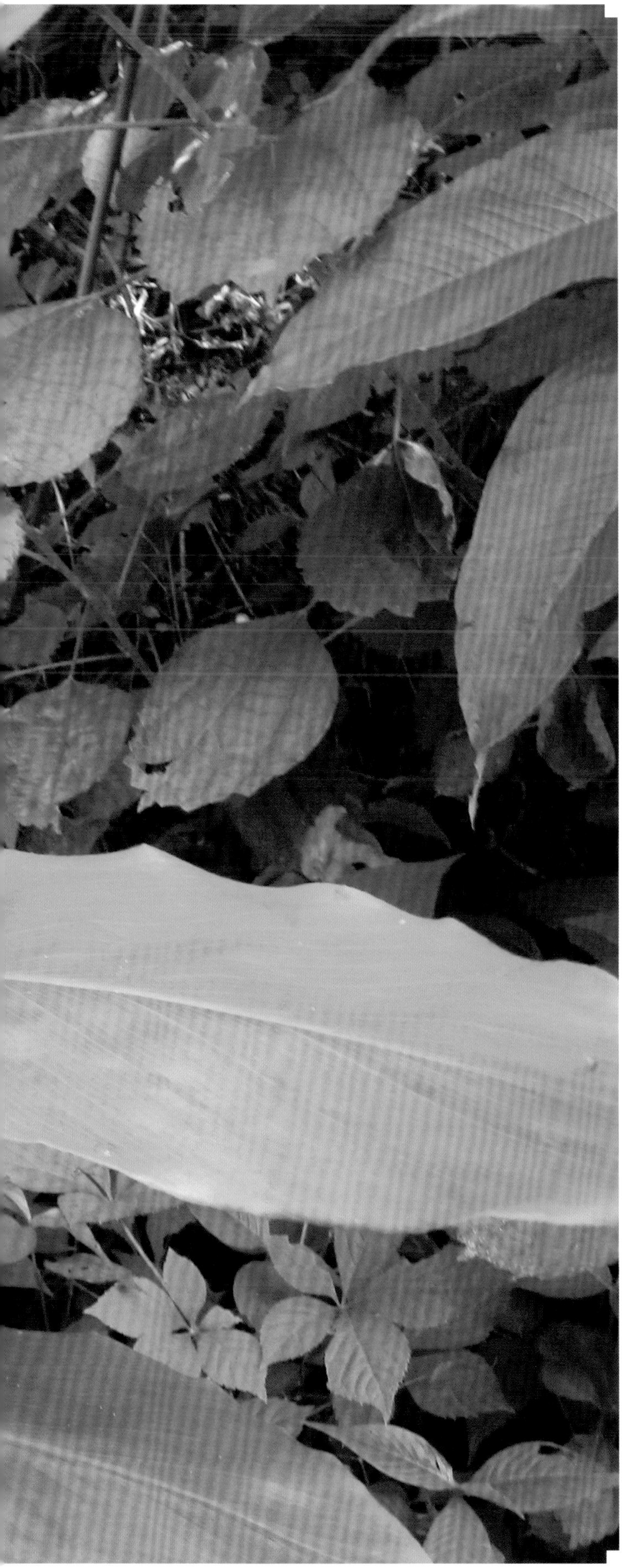

高良姜

【壮药名】棵兴旺。

【别　名】良姜、高凉姜、蛮姜、小良姜、海良姜。

【来　源】本品为姜科植物高良姜 *Alpinia officinarum* Hance 的干燥根茎。

【性味归经】辛，热。归脾、胃经。

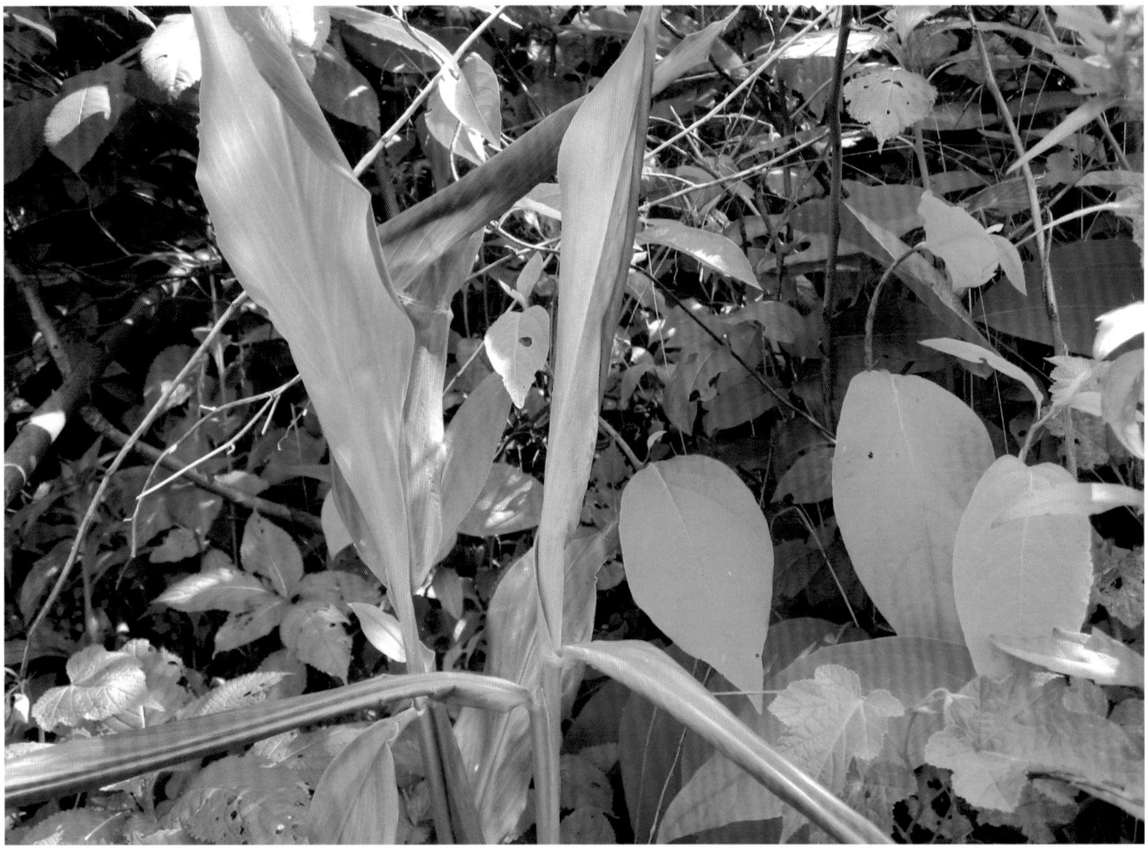

高良姜

识别特征

多年生草本，高 30 ~ 80 cm。根茎圆柱状，横走，棕红色或紫红色，有节，节处具环形膜质鳞片，节上生根。茎丛生，直立。叶 2 列，无柄，叶片狭线状披针形，长 15 ~ 30 cm，宽 1.5 ~ 2 cm，先端尖，基部渐狭，全缘或具不明显的疏钝齿，两面无毛；叶鞘开放，抱茎，边缘膜质，叶舌长可达 3 cm，挺直，膜质，渐尖，棕色。圆锥形总状花序，顶生，长 5 ~ 15 cm，花稠密；小苞片宿存，膜质，棕色，环形至长圆形，外面被疏毛；花两性，具短柄；萼筒状，长 7 ~ 14 mm，3 浅圆裂，棕黄色，外面被短毛；花冠管漏斗状，长约 1 cm，裂片 3 枚，长约 1.7 cm，浅肉红色，外面被疏短柔毛；唇瓣矩卵形至矩状广卵形，浅肉红色，中部具紫红色条纹，长 2 ~ 2.5 cm；侧生退化雄蕊锥状，雄蕊 1，花丝粗壮，药隔膨大，先端阔，2 裂呈叉形；子房下位，3 室，花柱细长，基部下方具 2 个合生的圆柱形蜜腺，长约 3 mm，柱头 2 唇状。蒴果不开裂，球形，直径约 1.2 cm，被短毛，熟时橘红色。种子具假种皮，有钝棱角，棕色。花期 4—9 月，果期 8—11 月。

生境分布

生长于山坡、旷野的草地或灌木丛中。分布于广东、广西、台湾等省区。

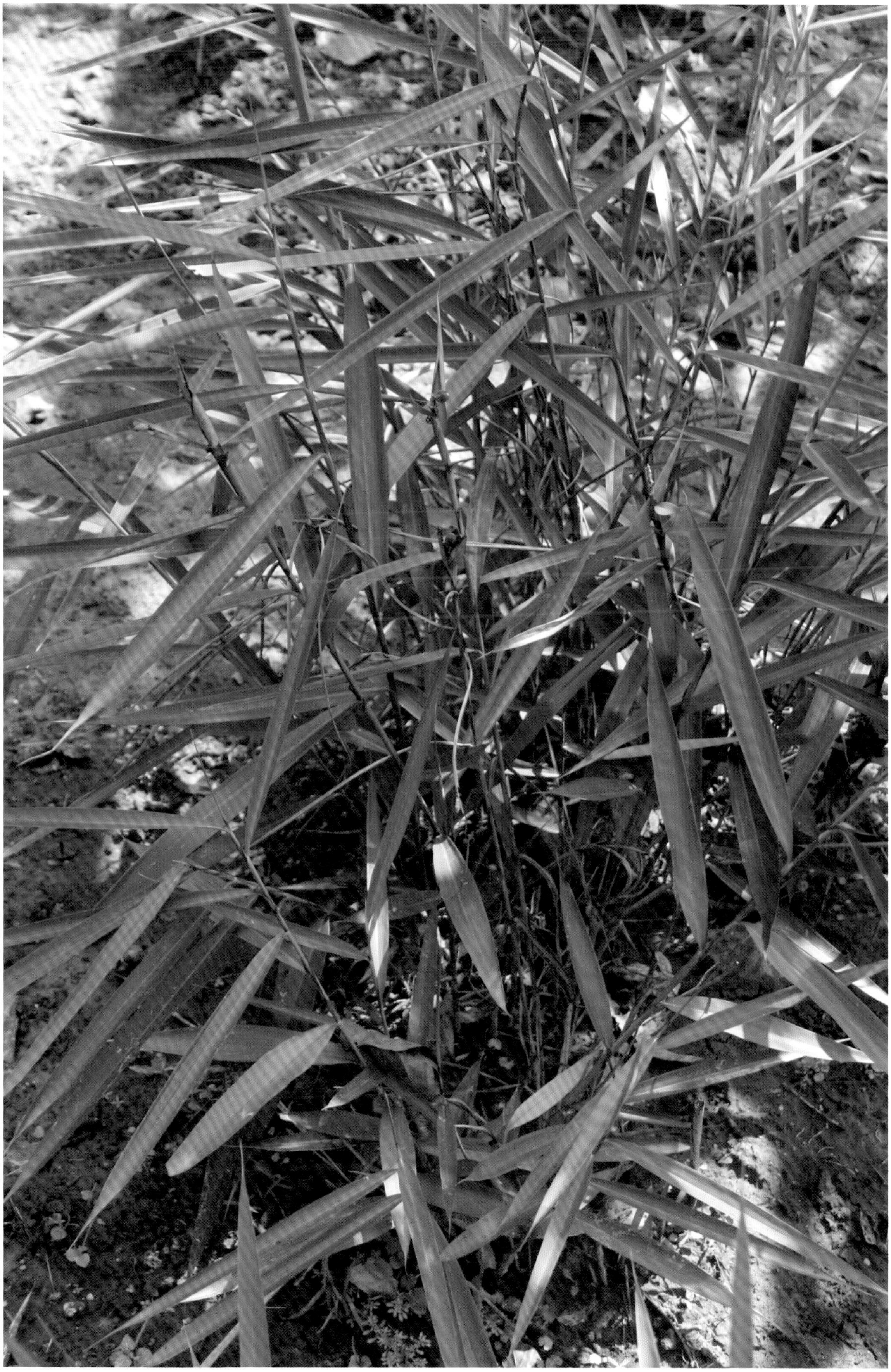

高良姜

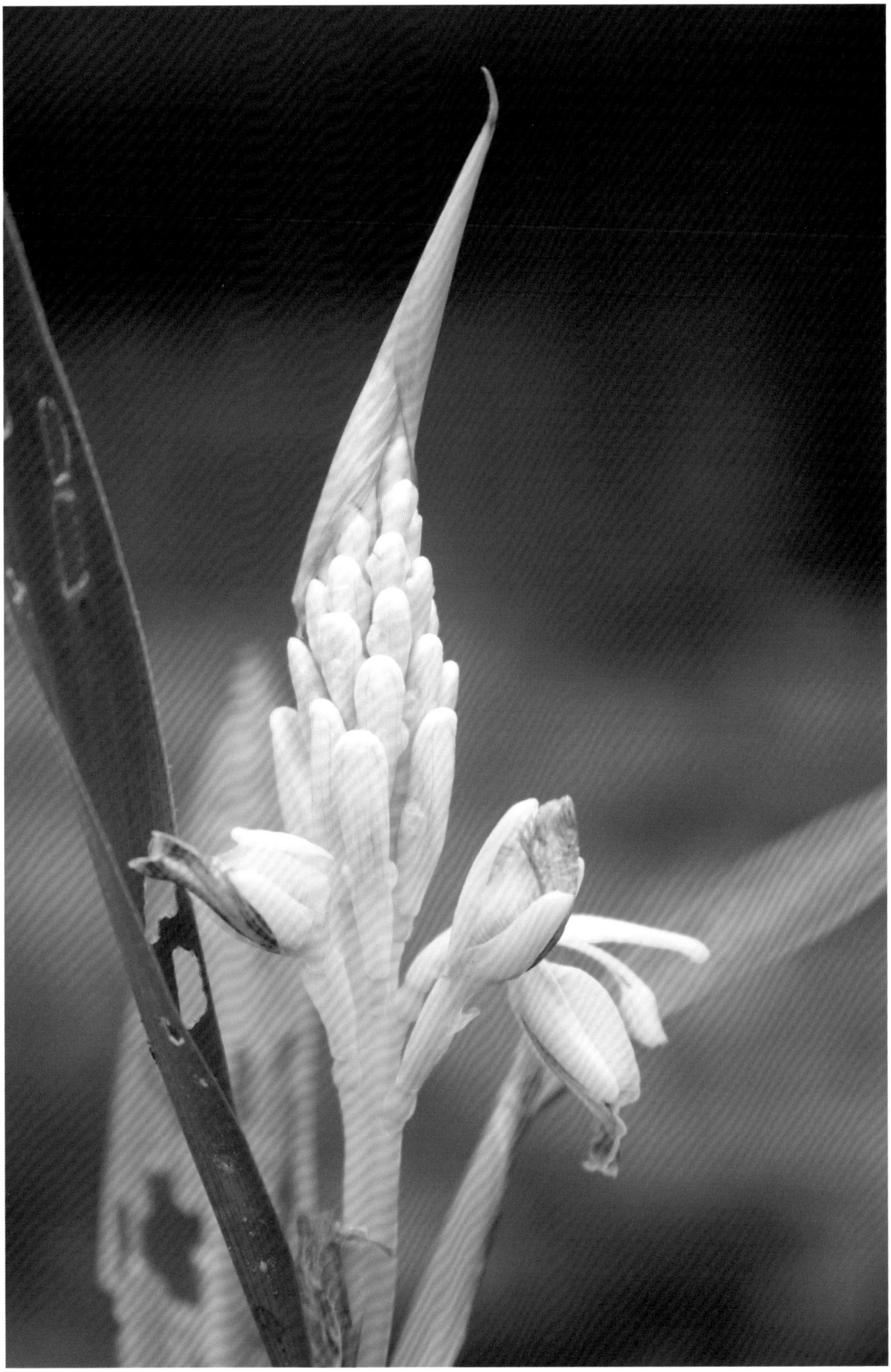

高良姜

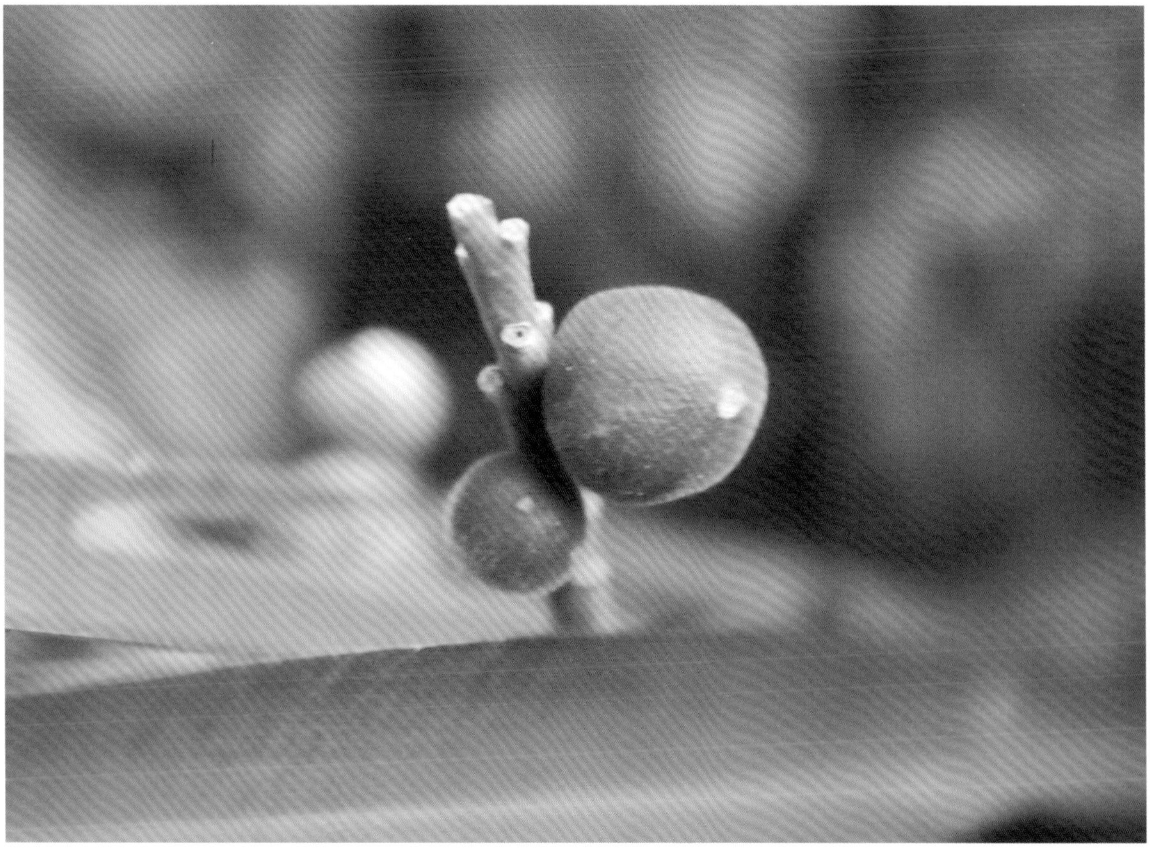

高良姜

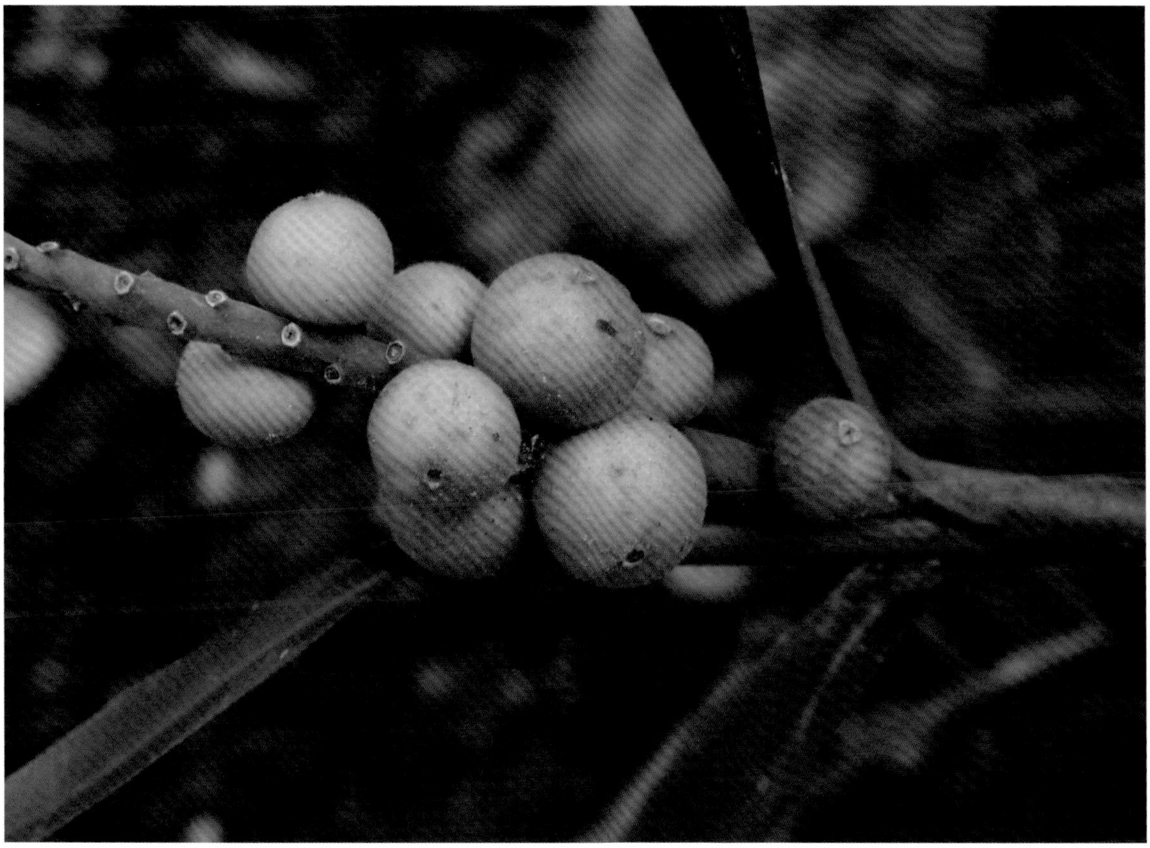

高良姜

采收加工

夏末秋初采挖生长 4 ~ 6 年的根茎，除去地上茎、须根及残留鳞片，洗净，切段，晒干。

药材鉴别

本品为干燥根茎，圆柱形，弯曲，多分歧，长 4 ~ 6 cm，直径 1 ~ 1.5 cm，表面暗红棕色，有纵皱纹与灰棕色波状环节，每节长 0.5 ~ 1 cm，下侧面有圆形的细根残痕。质坚硬，不易折断，断面红黄色或棕红色，较粗糙。气芳香，味辛辣。以粗壮、坚实、红棕色、味香辣者为佳。

功效主治

温胃，祛风，散寒，行气，止痛。主治脾胃中寒，脘腹冷痛，呕吐泄泻，噎膈反胃，食滞，瘴疟，冷癖。

药理作用

本品有促进胃酸分泌和小肠收缩，抑制前列腺素合成，抑制炭疽杆菌、白喉棒状杆菌、溶血性链球菌、枯草芽孢杆菌、肺炎链球菌、金黄色葡萄球菌、人型结核分枝杆菌等作用。

用法用量

内服：3 ~ 10 g，煎汤；或每次 3 g，研末服。

民族药方

1．花斑癣　高良姜 50 g，75% 乙醇溶液 250 ml。混合浸泡 7 日备用，用时涂擦患处，每日 2 次，涂擦后有隐刺痛，几分钟后自行消失。

2．霍乱，吐泻，腹痛　高良姜适量。火炙焦香。用 250 g 加酒 1 L，煮沸，顿服。

3．胃痛　高良姜、制香附、延胡索、海螵蛸各 30 g，姜半夏 10 g。上药研末，每次 3 g，每日 3 次，饭前温开水送服。

4．胃寒病，吐清水　高良姜、延胡索各 15 g。水煎服。

5．胃寒，气滞作痛　高良姜、制香附各 100 g。共研细粉，水泛为丸，每次 5 g，每日 3 次。

6．胸胁胀痛　高良姜、厚朴、当归各 15 g，桂心 5 g，生姜 10 g。水煎服。

使用注意

阴虚有热者忌服。

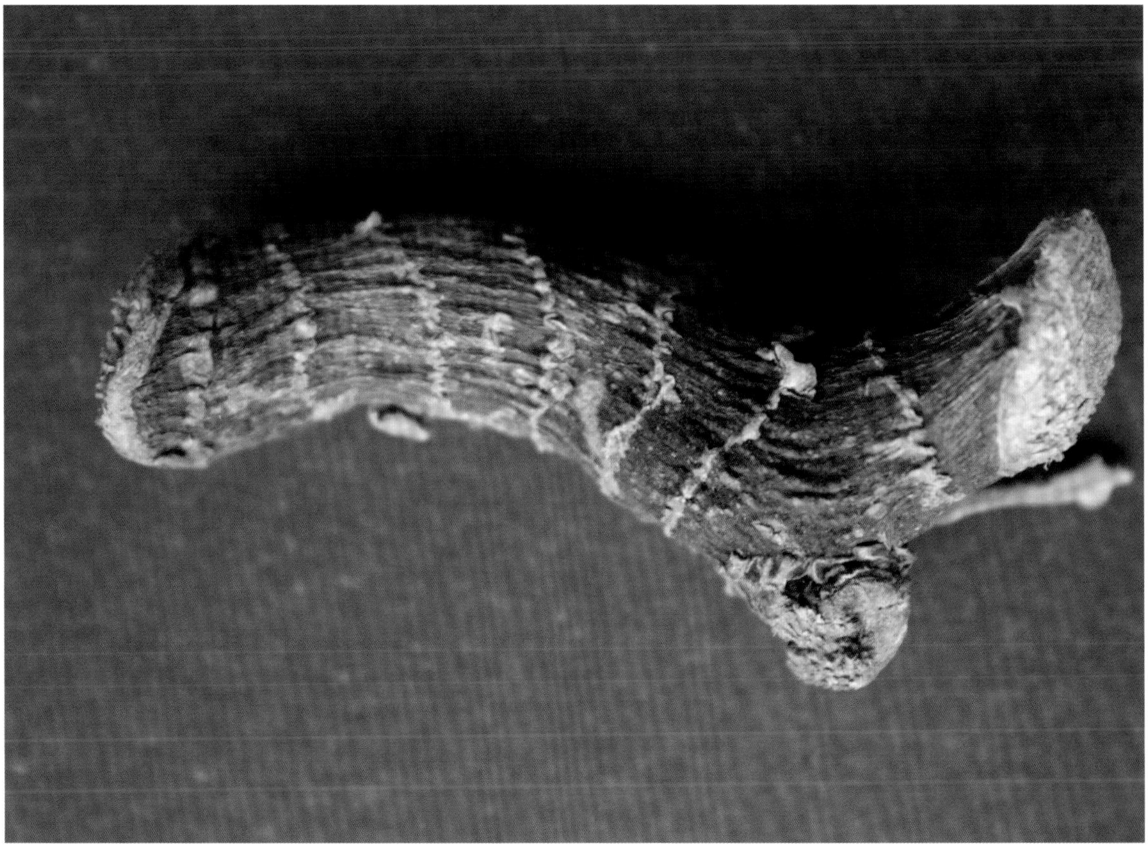

高良姜药材

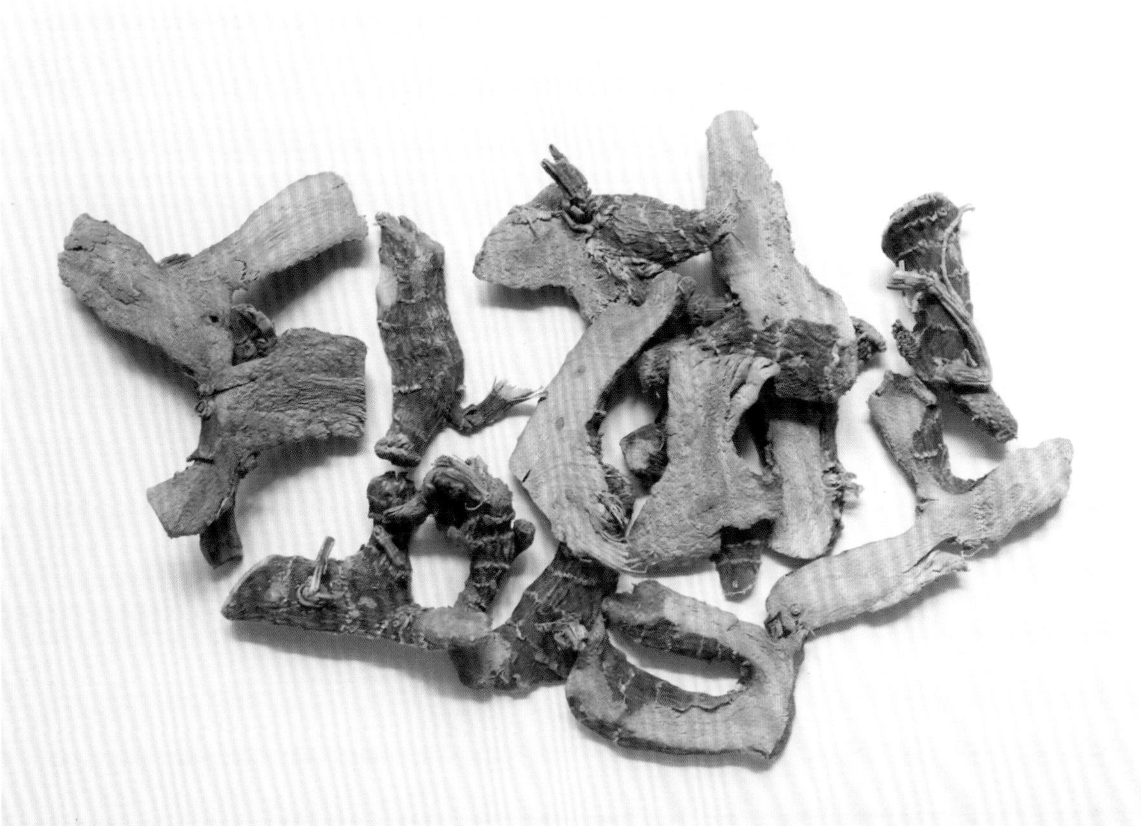

高良姜饮片

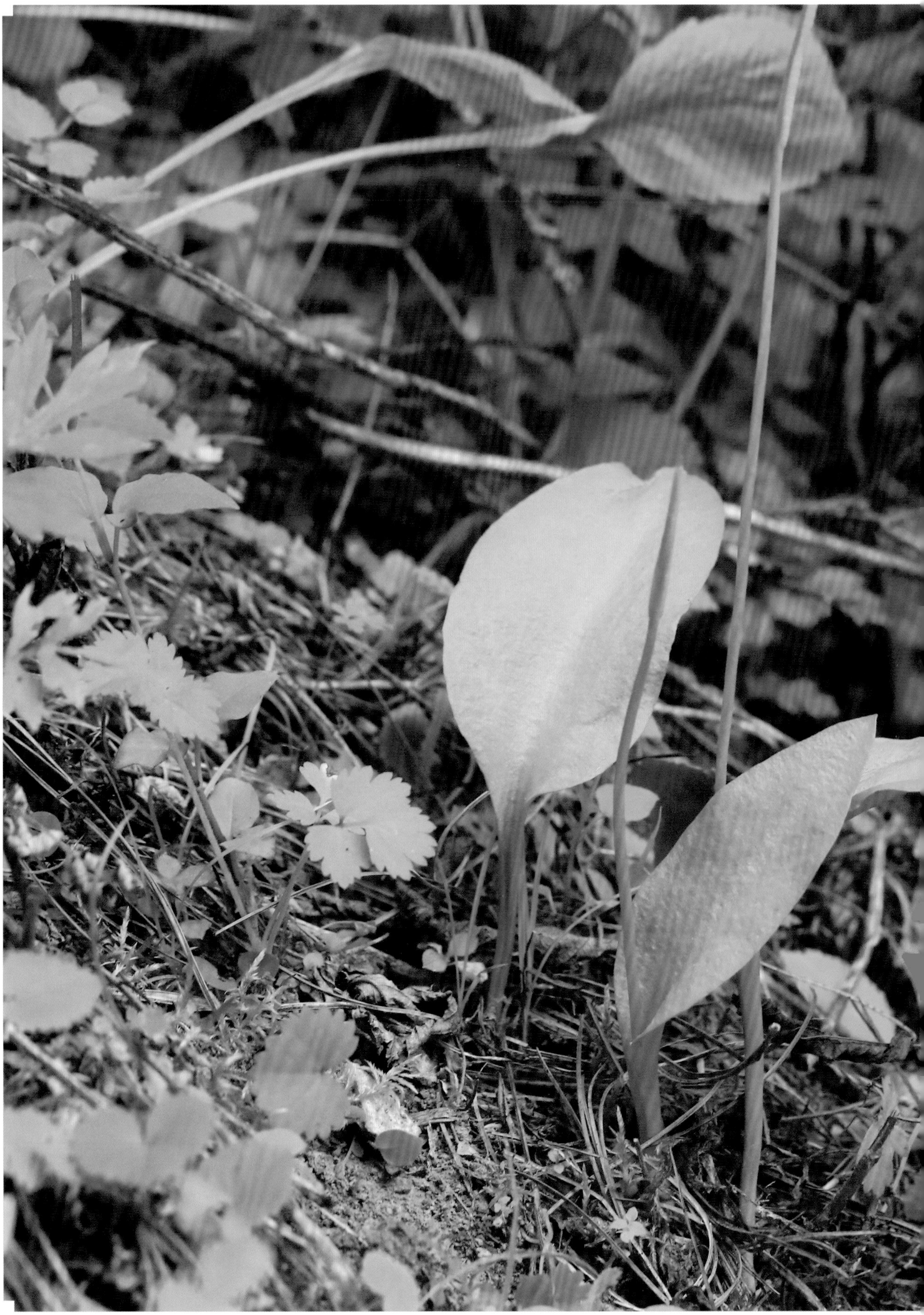

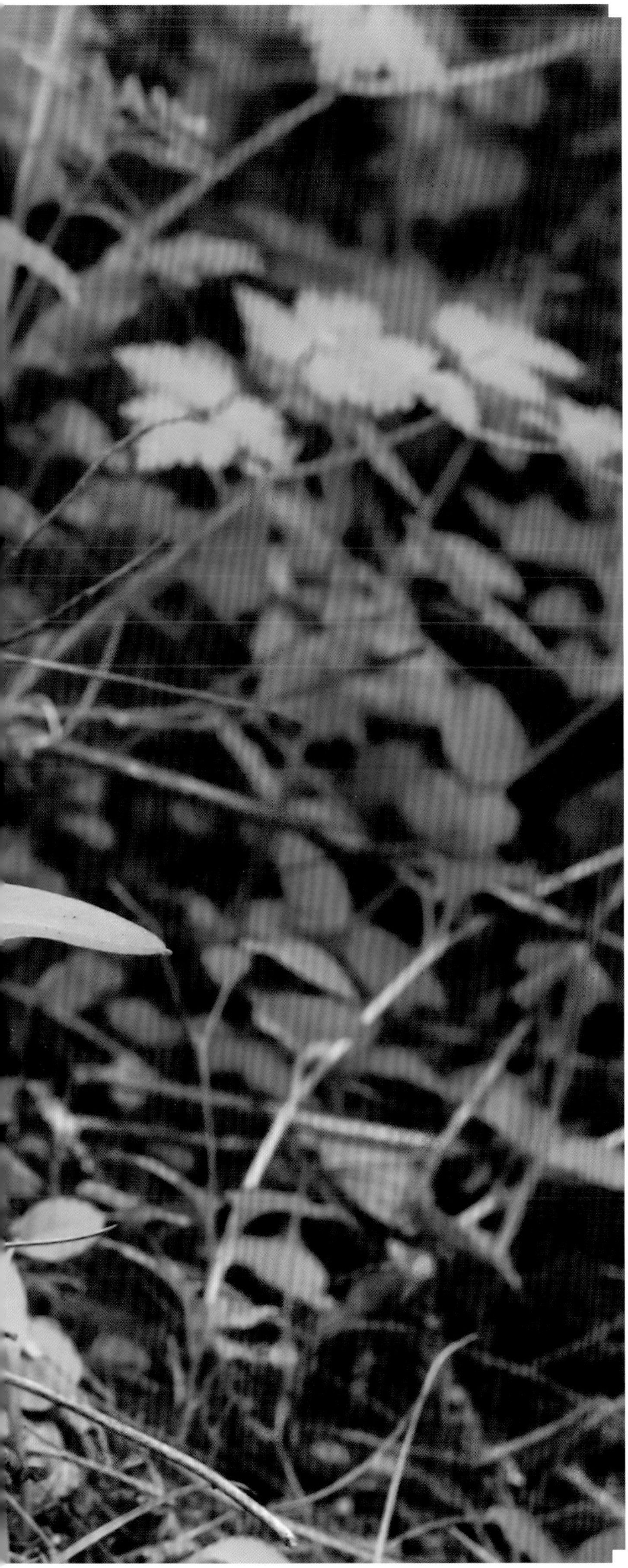

瓶尔小草

【壮药名】棵三灵。

【别　名】一枝箭、一枝枪、独叶一支箭、单枪一支箭、矛盾草、蛇须草。

【来　源】本品为瓶尔小草科植物瓶尔小草 *Ophioglossum vulgatum* L. 的全草。

【性味归经】味甘，性寒。归肺、胃经。

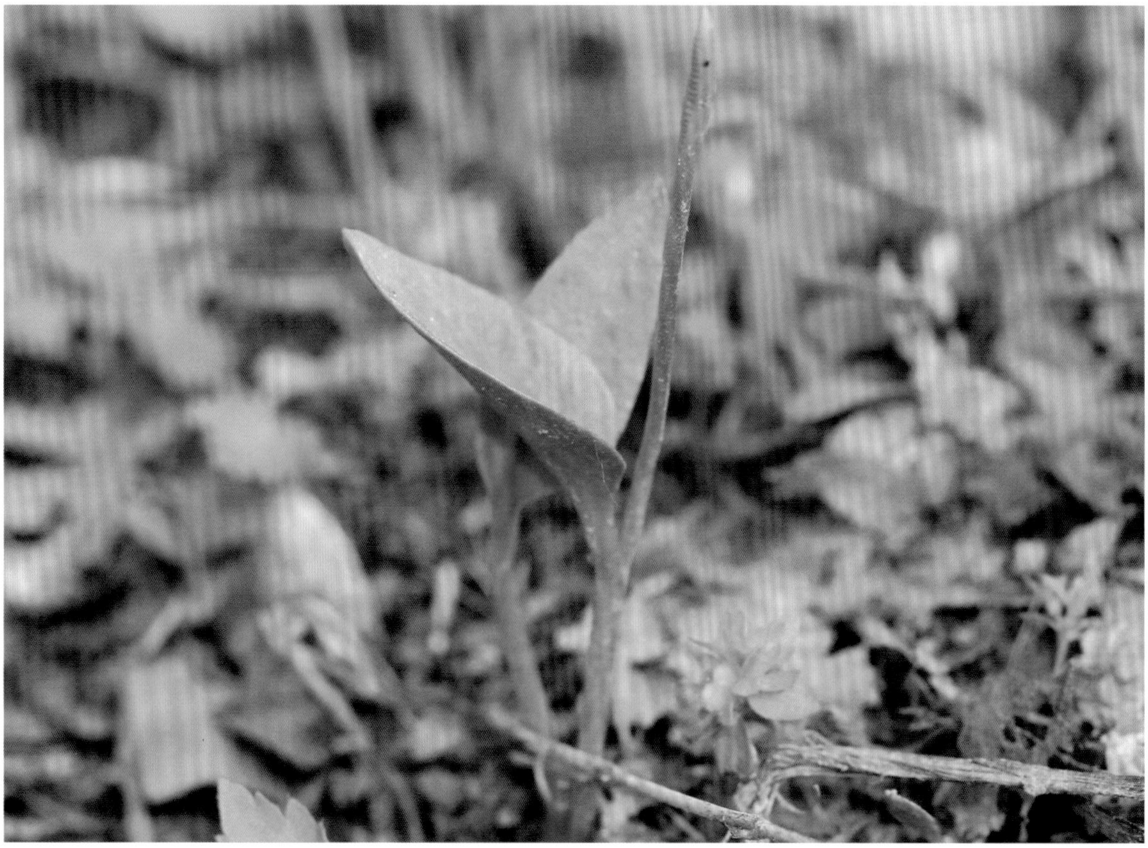

瓶尔小草

识别特征

多年生小草本，植株高 20 cm。根茎圆柱形，短而直立；茎丛生，肉质粗根。具总梗 1 ~ 3 个，长 10 ~ 20 cm，营养叶 1 枚，肉质，由总柄 5 ~ 10 cm 处生出，狭或长圆状卵形，顶端钝圆或锐尖，全缘，基部长楔形而下延，无柄。孢子囊穗呈柱状，自总柄顶出，柄长 6 ~ 15 cm，先端具突尖，有营养叶；孢子囊扁球形，无柄，熟时横裂；孢子呈球状四面体。

生境分布

生长于海拔 350 ~ 3000 m 的潮湿草地、灌木林中或田边。分布于长江中下游以南各省区。

采收加工

春、夏二季采挖带根全草，去泥土，洗净，晒干或鲜用。

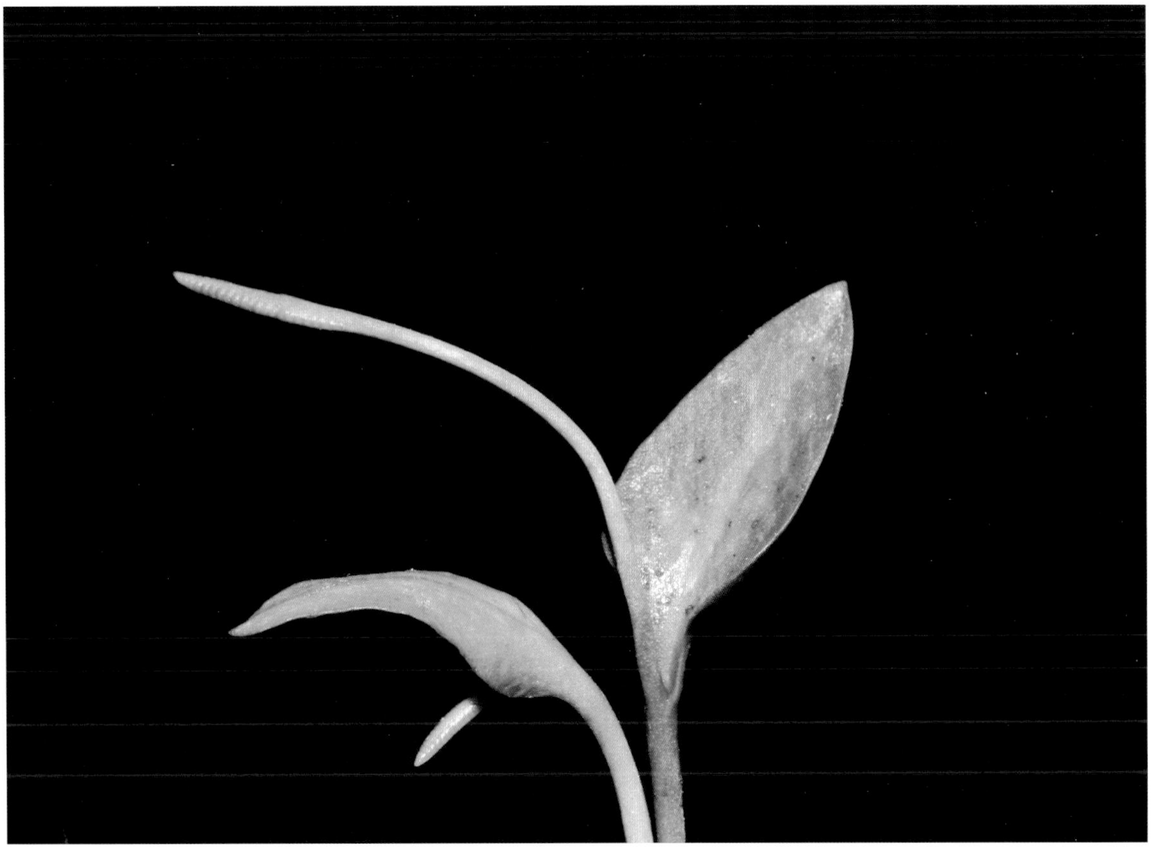

瓶尔小草

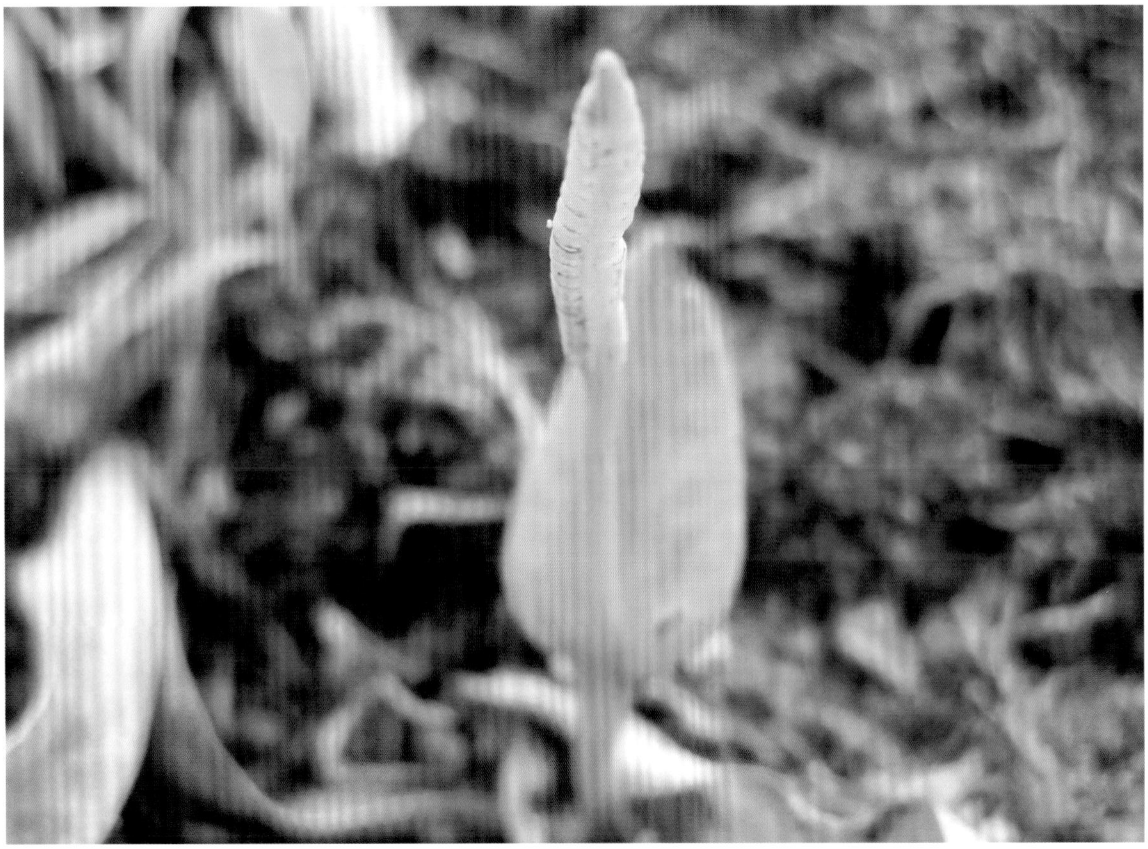

瓶尔小草

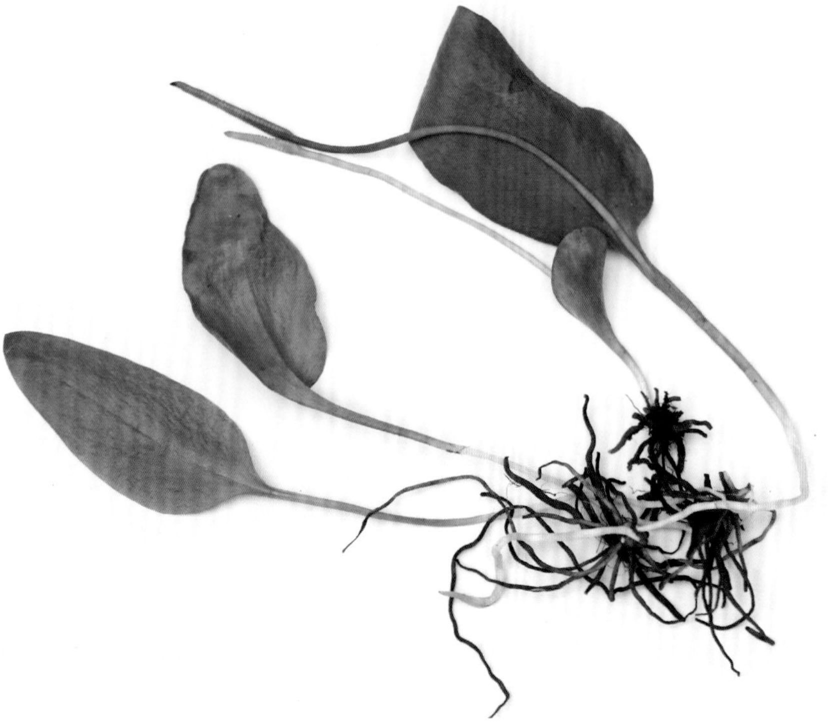

瓶尔小草

药材鉴别

本品全体呈蜷缩状。根多数，具纵沟，深棕色。叶通常 1 枚，总柄长 9 ~ 20 cm。营养叶从总柄基部以上 6 ~ 9 cm 处生出，皱缩，展开后呈卵状长圆形或狭卵形，长 3 ~ 6 cm，宽 2 ~ 3 cm，先端钝或稍急尖，基部楔形下延，微肉质，两面均淡褐黄色，叶脉网状。孢子叶线形，自总柄顶端生出。孢子囊穗长 2.5 ~ 3.5 cm，先端尖，孢子囊排成 2 列，无柄。质地柔韧，不易折断。气微，味淡。

功效主治

清热，凉血，镇痛，解毒。主治肺热咳嗽，劳伤吐血，肺痈，黄疸，胃痛，痧症腹痛，淋浊，痈肿疮毒，蛇虫咬伤，跌打损伤。

用法用量

内服：10 ~ 15 g，煎汤；或每次 3 g，研末服。外用：适量鲜品捣烂；或煎水洗；或研末调敷。

民族药方

1. 毒蛇咬伤 ①瓶尔小草 15 g。水煎服。另取鲜药适量，捣烂敷患处。或瓶尔小草干粉 3 g。酒送服，每日 3 次。另取 3 g 调酒，由上而下搽伤口周围，勿搽伤口。②瓶尔小草加鸡蛋清调敷伤口周围，留伤口出毒。③瓶尔小草鲜品适量。捣烂外敷；或瓶尔小草 15 g。水煎服。

2．跌打损伤 瓶尔小草 5 g。水煎服。

3．胃痛 瓶尔小草、通关散各 30 g。共研细粉，每次服 1 g。

4．小儿高热 ①瓶尔小草 20 g，九头狮子草 10 g。水煎服。②瓶尔小草 3 ~ 9 g。水煎服，每日 2 次。

5．疮痈肿毒 瓶尔小草适量。醋或蜂蜜调匀外敷。

6．蛇风症 瓶尔小草、黑汉条各 5 g，伸筋草 10 g。水煎服。

7．新旧伤痛 瓶尔小草、五加皮、六棱麻、白花丹各 10 g，二郎箭 13 g，三百棒 3 g，四块瓦、七叶莲、八爪金龙、九龙盘、十大功劳、红刺老包各 16 g。上药共研末，制成水丸，伤痛时，用酒吞服 3 g。

8．肺炎 瓶尔小草 15 g。水煎服。

9．胃热痛，肺结核潮热 瓶尔小草全草 15 ~ 30 g。水煎服。或瓶尔小草全草 30 g。研细粉，开水冲服。

10．疔疮 瓶尔小草 15 g。水煎服，渣敷患处。

11．小儿疳积 瓶尔小草、使君子各 6 g，鸡内金 3 g。水煎服。

使用注意

脾胃虚寒者慎服。

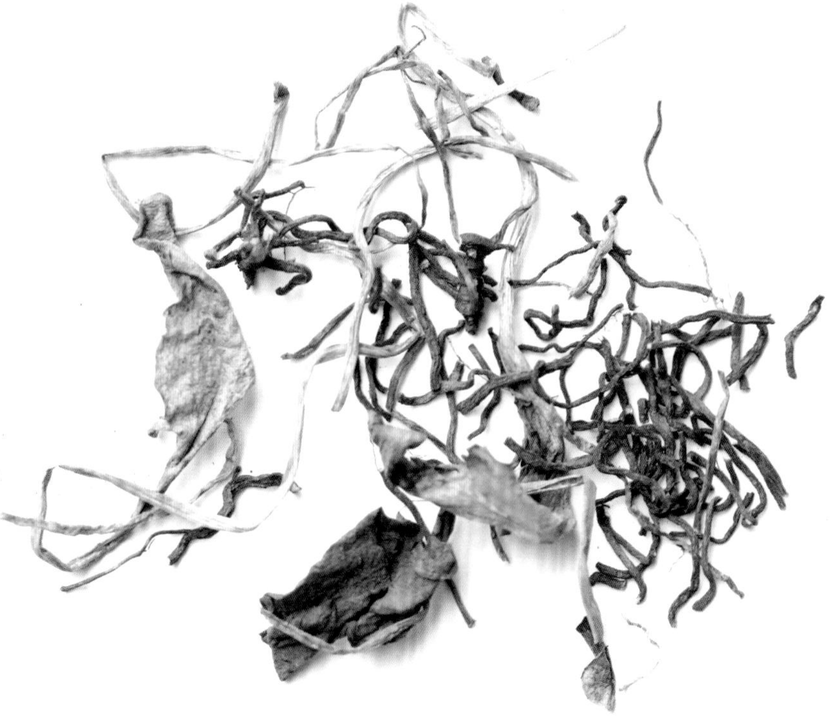

瓶尔小草饮片

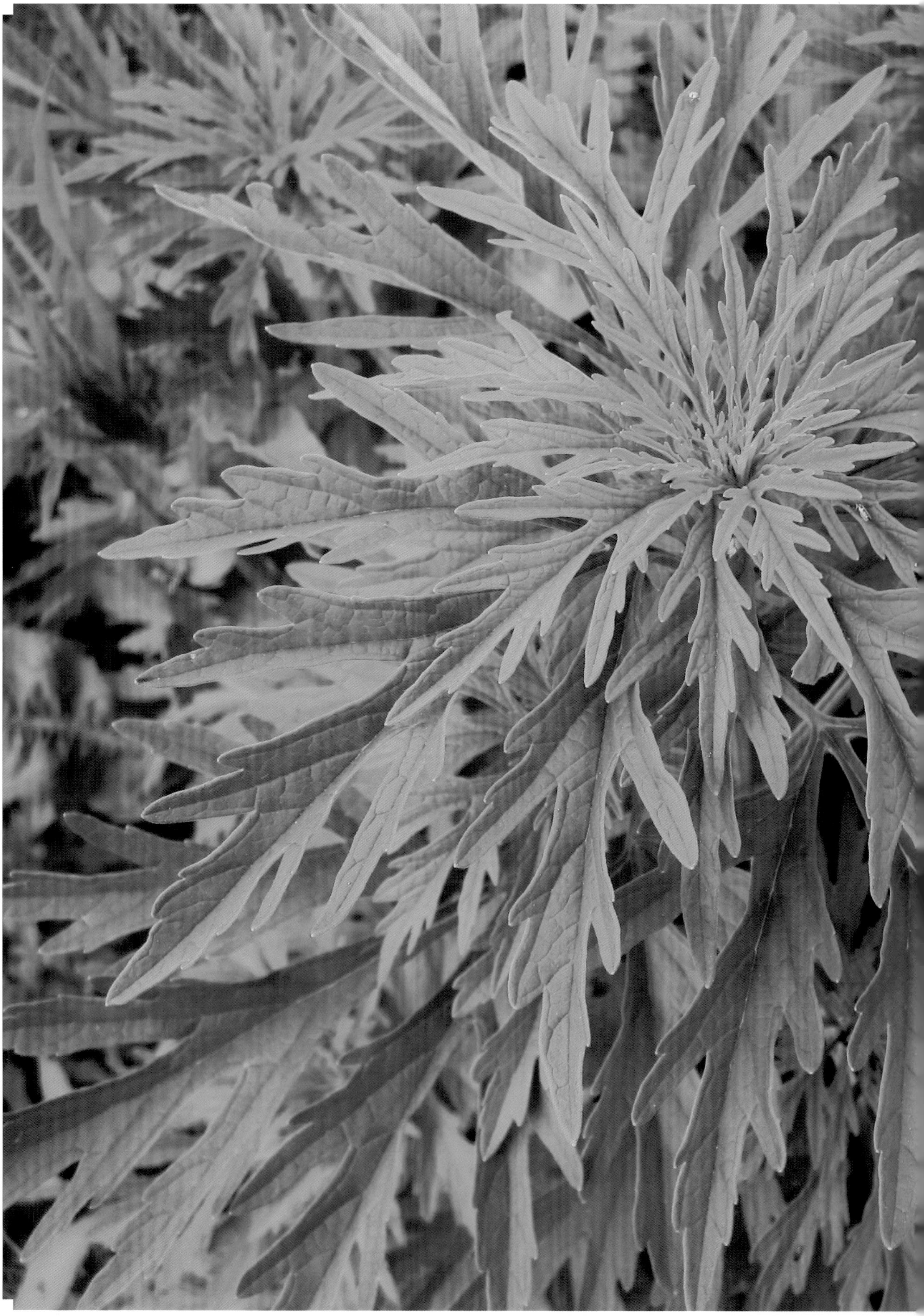

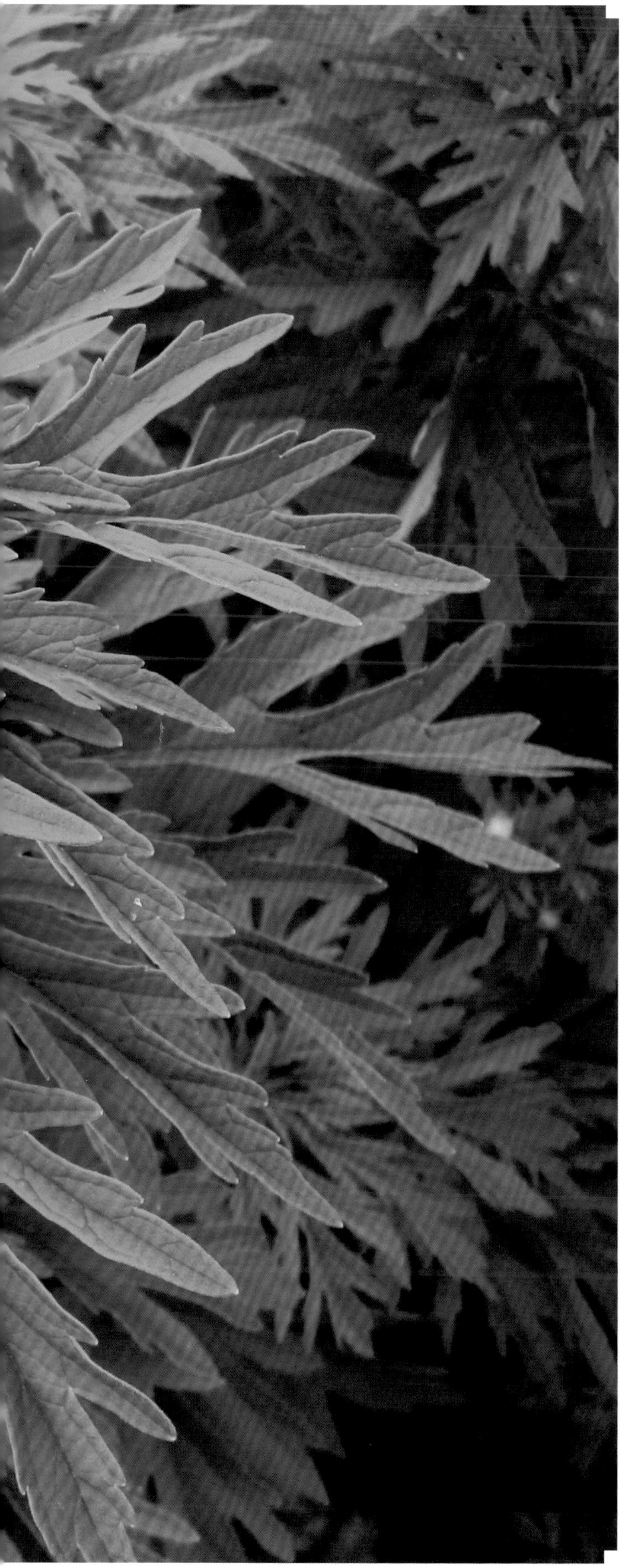

益母草

【壮 药 名】埃闷。

【别　　名】茺蔚、坤草、益母蒿、益母艾、红花艾、三角胡麻、四楞子棵。

【来　　源】本品为唇形科植物益母草 *Leonurus japonicus* Houtt. 的新鲜或干燥地上部分。

【性味归经】味苦、辛，性微寒。归肝、心包、膀胱经。

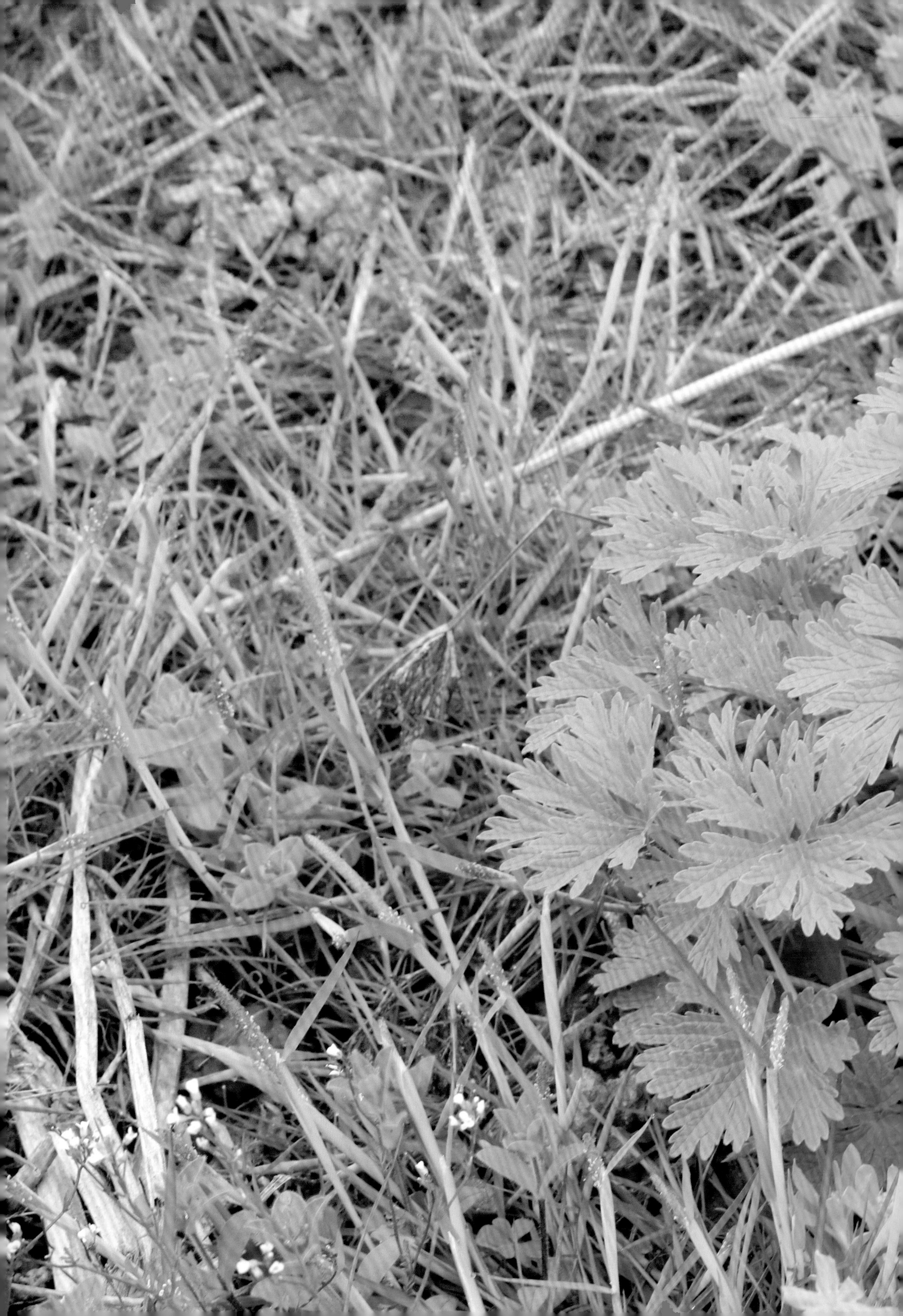

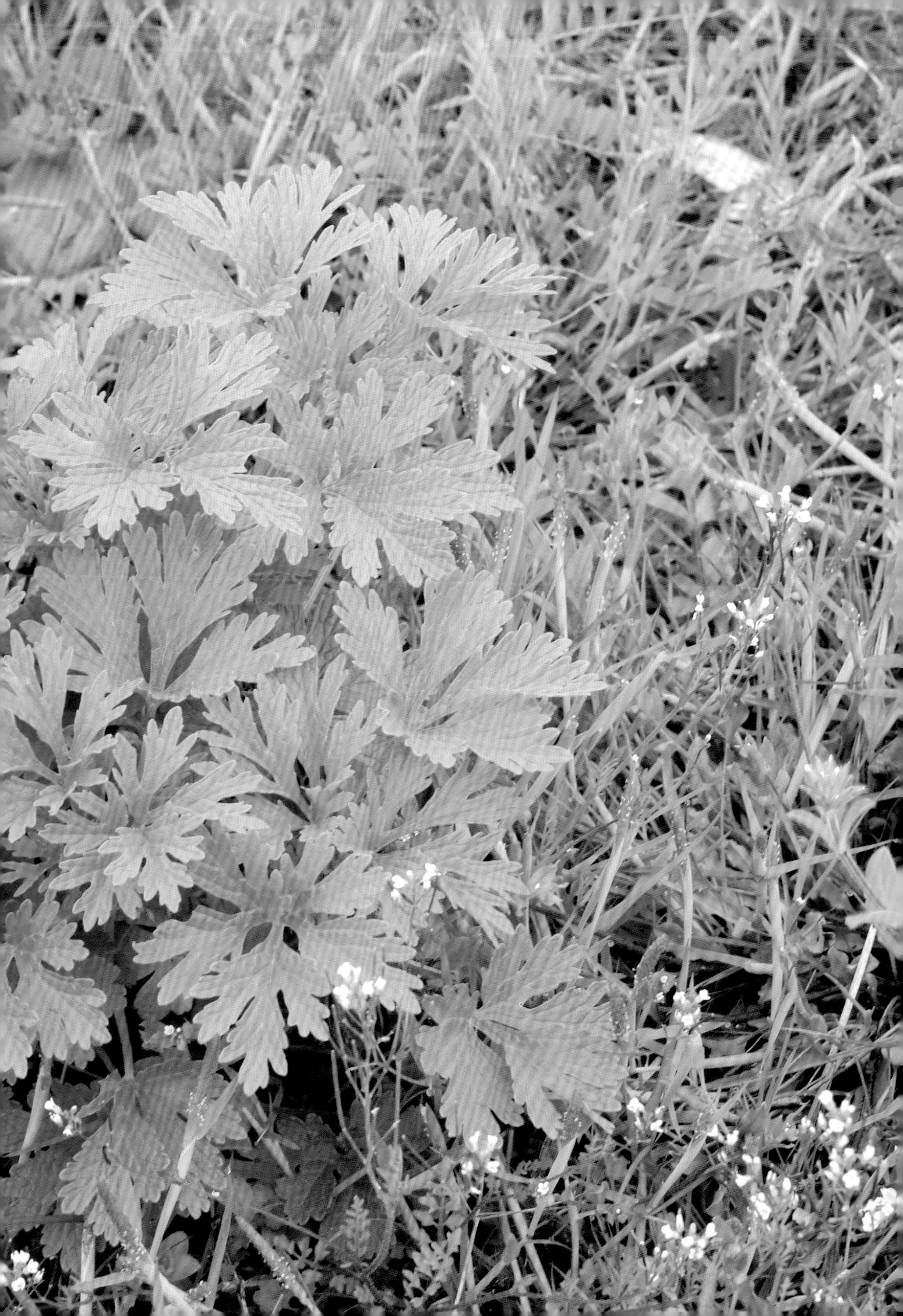

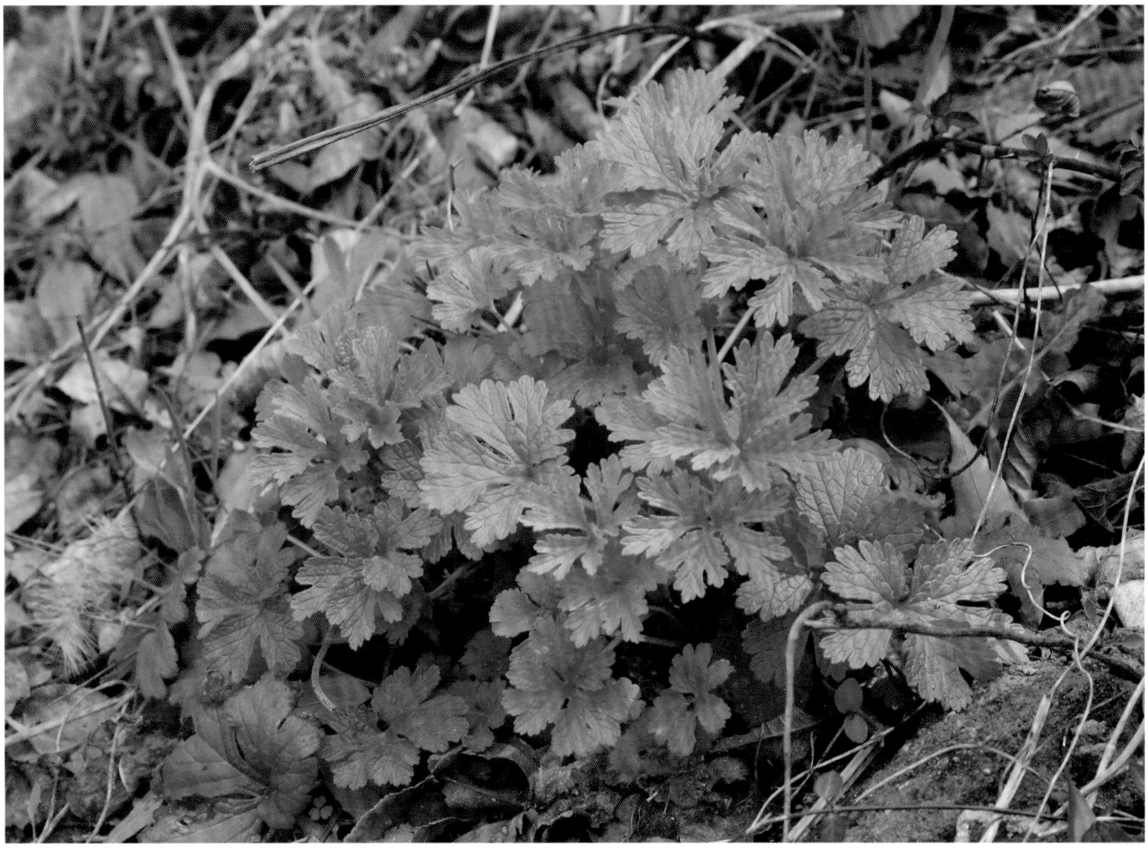

益母草

识别特征

一年或二年生草本植物。茎直立，方形，单一或分枝，高 100 cm。叶对生，叶形多种，一年生植物基生叶具长柄，叶片略呈圆形，直径 4 ~ 8 cm，叶缘 5 ~ 9 浅裂，裂片具 2 ~ 3 钝齿，基部心形；茎中部的叶有短柄，3 全裂；最上部的叶不分裂，线形，近无柄，上下两面均被短柔毛。花序上的叶呈条状披针形，全缘；轮伞花序，下部有刺状苞片；花萼筒状钟形，齿 5，前 2 齿长；花冠粉红色或淡紫色，花冠筒内有毛环，檐部 2 唇形，下唇 3 裂，中裂片倒心形；雄蕊 4，子房 4，柱头 2 裂。坚果三棱形。花期 6—8 月，果期 7—9 月。

生境分布

生长于山野荒地、田埂、草地、溪边等处。分布于全国各地。

采收加工

夏季生长茂盛而花未全开时，割取地上部分，鲜用或晒干备用。

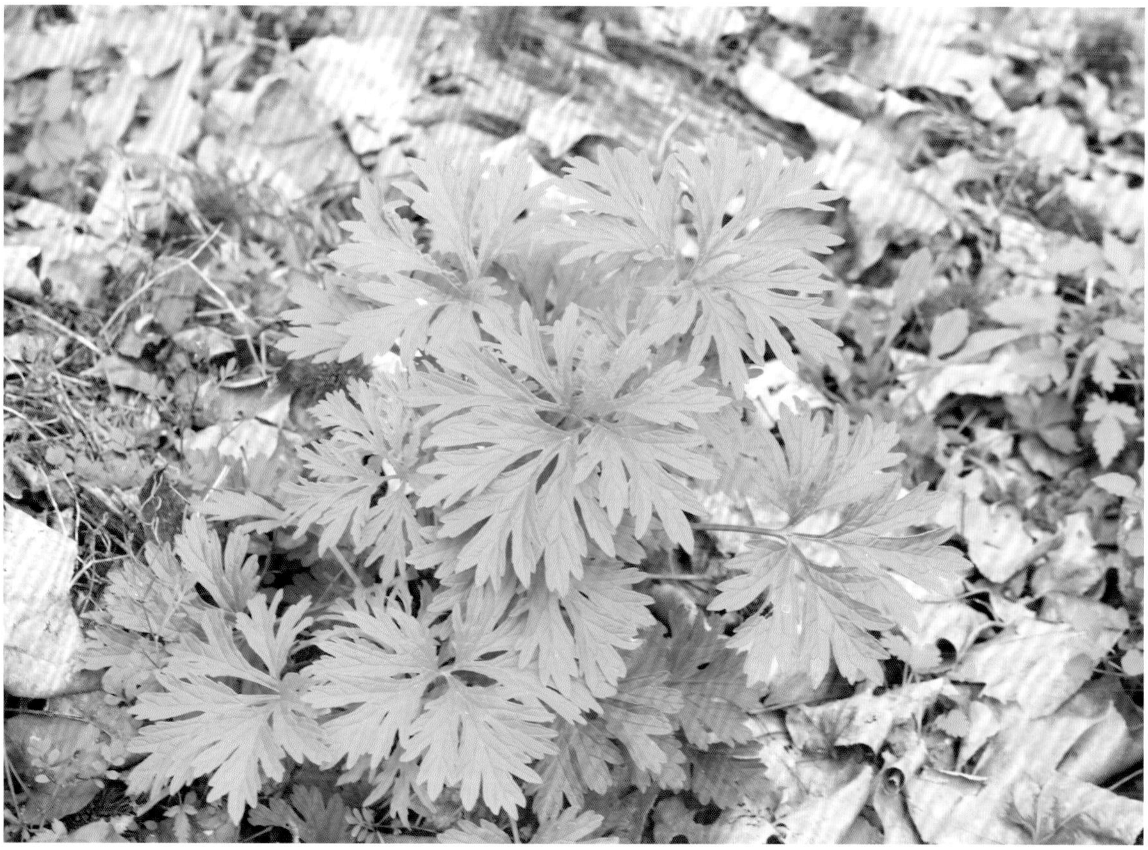

益母草

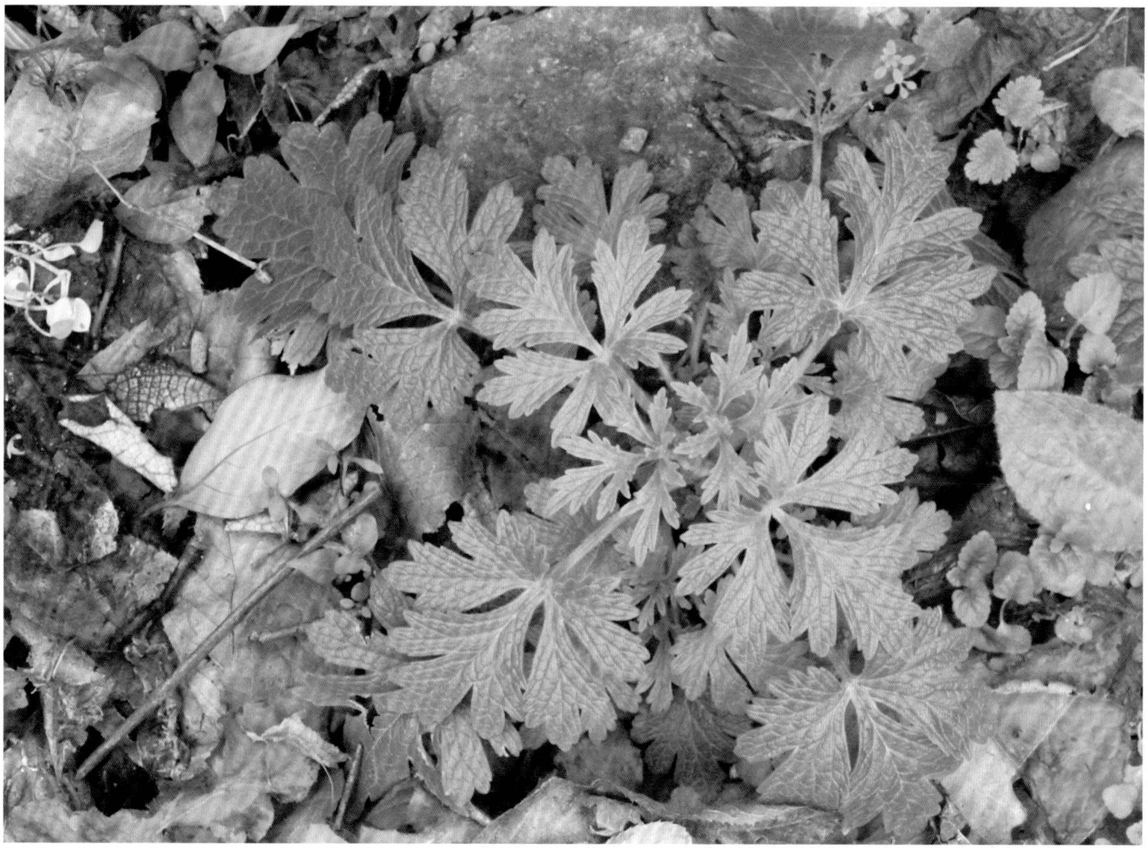

益母草

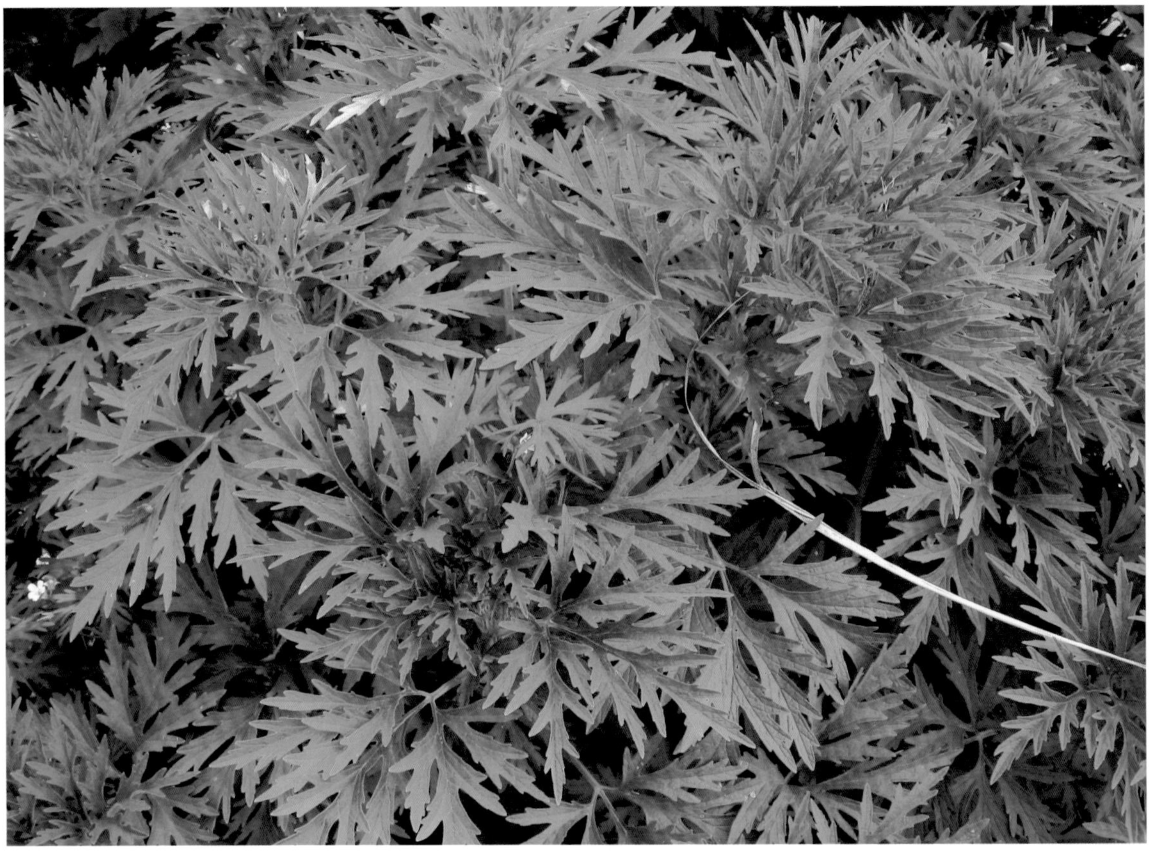

益母草

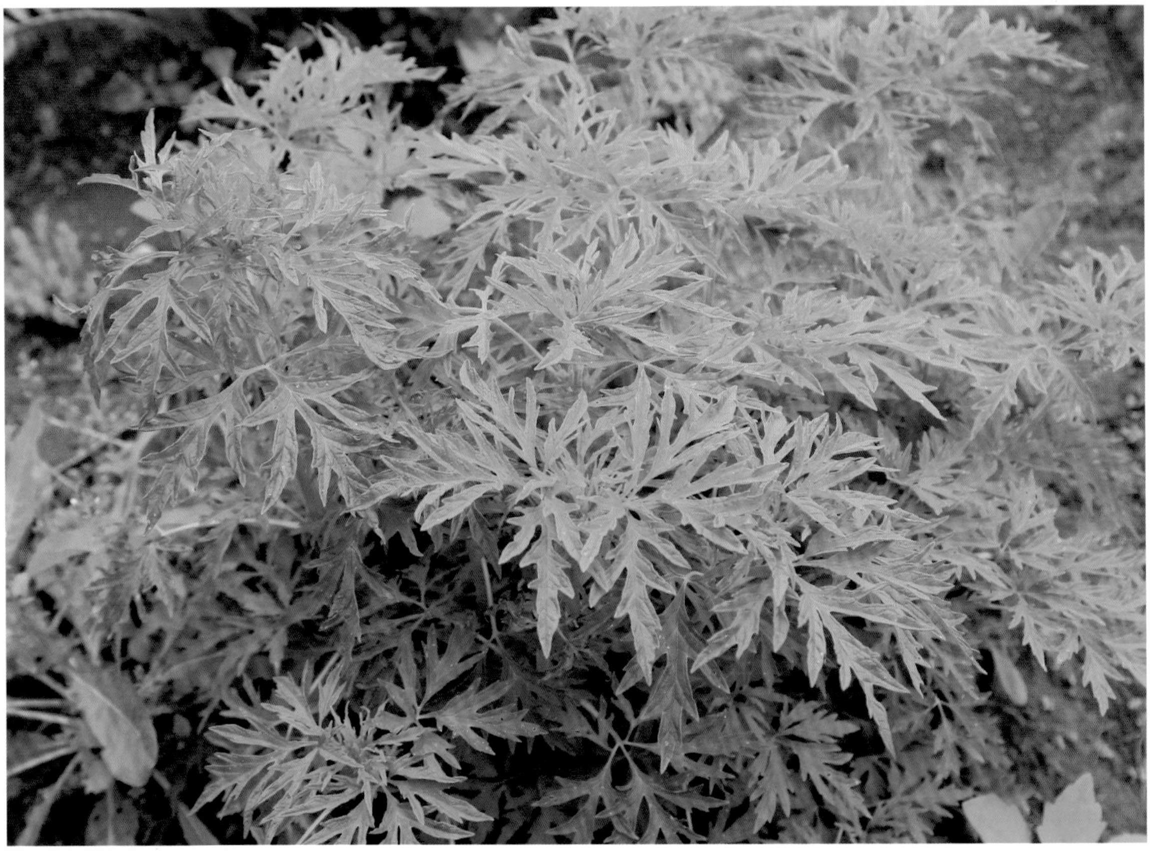

益母草

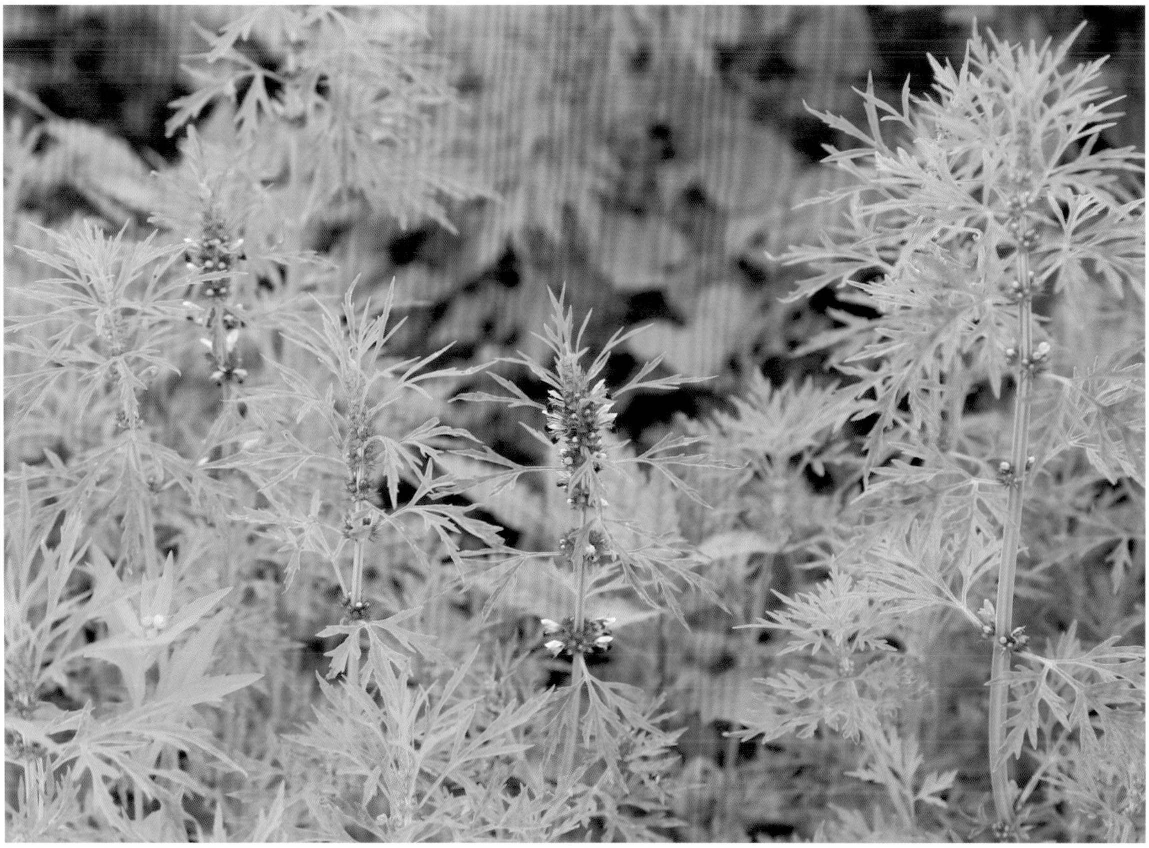

益母草

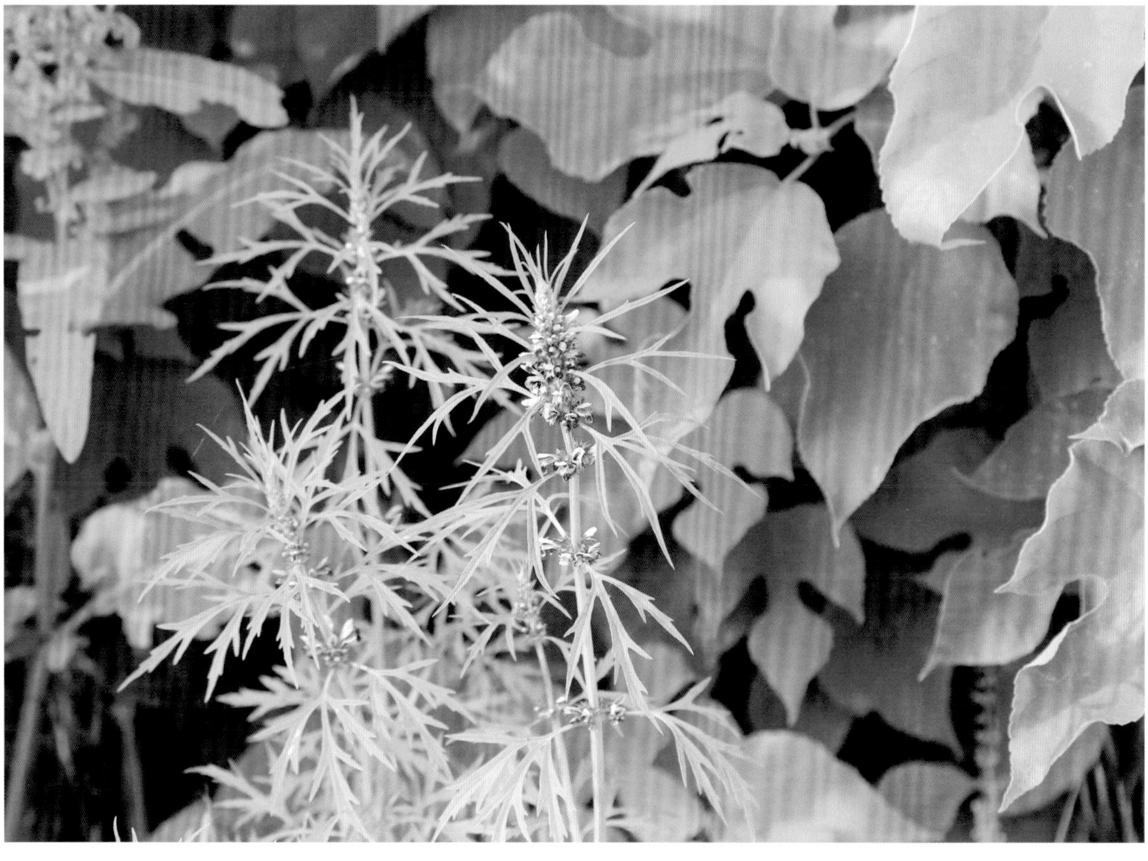

益母草

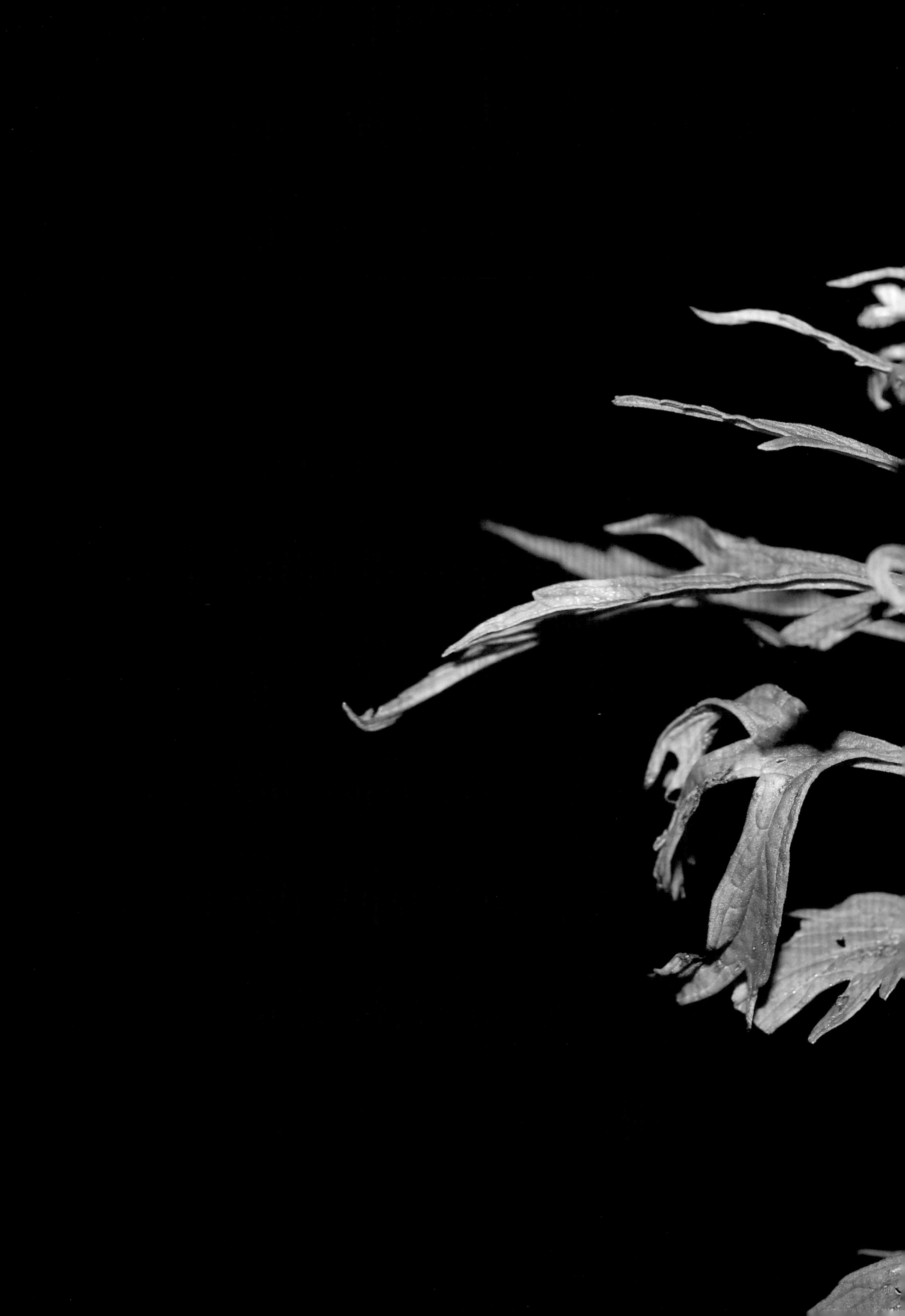

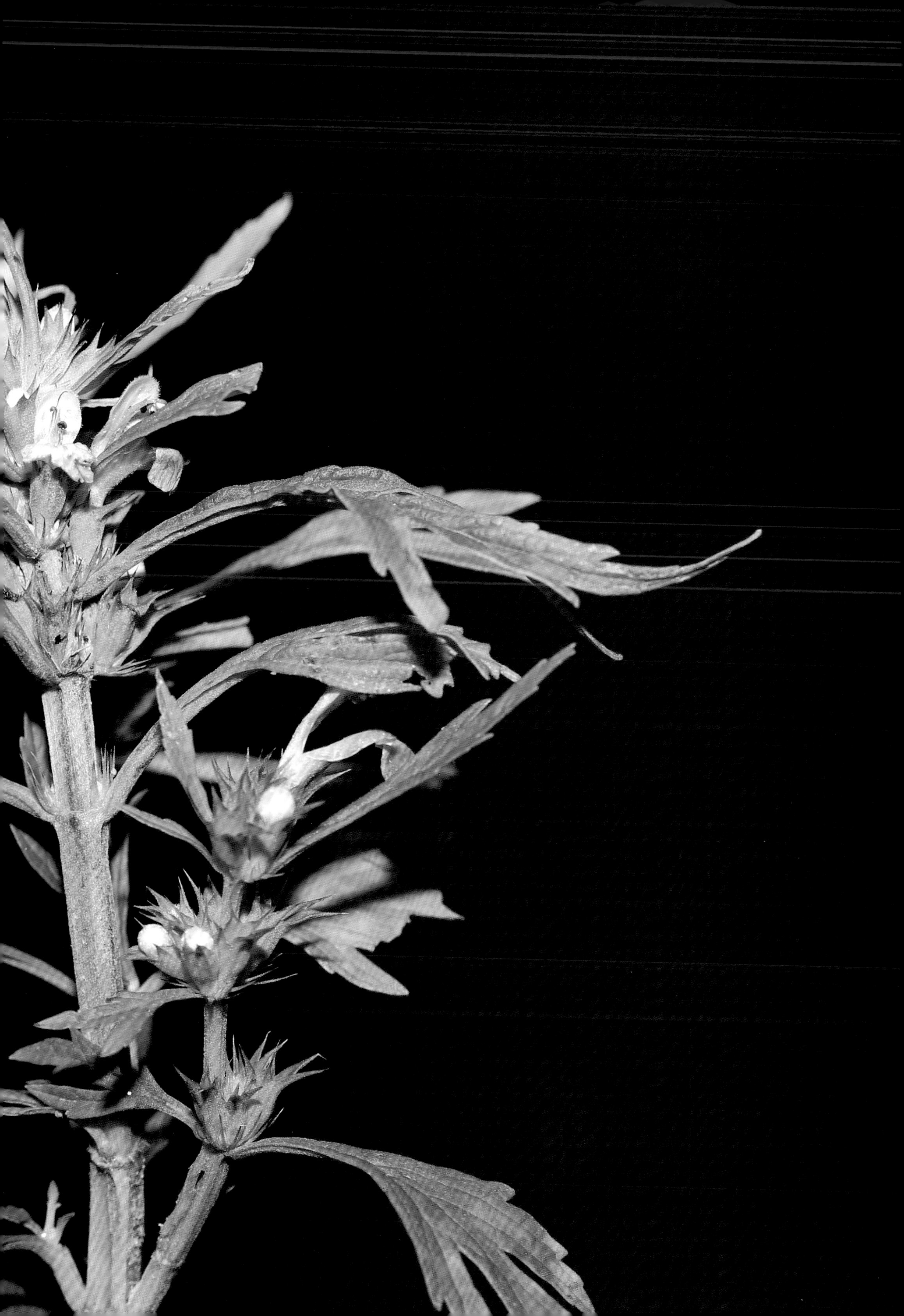

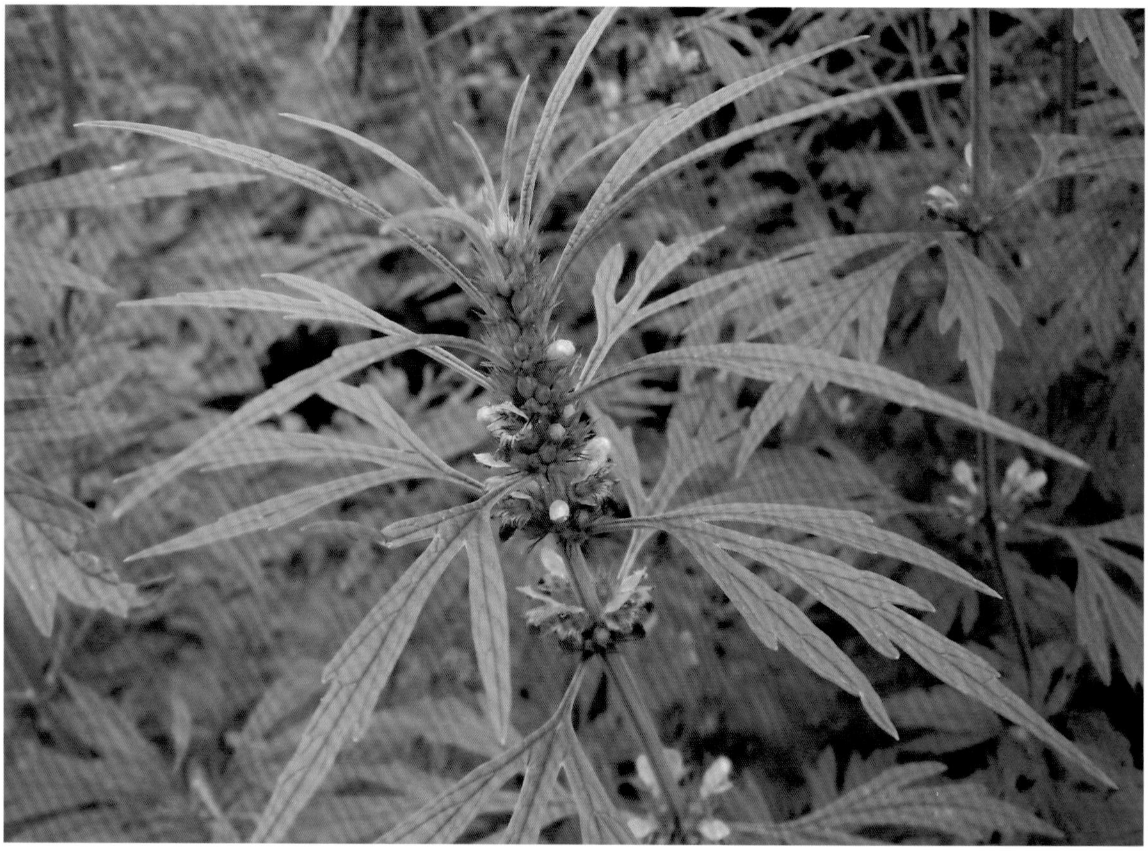

益母草

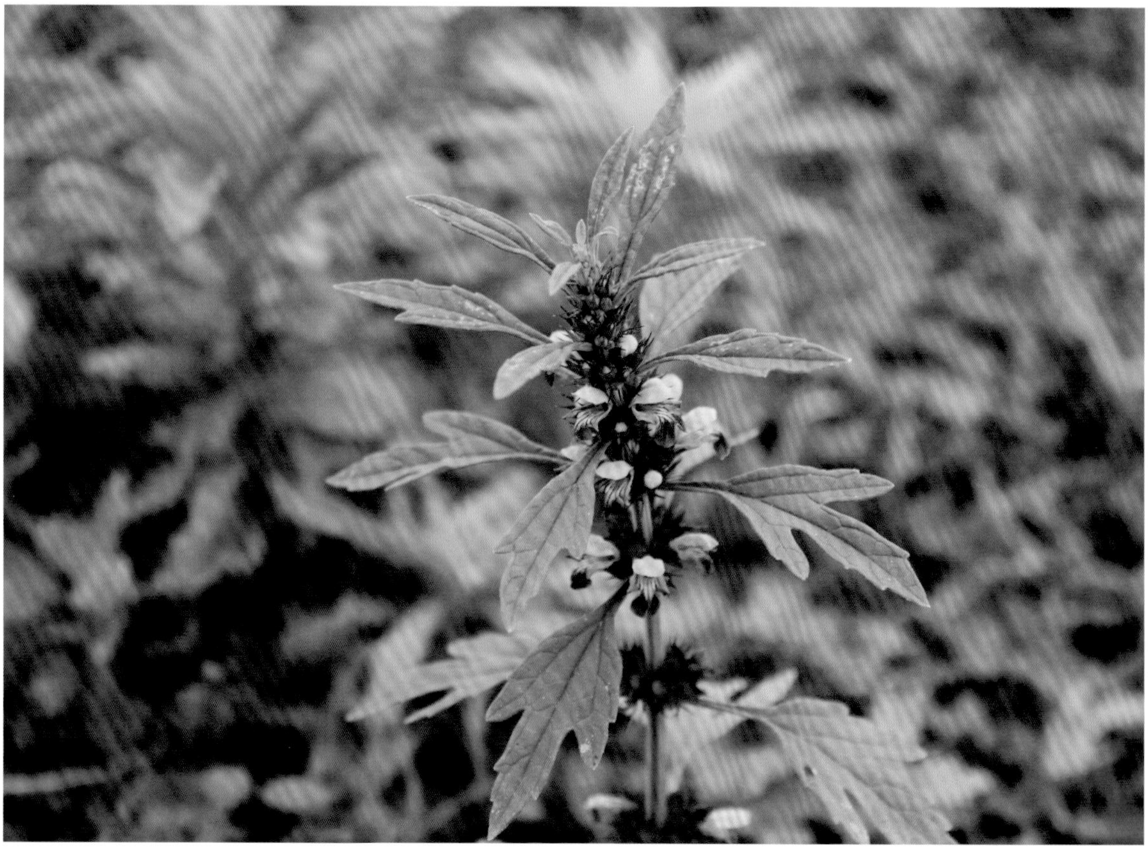

益母草

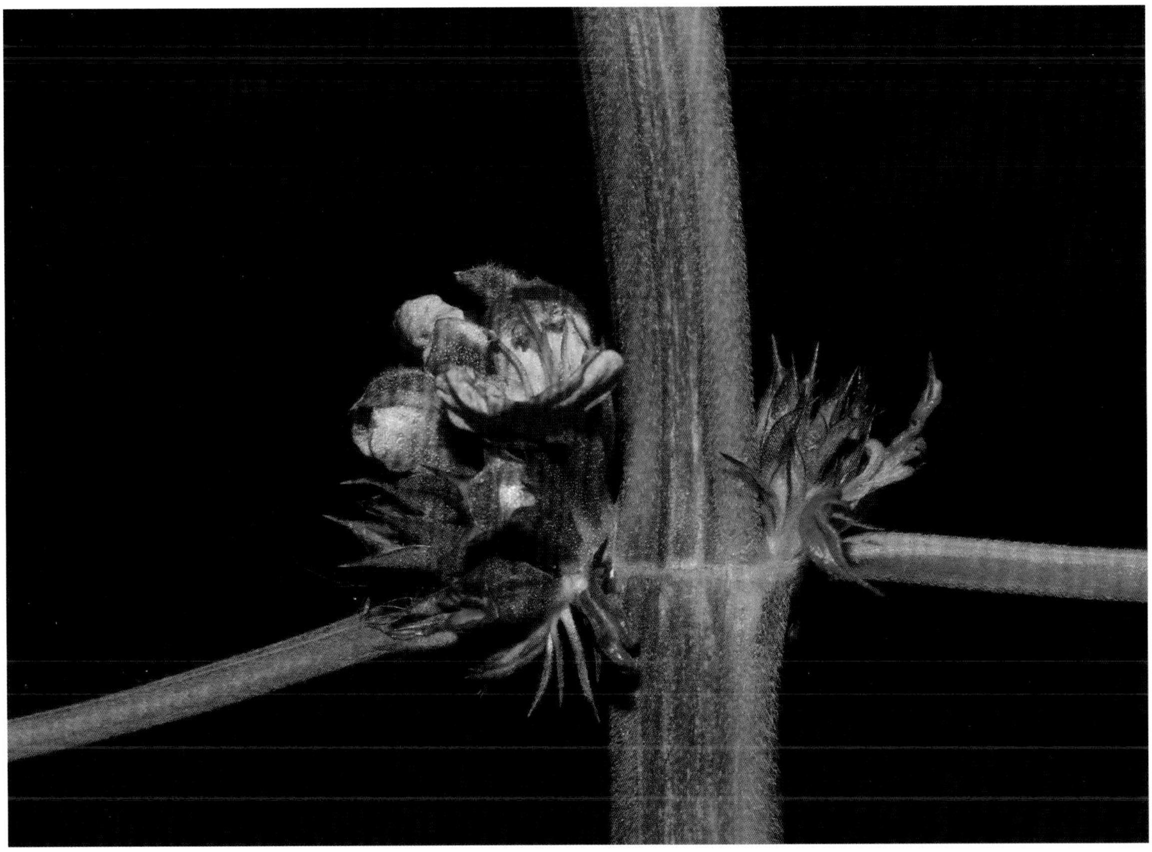

益母草

药材鉴别

本品茎呈方柱形，上部多分枝，四面凹下成纵沟，长 30 ~ 60 cm，直径约 0.5 cm；表面灰绿色或黄绿色；体轻，质韧，断面中部有髓。叶交互对生，有柄；叶片灰绿色，多皱缩，破碎，易脱落；完整者下部叶掌状 3 裂，上部叶羽状深裂或浅裂成 3 片，裂片全缘或具少数锯齿。轮伞花序腋生，小花淡紫色，花萼筒状，花冠二唇形。气微，味微苦。

功效主治

活血调经，利尿消肿。主治月经不调，痛经，经闭，恶露不尽，水肿尿少，急性肾炎性水肿。

用法用量

内服：10 ~ 15 g，煎汤；或煎膏服；或入丸、散服。外用：适量，煎水洗；或鲜草捣烂外敷。

民族药方

1．月经不调 ①益母草、元宝草、马鞭草、小血藤各 15 g。水煎服。②益母草、仙鹤草各 30 g。水煎浓汁服。③益母草、红糖各 10 g，胡椒 2 g。前两药煨水后，加红糖服。④益母草 15 g，对叶莲 10 g。水煎服。

2．痛经　益母草 30 g。水煎服。

3．白带过多　益母草 15 g，夜关门、香椿皮各 10 g。水煎服。

4．产前产后诸病　益母草适量。水煎服。

5．经期腹痛　益母草、艾叶各 5 g，牛膝、香附子、五花血藤各 3 g。水煎服，每日 3 次。

6．促进子宫收缩（产后 3 日）　益母草约 500 g。煎水，加红糖服，每日 3 次。

7．月经过多　益母草、大乌泡根、白糖各 10 g。煨水服。

8．产后血瘀痛、恶露不止　益母草 20 g，棕榈子（炒黑）5 g。煨水服。

9．经来腹痛头晕　益母草 3 g，小血藤、金钱草、紫苏各 2 g，月季花、红花各 1 g。泡酒 250 ml，每次服 5 ml，每日 2 次。

10．经闭　益母草、算盘子根各 6 g，徐长卿、红牛膝、泽兰各 5 g。泡酒 500 ml，早、晚各服 10 ml。

11．骨折　鲜益母草、鲜酢浆草各等份。捣烂，加白酒适量，炒热包患处。

12．功能失调性子宫出血　益母草片。口服，每日相当于生药 15 g，可于 15 ~ 30 日止血。

使用注意

阴虚血少、月经过多、瞳仁散大者均禁服。

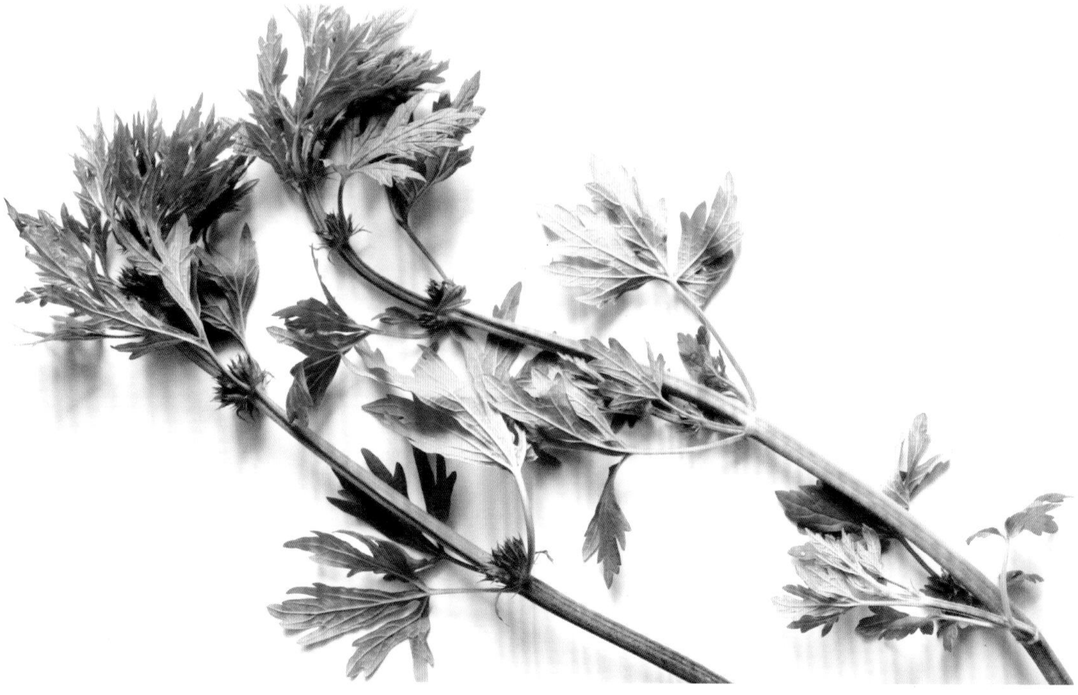

益母草药材

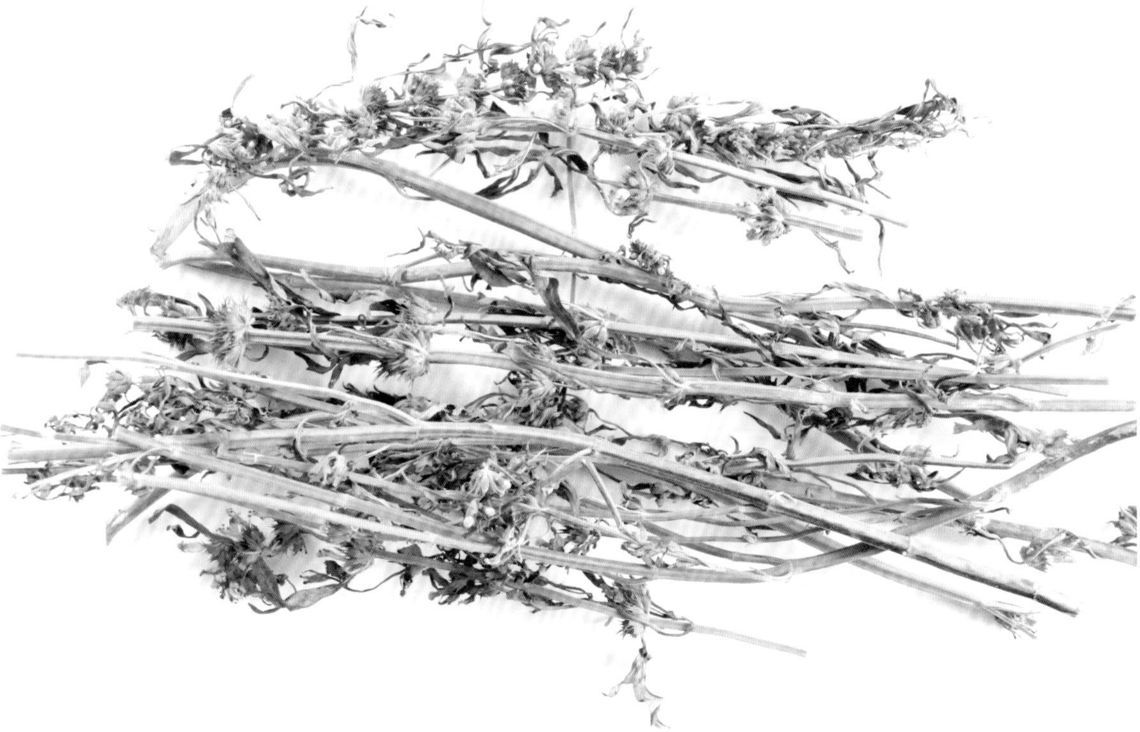

益母草药材

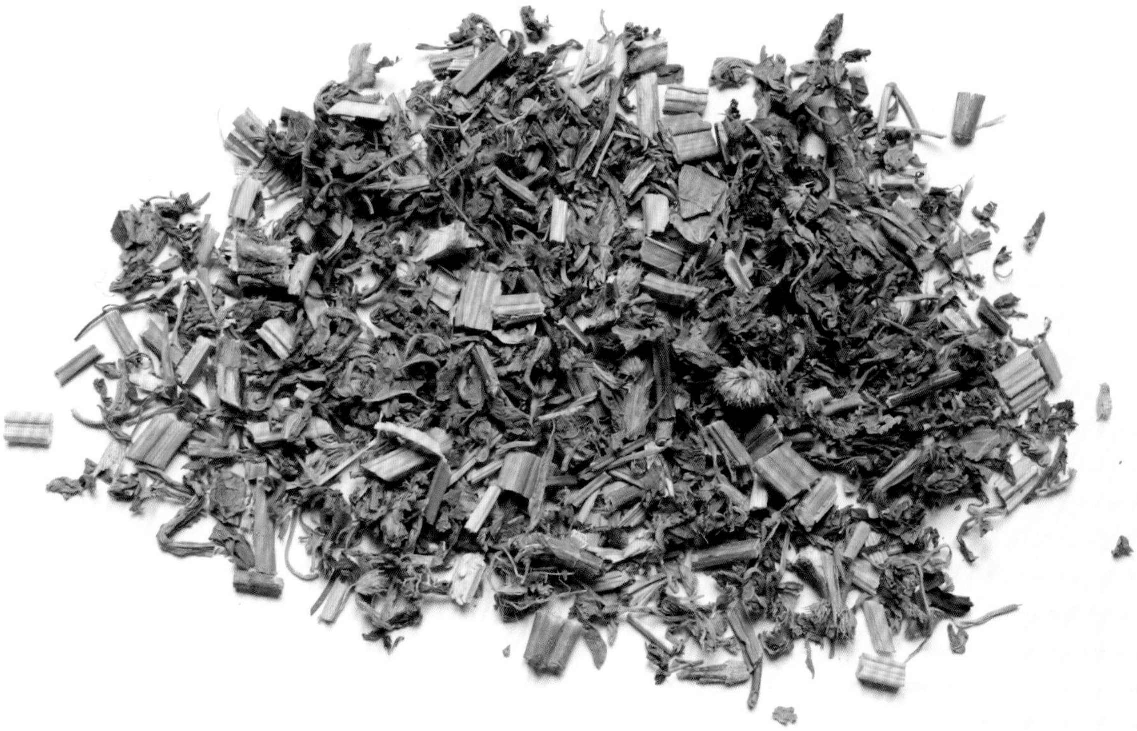

益母草饮片

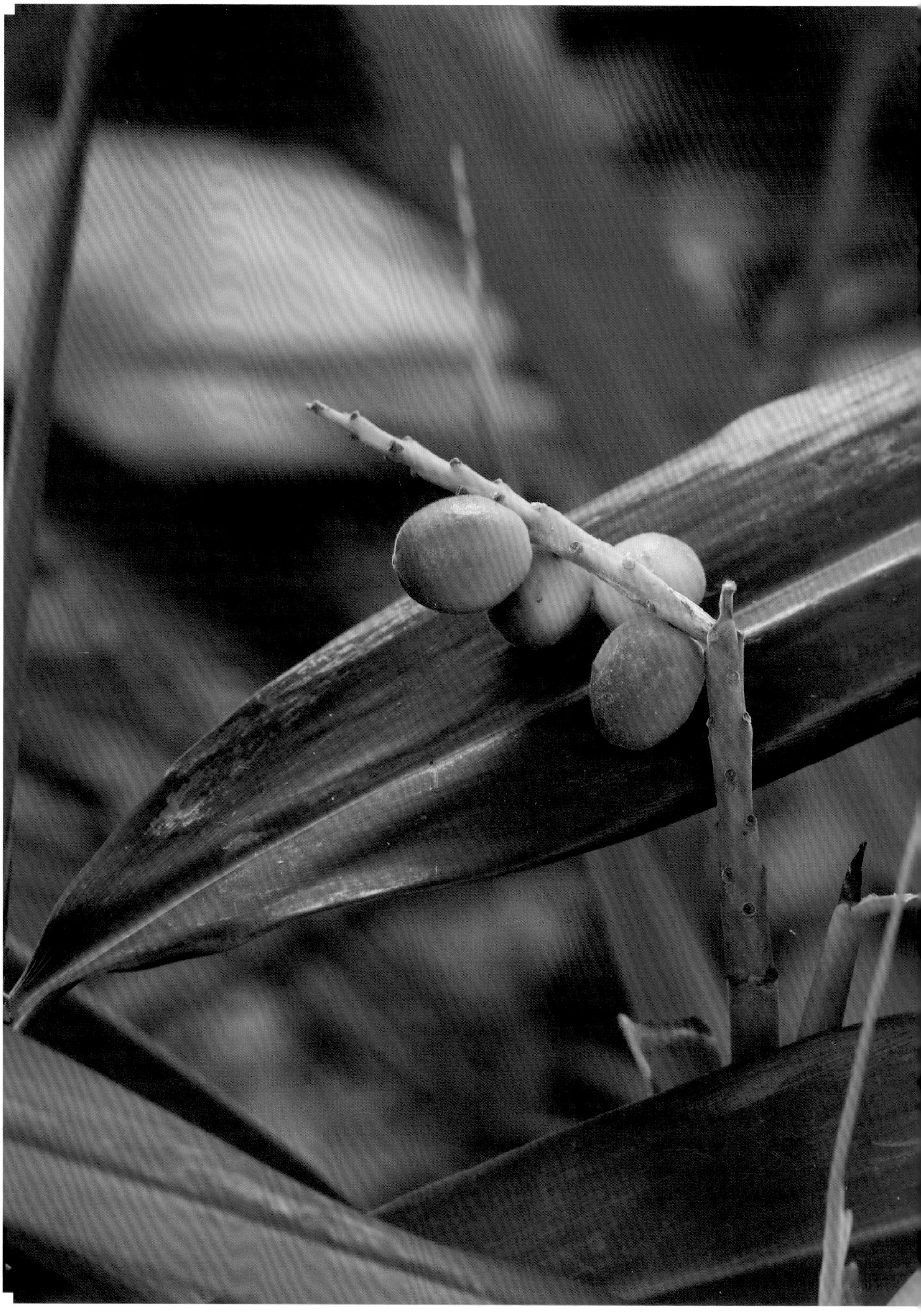

益智

【壮药名】兴良依。

【别　名】益智子、益忘子、益智仁、英华库、益智粽。

【来　源】本品为姜科植物益智 *Alpinia oxyphylla* Miq. 的干燥成熟果实。

【性味归经】辛，温。归脾、肾经。

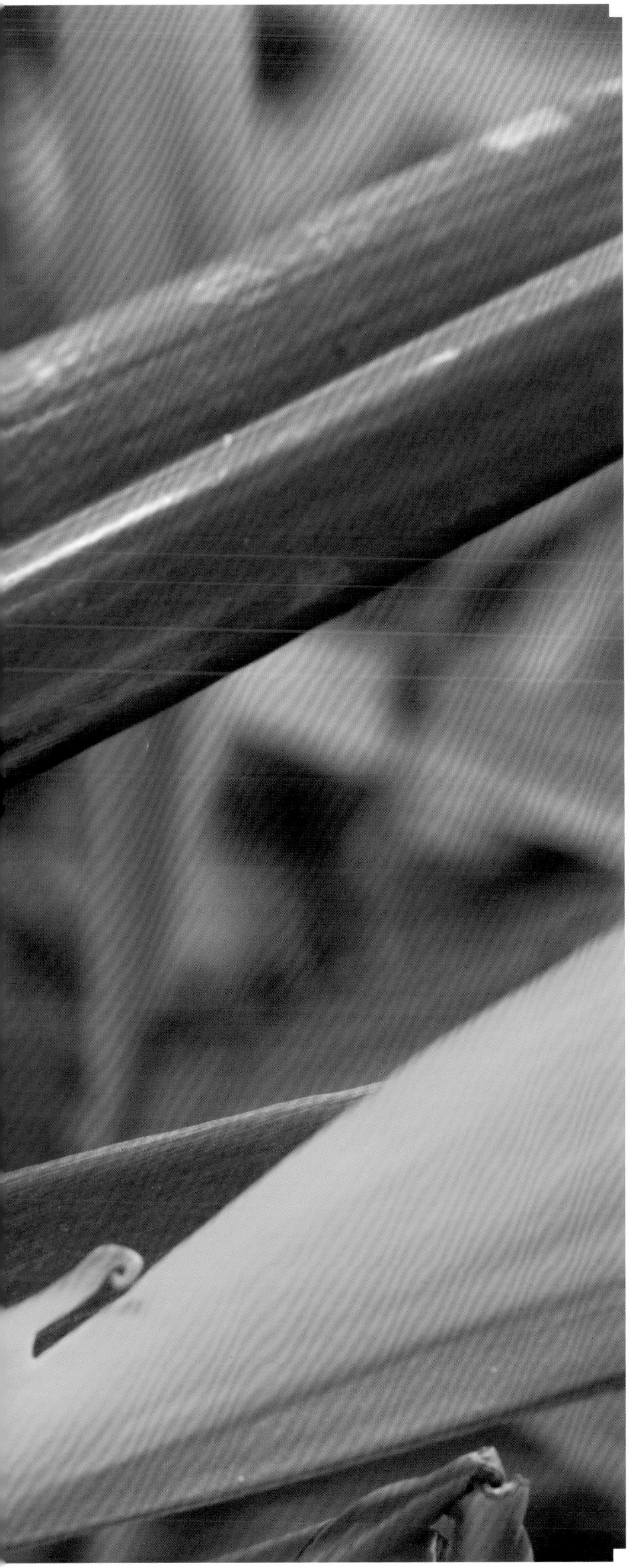

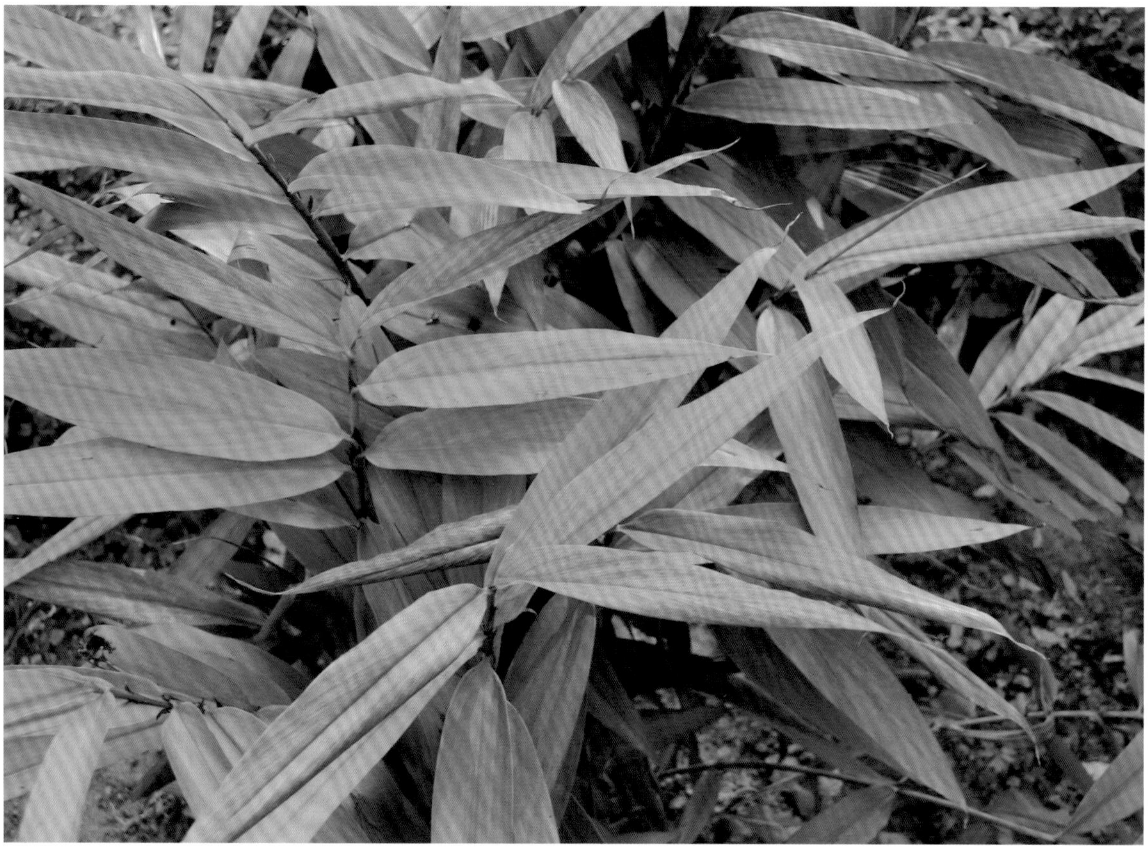

益智

识别特征

多年生草本，高 1 ~ 3 m。根茎延长。茎直立，丛生。叶 2 列，具短柄；叶片披针形，长 20 ~ 35 cm，宽 3 ~ 6 cm，先端尾尖，基部阔楔形，边缘具脱落性小刚毛，其残留的痕迹呈细锯齿状，上面深绿色，下面淡绿色，两面均无毛；叶舌膜质，长 1 ~ 1.5 cm，被淡棕色疏柔毛。总状花序顶生，花序轴棕色，长 10 ~ 15 cm，被短毛，下端具一环形苞片，包围花轴，小花梗长 1 ~ 2 mm；小苞片极短，膜质，棕色；花萼筒状，长 1.2 cm，一侧开裂至中部，先端 3 齿裂，外被短毛；花冠管长约 1 cm，裂片 3，长圆形，长约 1.8 cm，上面一片稍大，先端略呈兜状，外被疏短毛，唇瓣倒卵形，长约 2 cm，粉白色，具红色条纹，先端钝 3 裂；退化雄蕊锥状，长约 2 mm，发育雄蕊 1 枚，花丝长约 1 cm，花药线形，长约 7 mm；子房下位，卵圆形，密被绒毛，3 室，每室具胚珠 8 ~ 9 枚，花柱线形，柱头头状，上位腺体 2 枚，棒状。蒴果椭圆形至纺锤形，长 1.5 ~ 2 cm，被疏毛，表面有纤维束线条，果柄短。花期 3—5 月，果期 5—6 月。

生境分布

生长于林下阴湿处或栽培。分布于广东、广西、云南、福建等省区。

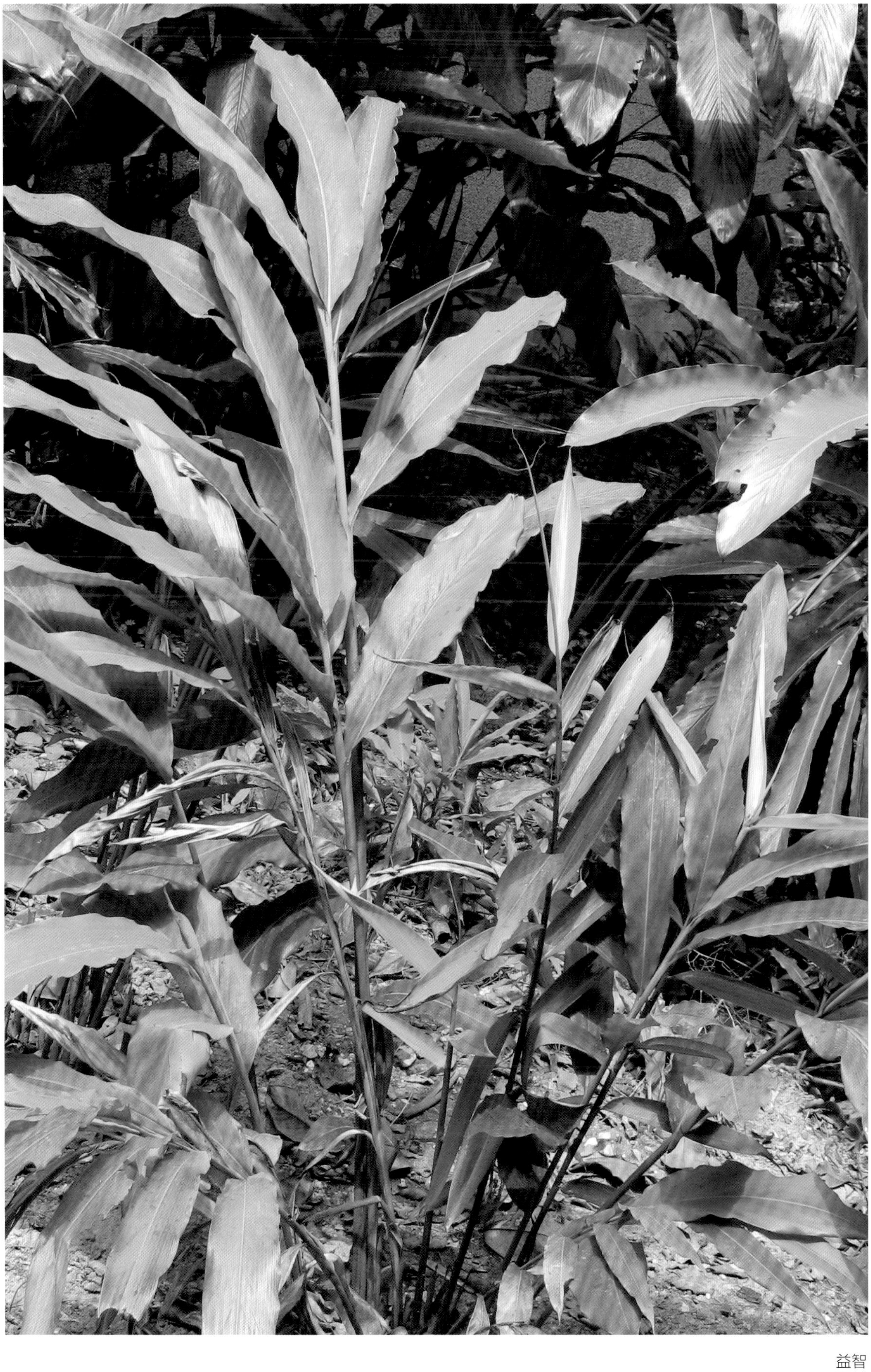

益智

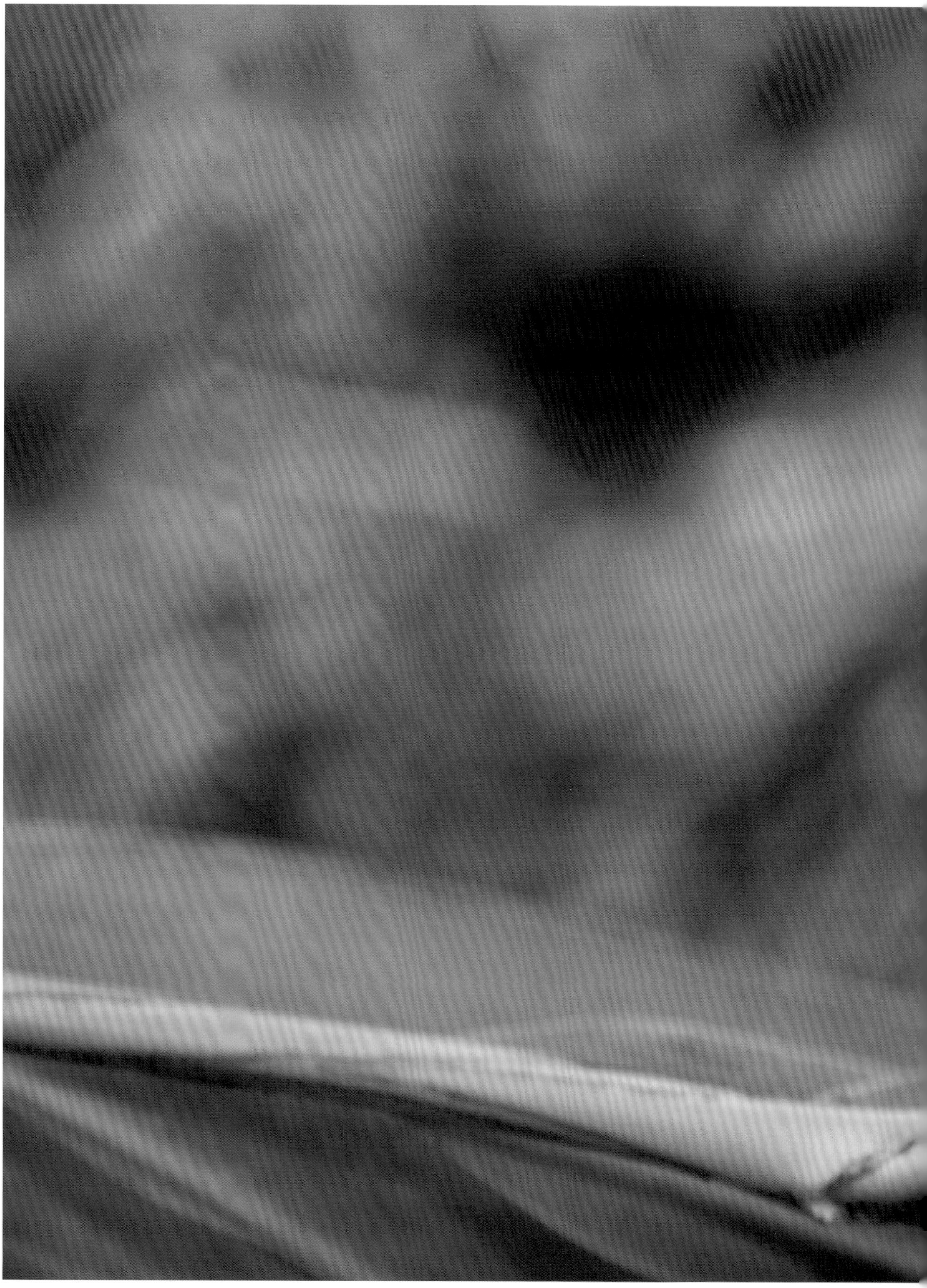

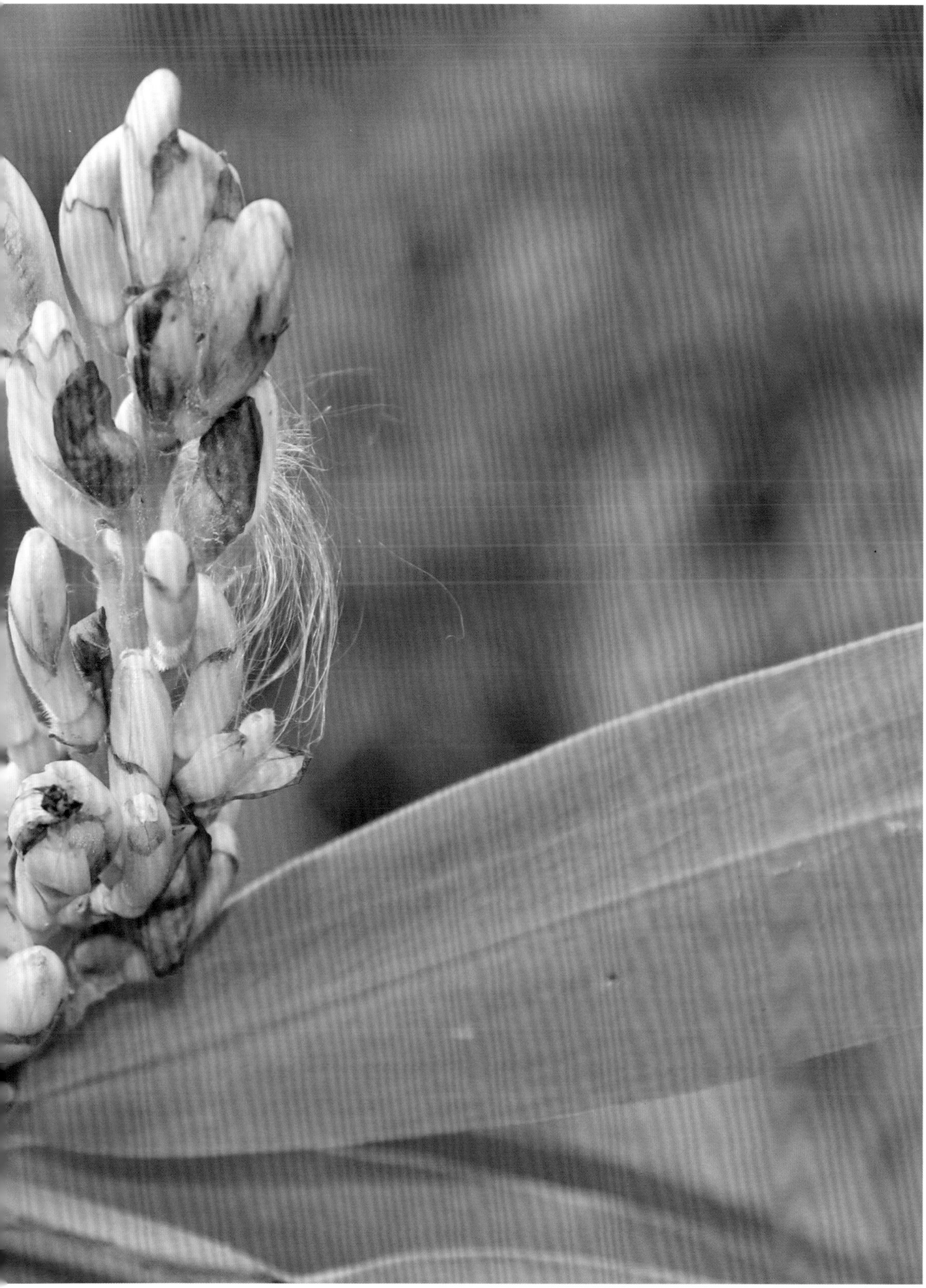

益智

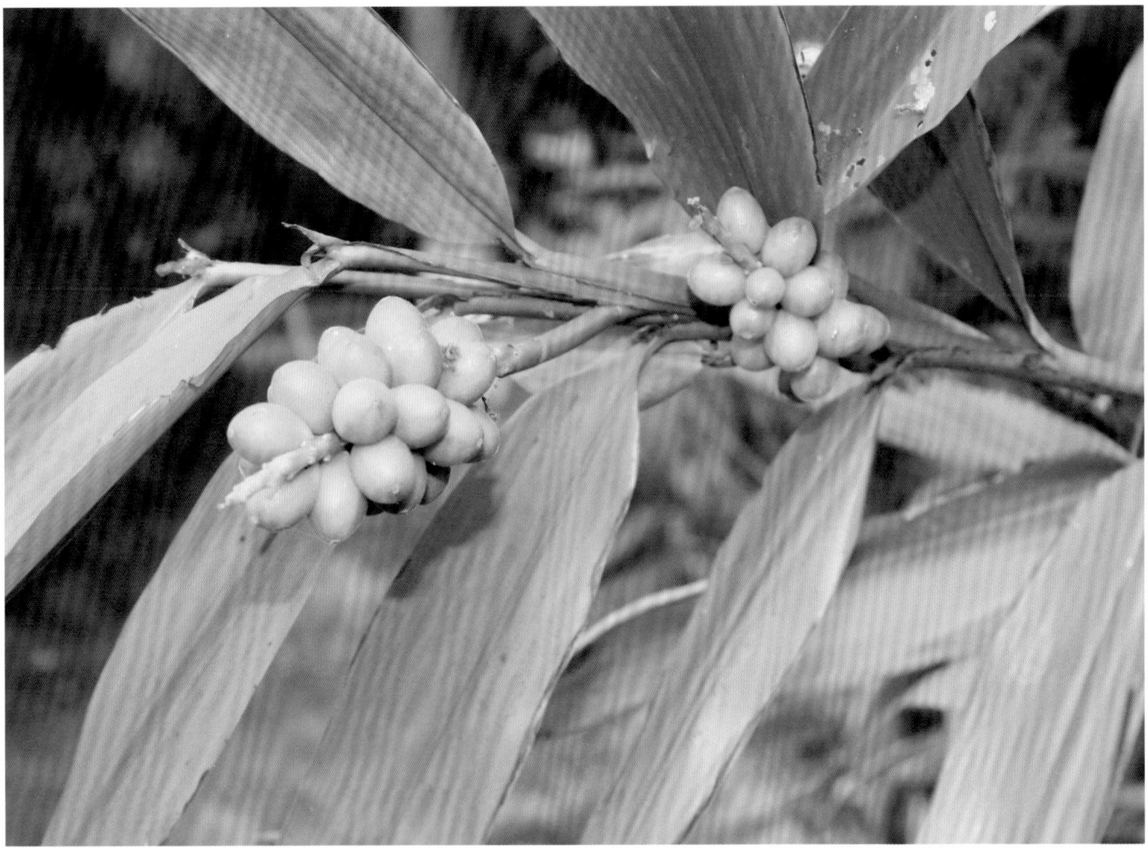

益智

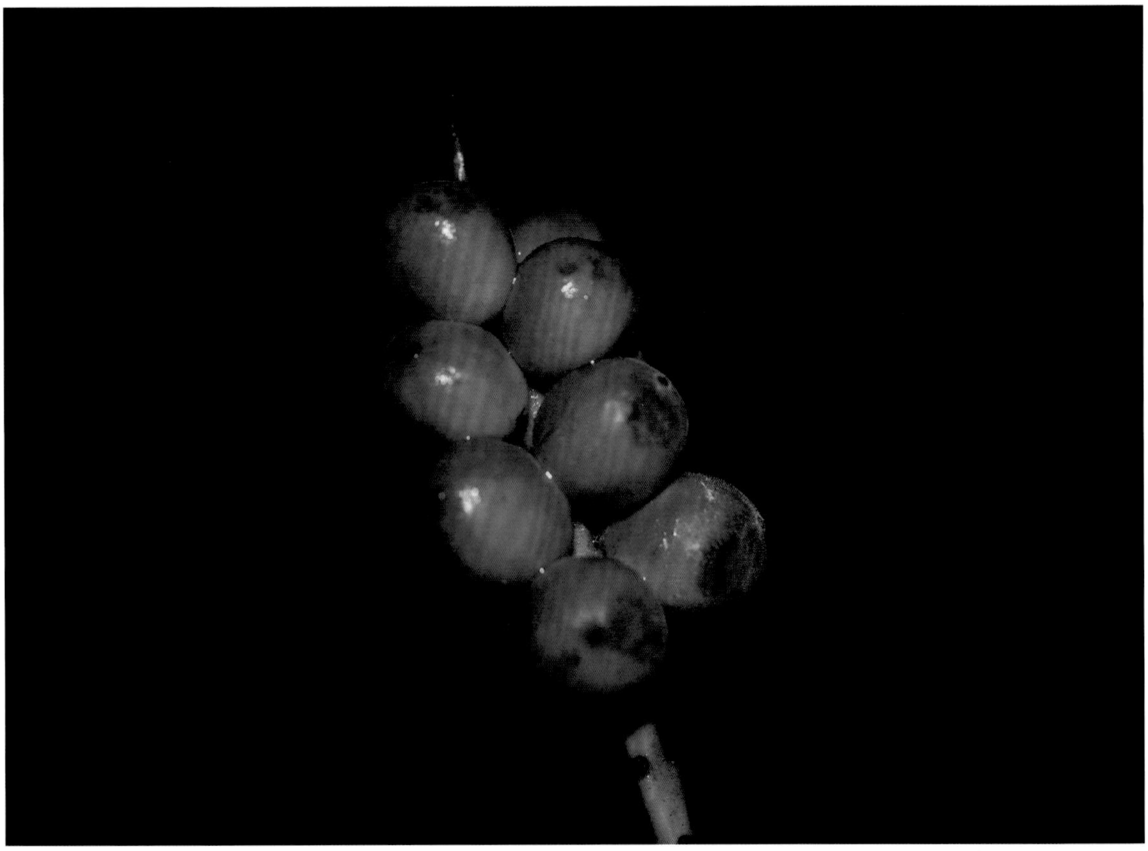

益智

采收加工

夏、秋二季间果实由绿转红时采收，晒干。砂炒后去壳取仁，生用或盐水微炒用。用时捣碎。

药材鉴别

本品呈椭圆形，两端略尖，长 1.2 ~ 2 cm，直径 1 ~ 1.3 cm。表面棕色或灰棕色，有纵向凹凸不平的突起棱线 13 ~ 20 条，顶端有花被残基，基部常残存果梗。果皮薄而稍韧。与种子紧贴，种子集结成团，中有隔膜将种子团分为 3 瓣，每瓣有种子 6 ~ 11 粒。种子呈不规则的扁圆形，略有钝棱，直径约 3 mm，表面灰褐色或灰黄色，外被淡棕色膜质的假种皮；质硬，胚乳白色。有特异香气，味辛、微苦。

功效主治

暖肾固精缩尿，温脾止泻摄唾。主治脾肾虚遗尿，小便频数，遗精白浊，脾寒泄泻，腹中冷痛，口多唾涎。

用法用量

内服：3 ~ 10 克，煎汤。

民族药方

1．口臭 益智 50 g，甘草 10 g。煎水漱口，每日 2 次。

2．遗尿 益智、党参、焦白术各 6 g，石菖蒲、鸡内金各 10 g。用清水煎煮，早晚饮服。或益智、杏仁各 6 g，黄芪 10 g。煎水当茶饮。

3．狼疮性肾炎 益智、茯苓、丹参各 12g，黄芪、党参、甘草、金樱子各 15 g，白术、桃仁、益母草、泽兰各 9 g，酒大黄 3 g。水煎服。

4．前列腺炎所致尿频 益智 30 g。浸泡在 250 ml 白酒中，20 日后即可饮用，每次 10 ml，每日 2 次。

5．脾肾虚寒所致的遗尿、尿频 益智、金樱子各 6 g，乌药 5 g。共研细末，放保暖瓶中，用适量沸水冲泡，盖好盖闷 20 分钟，不拘次数，当茶趁温饮用。

使用注意

阴虚火旺或湿热所致遗精、尿频、崩漏等禁服。

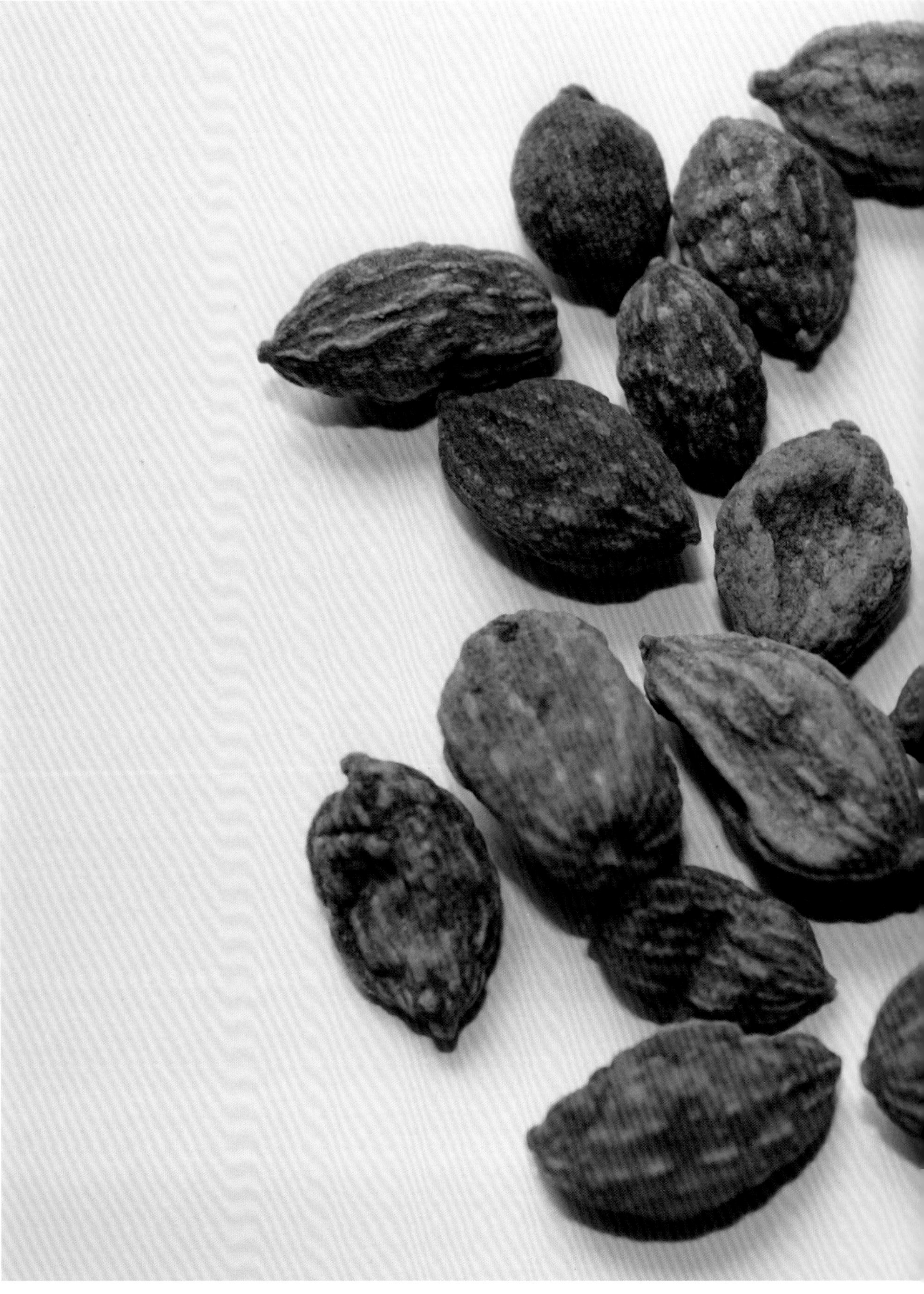

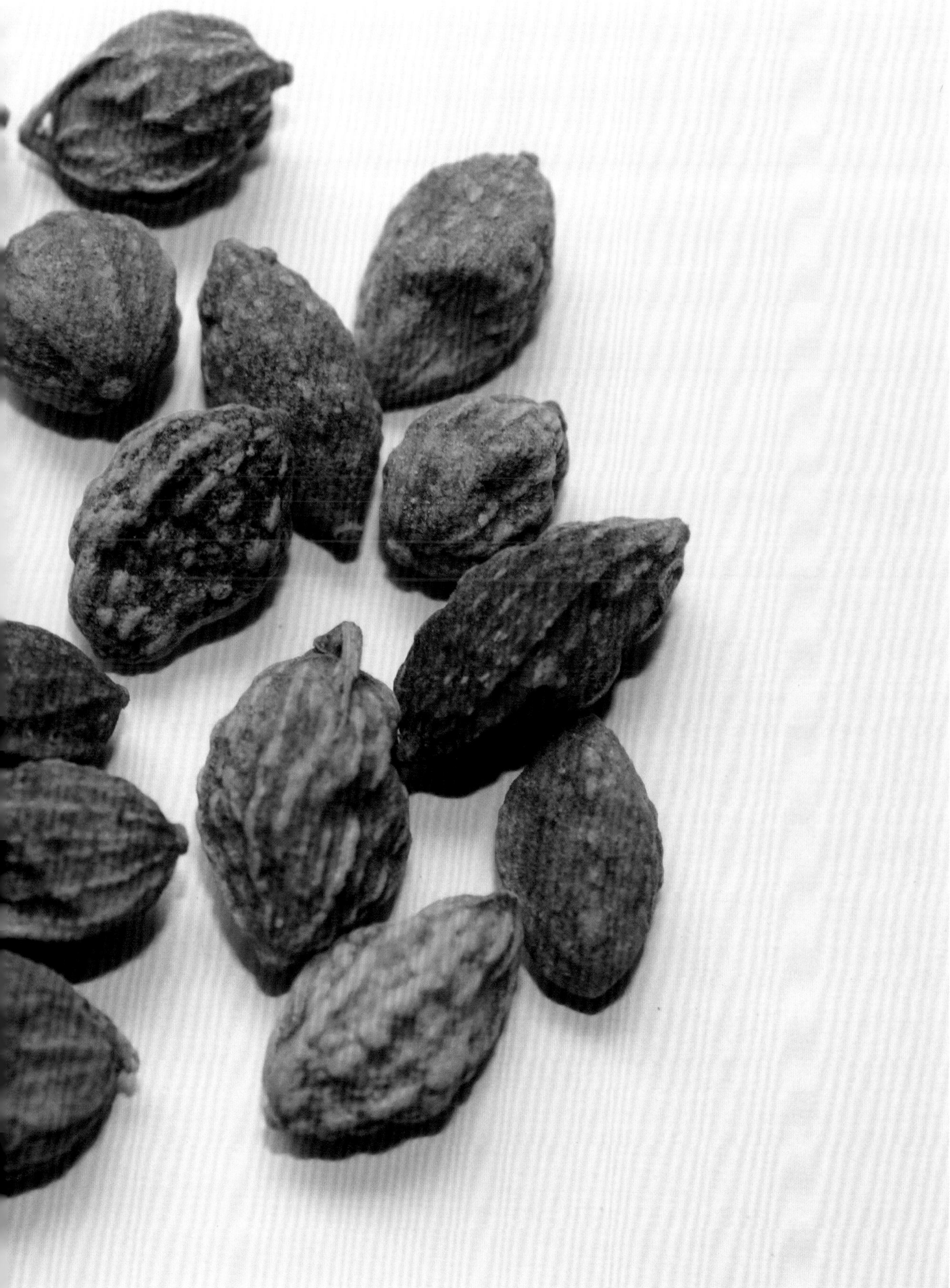

益智饮片

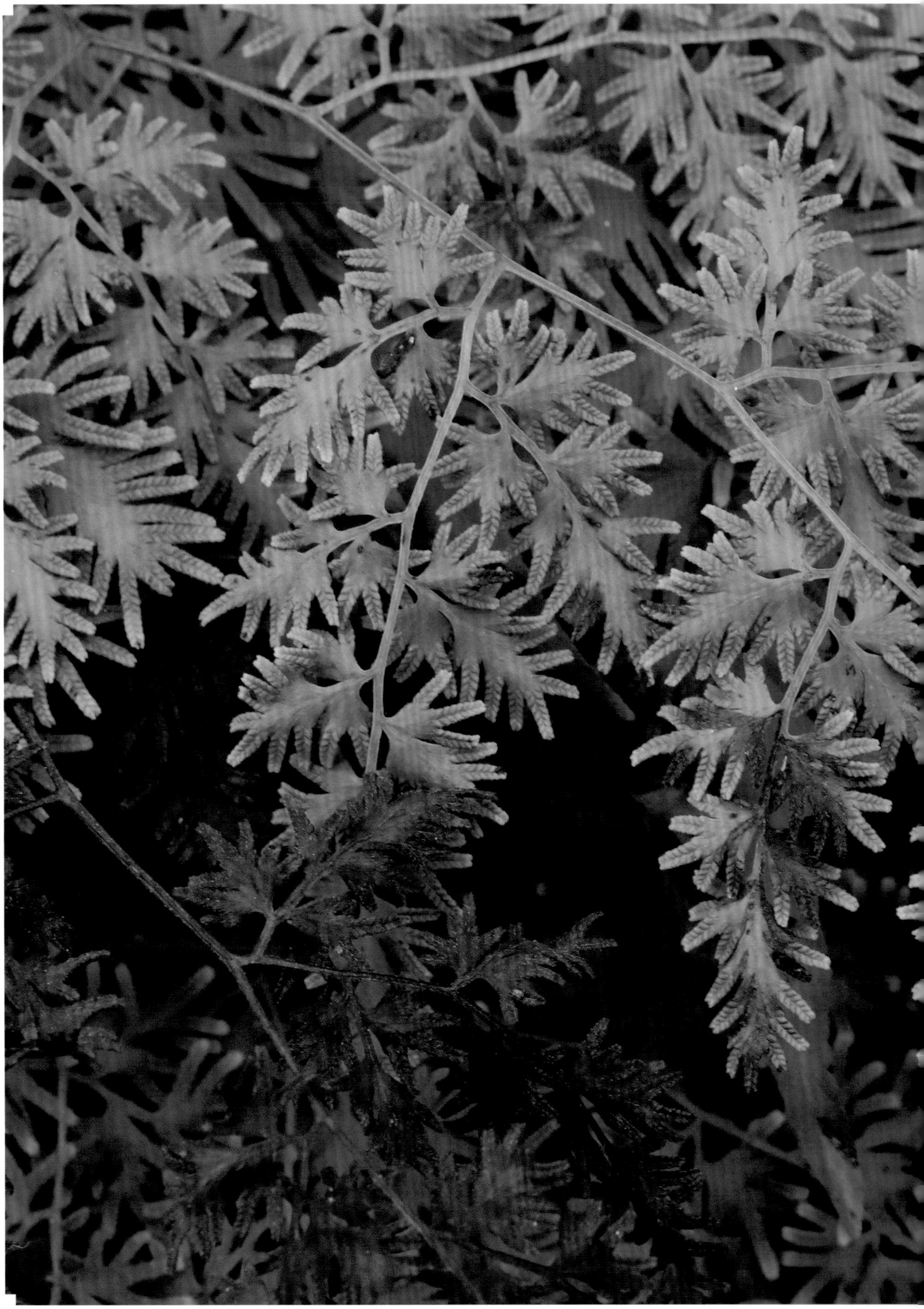

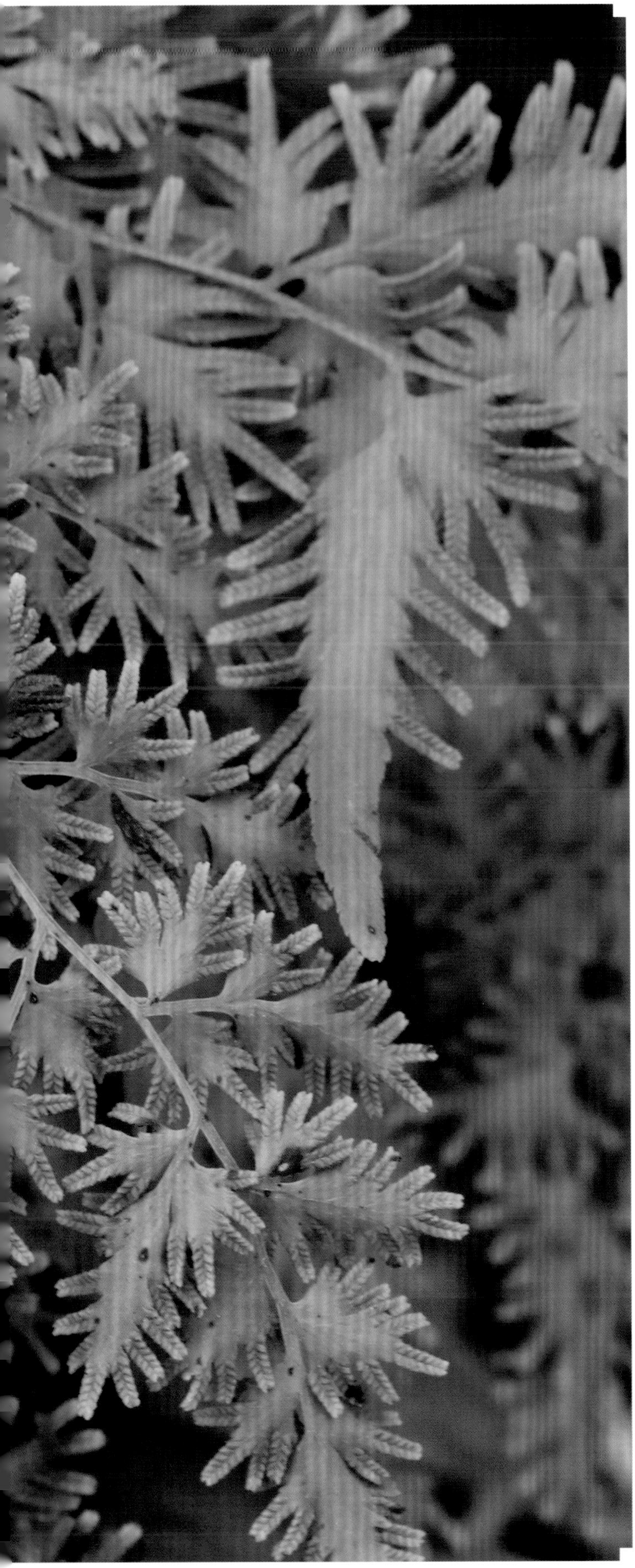

海金沙

【壮 药 名】溶随滇。

【别 名】金沙藤、左转藤、蛤蟆藤、罗网藤、铁线藤、吐丝草、鼎擦藤、猛古藤。

【来 源】本品为海金沙科多年生攀缘蕨类植物海金沙 *Lygodium japonicum*（Thunb.）Sw. 的干燥成熟孢子。

【性味归经】味甘，性寒。归膀胱、小肠经。

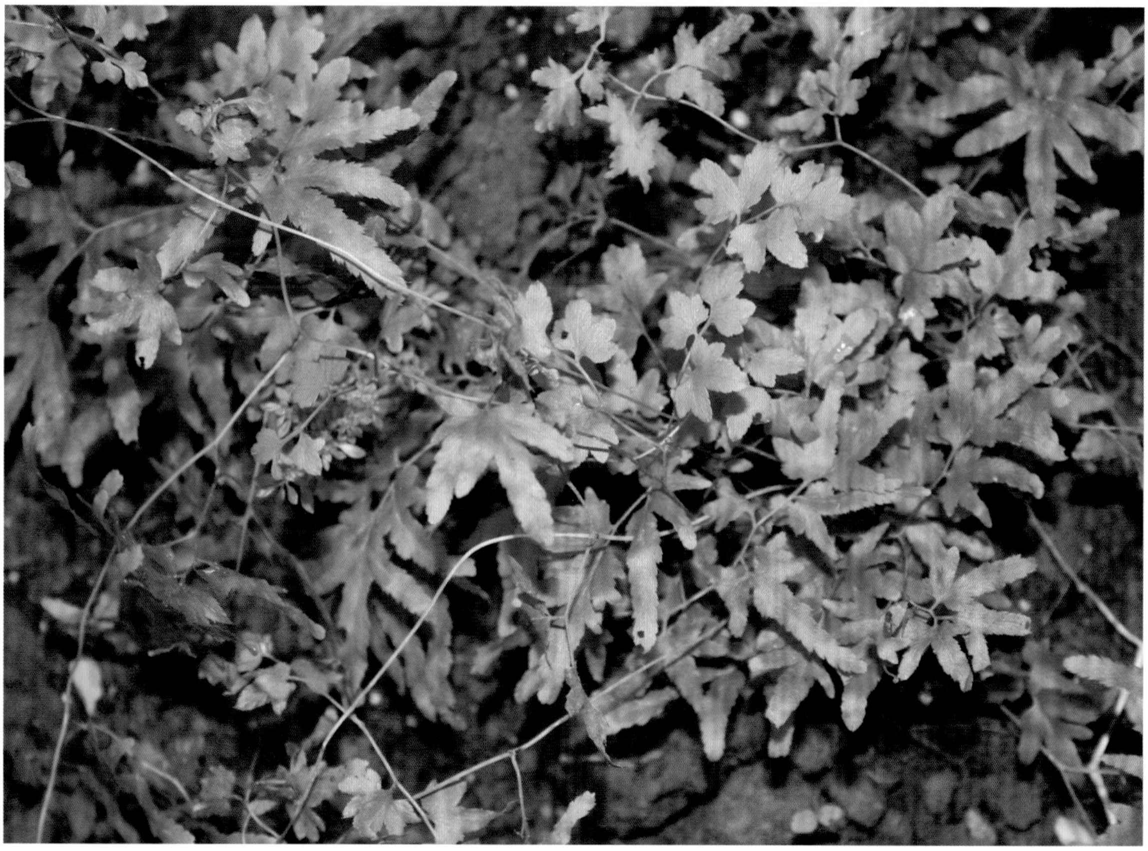

海金沙

识别特征

多年生攀缘草本。根茎细长，横走，黑褐色或栗褐色，密生有节的毛。茎无限生长；海金沙叶多数生于短枝两侧，短枝长 3 ~ 8 mm，顶端有被毛茸的休眠小芽。叶 2 型，纸质，营养叶尖三角形，2 回羽状，小羽片宽 3 ~ 8 mm，边缘有浅钝齿；孢子叶卵状三角形，羽片边缘有流苏状孢子囊穗。孢子囊梨形，环带位于小头。孢子期 5—11 月。

生境分布

生长于阴湿山坡灌木丛中或路边林缘。分布于广东、浙江等省区。

采收加工

立秋前后孢子成熟时采收，过早过迟均易脱落。选晴天清晨露水未干时，割下茎叶，放在衬有纸或布的筐内，于避风处晒干。然后用手搓揉、抖动，使叶背之孢子脱落，再用细筛筛去茎叶即可。

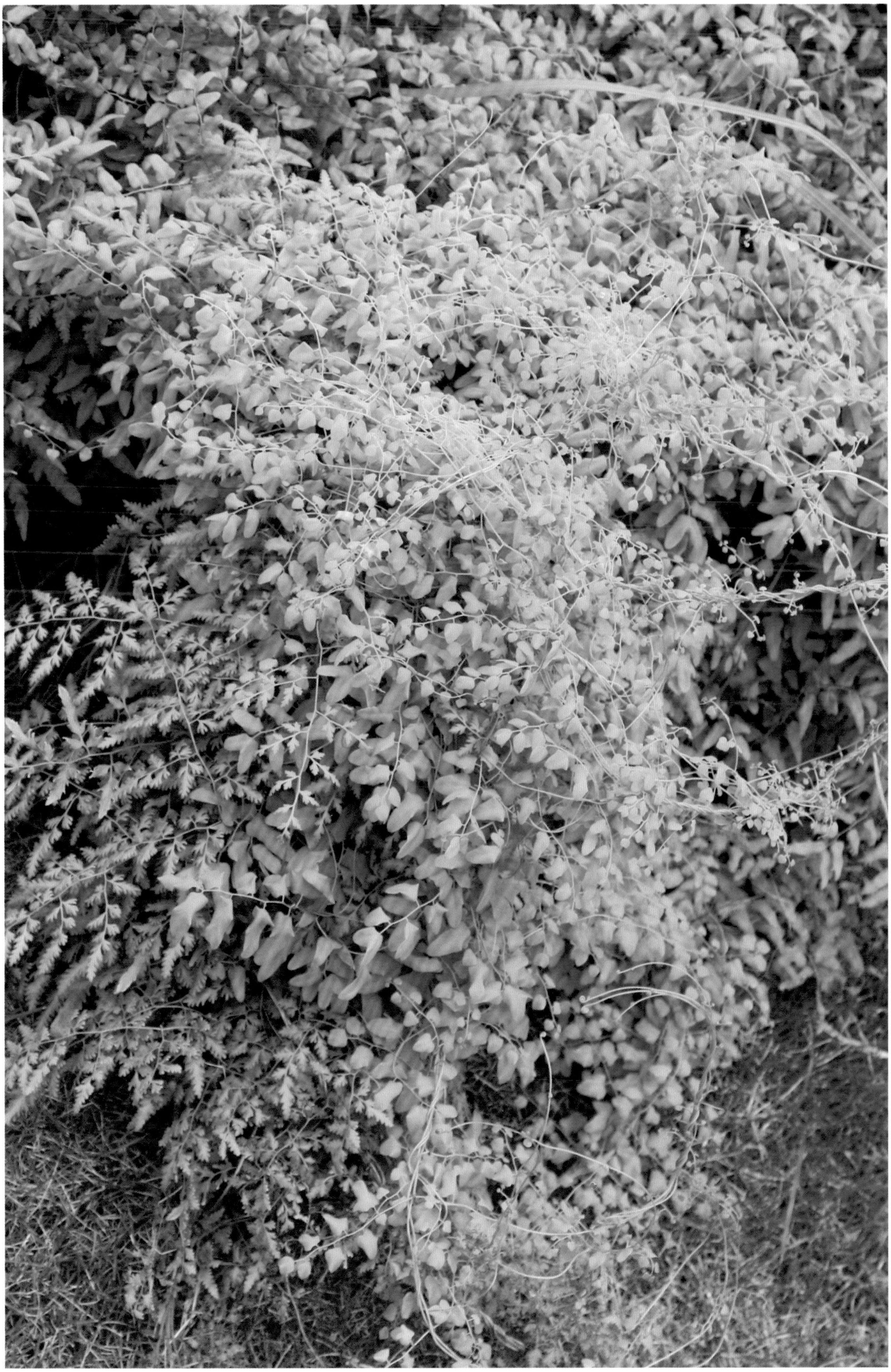

海金沙

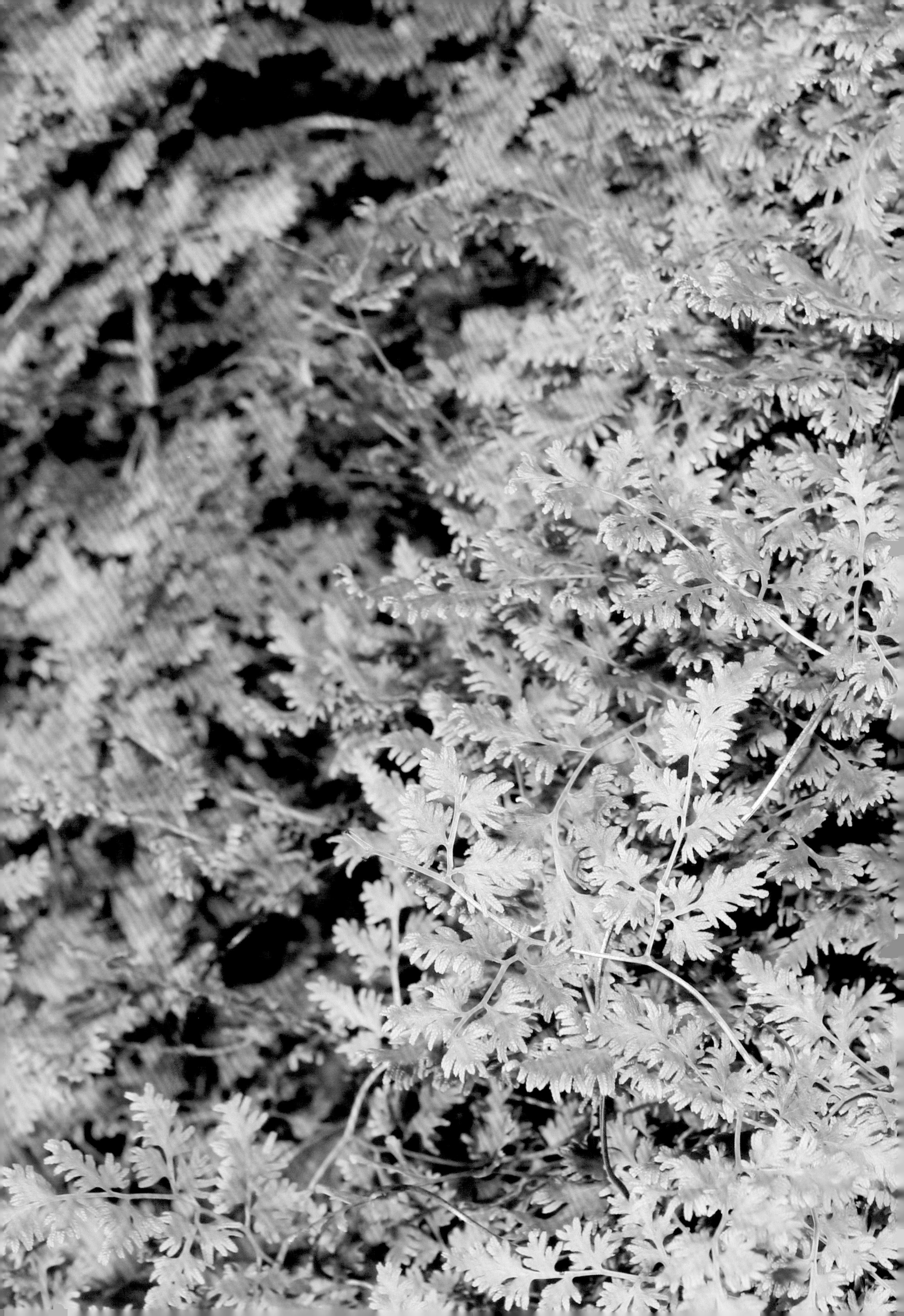

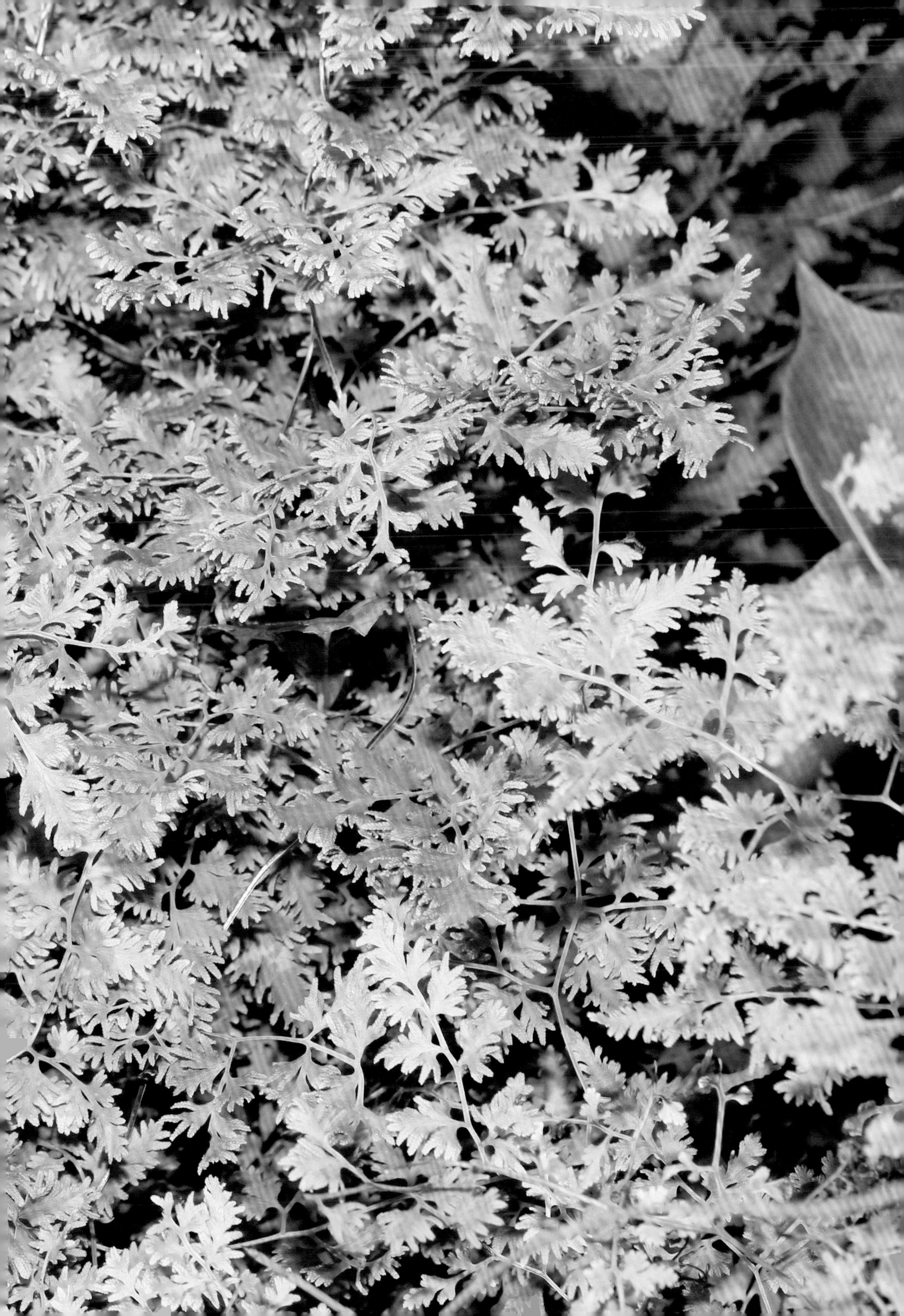

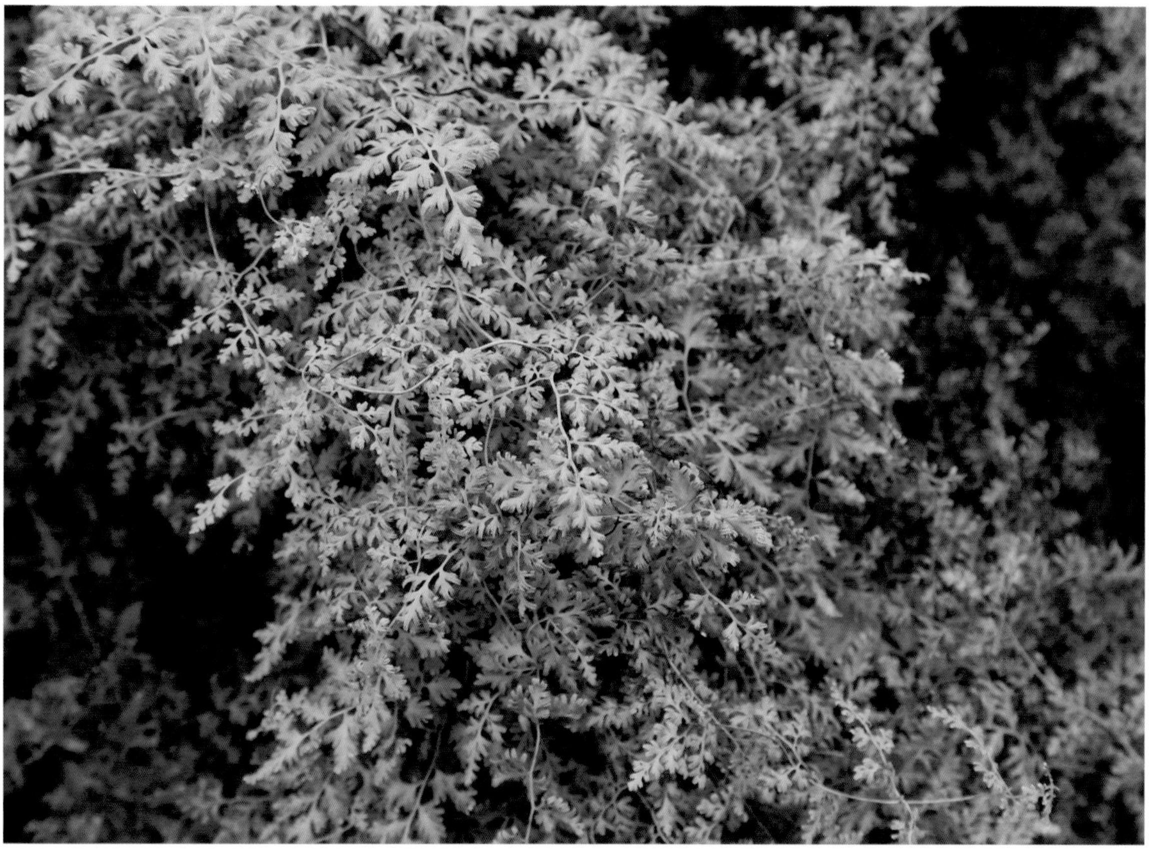

海金沙

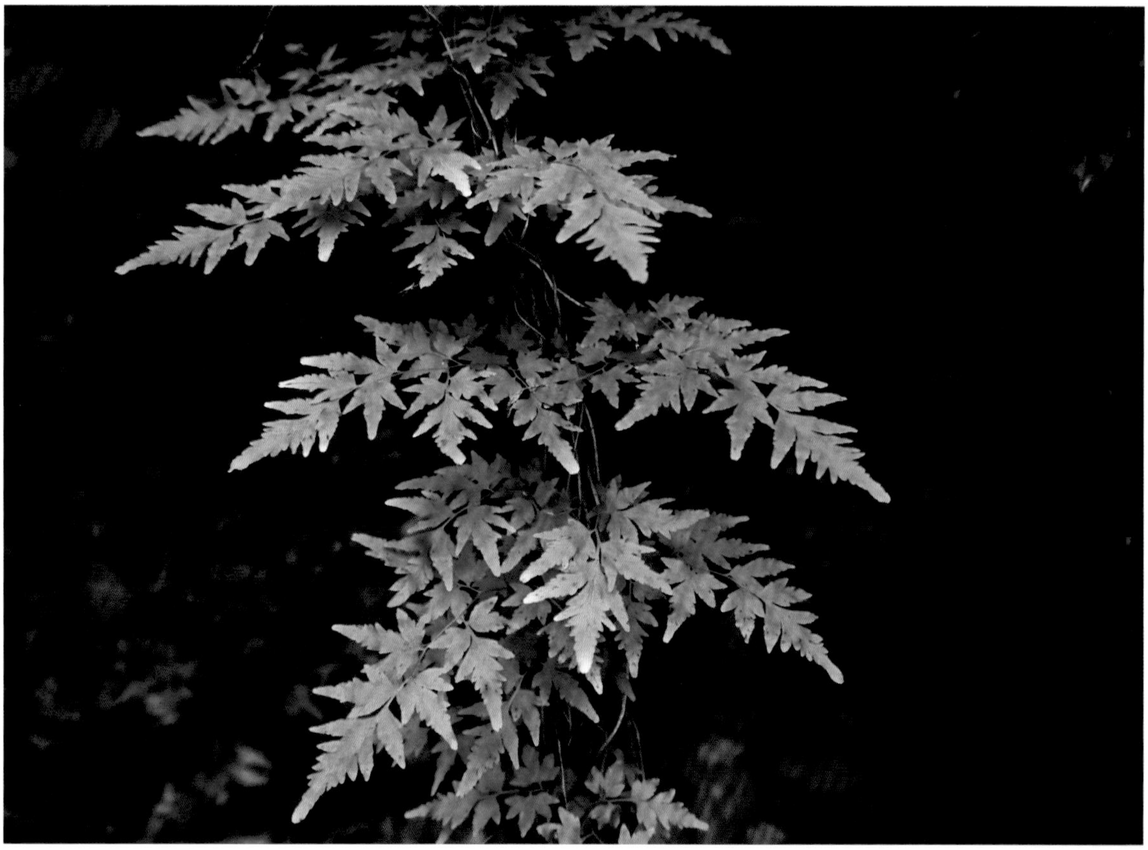

海金沙

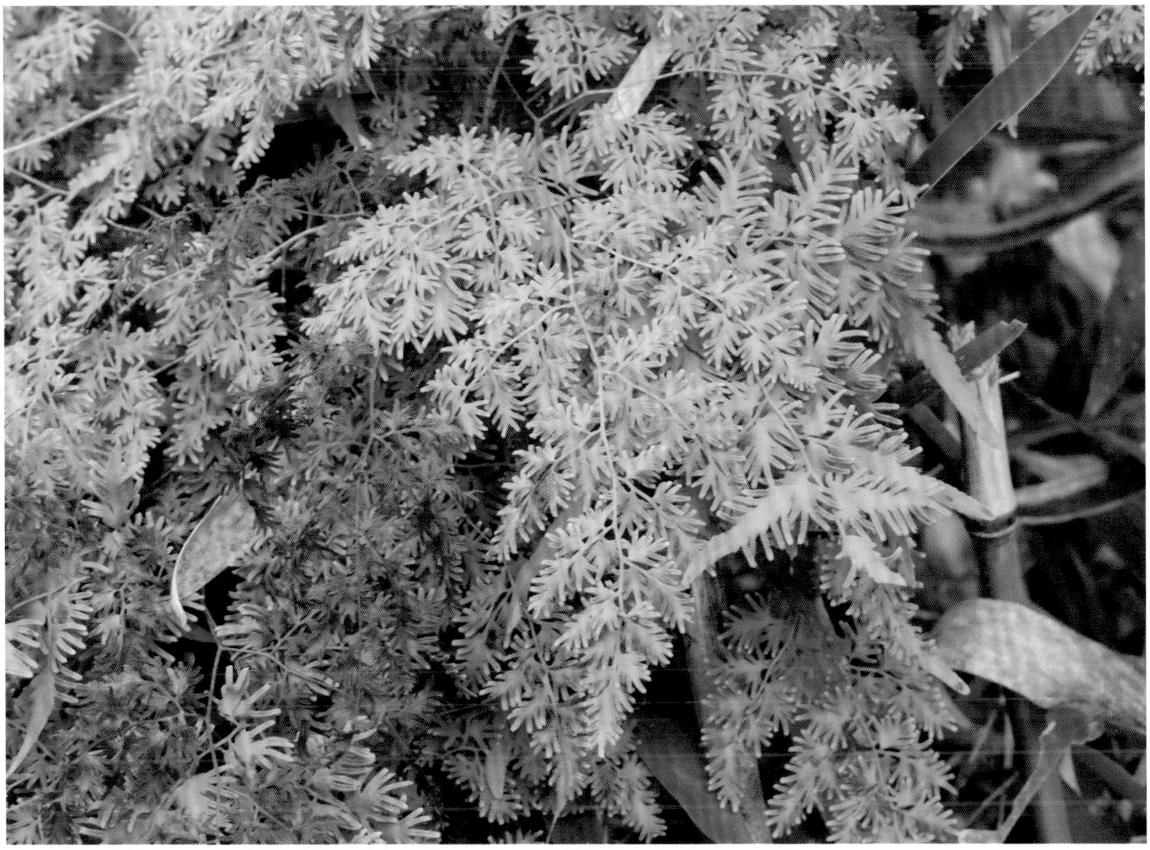

海金沙

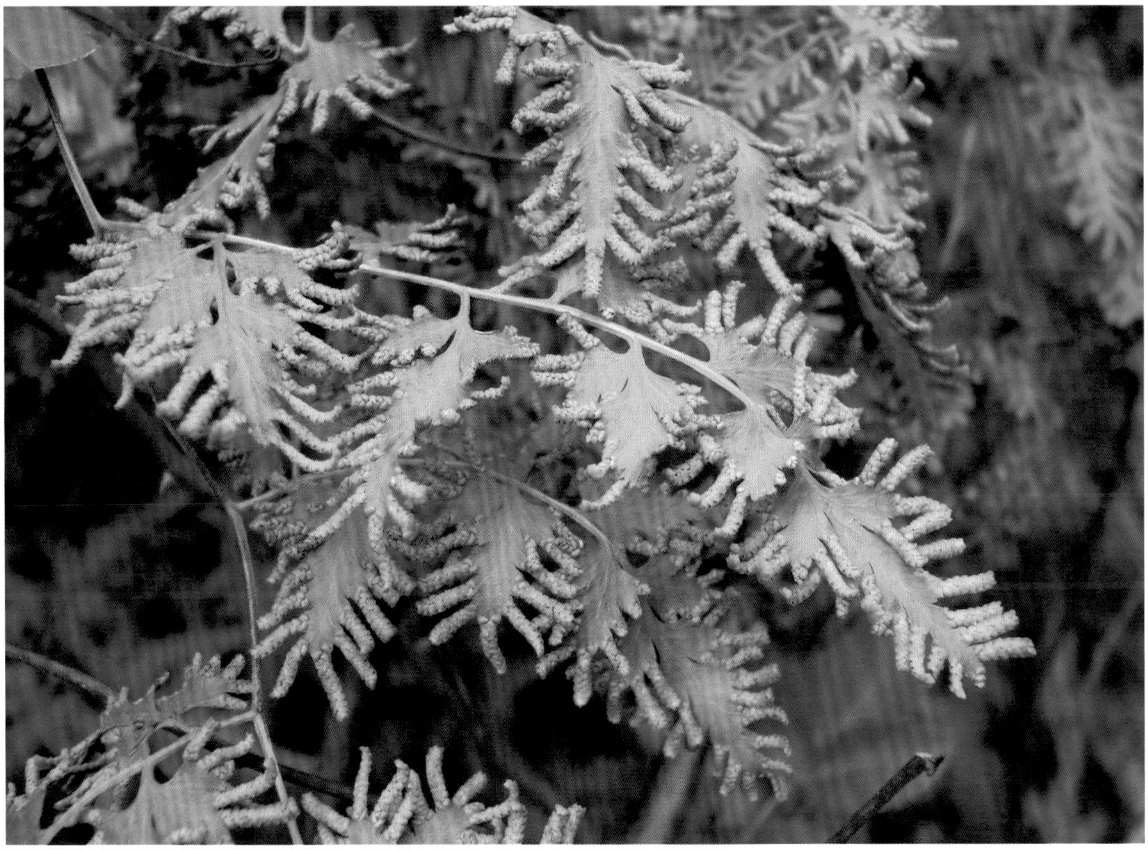

海金沙

药材鉴别

本品干燥成熟的孢子呈粉末状，棕黄色或淡棕色，质极轻，手捻之有光滑感。置手掌中即由指缝滑落；撒在水中则浮于水面，加热后逐渐下沉；易着火燃烧而发爆鸣及闪光，不留灰渣，以干燥、黄棕色、质轻光滑、能浮于水、无泥沙杂质、引燃时爆响者为佳。

功效主治

清热解毒，利水通淋。主治热淋，血淋，沙淋，白浊，女子带下，水湿肿满，湿热泻痢，湿热黄疸，吐血，衄血，尿血，外伤出血。

用法用量

内服：6 ~ 12 g，煎汤；宜布包。

民族药方

1. 胆石症 海金沙、金钱草各30 g，柴胡、枳实、法半夏、陈皮各10 g，鸡内金、郁金、姜黄、莪术各15 g。水煎服，晨起空腹服300 ml，午饭后服300 ml。

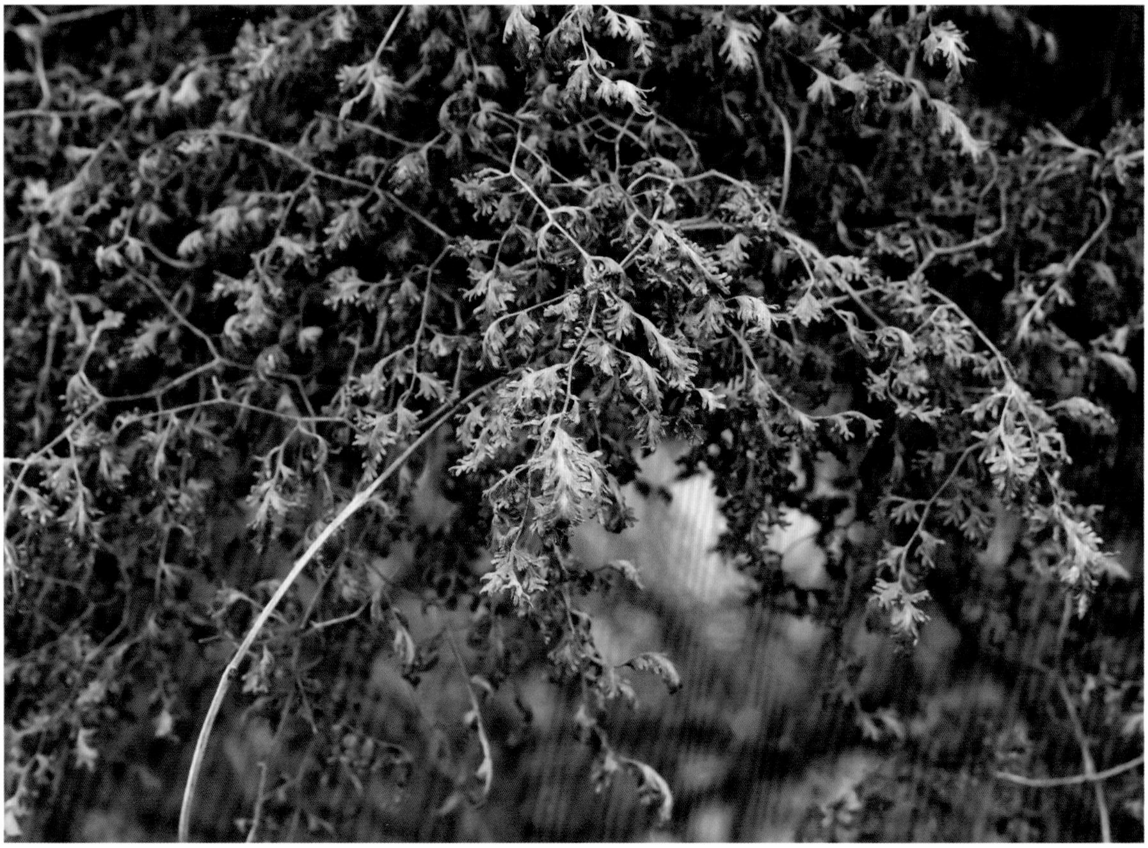

海金沙

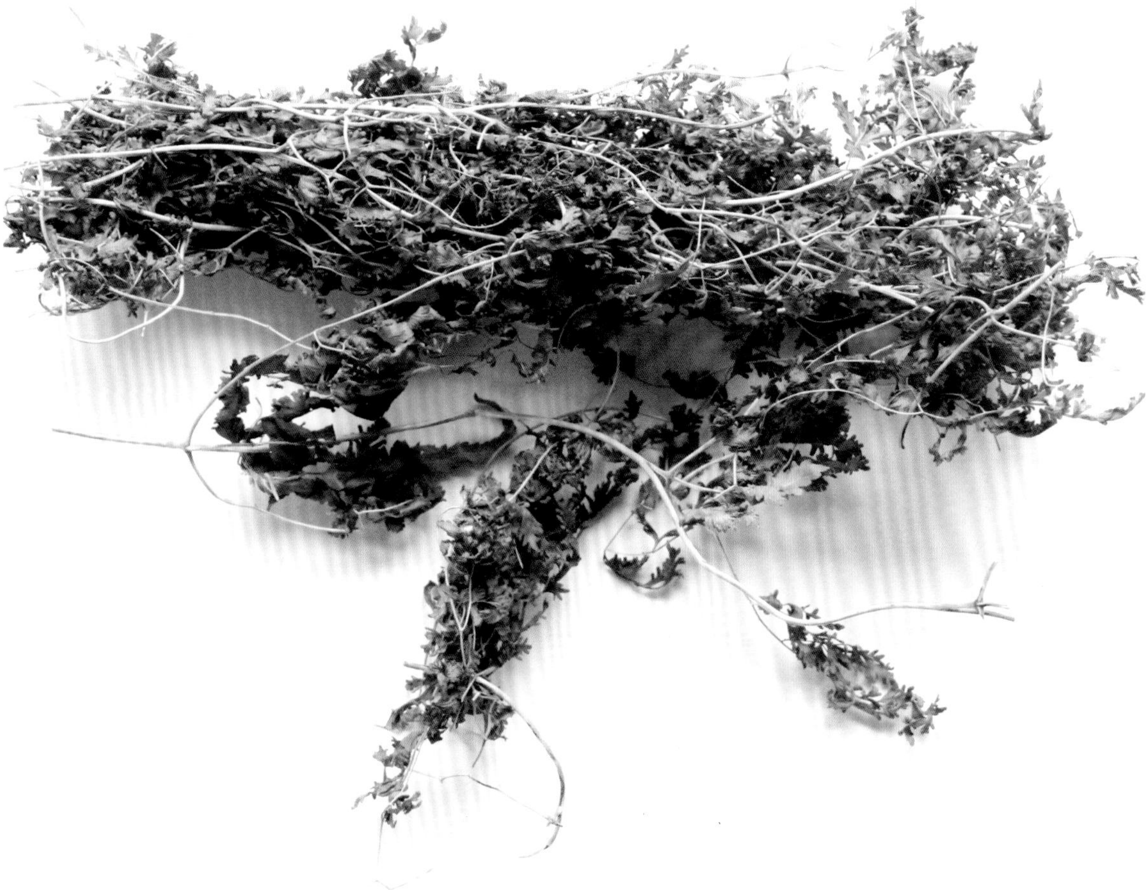

海金沙药材

2．沙石淋 海金沙 10 g，琥珀 40 g，芒硝 100 g，硼砂 20 g。共研细末，每次服 5 ~ 10 g，每日 3 次。

3．肾盂肾炎 海金沙、穿心莲各 15 g，车前草、马兰根、蒲公英、金钱草、萹蓄各 6 g，生甘草 3 g。水煎服。

4．泌尿系感染 海金沙、车前草、金银花各 15 g，广金钱草 24 g。水煎服，每日 1 剂。

5．麻疹并发肺炎 海金沙、大青木叶、地锦草（或金银花）、野菊花各 15 g。水煎服，每日 1 剂。

6．尿路结石 海金沙、天胡荽、石韦、半边莲各 50 g。水煎服。

使用注意

气阴两虚、内无湿热者及孕妇慎用。

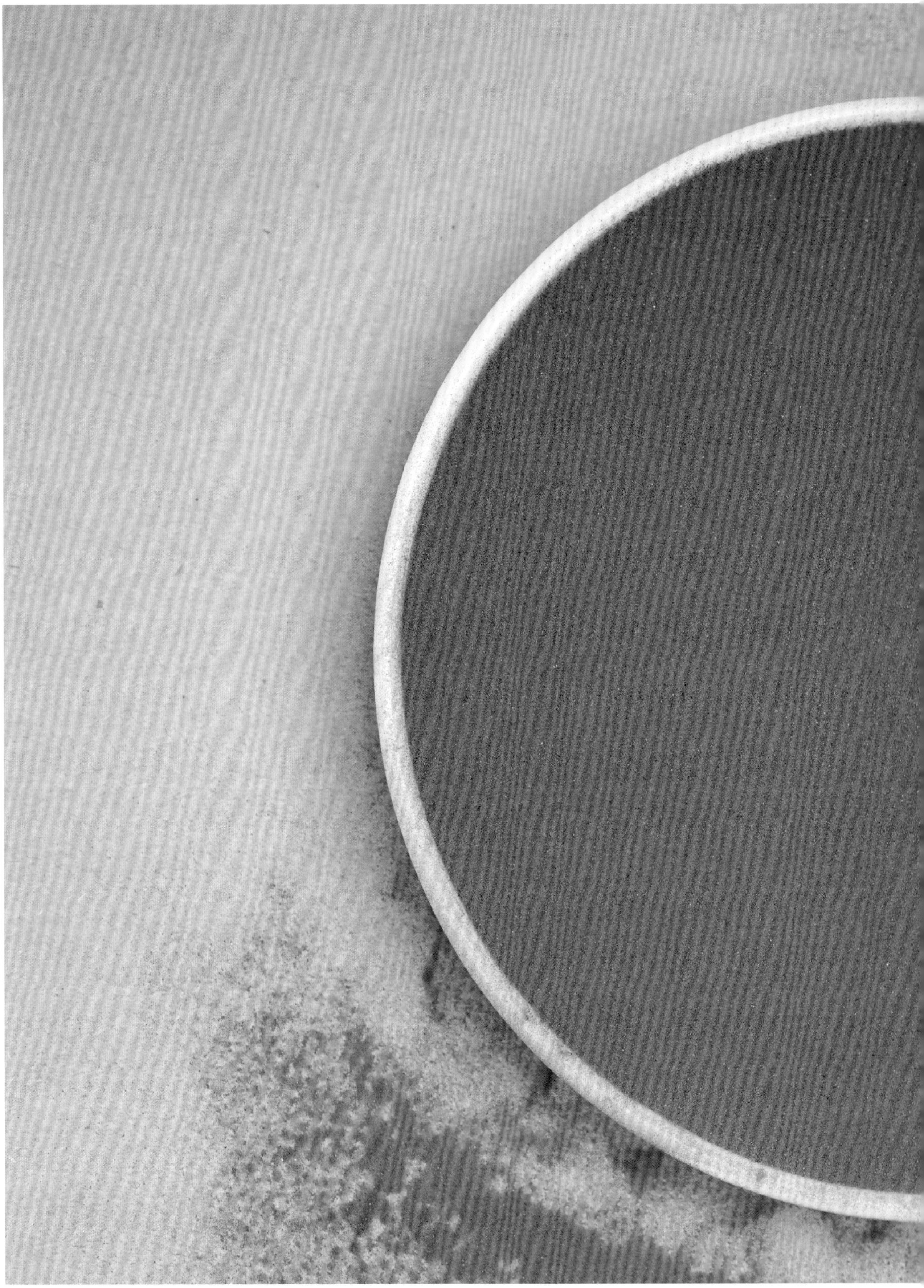

海金沙饮片

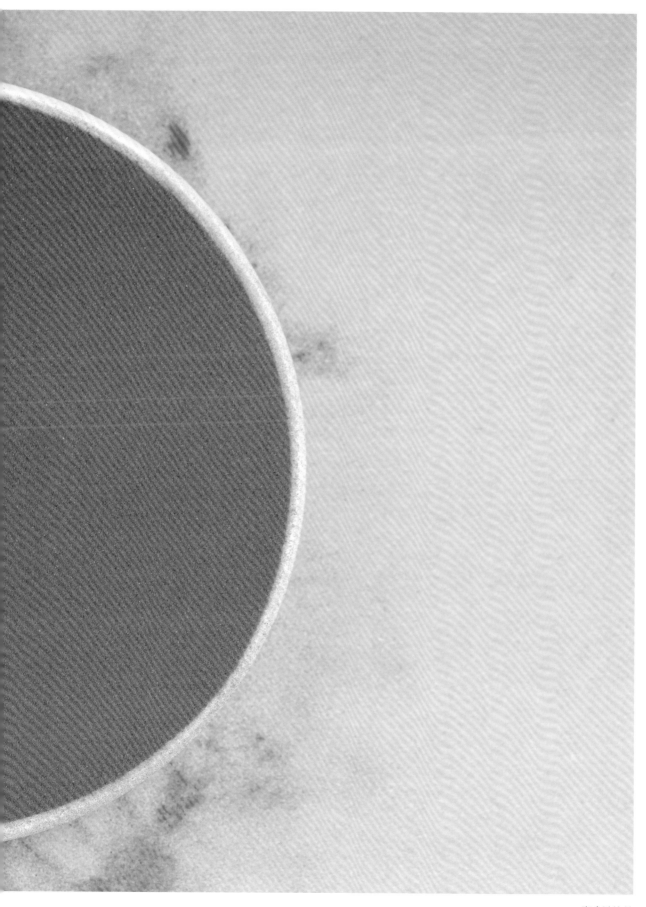

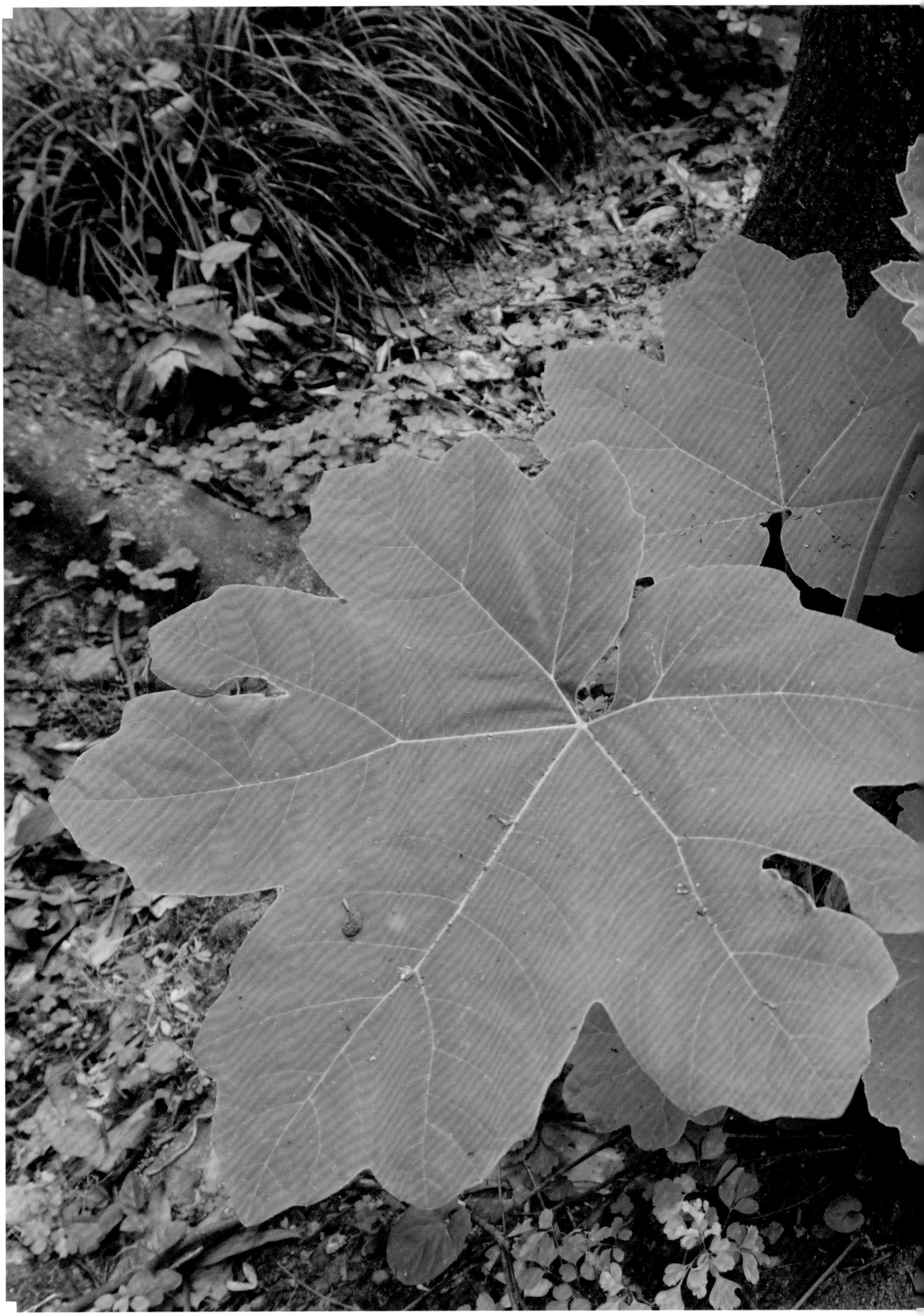

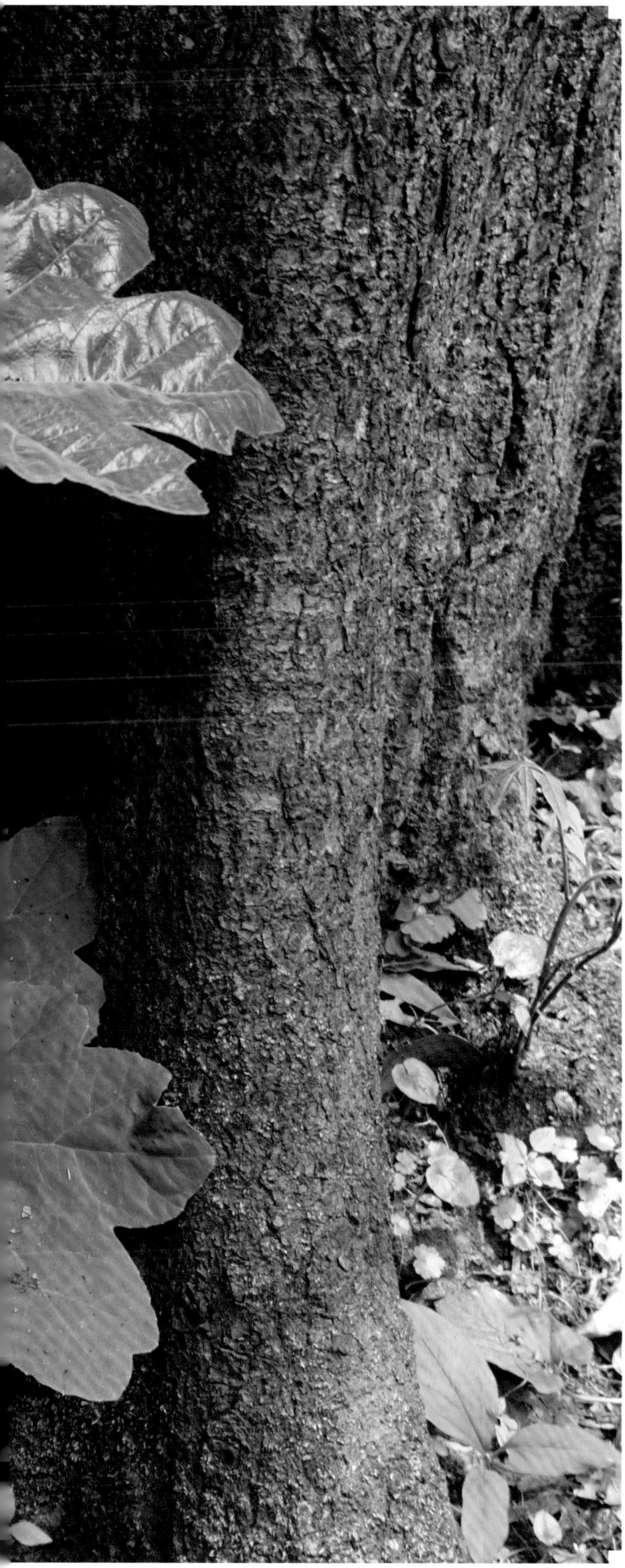

通草

【壮药名】棵伦泪。

【别　名】通脱木、白通草、通花、大通草、通大海、大木通、通花五加、大叶五加皮。

【来　源】本品为五加科植物通脱木 *Tetrapanax papyrifer*（Hook.）K. Koch 的干燥茎髓。

【性味归经】味甘、淡，性微寒。归肺、胃经。

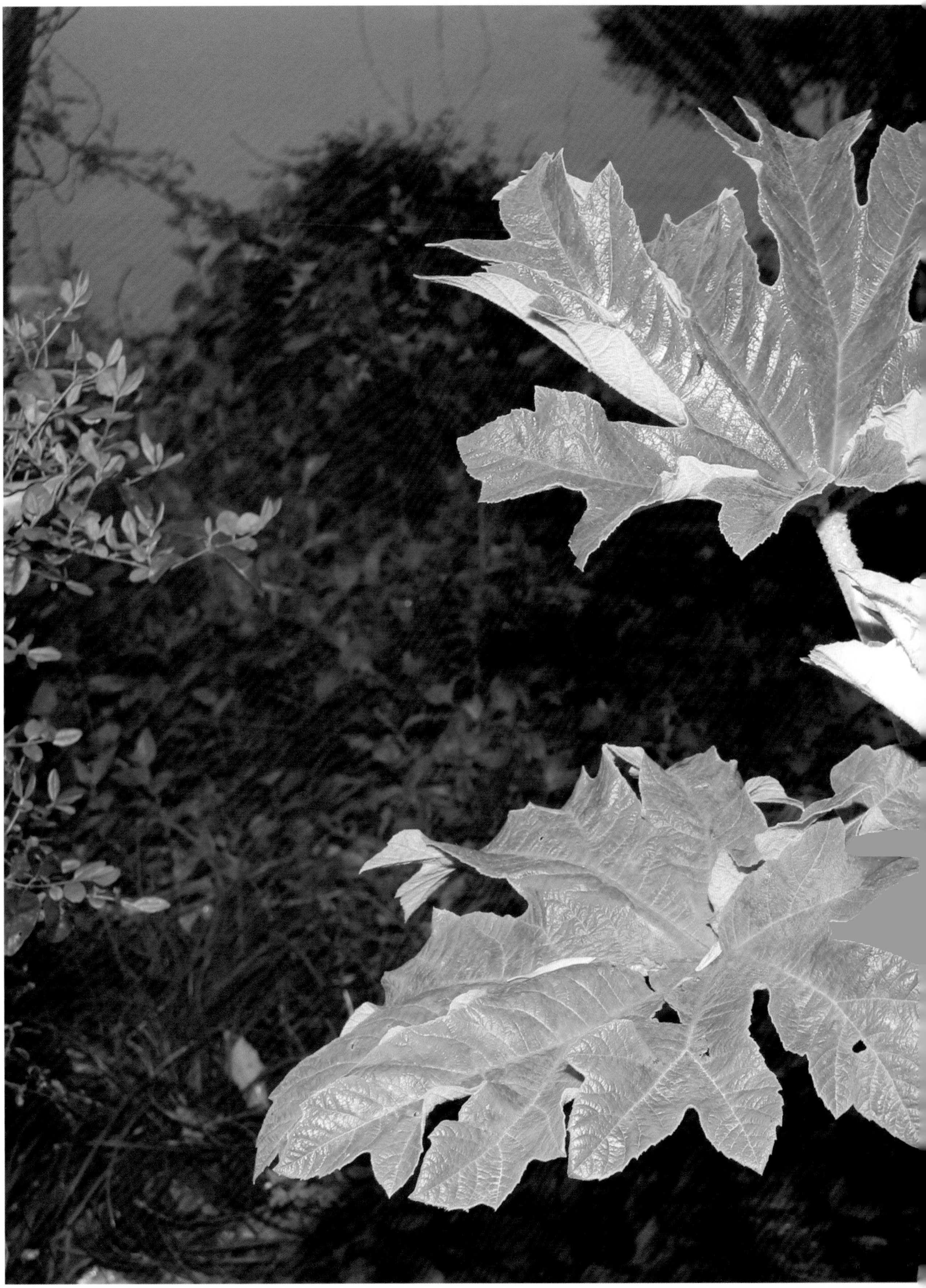

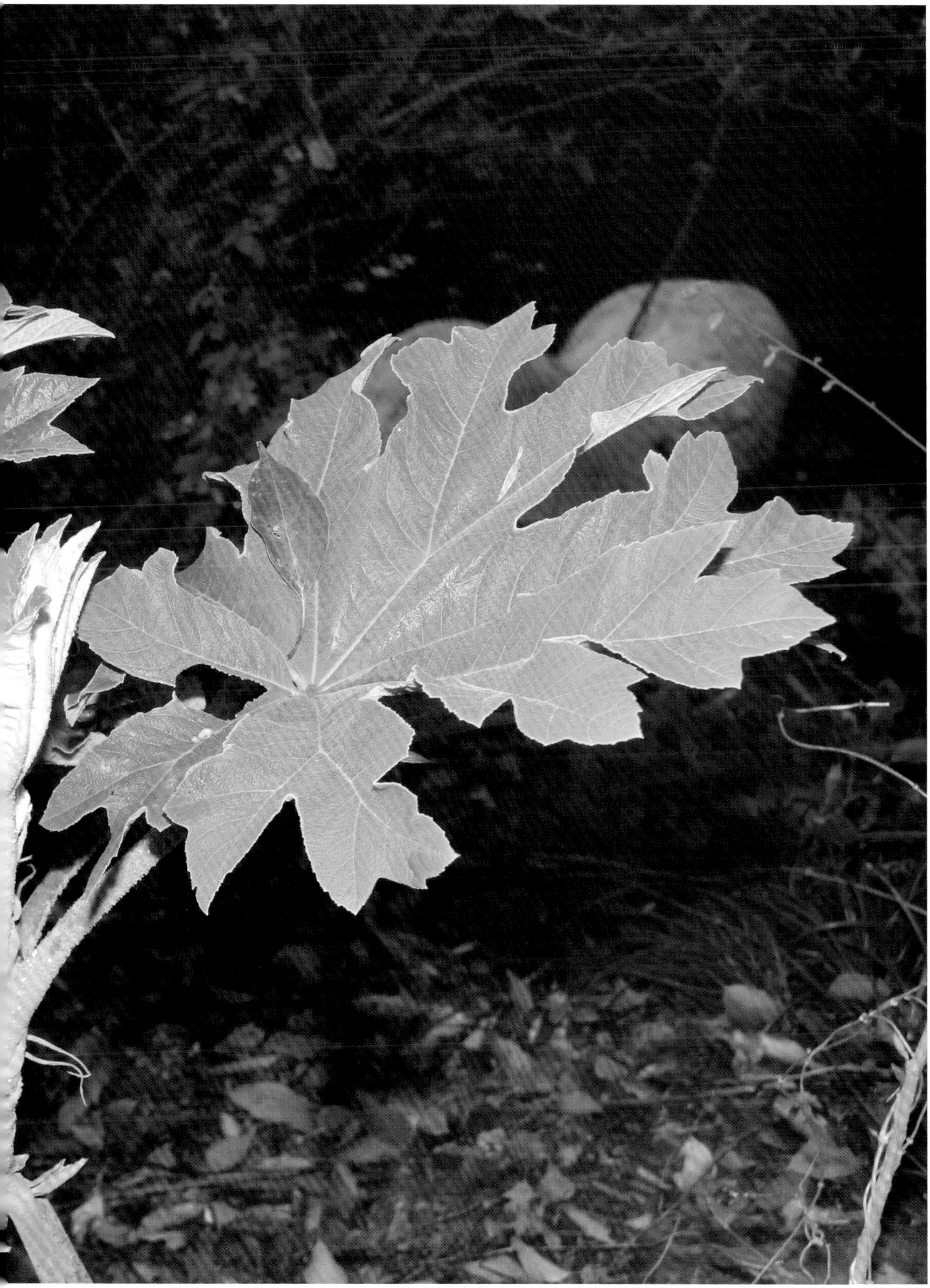

通脱木

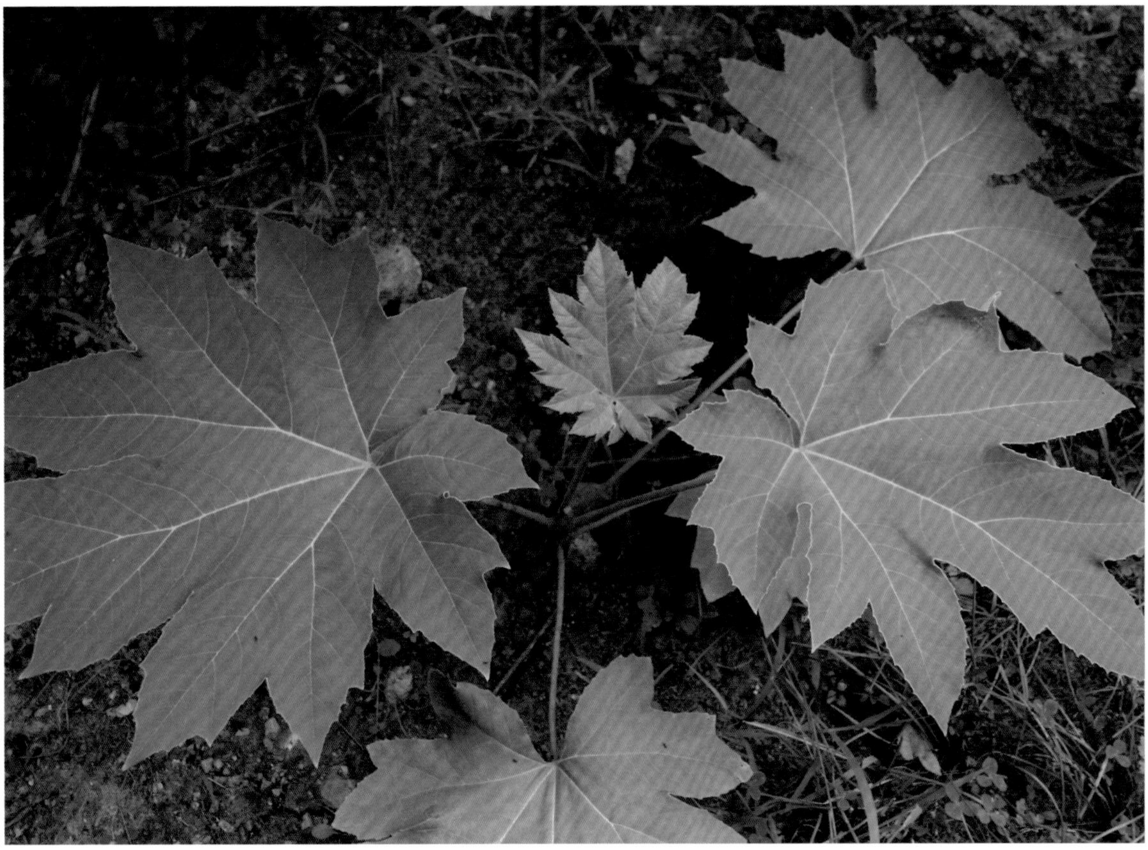

通脱木

识别特征

常绿灌木或小乔木，高 1 ~ 3.5 m。茎粗壮，不分枝，幼时表面密被黄色星状毛或稍具脱落的灰黄色柔毛。茎髓大，白色，纸质；树皮深棕色，略有皱裂；新枝淡棕色或淡黄棕色，有明显的叶痕和大型皮孔。叶大，互生，聚生于茎顶；叶柄粗壮，圆筒形，长 30 ~ 50 cm；托叶膜质，锥形，基部与叶柄合生，有星状厚绒毛；叶片纸质或薄革质，掌状 5 ~ 11 裂，裂片通常为叶片全长的 1/3 ~ 1/2，稀至 2/3，倒卵状长圆形，每一裂片常又有 2 ~ 3 个小裂片，全缘或有粗齿，上面深绿色，无毛，下面密被白色星状绒毛。伞形花序聚生成顶生或近顶生大型复圆锥花序，长达 50 cm 以上；萼密被星状绒色，全缘或近全缘；花瓣 4，稀 4，三角状卵形，长 2 mm，外面密被星状厚绒毛；雄蕊 5，与花瓣同数；子房下位，2 室，花柱 2，离生，先端反曲。果球形，直径约 4 mm，熟时紫黑色。花期 10—12 月，果期翌年 1—2 月。

生境分布

生长于海拔 1000 ~ 2800 m 的向阳肥厚的土壤中，或栽培于庭院中。分布于西南及陕西、江苏、安徽、浙江、江西、福建、台湾、湖北、湖南、广东、广西等省区。

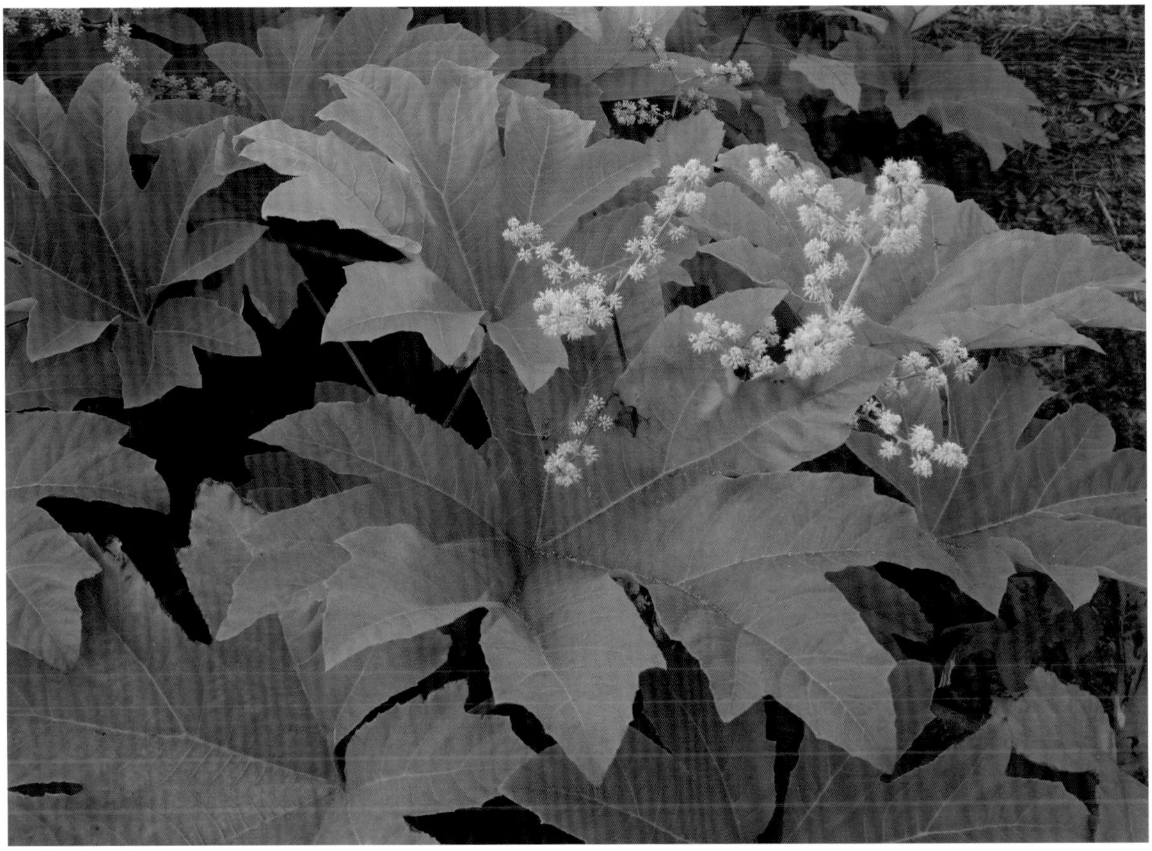

通脱木

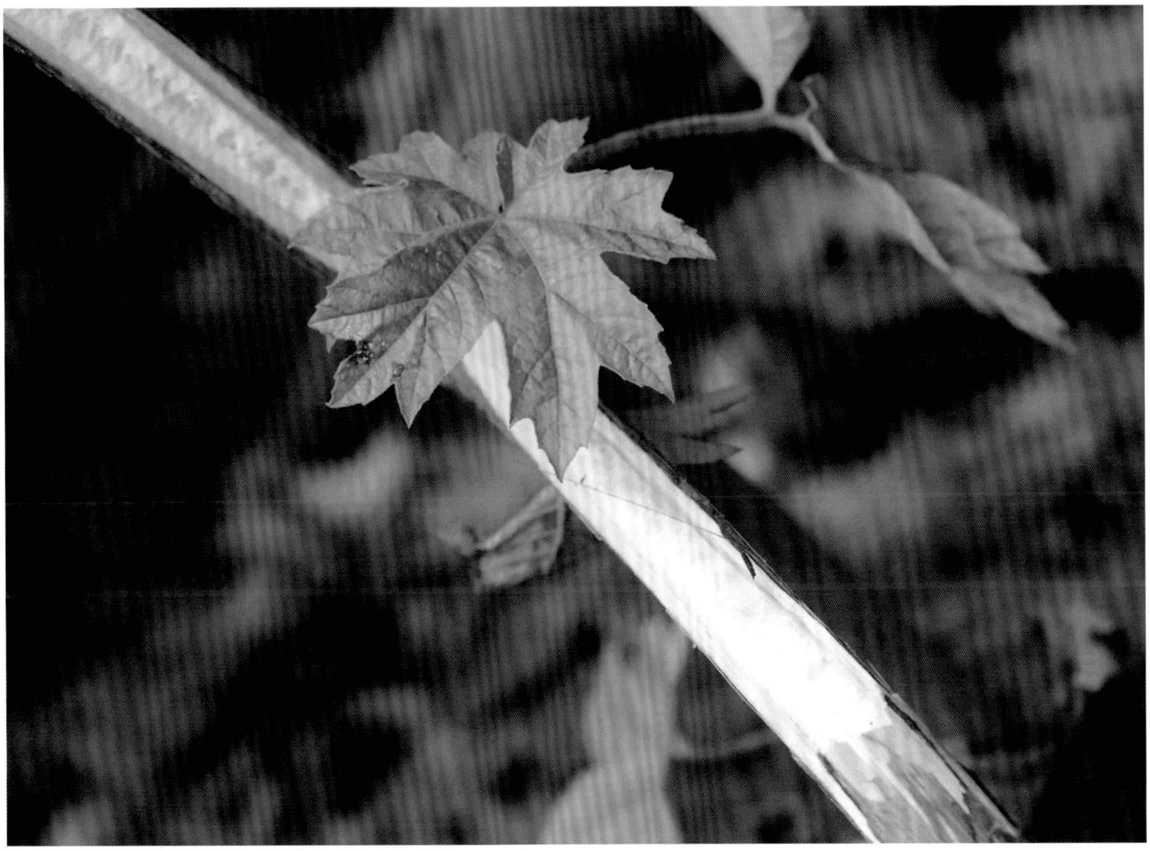

通脱木

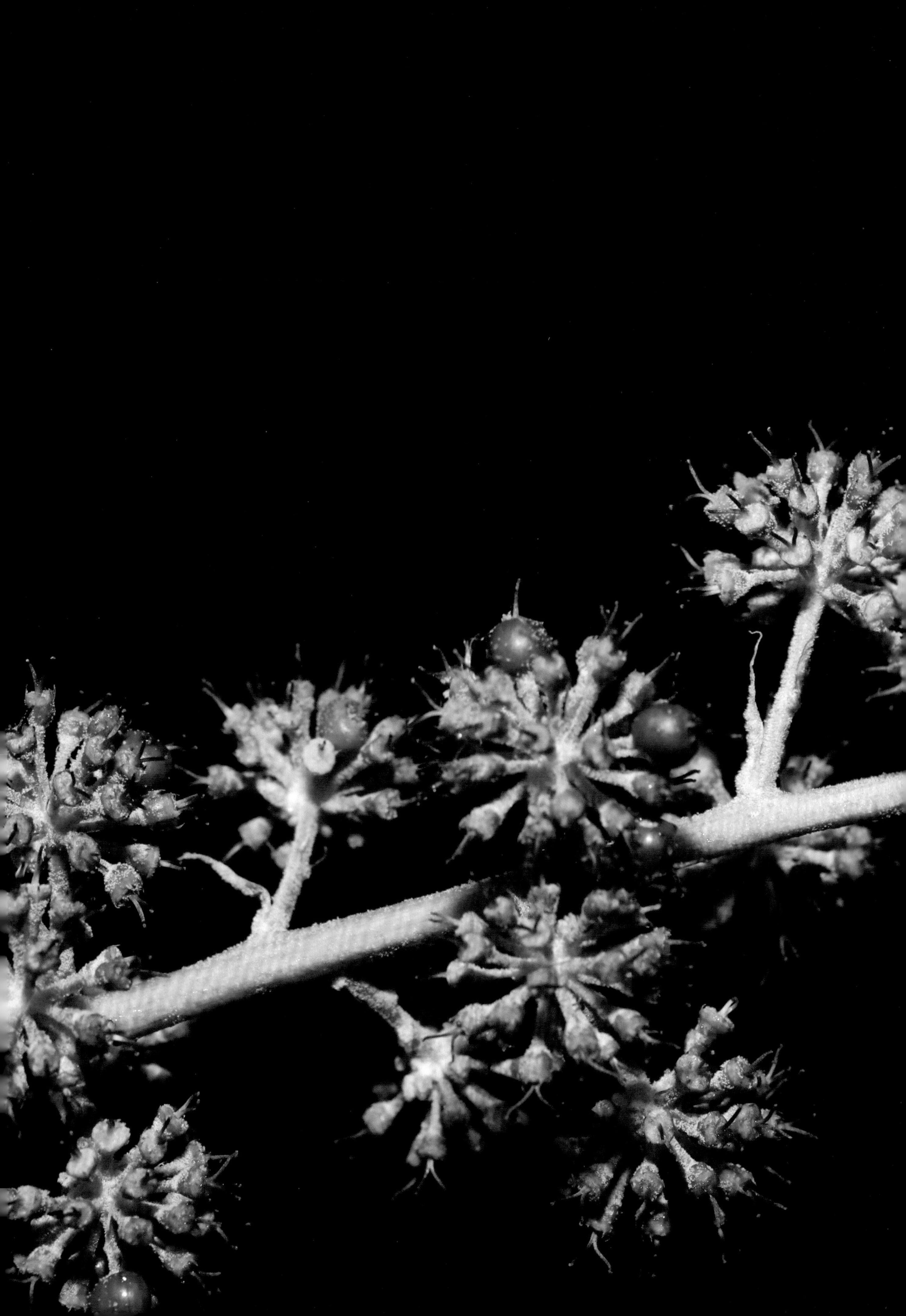

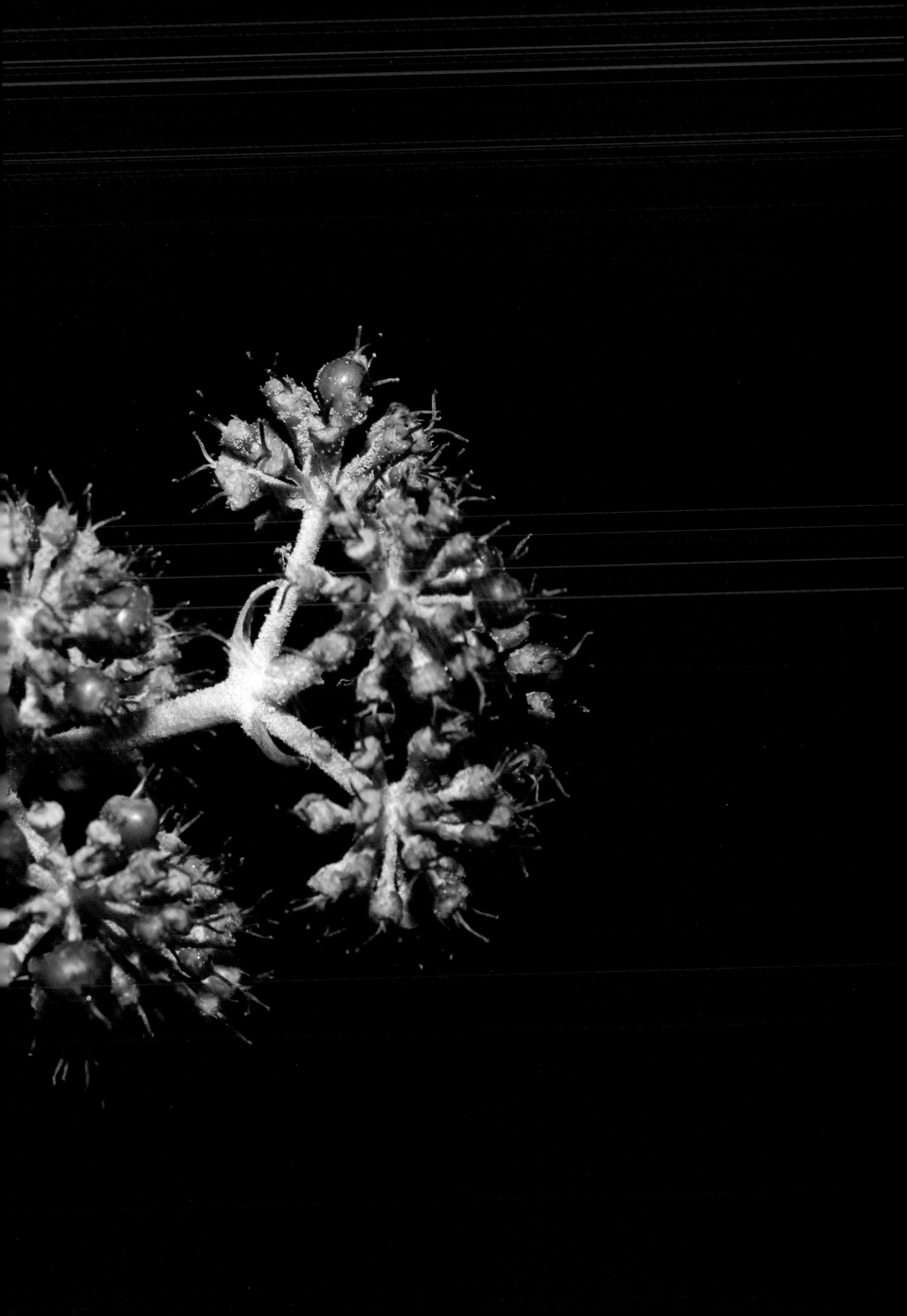

采收加工

秋季采收，选择生长 2 ~ 3 年的植株，割取地上部分，截成段，趁鲜时取出茎髓，理直，晒干。

药材鉴别

本品呈圆柱形，长 20 ~ 40 cm，直径 1 ~ 2.5 cm。表面白色或淡黄色，有浅纵沟纹。体轻，质松软，稍有弹性，易折断，断面平坦，显银白色光泽，中部有直径 0.3 ~ 1.5 cm 的空心或半透明的薄膜，纵剖面呈梯状排列，实心者少见。无臭，无味。以色洁白、心空、有弹性者为佳。

功效主治

清势利水，通乳。主治淋症涩痛，小便不利，水肿，黄疸，湿温病，小便短赤，产后乳少，经闭，带下。

用法用量

内服：5 ~ 10 g，煎汤。

民族药方

1. 小便淋沥涩痛 通草、车前草各 15 g，甘草梢 6 g。水煎服。

2. 淋证尿痛，小便赤涩 通草、甘草各 3 g，瞿麦、滑石、石韦各 6 g。水煎服。

3. 产妇缺乳 通草、王不留行各 15 g，柴胡、当归、棉花子各 12 g，川芎 6 g，木通 18 g，穿山甲、桔梗、路路通、漏芦各 10 g。水煎服，每日 1 剂。

4. 乳腺炎，乳腺增生 通草、血藤、木通各 12 g，木香 11 g，香樟树根 20 g。水煎服。

5. 女性不孕 通草、当归、瓜蒌、枳壳、川楝子各 15 g，白芍 25 g，牛膝、王不留行各 20 g，青皮 10 g，皂角刺、甘草各 5 g。隔日服 1 剂，以经期服药为主，黄酒送服，每日 1 剂，早、晚各 1 次。

6. 产后乳汁不通或不足 通草 6 g，新鲜猪蹄 2 个，葱白 3 条。煮汤炖服，每日 1 剂，连服 3 日。

7. 产后血虚泄泻 通草、白术、藿香梗各 9 g，猪肝 1 具，茯苓 15 g。加水煮熟，滤去药渣，随时吃猪肝、喝药汤，每日 1 剂。

使用注意

气阴两虚，内无湿热及孕妇慎服。

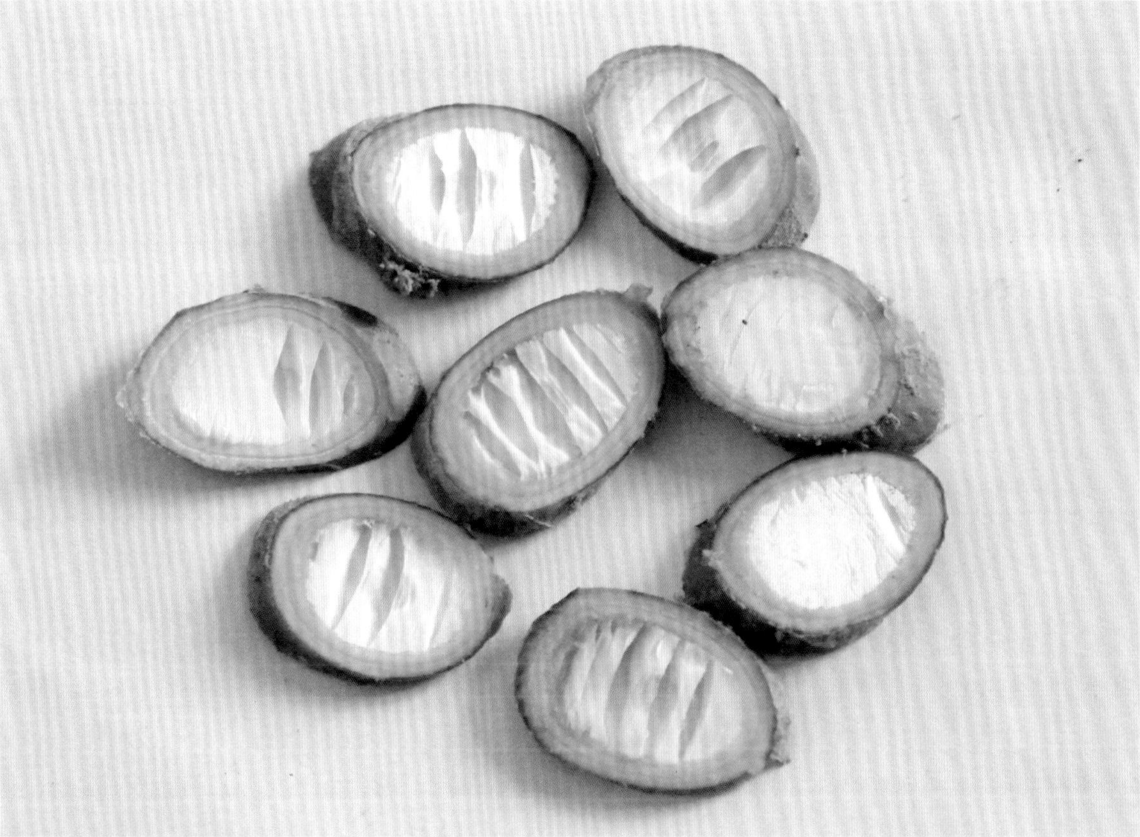

通草斜切片

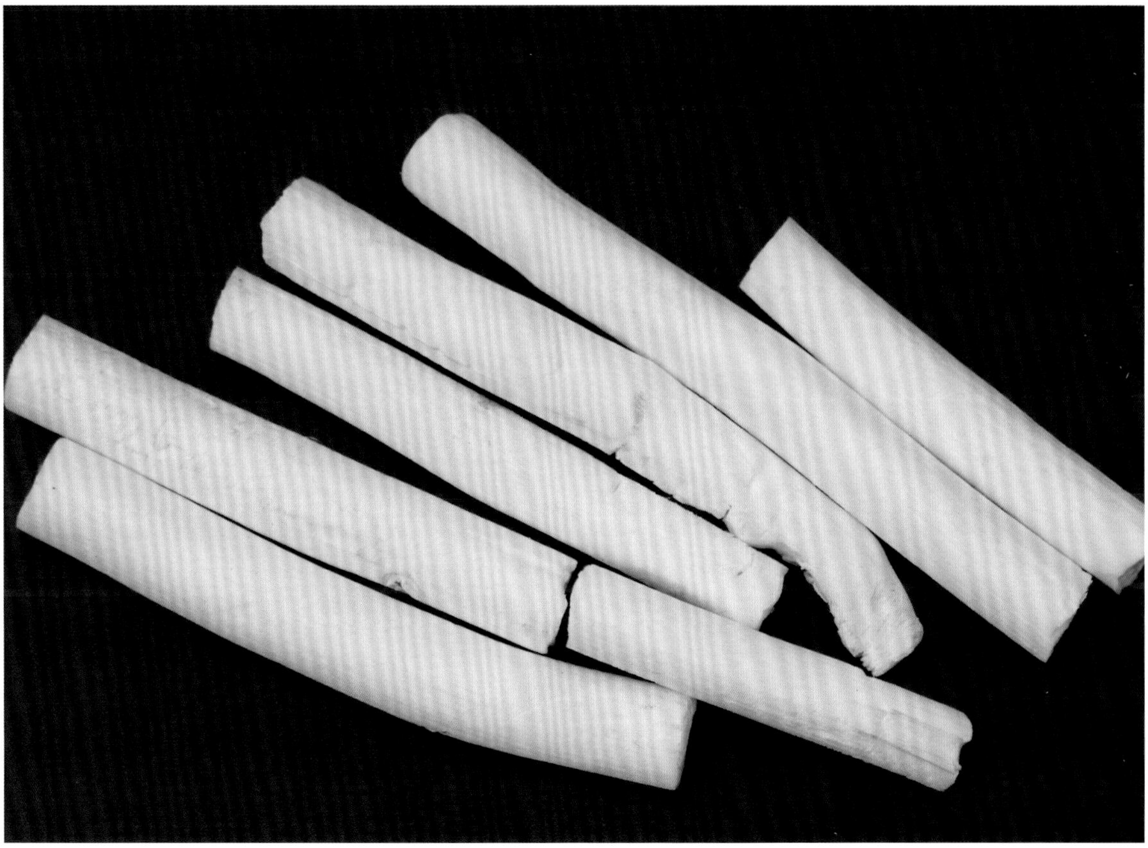

通草药材

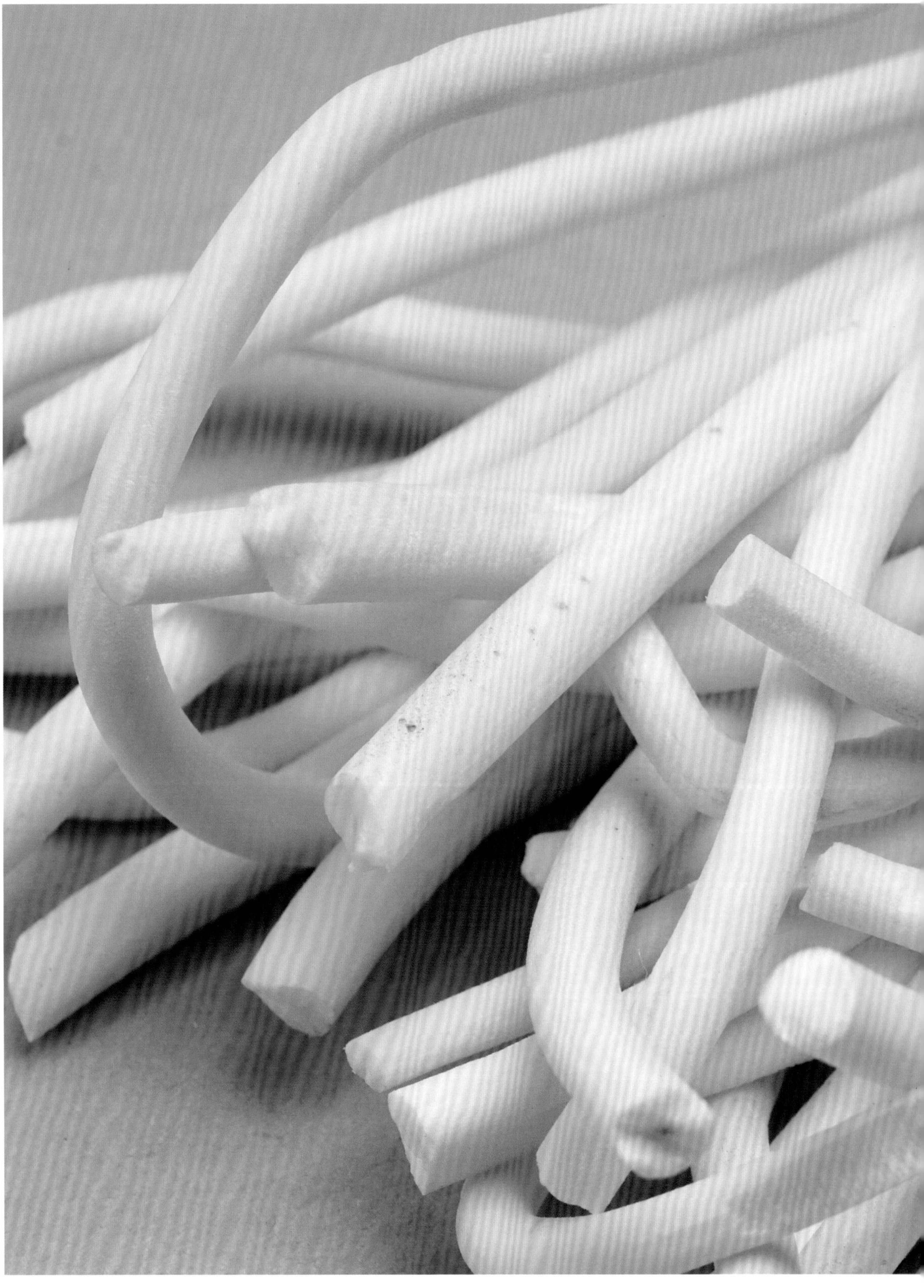

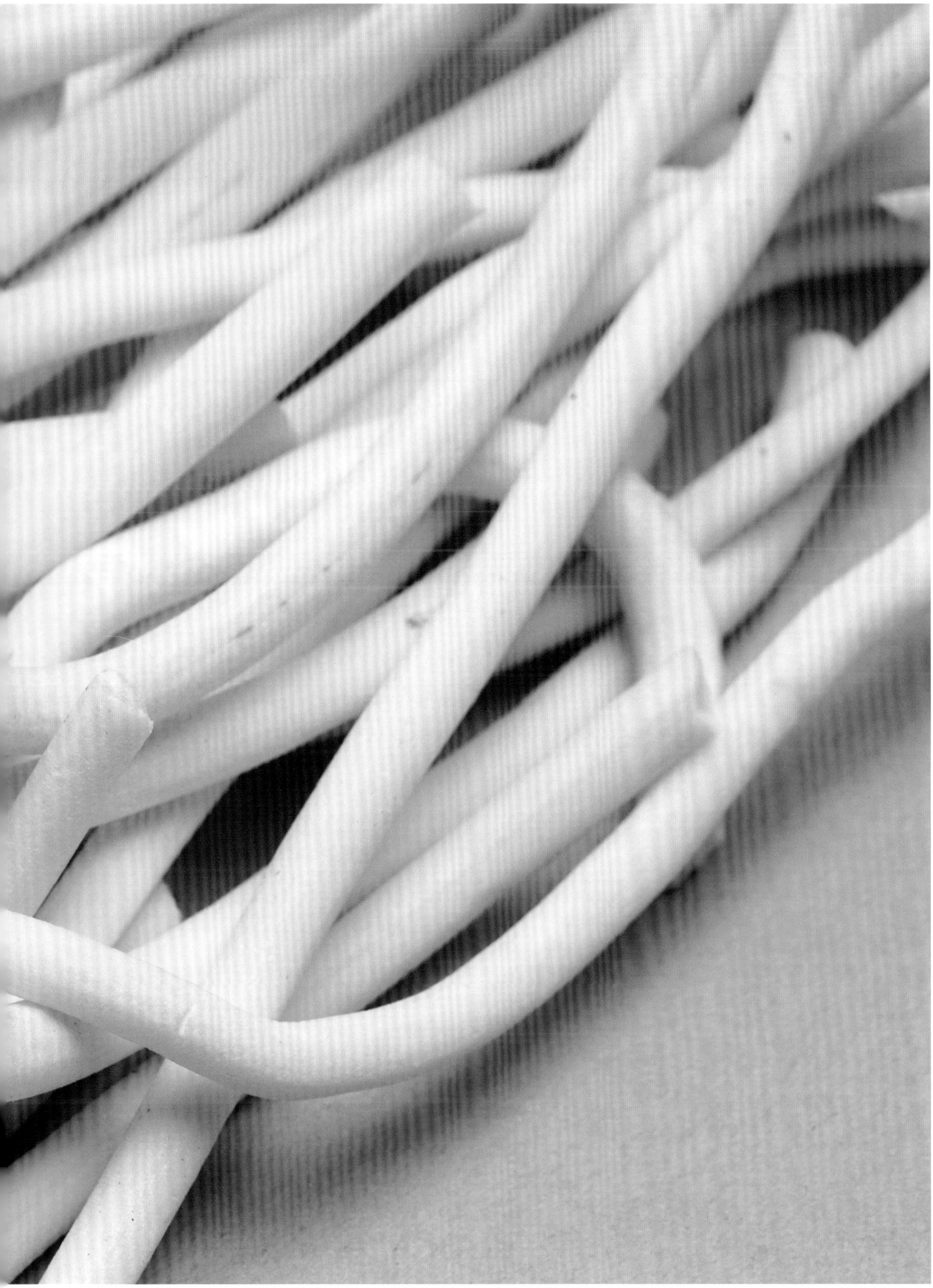

通草饮片

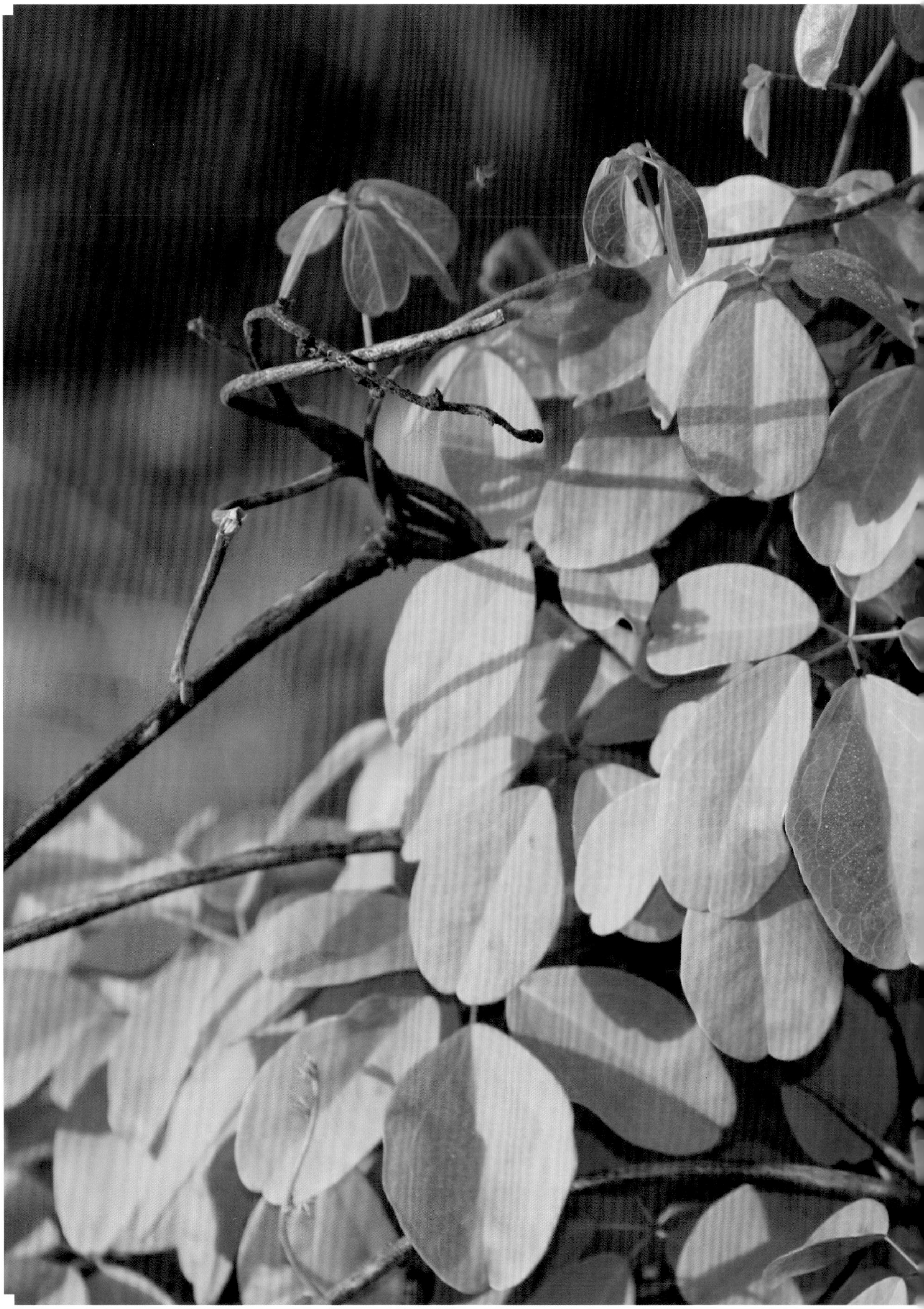

预知子

【壮药名】万念藤。

【别　名】八月扎、八月札、八月炸、预知子、玉支子。

【来　源】本品为木通科植物木通 *Akebia quinata*（Thunb.）Decne、三叶木通 *Akebia trifoliata*（Thunb.）Koidz. 或白木通 *Akebia trifoliata*（Thunb.）Koidz. var. *australis*（Diels）Rehd. 的干燥近成熟果实。

【性味归经】苦，寒。归肝、胆、胃、膀胱经。

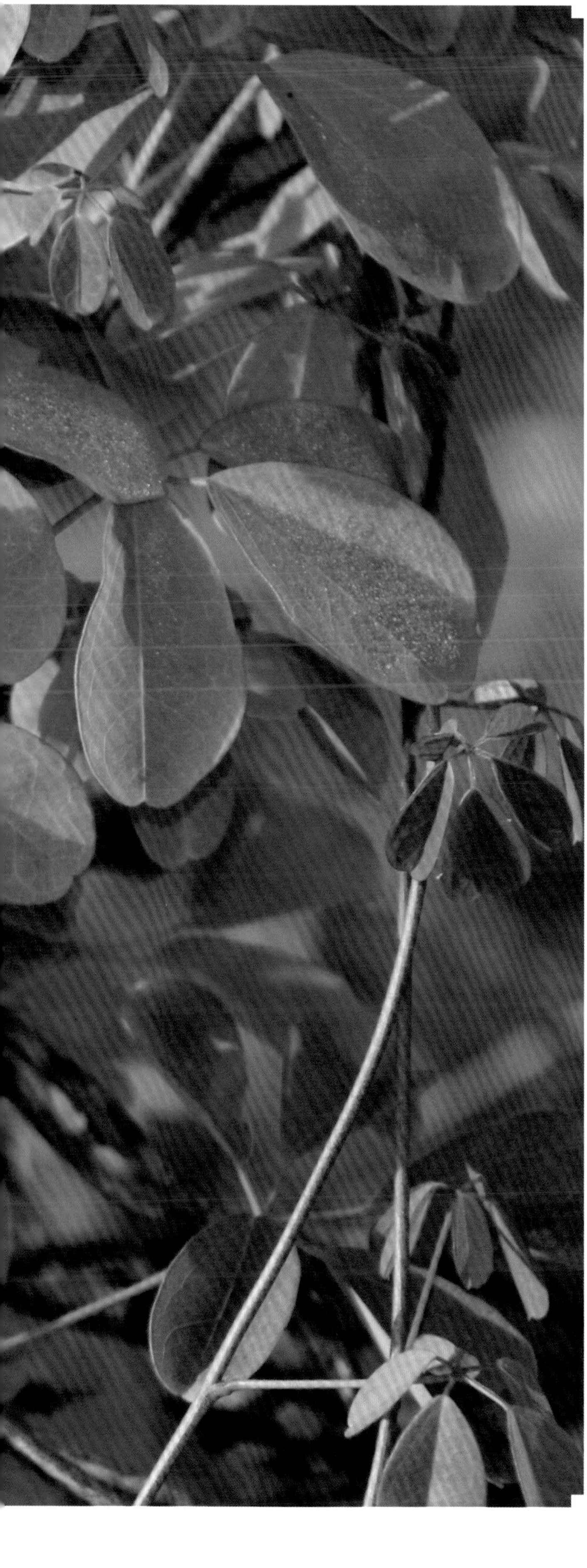

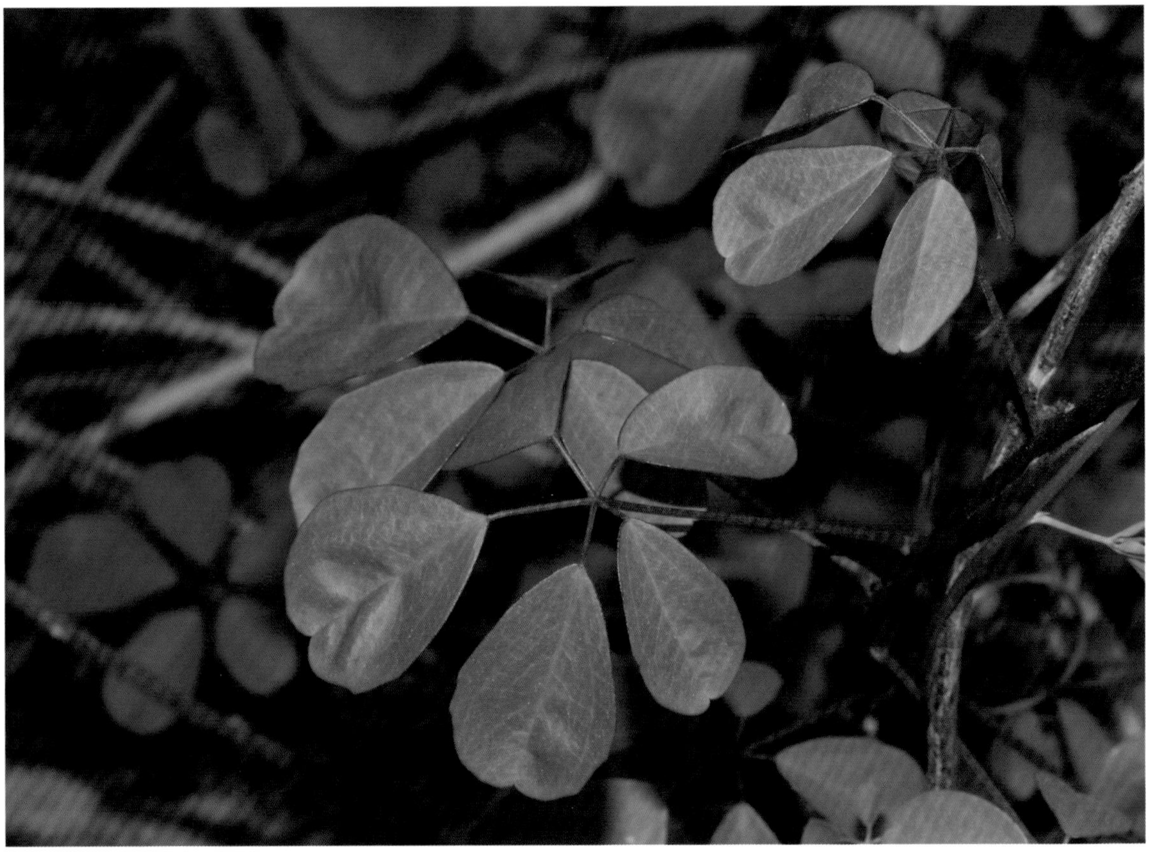

木通

识别特征

1. 木通　落叶木质缠绕灌木，长 3 ~ 15 cm，全株无毛。幼枝灰绿色，有纵纹。掌状复叶，小叶片 5，倒卵形或椭圆形，长 3 ~ 6 cm，先端圆常微凹至具一细短尖，基部圆形或楔形，全缘。短总状花序腋生，花单性，雌雄同株；花序基部着生 1 ~ 2 朵雌花，上部着生密而较细的雄花；花被 3 片；雄花具雄蕊 6 个；雌花较大，有离生雌蕊 2 ~ 13。果肉质，浆果状，长椭圆形，或略呈肾形，两端圆，长约 8 cm，直径 2 ~ 3 cm，熟后紫色，柔软，沿腹缝线开裂。种子多数，长卵而稍扁，黑色或黑褐色。花期 4—5 月，果熟期 8 月。

2. 三叶木通　落叶木质藤本，茎、枝都无毛。三出复叶，小叶卵圆形、宽卵圆形或长卵形，长宽变化很大，先端钝圆、微凹或具短尖，基部圆形或宽楔形，有时微呈心形，边缘浅裂或呈波状，侧脉通常 5 ~ 6 对；叶柄细瘦，长 6 ~ 8 cm。花序总状，腋生，长约 8 cm；花单性；雄花生于上部，雄蕊 6；雌花花被片紫红色，具 6 个退化雄蕊，心皮分离。果实肉质，长卵形，成熟后沿腹缝线开裂；种子多数，卵形，黑色。

3. 白木通 落叶或半常绿缠绕灌木，高 6 ~ 10 m，全体无毛。掌状复叶；小叶 3 枚，卵形或卵状矩圆形，长 3 ~ 7 cm，宽 2 ~ 4 cm，先端圆形，中央凹陷，基部圆形或稍呈心形至阔楔形，全缘或微波状，二面均淡绿色。花雌雄同株，总状花序腋生，长约 15 cm，总花梗细长；花紫色微红或淡紫色；雌花 1 ~ 3 朵生于花序下部，苞片线形，花被 3，椭圆形，顶端圆，退化雄蕊 6 枚，雌蕊 3 ~ 6 枚，柱头头状；雄花具细小苞片，花被 3，倒卵形，顶端稍凹，雄蕊 6 枚，花丝三角形，退化雌蕊 3 或 4 枚．蓇葖状浆果，椭圆形或长圆筒形，长 8 ~ 13 cm，宽约 4 cm，成熟时紫色。种子矩圆形，暗红色。花期 3—4 月，果期 10—11 月。

生境分布

生长于山坡、山沟、溪旁等处的乔木与灌木林中。分布于河南、浙江、陕西、山东、江苏、安徽、广东、湖北等省区。

采收加工

夏、秋二季果实将变黄时采摘，晒干，或置于沸水中略烫后晒干。

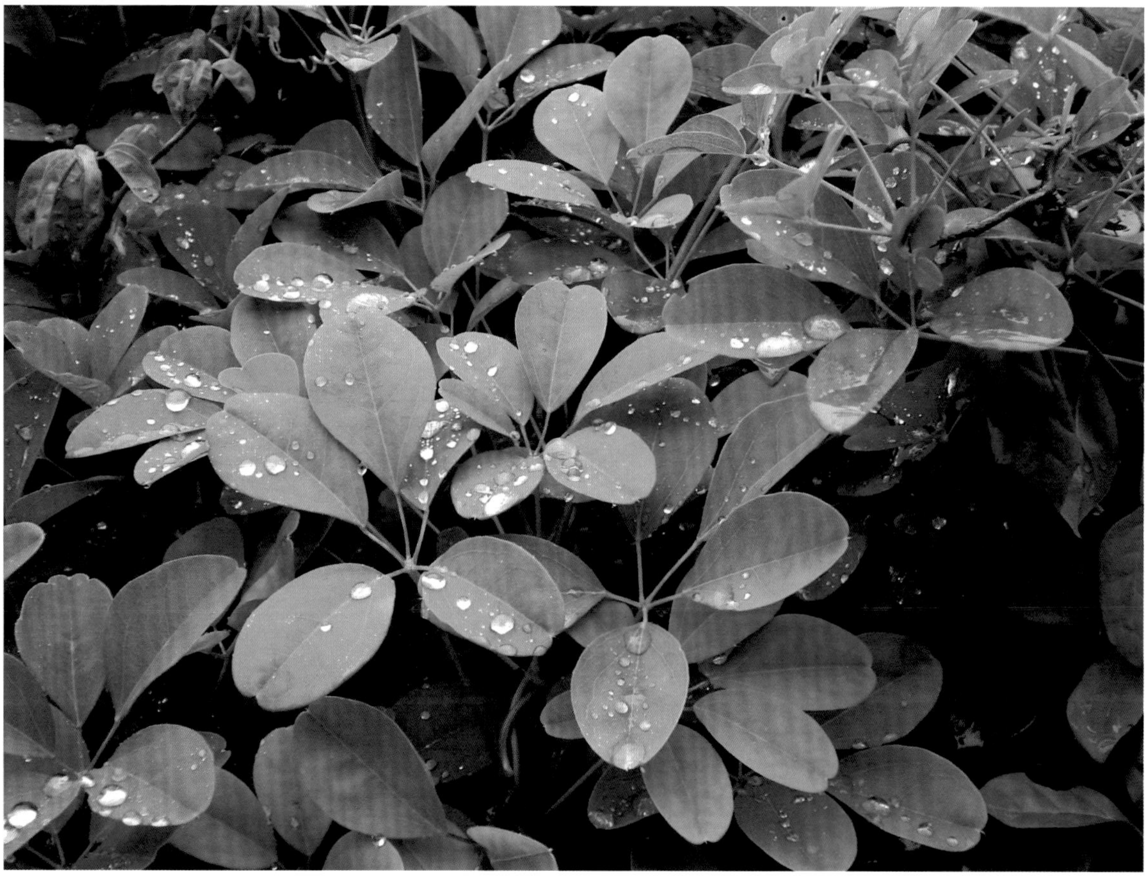

木通

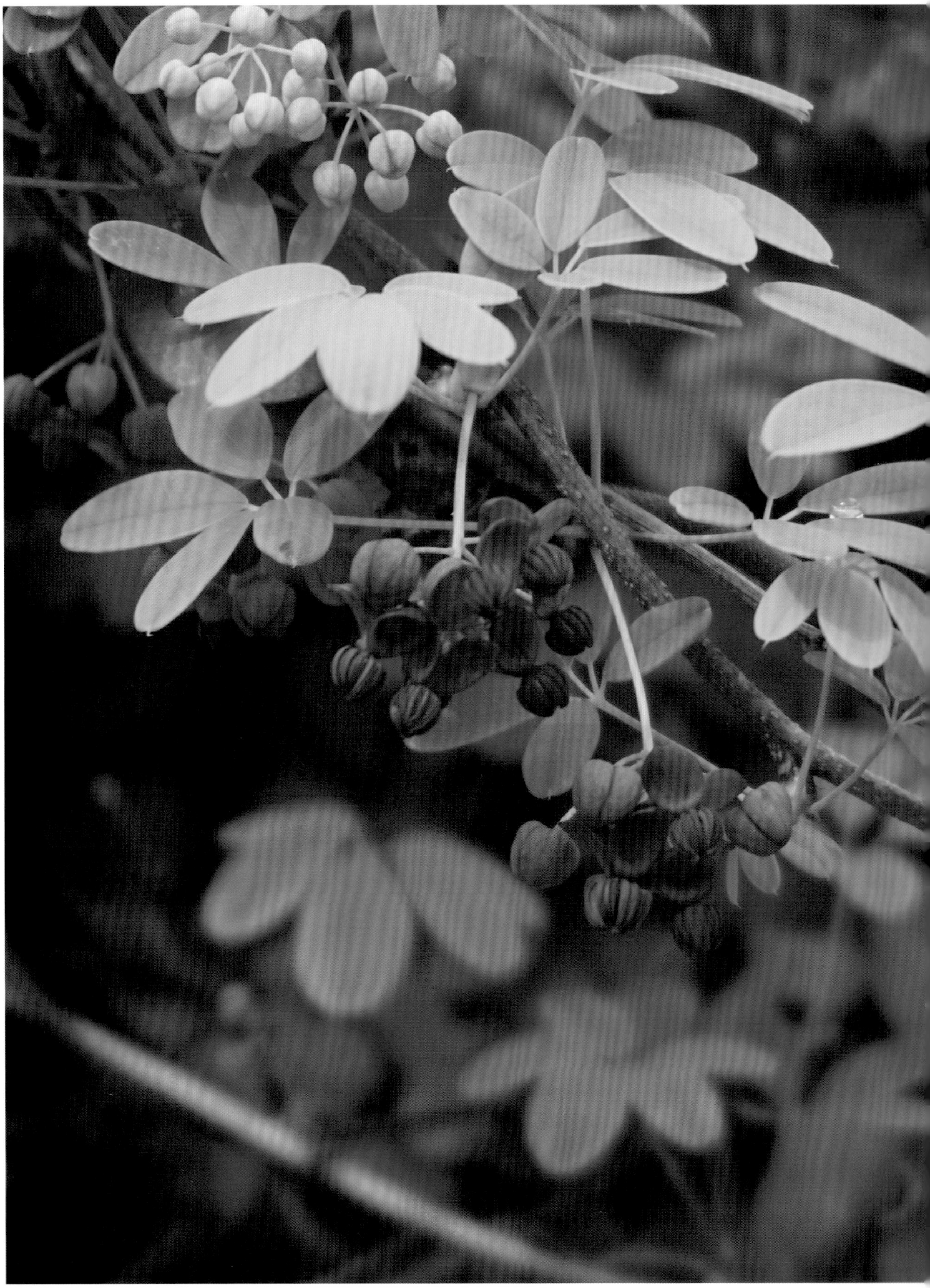

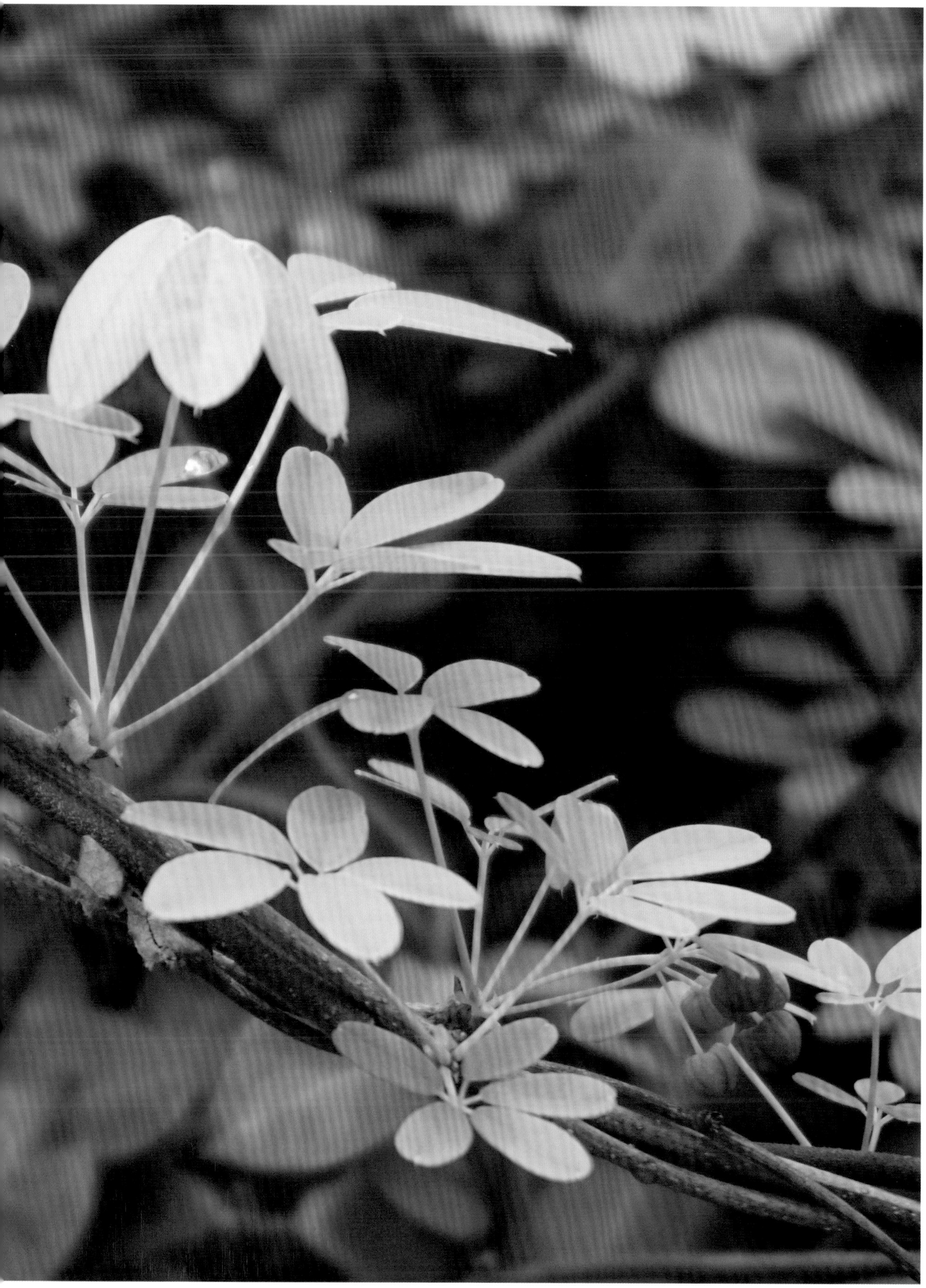

木通

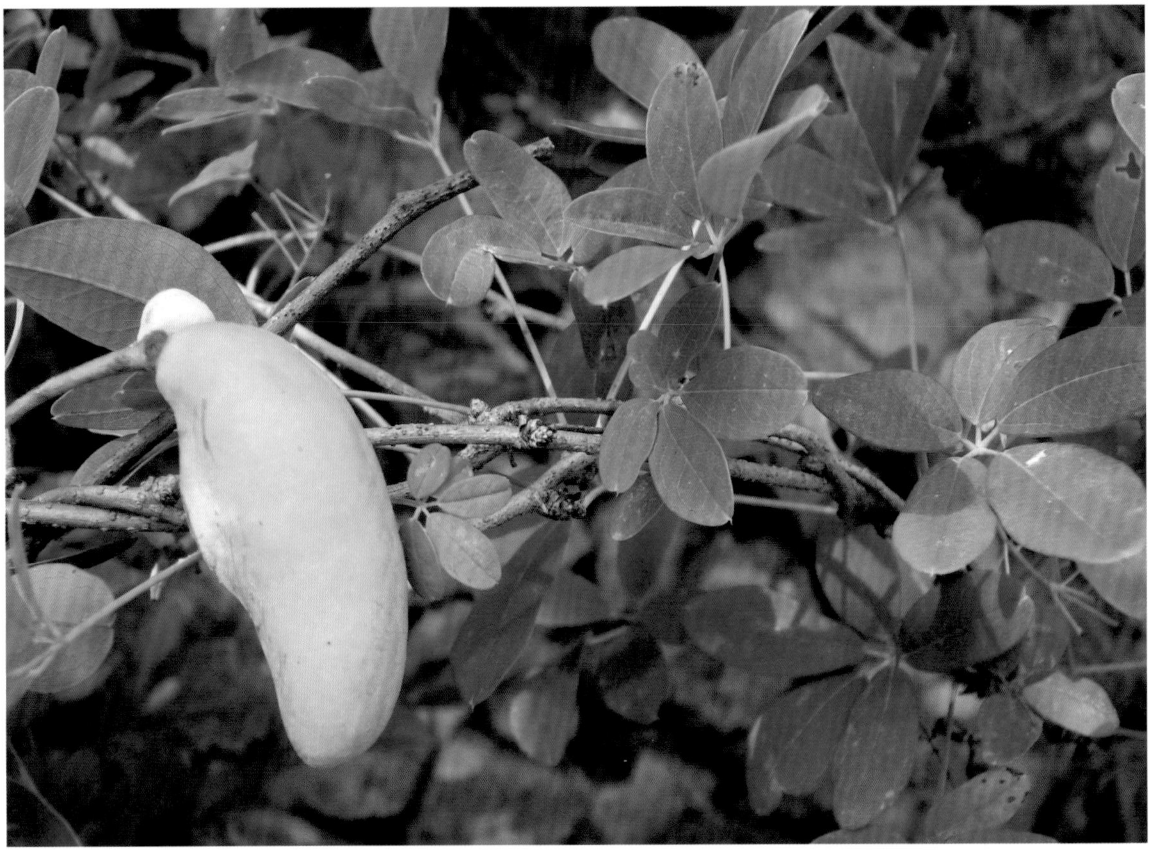

木通

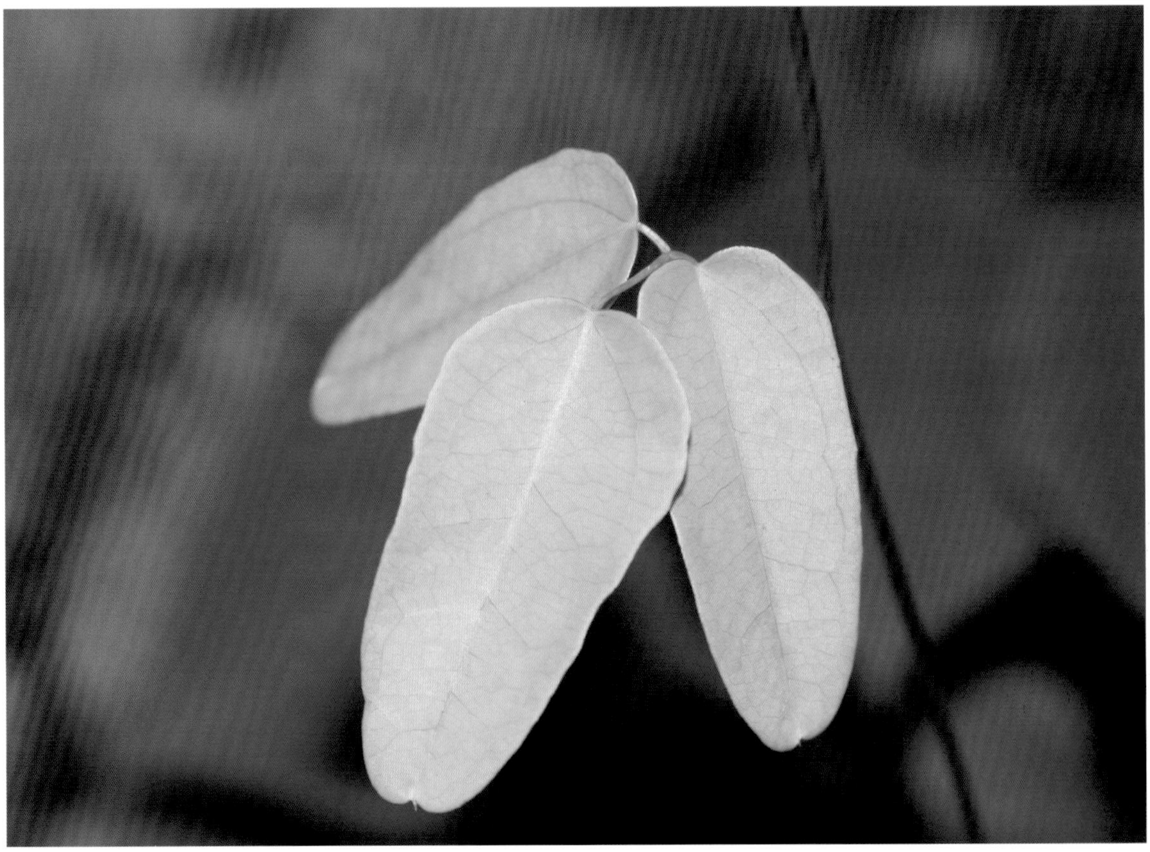

三叶木通

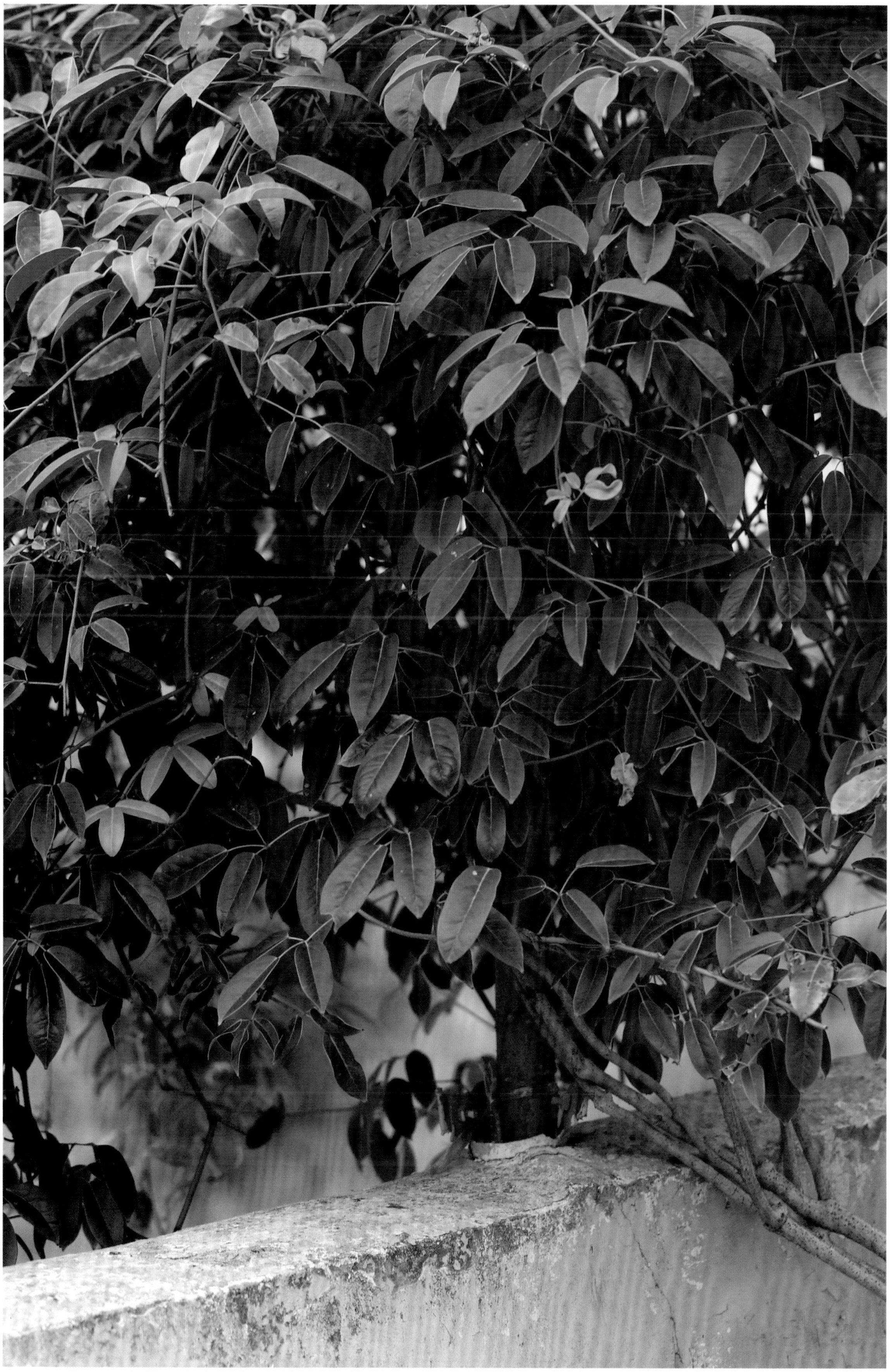

三叶木通

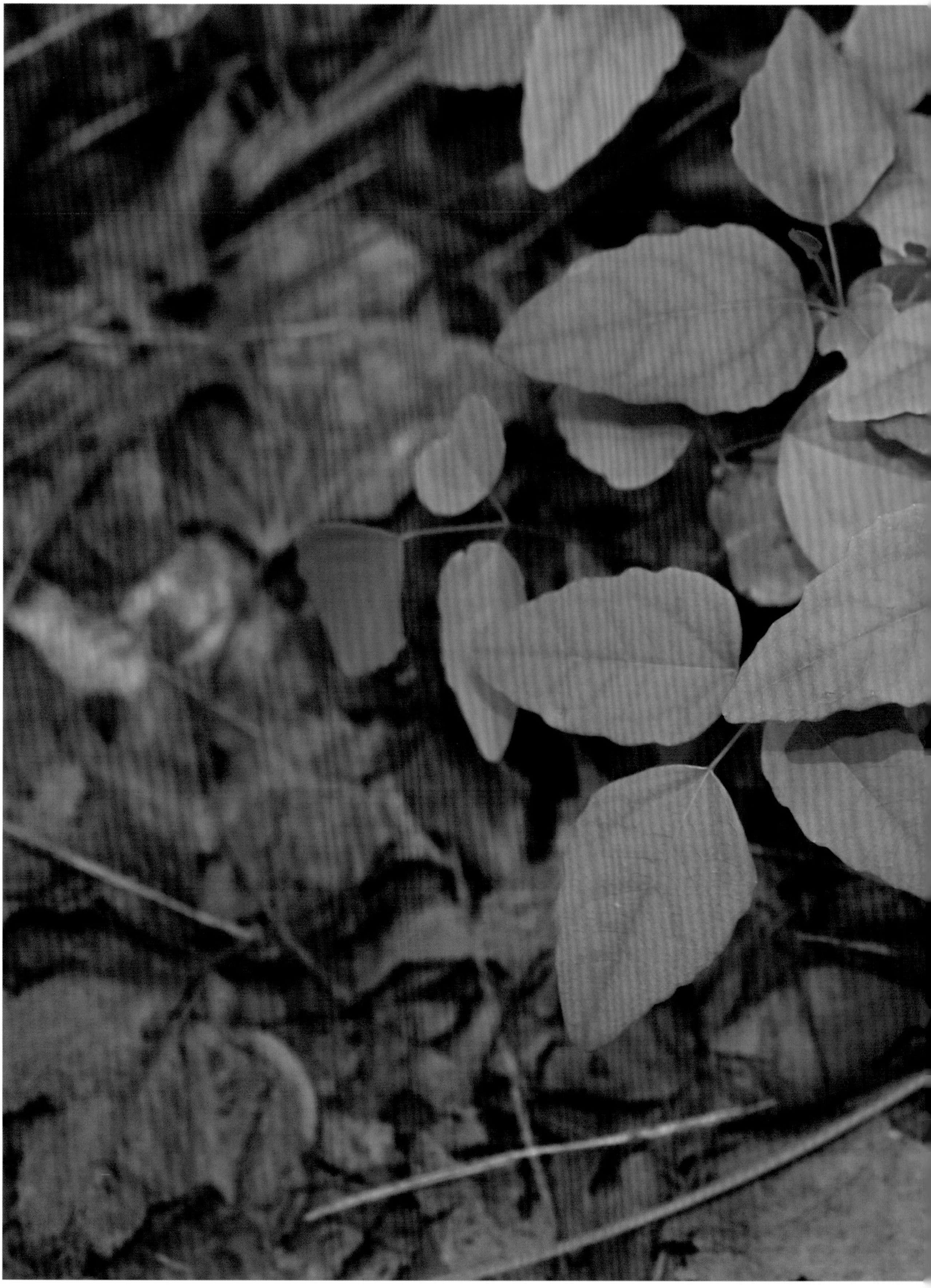

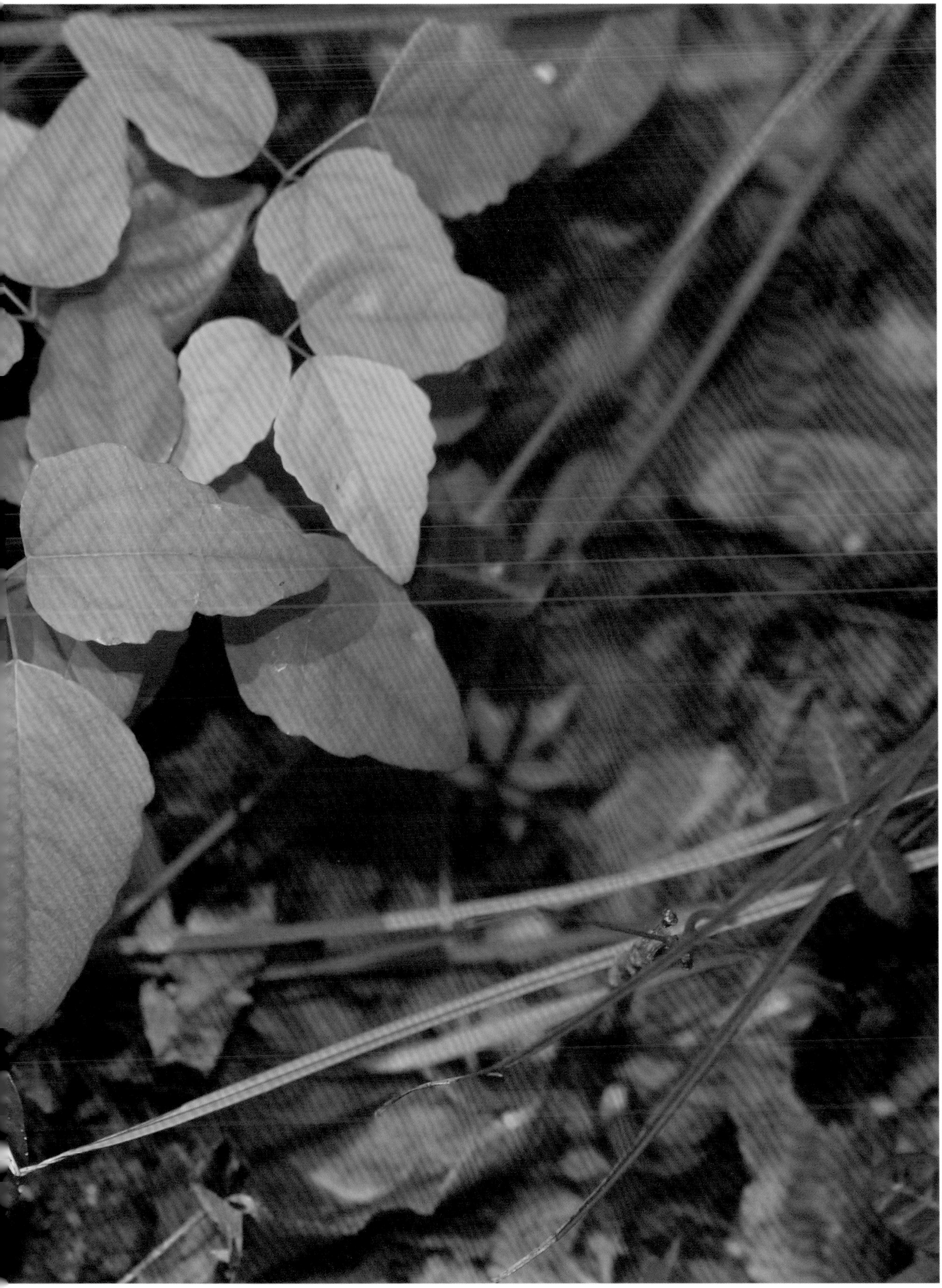

三叶木通

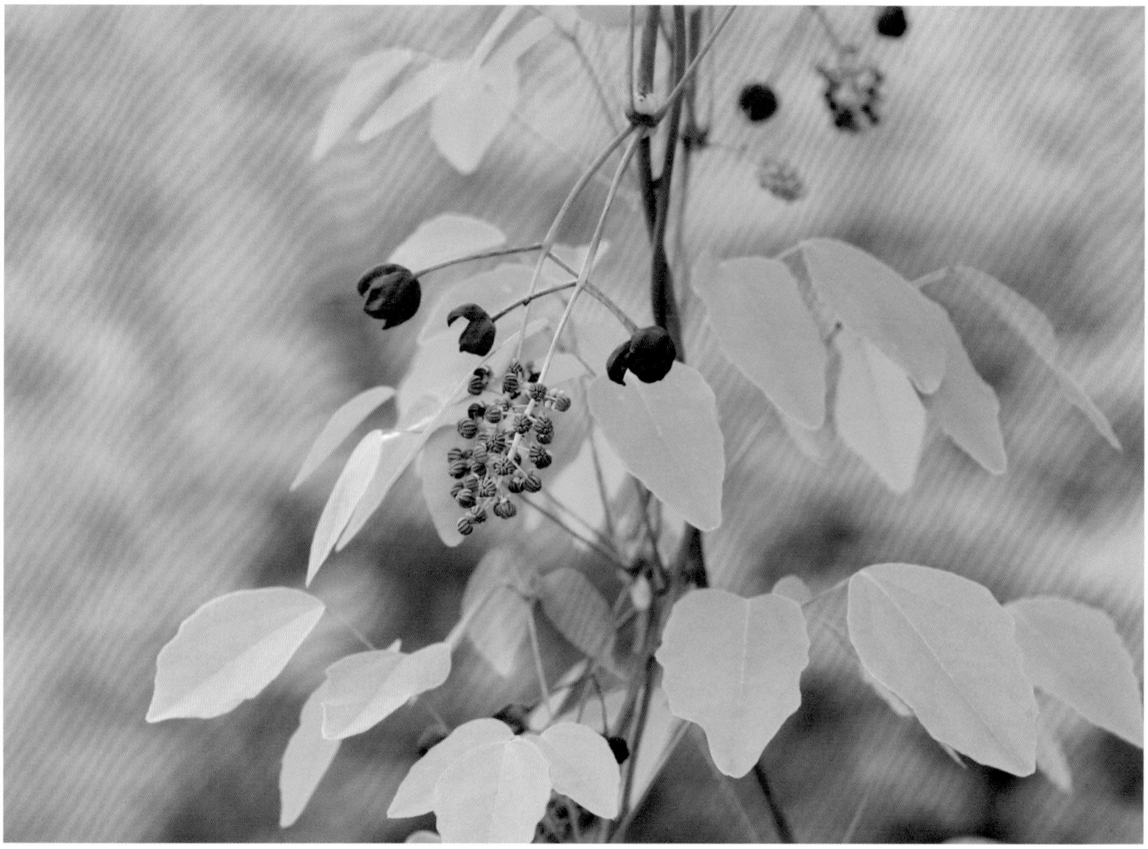

三叶木通

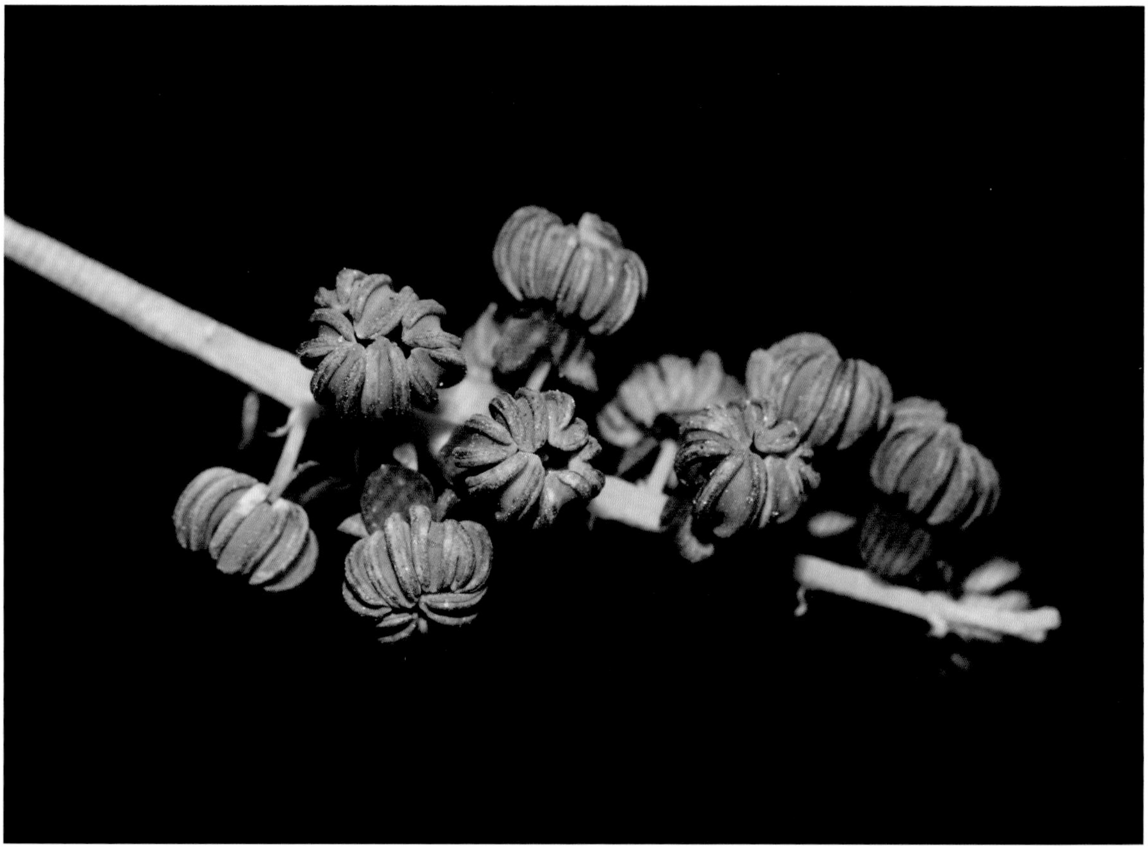

三叶木通

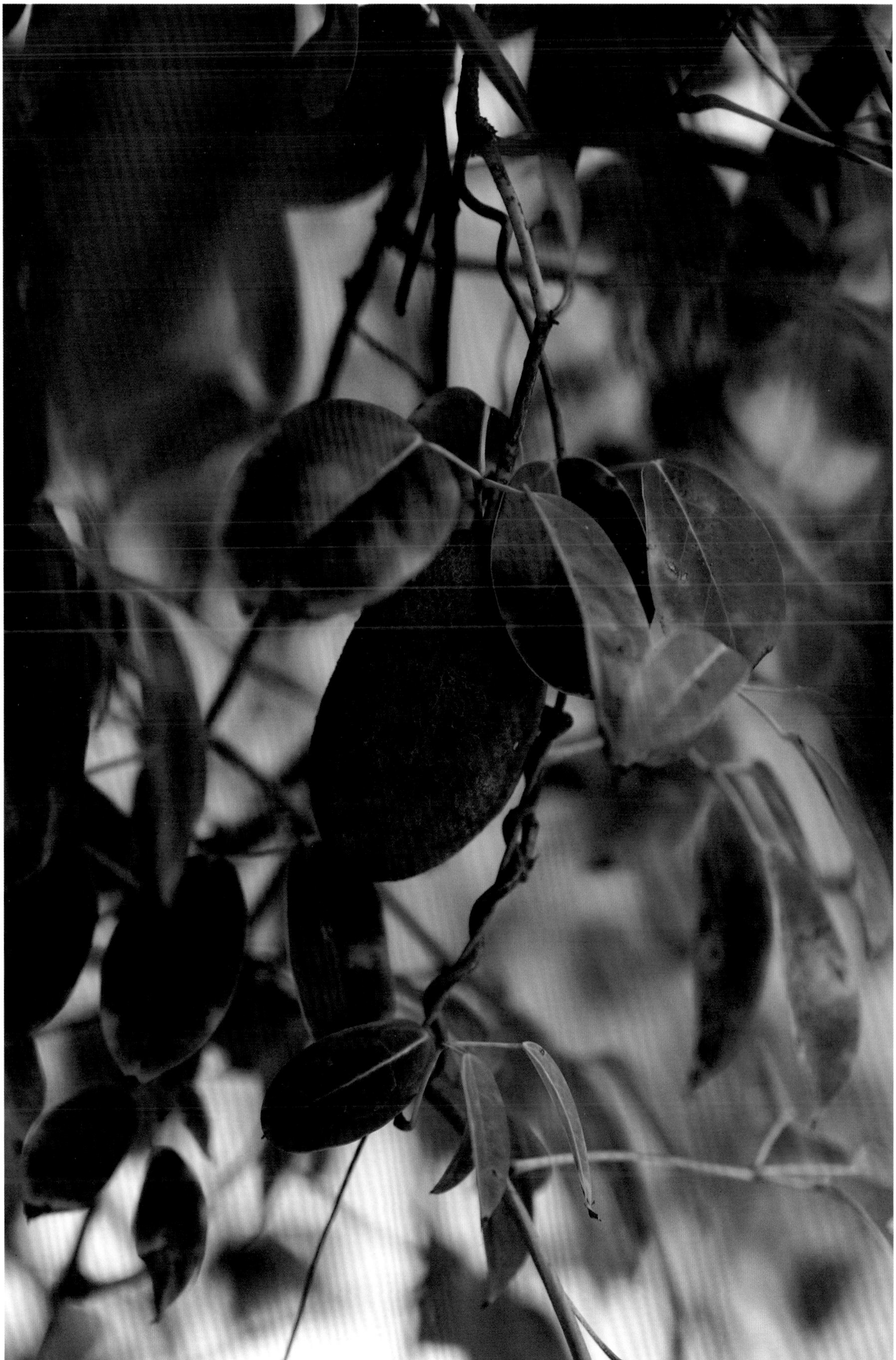

三叶木通

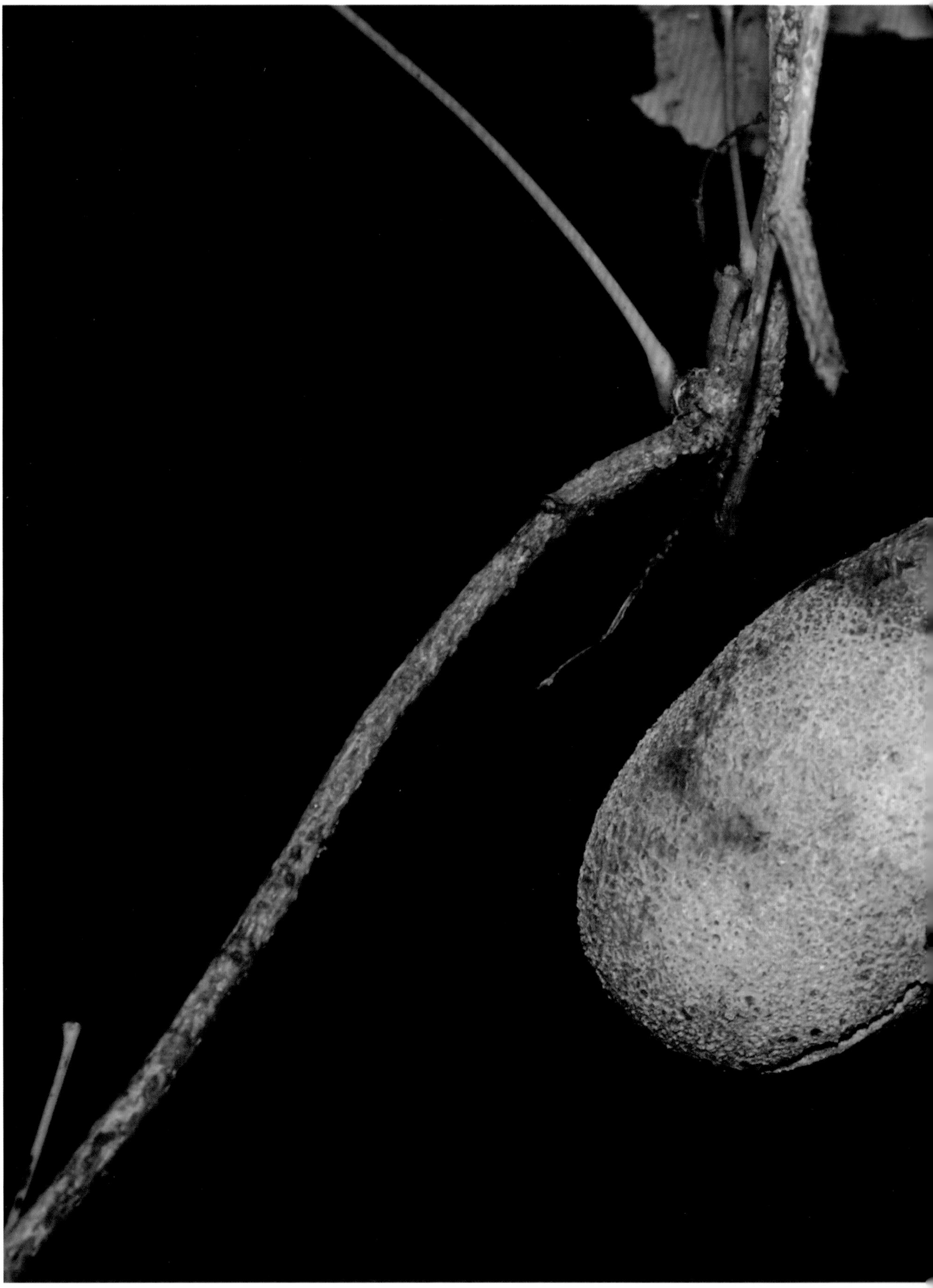

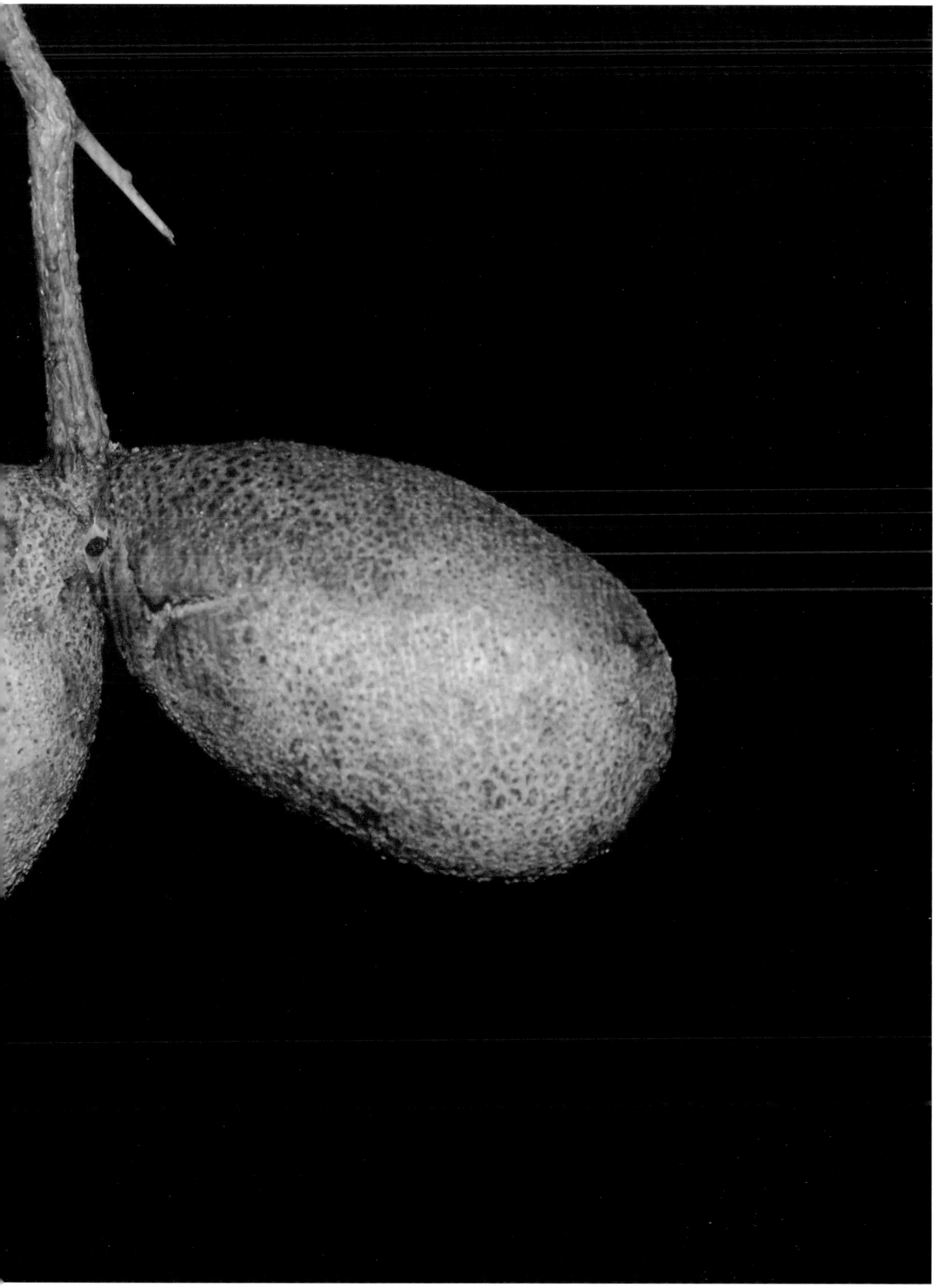

三叶木通

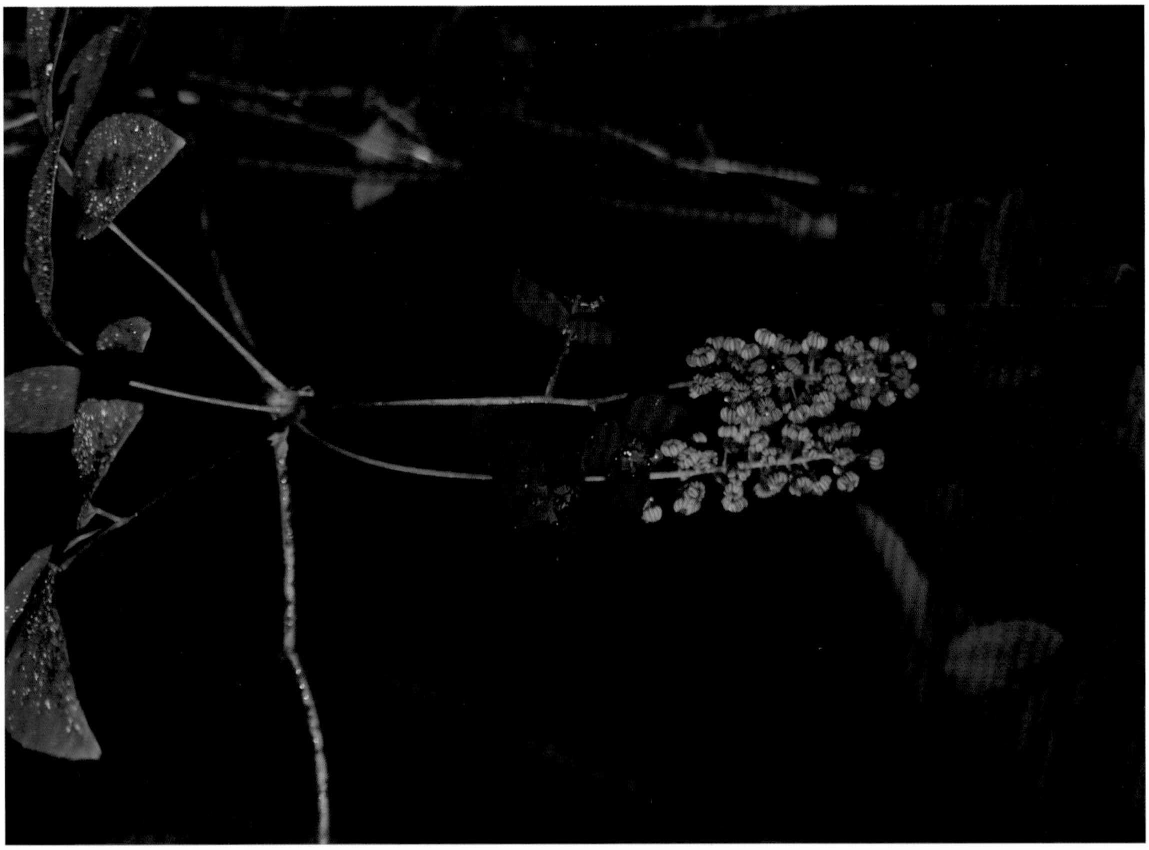

白木通

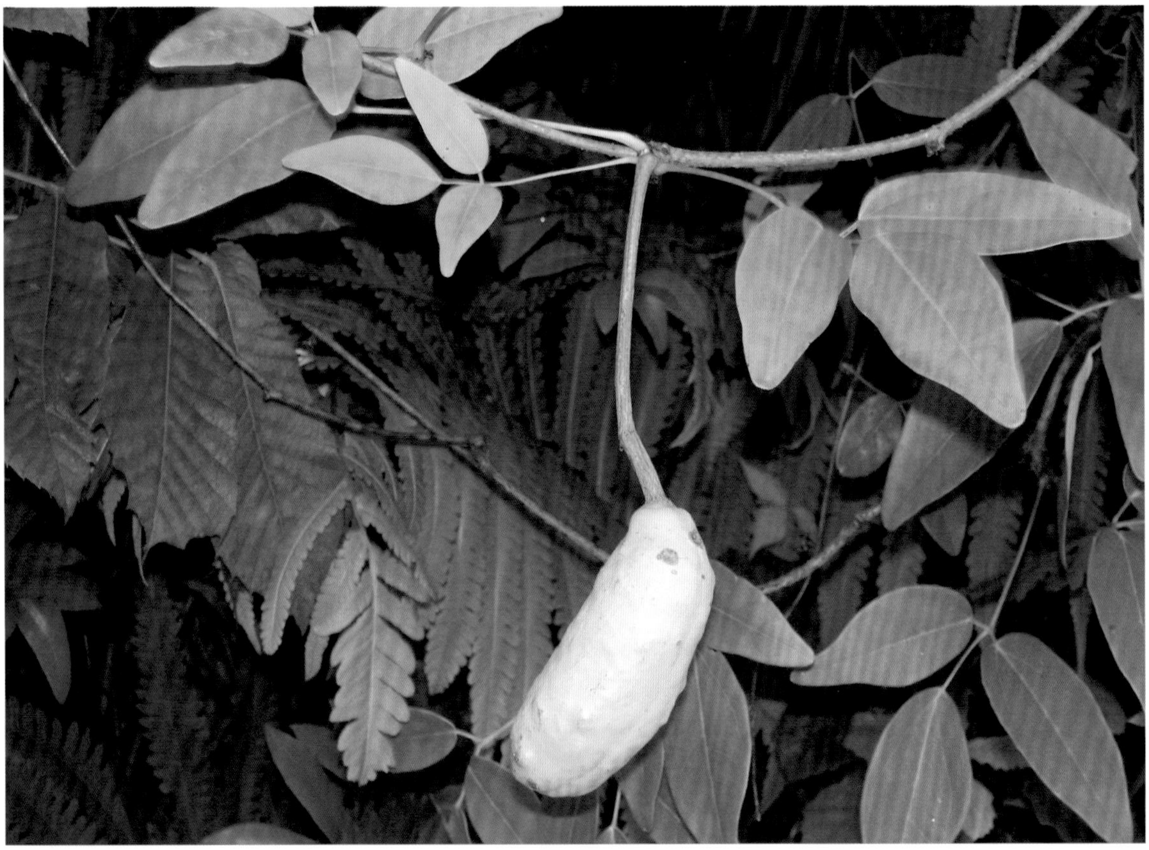

白木通

药材鉴别

1. 木通 藤茎圆柱形，稍扭曲，直径0.2～0.5 cm。表面灰棕色，有光泽，有浅的纵纹，皮孔圆形或横向长圆形，突起，直径约1 mm；有枝。质坚脆，较易折断，横断面较平整，皮部薄易剥离，木部灰白色，导管孔排列紧密而无规则，射线细，不明显，中央髓圆形，明显。气微，味淡而微辛。

2. 三叶木通 藤茎圆柱形，扭曲，直径0.2～1.5 cm。表面灰色、灰棕色或暗棕色，颜色不均匀，极粗糙，有许多不规则纵裂纹及横裂纹，有时附生灰绿色苔藓，皮孔圆形或横向长圆形，突起，棕色，不明显，直径1～2 mm；有枝痕。皮部易与木部剥离，去皮处表面棕黄色，射线处有深棕色纵沟。质坚韧，难折断，断面木部黄白色，导管孔细密，排列不规则，射线浅棕色，髓圆形而大。味微苦涩。

3. 白木通 藤茎直径5～8 mm。表面黄棕色或暗棕色，有不规则纵沟纹；有枝痕。质坚韧，难折断，断面木部淡黄色，导管细密，排列不规则，射线约13条，浅黄色放射状，髓类圆形。气微，味微苦。

功效主治

疏肝理气，活血止痛，除烦利尿。主治肝胃气痛，胃热食呆，烦渴，赤白痢疾，腰痛，胁痛，疝气，痛经，子宫下坠。

用法用量

内服：15～30 g，煎汤；或浸酒服。

民族药方

1．胃肠胀闷 预知子30 g。水煎服。

2．中寒腹痛、疝痛 预知子30 g，小茴香12 g，水煎服。

3．输尿管结石 预知子、薏苡仁各60 g。水煎服。

4．淋巴结结核 预知子、金樱子、海金沙根各12 g，天葵子24 g。水煎服，每日3次。

使用注意

凡脾虚作泄泻者勿服。

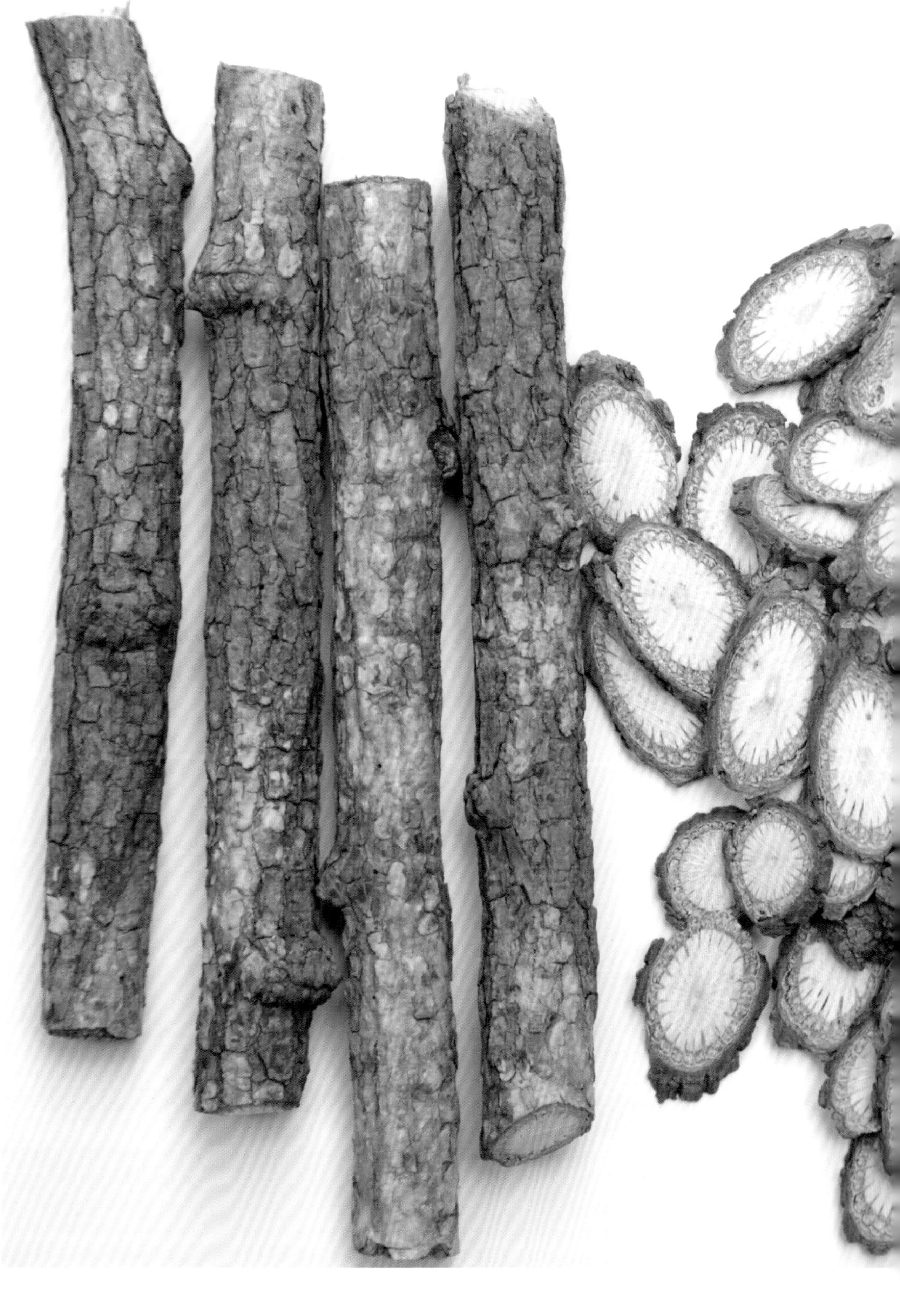

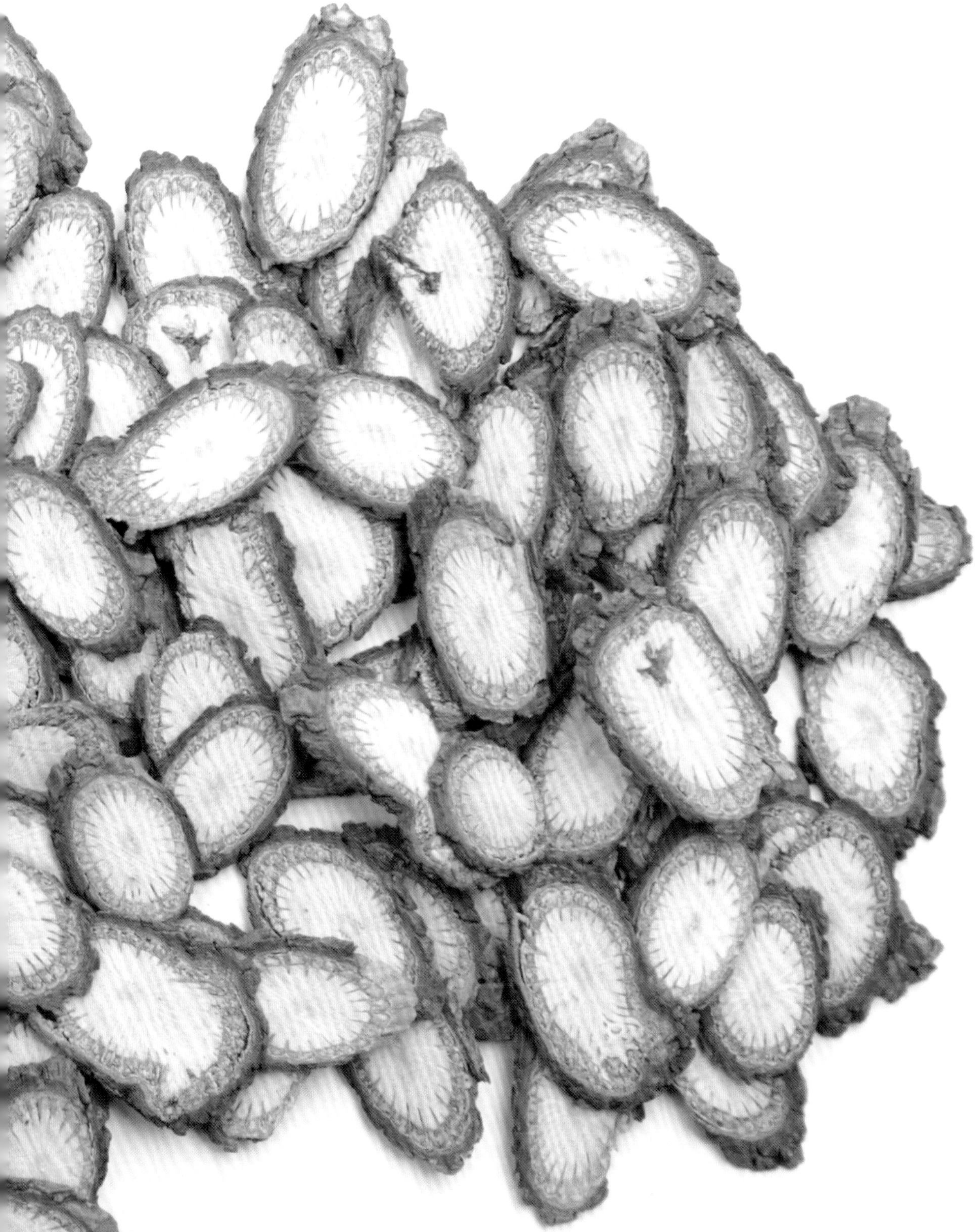

预知子药材

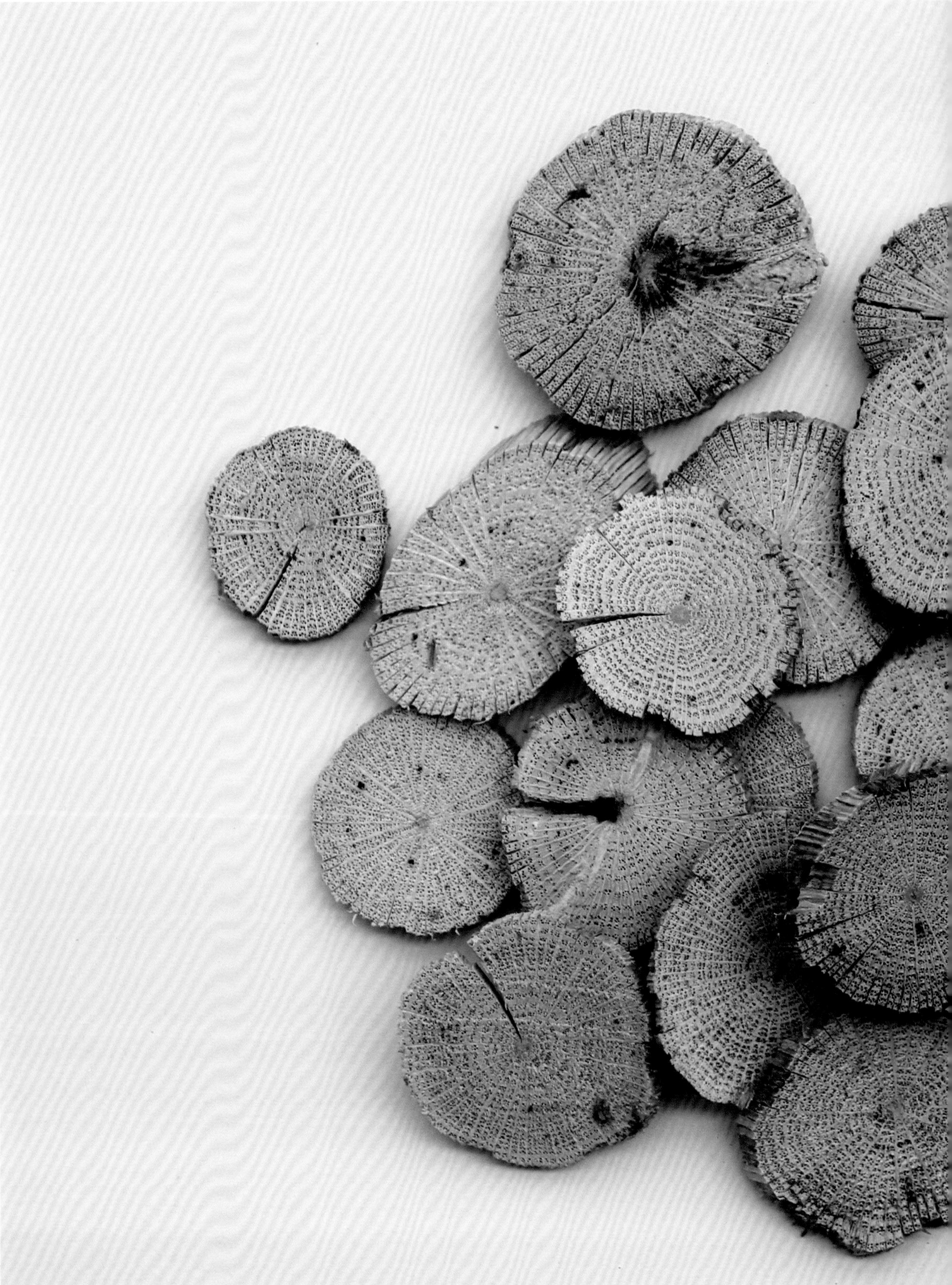

预知子

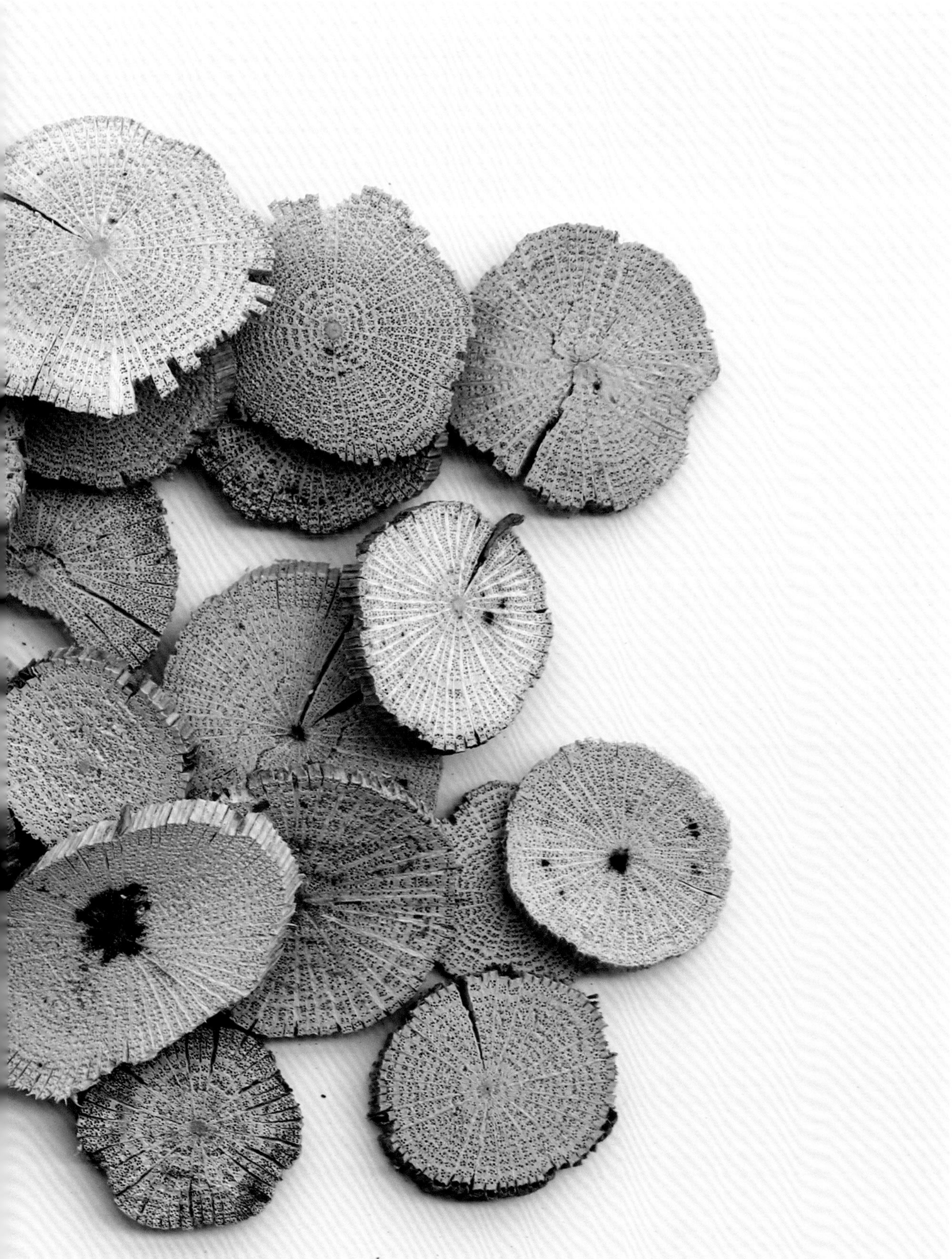

预知子饮片

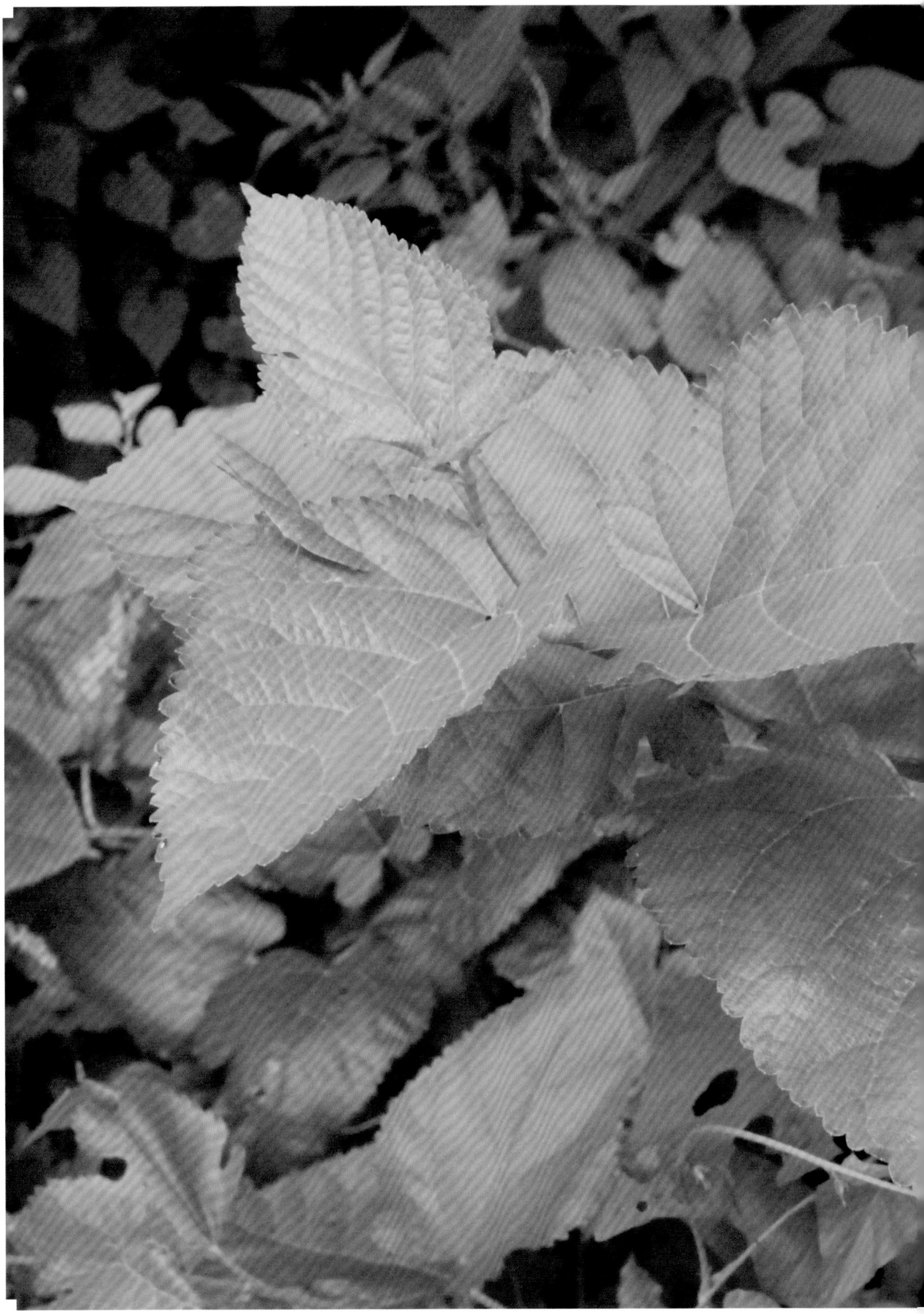

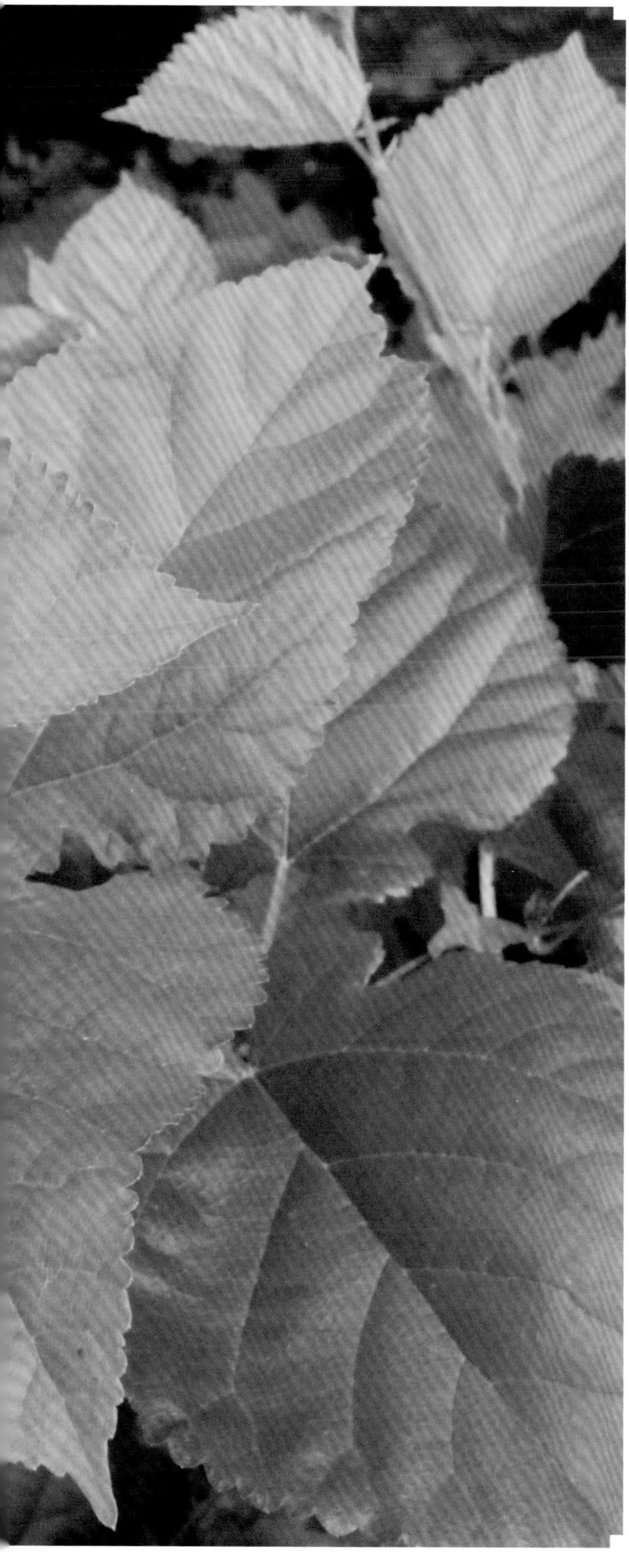

桑白皮

【壮药名】棵桑。

【别　名】桑皮、白桑皮、桑根皮、生桑皮、炙桑皮、炒桑皮、桑根白皮。

【来　源】本品为桑科植物桑 *Morus alba* L. 的干燥根皮。

【性味归经】甘，寒。归肺经。

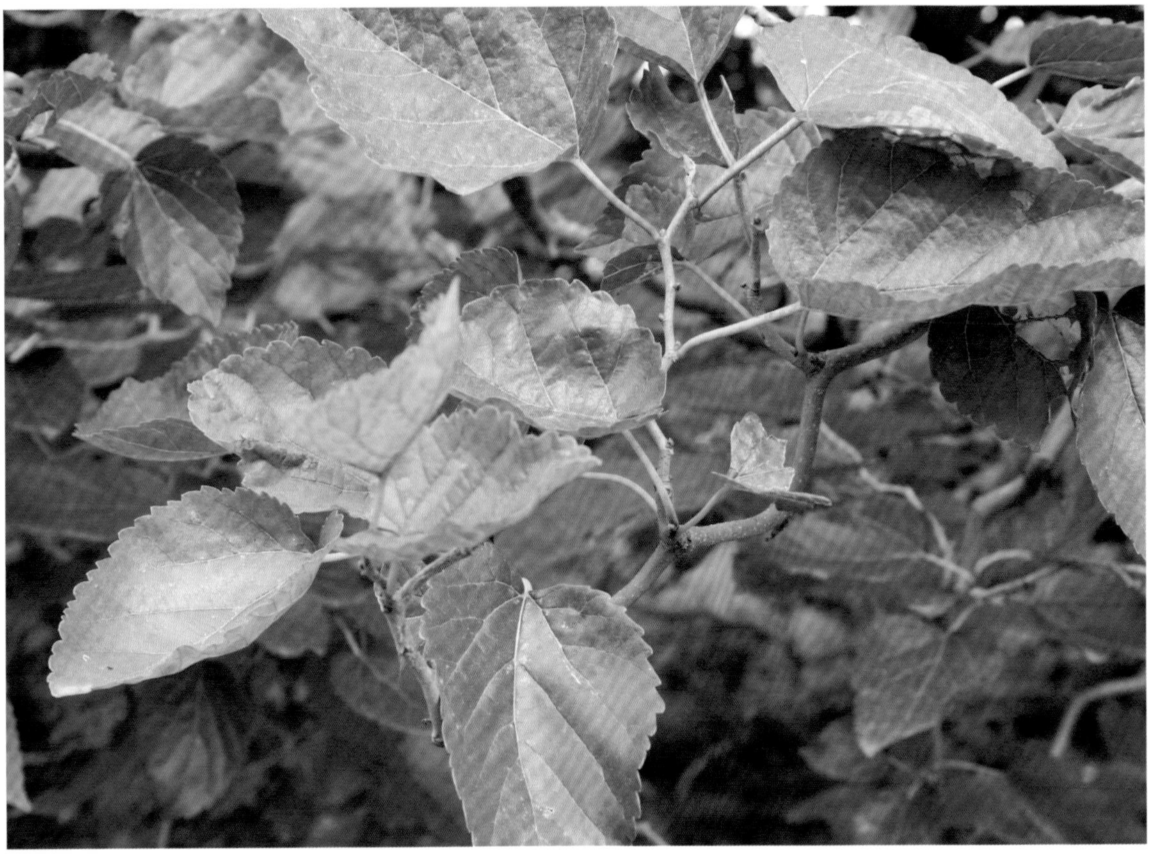

桑

识别特征

落叶乔木，偶有灌木。根系主要分布在 40 cm 的土层内，少数根能深入土中 1 m 至数米。枝条初生时称新梢，皮绿色；入秋后呈黄褐、深褐或灰褐等颜色。枝条有直立、开展或垂卧等形态，其长短粗细、节间稀密、发条数多少等，均与品种有关。桑树的叶互生。形态因品种不同而异，有心形、卵圆形或椭圆形等；裂叶或不裂叶；叶缘有不同形状的锯齿；叶基呈凹形或楔形；叶尖锐、钝、尾状或呈双头状等。叶片的大小厚薄除与品种有关外，还因季节及肥水情况而有不同，一般春季叶形小，夏秋季叶形大，肥水充足时叶大而厚。桑树的花单性，偶有两性花，花序雌雄同株或异株。花柱有长短之分，柱头 2 裂，有茸毛或突起，是桑树分类的依据。果实为多肉小果，聚集于花轴周围呈聚花果，称桑椹。成熟桑椹紫黑色，偶有白色，内含扁卵形、黄褐色种子。花期 3—5 月，果期 5—6 月。

生境分布

生长于丘陵、山坡、村旁、田野等处，多为人工栽培。全国大部分地区均产。分布于安徽、河南、浙江、江苏、湖南等省区，以南方育蚕区产量较大。

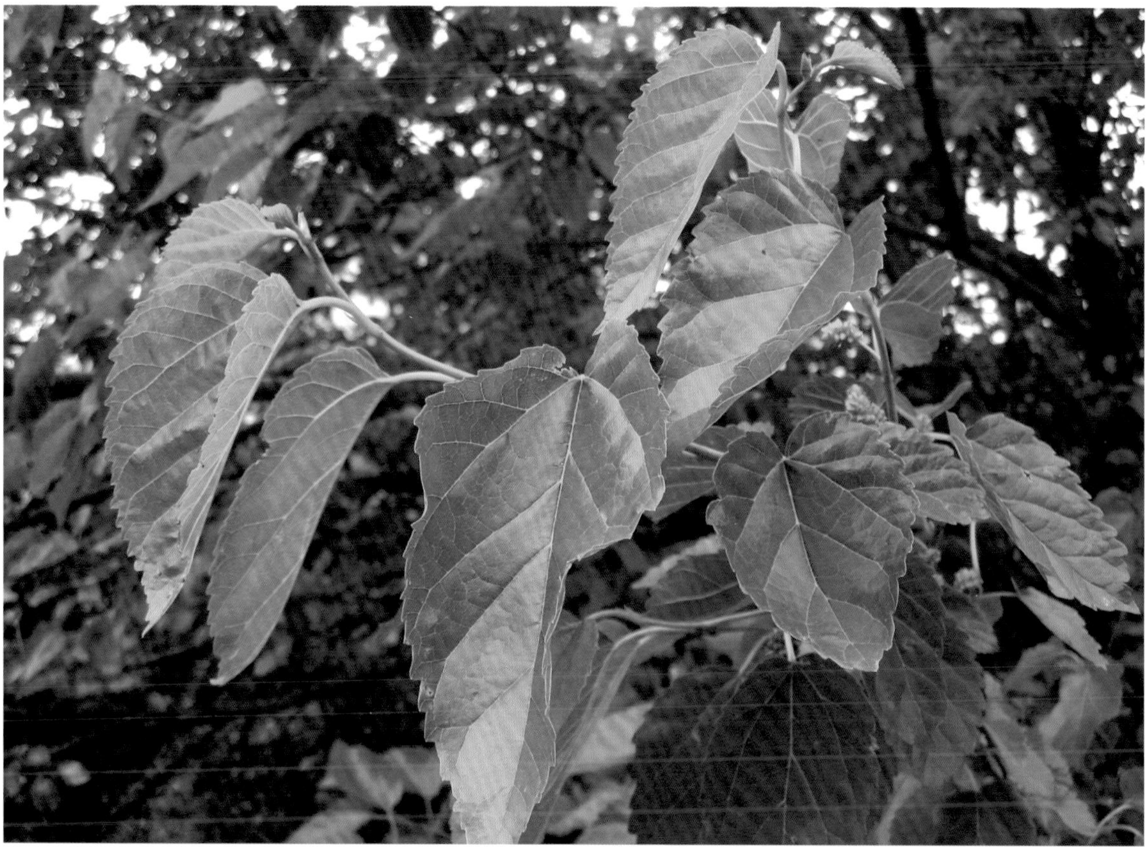

桑

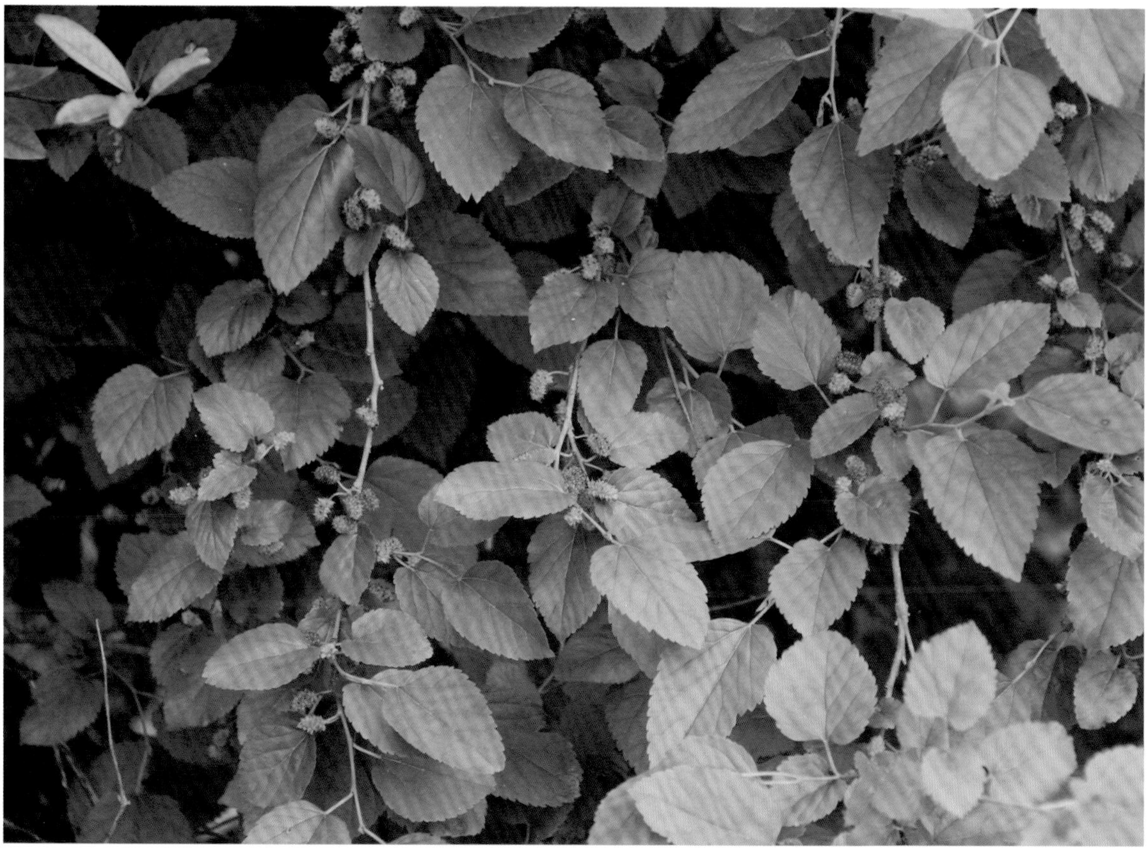

桑

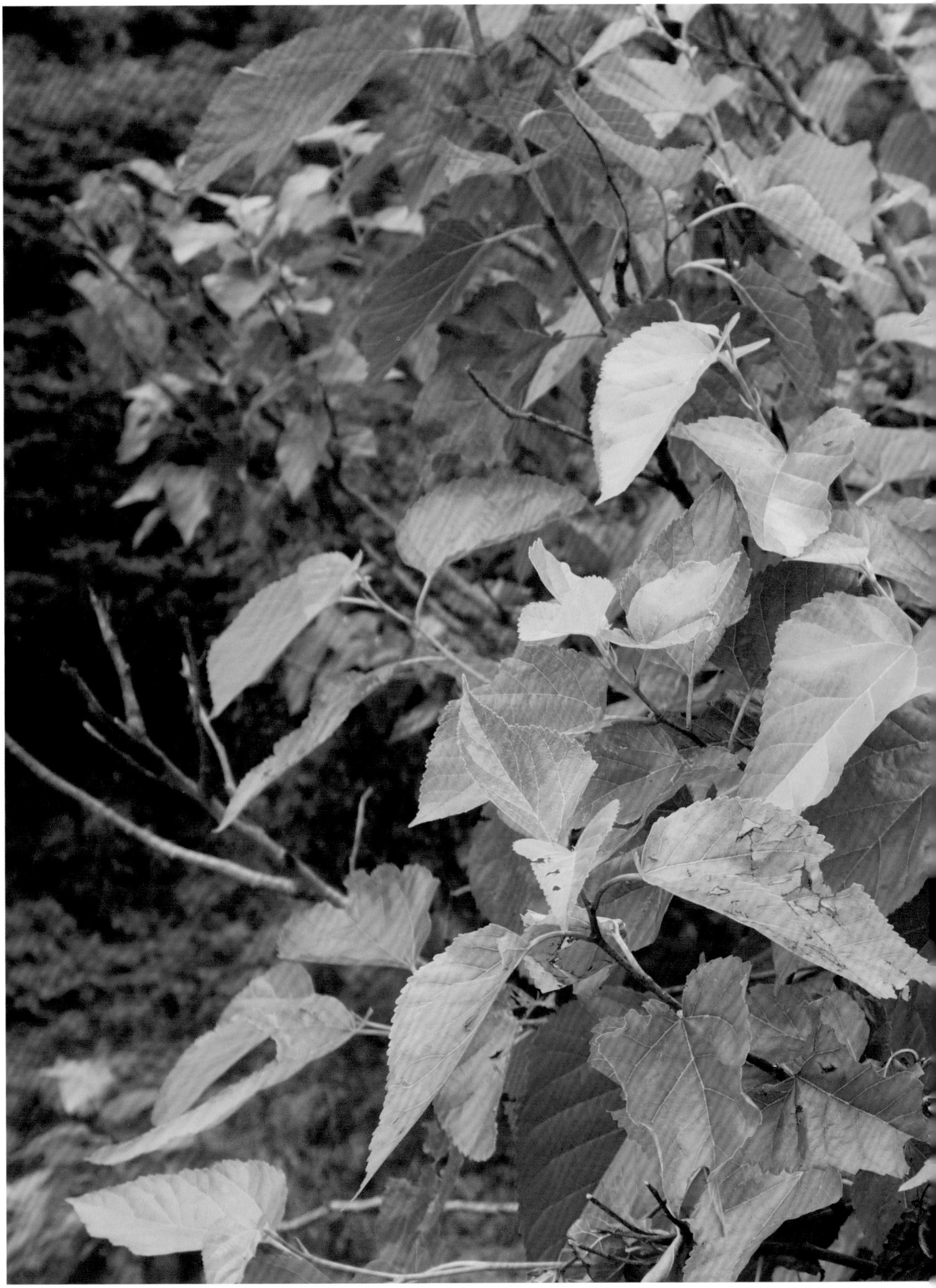

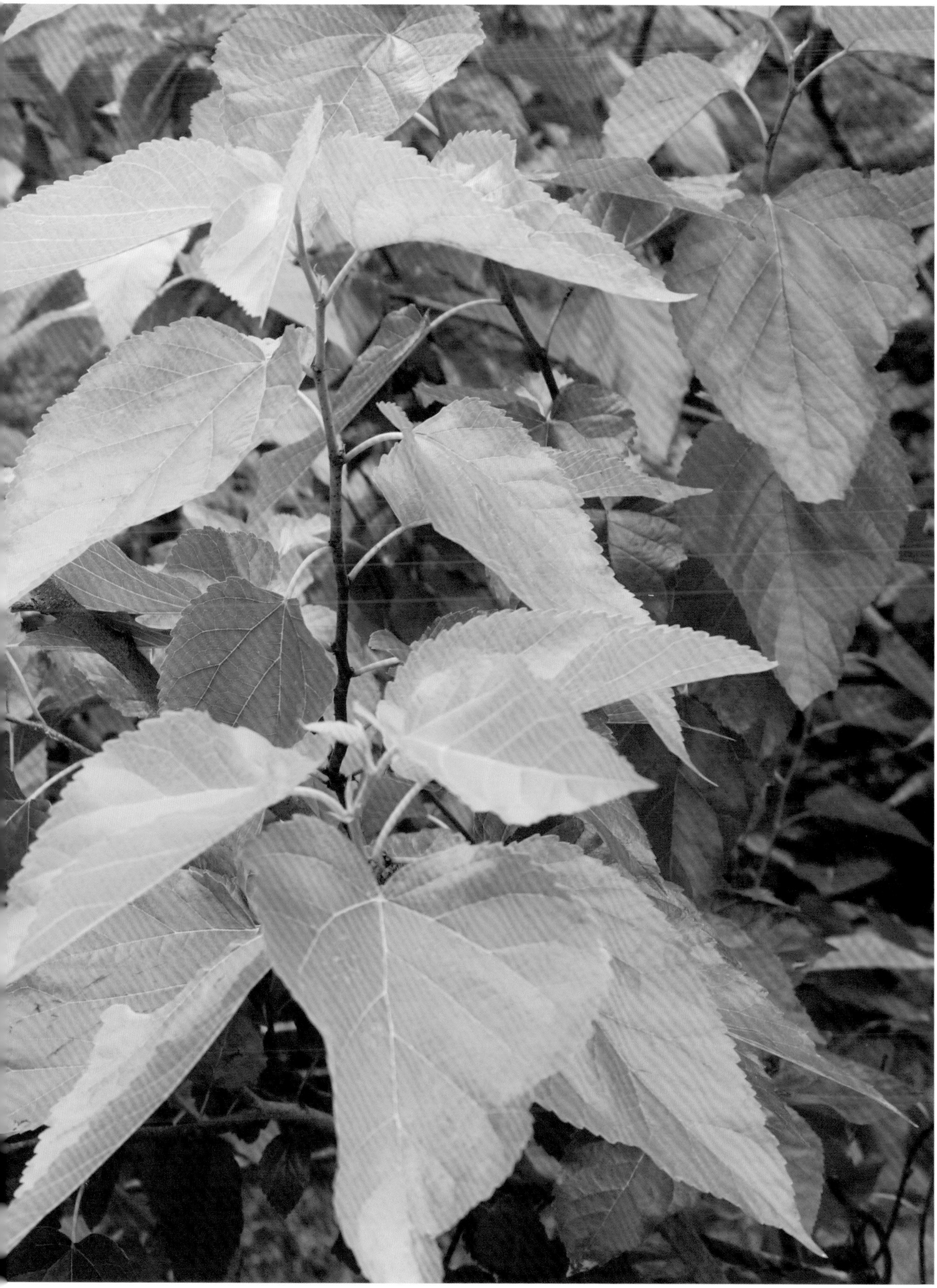

桑

采收加工

春、冬二季即秋末落叶时至次春发芽前挖其地下根，趁鲜洗净泥土，刮去黄棕色粗皮，除去须根，纵向剖开皮部，剥取根皮，晒干。

药材鉴别

本品干燥根皮多呈长而扭曲的板状，或两边向内卷曲成槽状。长短宽窄不一，厚 1 ~ 5 mm。外表面淡黄白色或近白色，有少数棕黄色或红黄色斑点，较平坦，有纵向裂纹及稀疏的纤维。内表面黄白色或灰黄色，平滑，有细纵纹或纵向裂开，露出纤维。体轻，质韧，难折断，易纵裂，撕裂时有白色粉尘飞出。微有豆腥气，味甘微苦。以色白、皮厚、粉性足者为佳。

功效主治

泻肺平喘，利水消肿。主治肺热喘痰，水饮停肺，胀满喘急，水肿，脚气，小便不利。

药理作用

本品有利尿作用，动物实验证明，尿量及钠、钾、氯化物排出量均增加；具轻度镇咳作用；煎剂和水、乙醇、正丁醇或乙醚等多种溶媒提取物，均有不同程度降压作用；对神经系统有镇静、安定、镇痛、抗惊厥、降温作用。

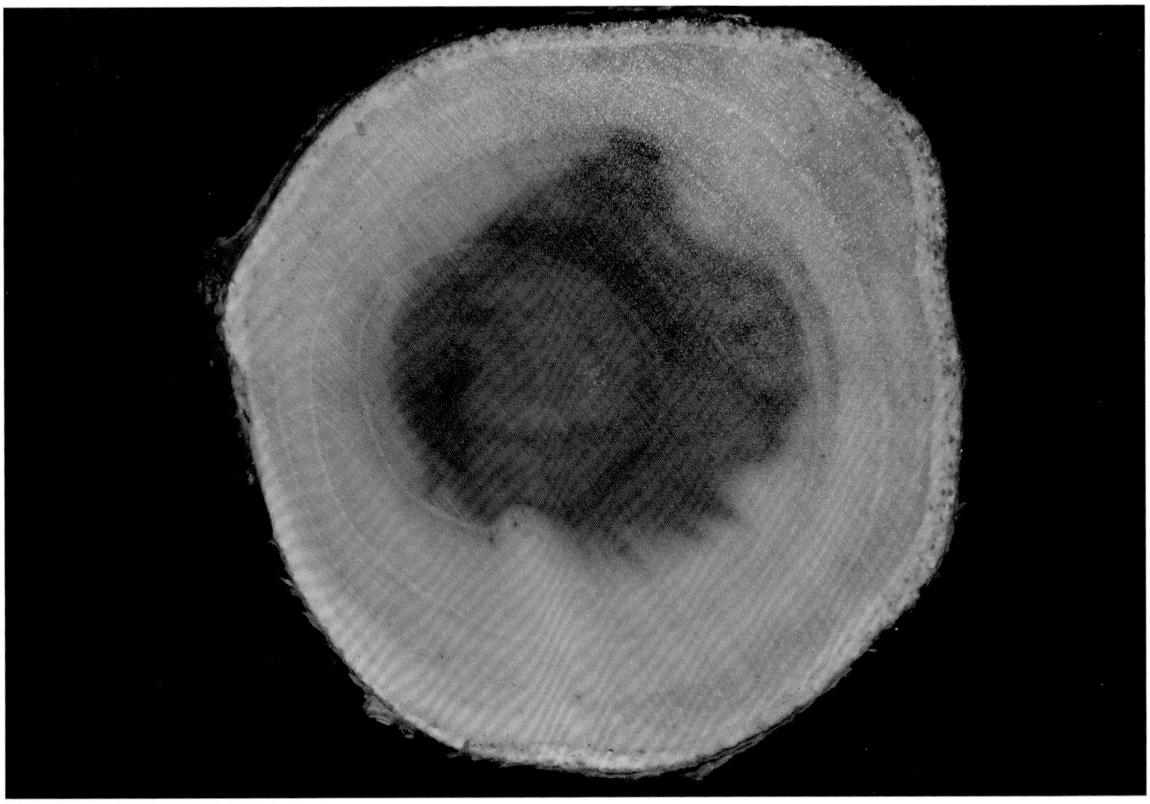

桑白皮药材

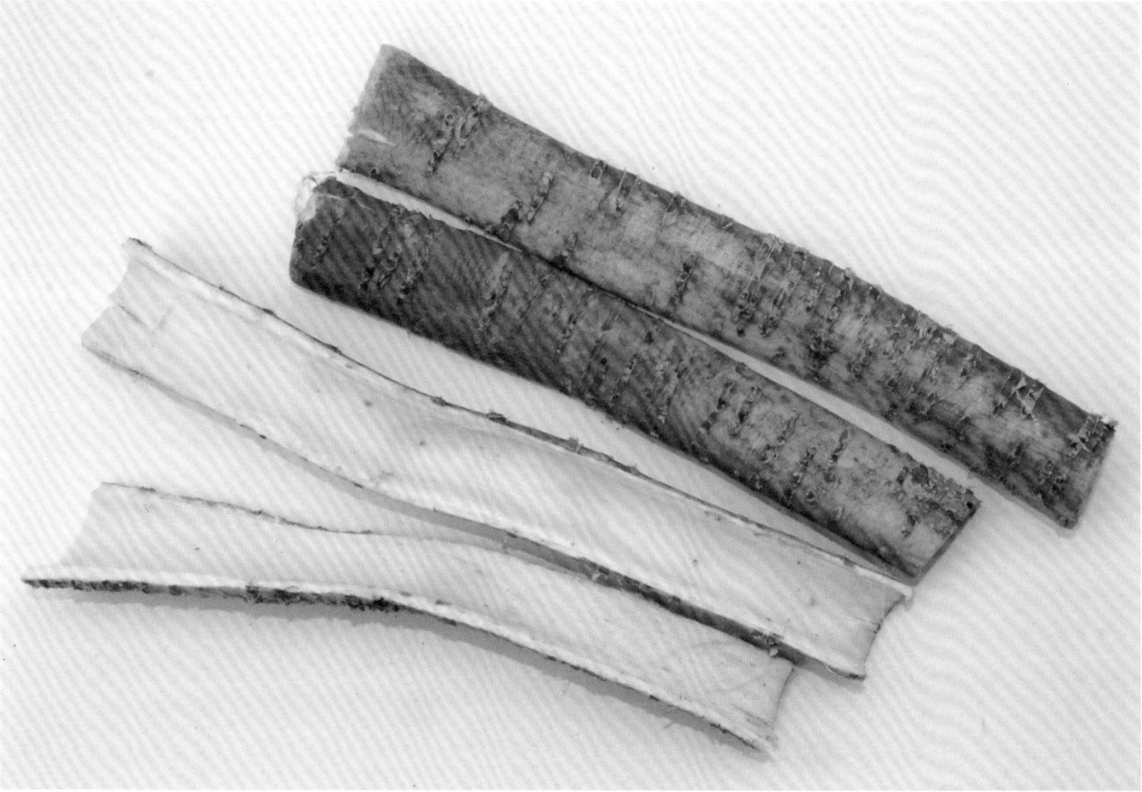

桑白皮药材

用法用量

内服：10 ~ 15 g，煎汤。

民族药方

1．蜈蚣、蜘蛛咬伤 桑白皮适量。捣汁敷。

2．坠落伤 桑白皮 2500 g。研为细末，水 1 L，煎成膏，敷瘀损处。

3．齿龈出血 桑白皮 20 g，白茅根 30 g。煎水 2 次，混合后早、晚分服，每日 1 剂。

4．脱发 桑白皮 120 g。煎水，去渣取汁洗发。

5．白发 桑白皮 30 g，五倍子 15 g，青葙子 60 g。煎水取汁，外洗。

6．痤疮 桑白皮、黄芩、枇杷叶、苦参、栀子各 10 g，金银花、茵陈各 15 g，白花蛇舌草 25 g，生甘草 5 g。制成桑白皮 1 号方，配合外搽颠倒散洗剂（取硫黄、生大黄各 10 g，研细末加石灰水 100 ml 混合，用时振荡），每日 3 次。

7．小儿百日咳 桑白皮 6 g，川贝母 15 g，炙麻黄、葶苈子各 5 g，蜂蜜适量。以上前 4 味晒干或烘干，一同放入碾槽内，碾成细末备用。1 ~ 3 岁每次取 2 g 药末，7 岁每次取 3 g 药末，8 ~ 10 岁每次取 4 g 药末，用蜂蜜水调匀后缓缓饮用，每日 3 次。

使用注意

肺虚无火喘嗽者慎服。泻肺利水、平肝清火宜生用，肺虚咳嗽宜蜜炙用。

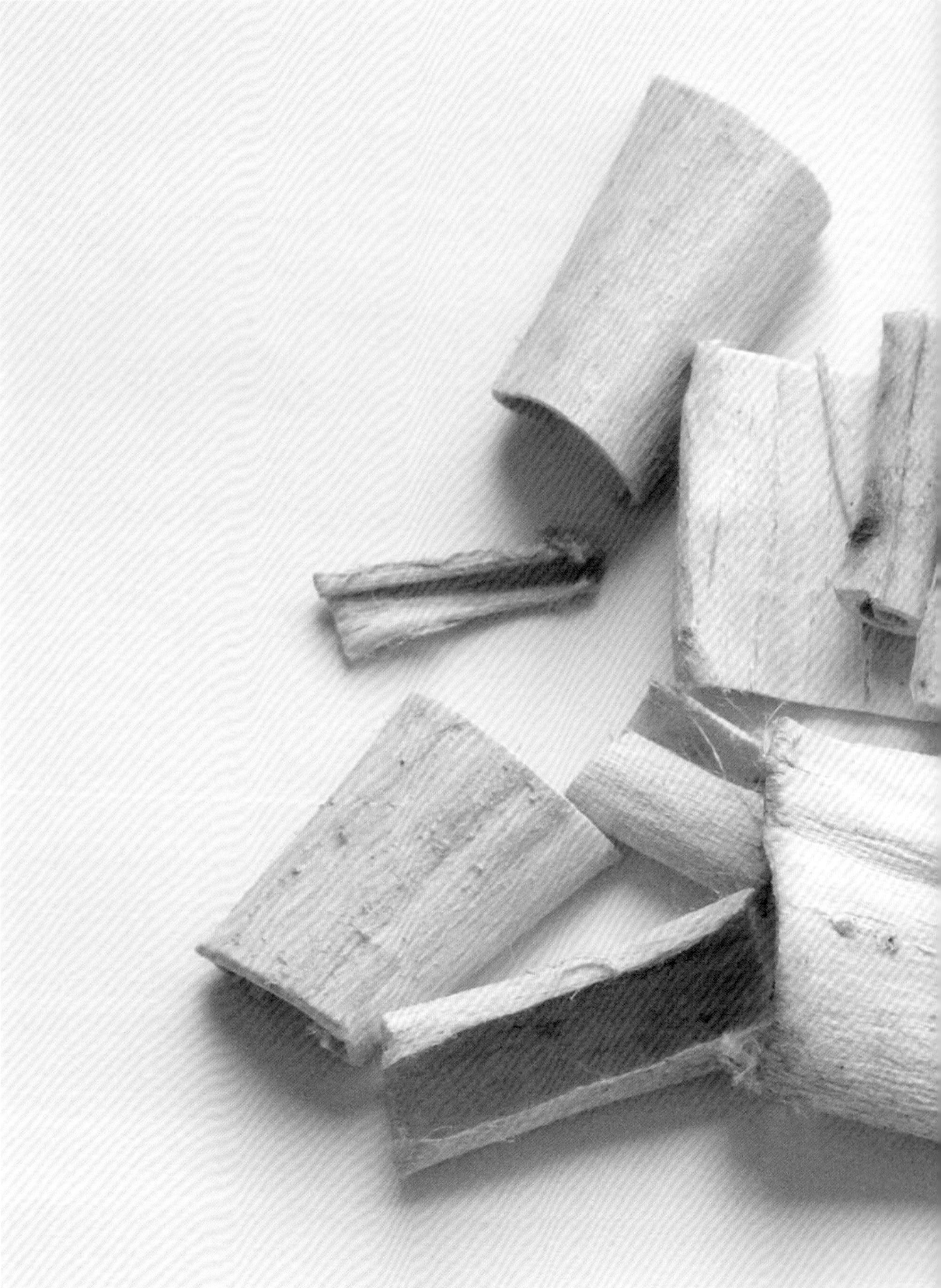

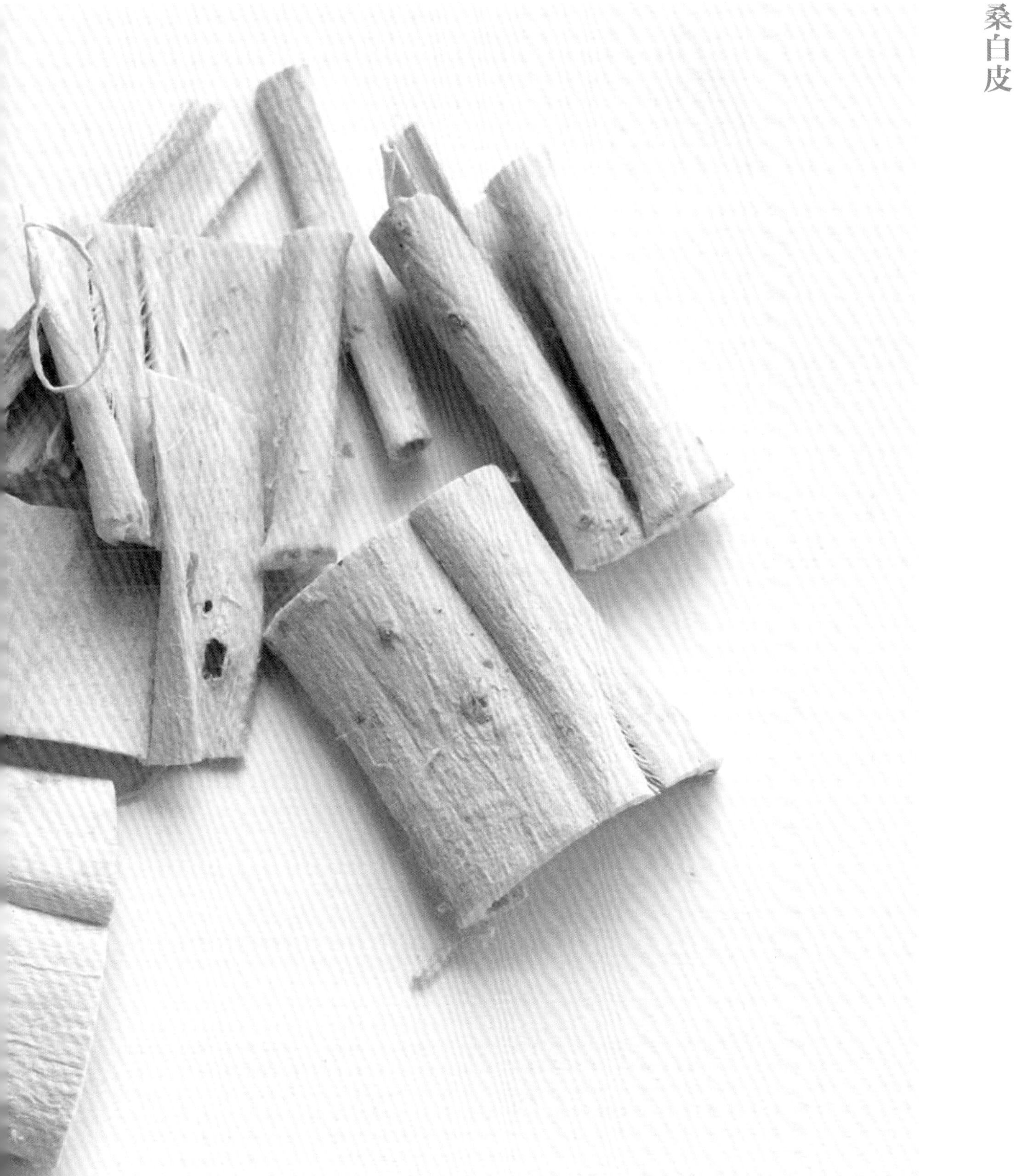

桑白皮饮片

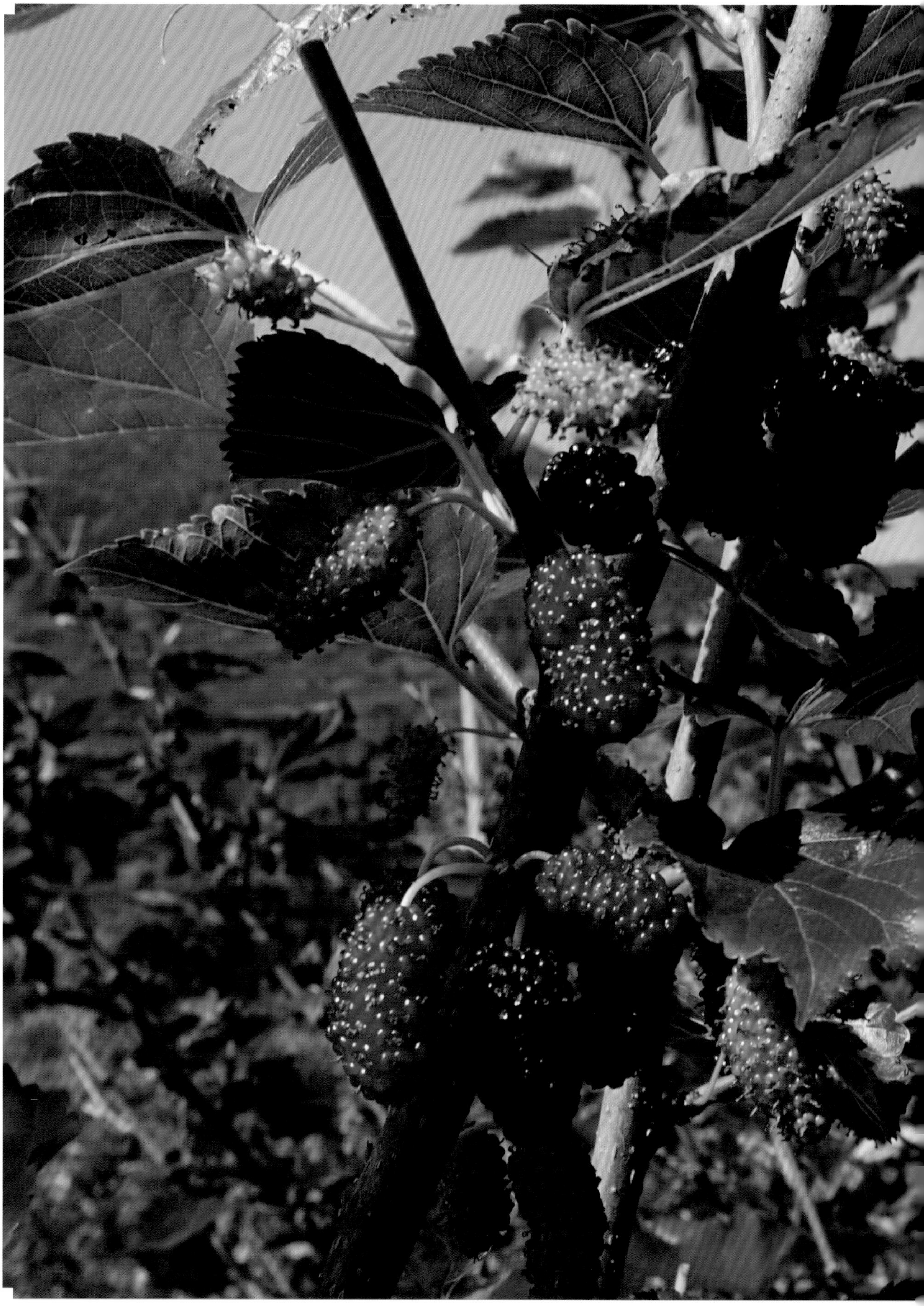

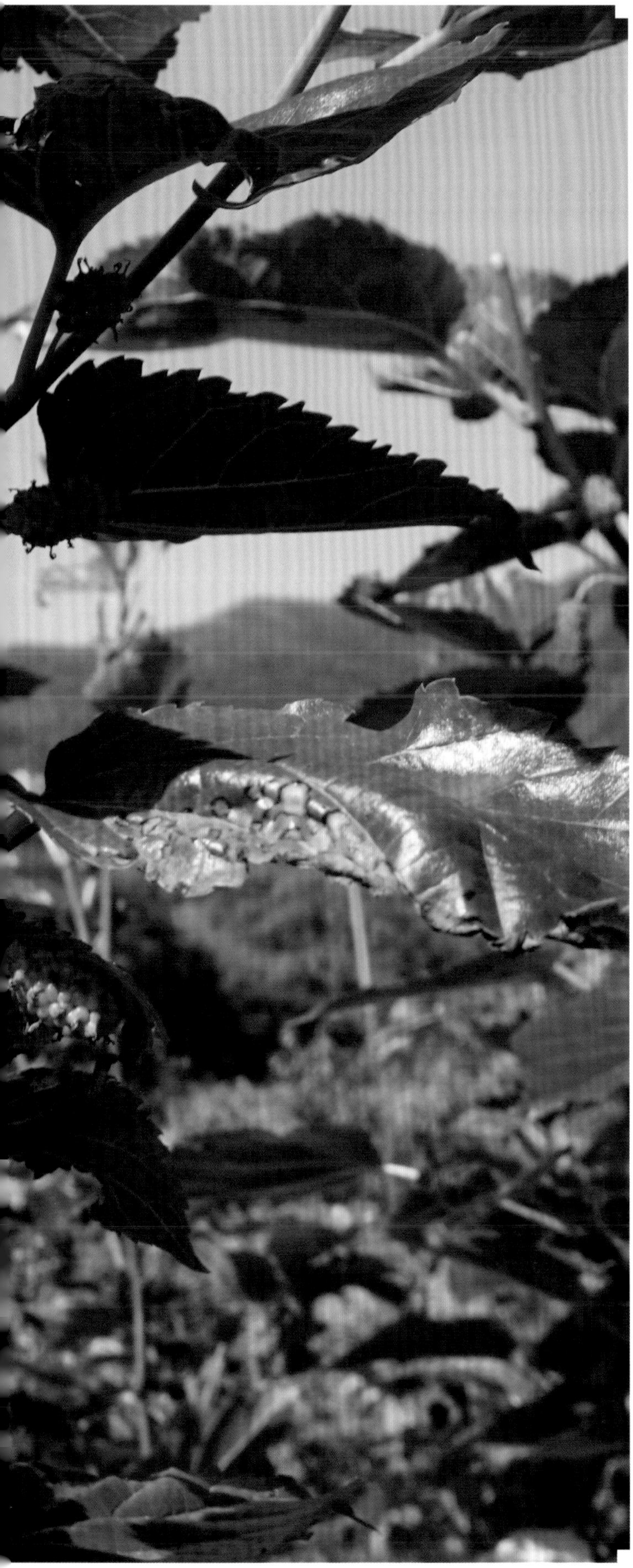

桑椹

【壮药名】棵桑。

【别　名】桑椹子、黑桑椹。

【来　源】本品为桑科植物桑 *Morus alba* L. 的干燥果穗。

【性味归经】甘，寒。归心、肝、肾经。

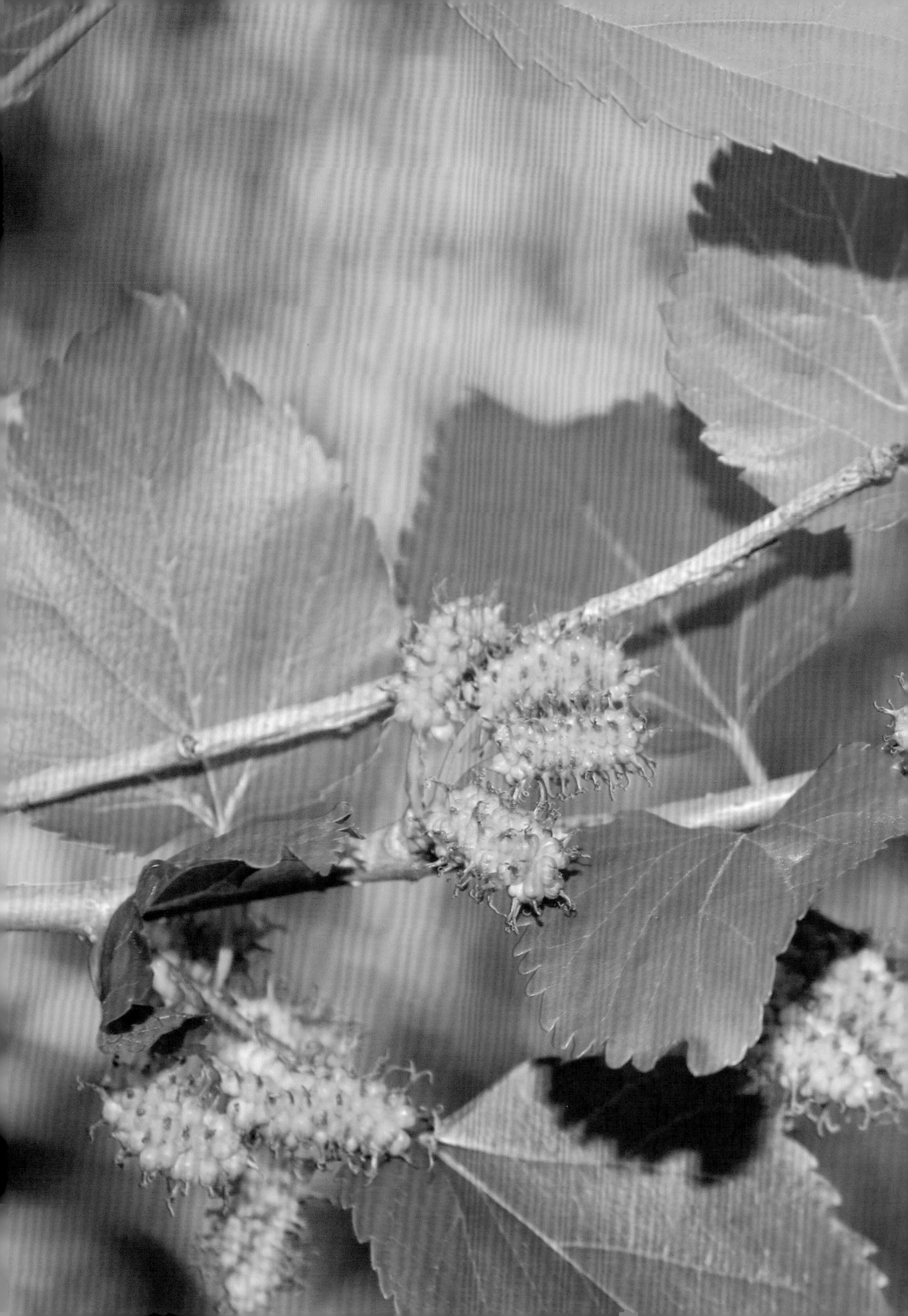

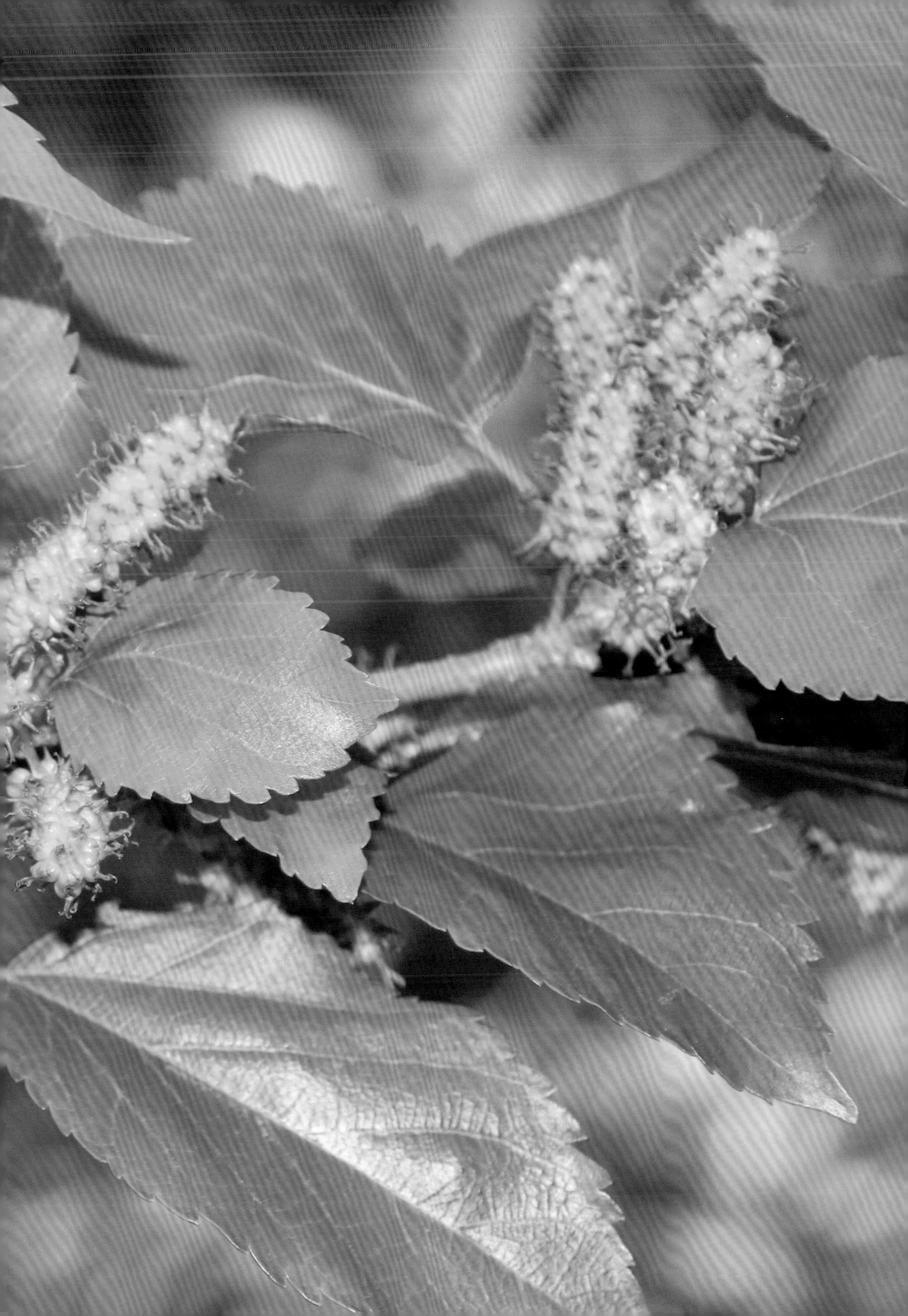

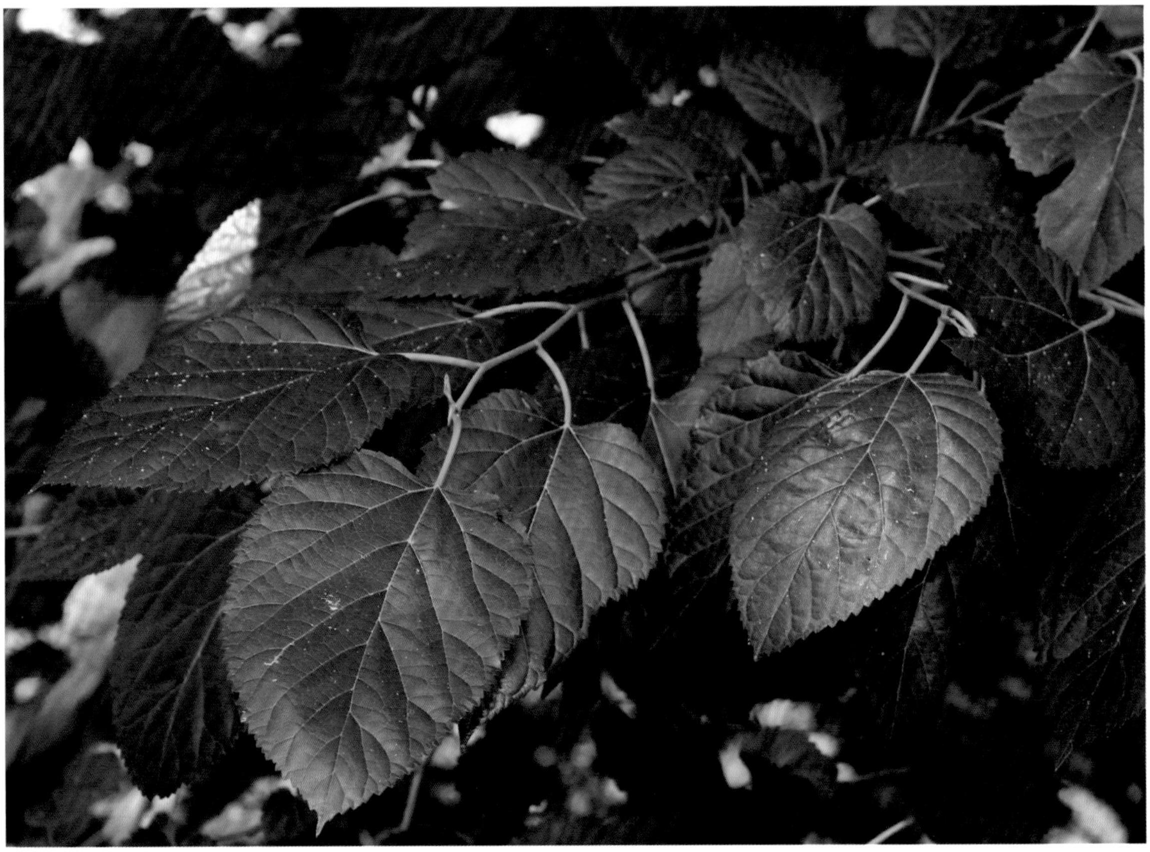

桑

识别特征

落叶乔木，偶有灌木。根系主要分布在 40 cm 的土层内，少数根能深入土中 1 m 至数米。枝条初生时称新梢，皮绿色；入秋后呈黄褐、深褐或灰褐等颜色。枝条有直立、开展或垂卧等形态，其长短粗细、节间稀密、发条数多少等，均与品种有关。桑树的叶互生。形态因品种不同而异，有心形、卵圆形或椭圆形等；裂叶或不裂叶；叶缘有不同形状的锯齿；叶基呈凹形或楔形；叶尖锐、钝、尾状或呈双头状等。叶片的大小厚薄除与品种有关外，还因季节及肥水情况而有不同，一般春季叶形小，夏秋季叶形大，肥水充足时叶大而厚。桑树的花单性，偶有两性花，花序雌雄同株或异株。花柱有长短之分，柱头 2 裂，有茸毛或突起，是桑树分类的依据。果实为多肉小果，聚集于花轴周围呈聚花果，称桑椹。成熟桑椹紫黑色，偶有白色，内含扁卵形、黄褐色种子。花期 3—5 月，果期 5—6 月。

生境分布

生长于丘陵、山坡、村旁、田野等处，多为人工栽培。全国大部分地区均产。分布于安徽、河南、浙江、江苏、湖南等省区，以南方育蚕区产量较大。

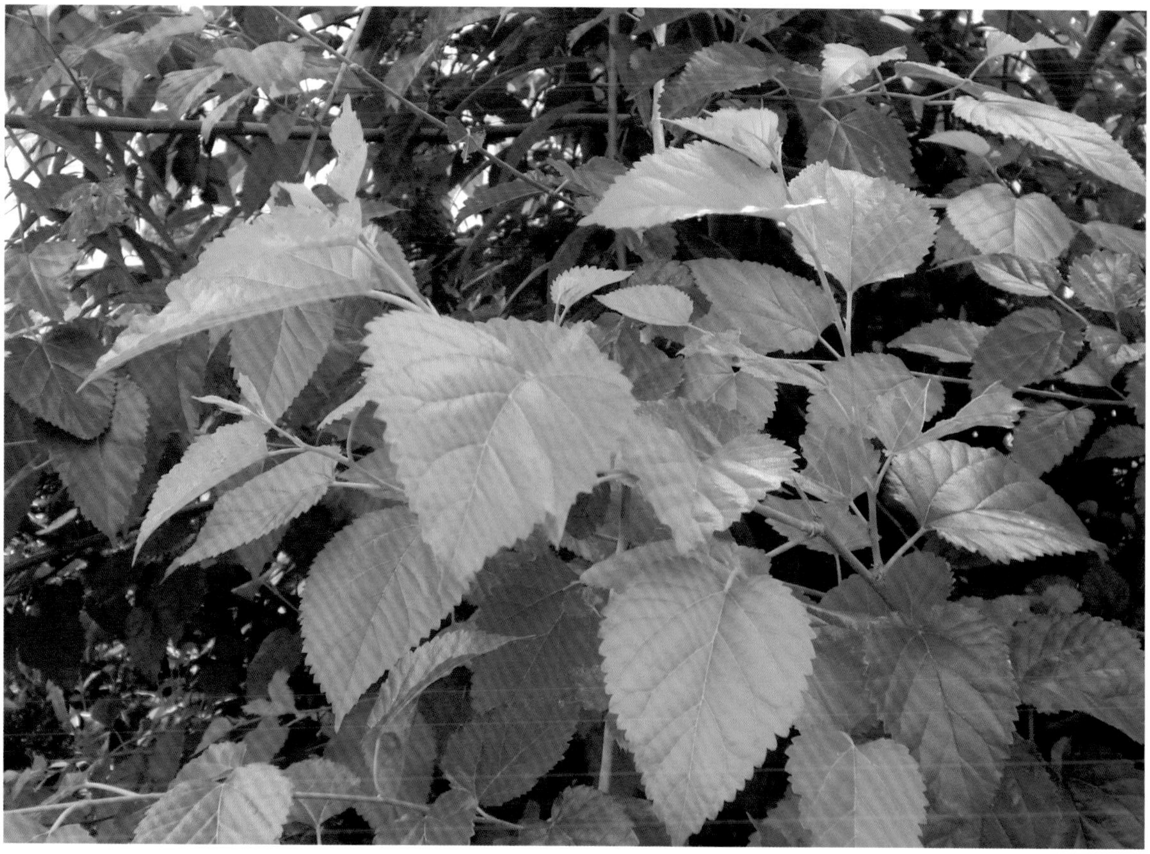

桑

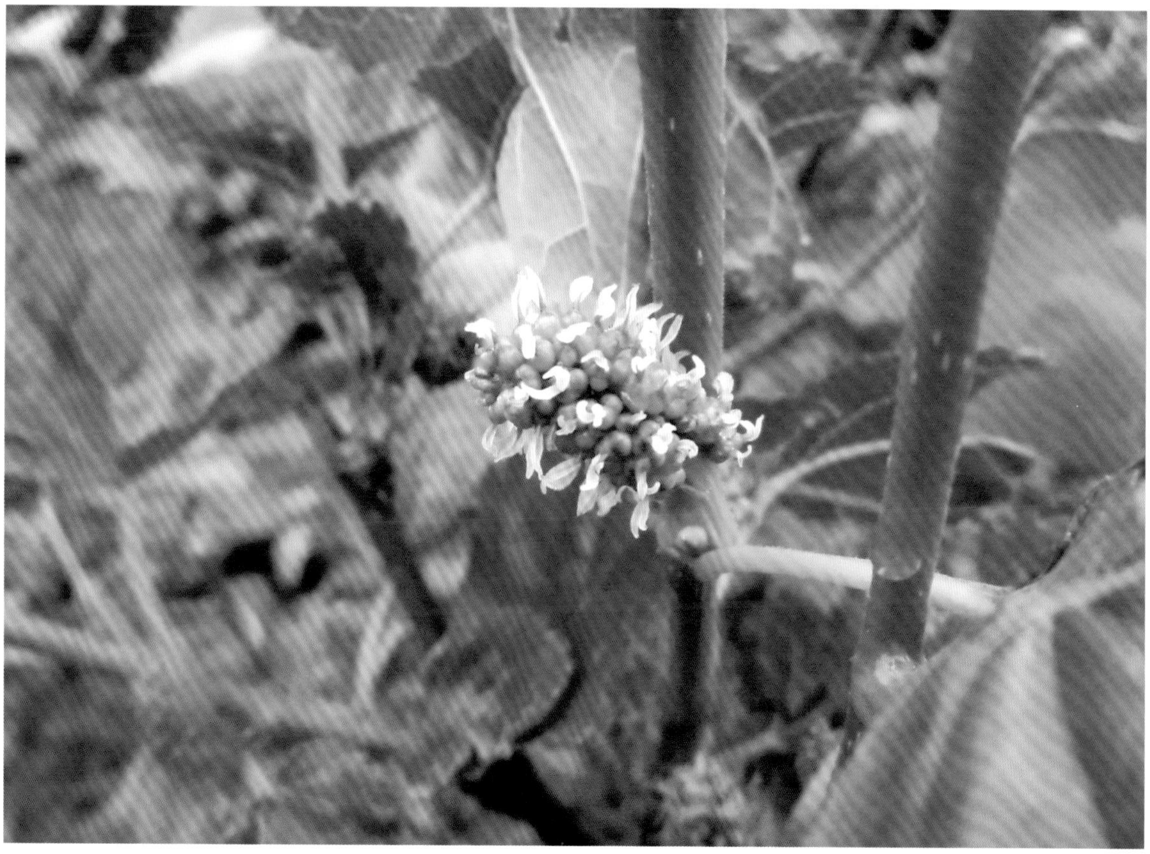

桑

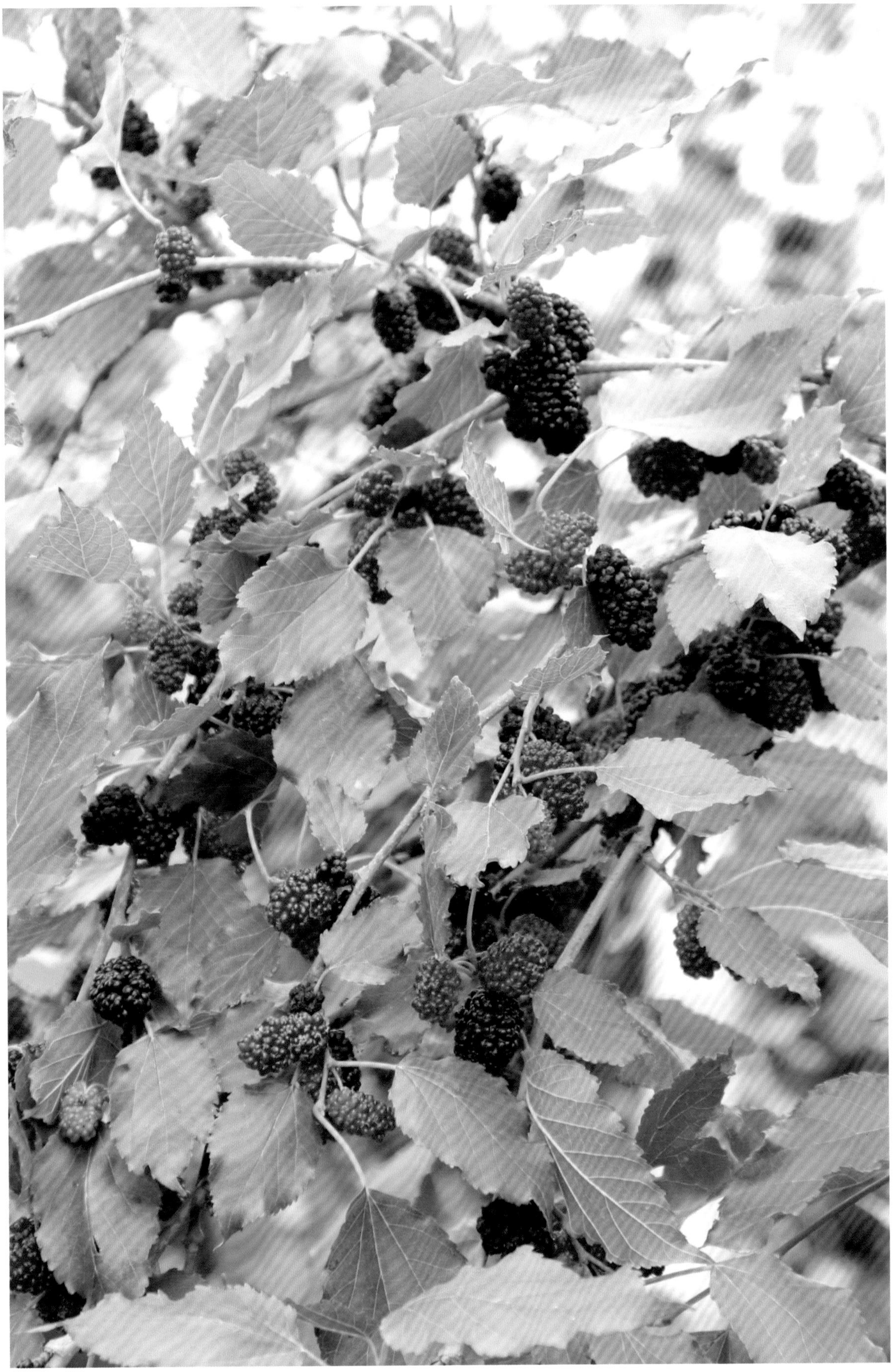

桑椹

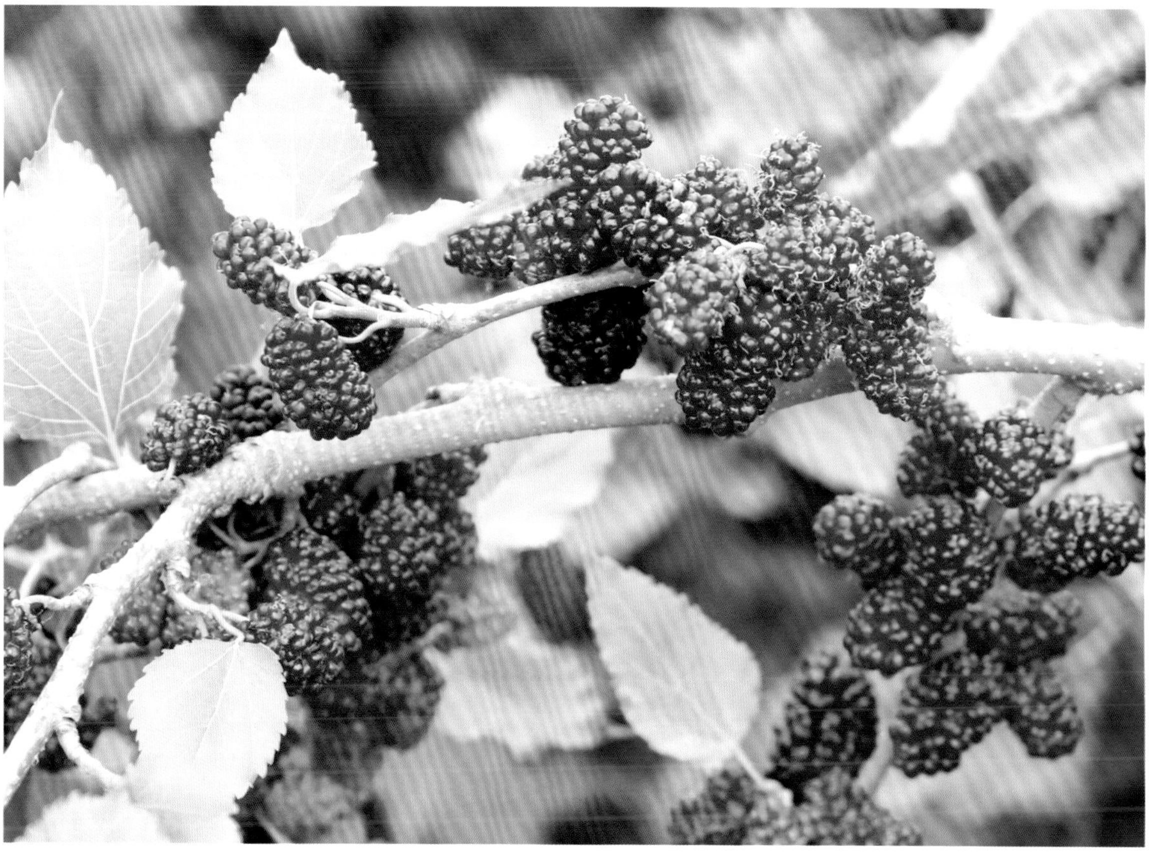

桑椹

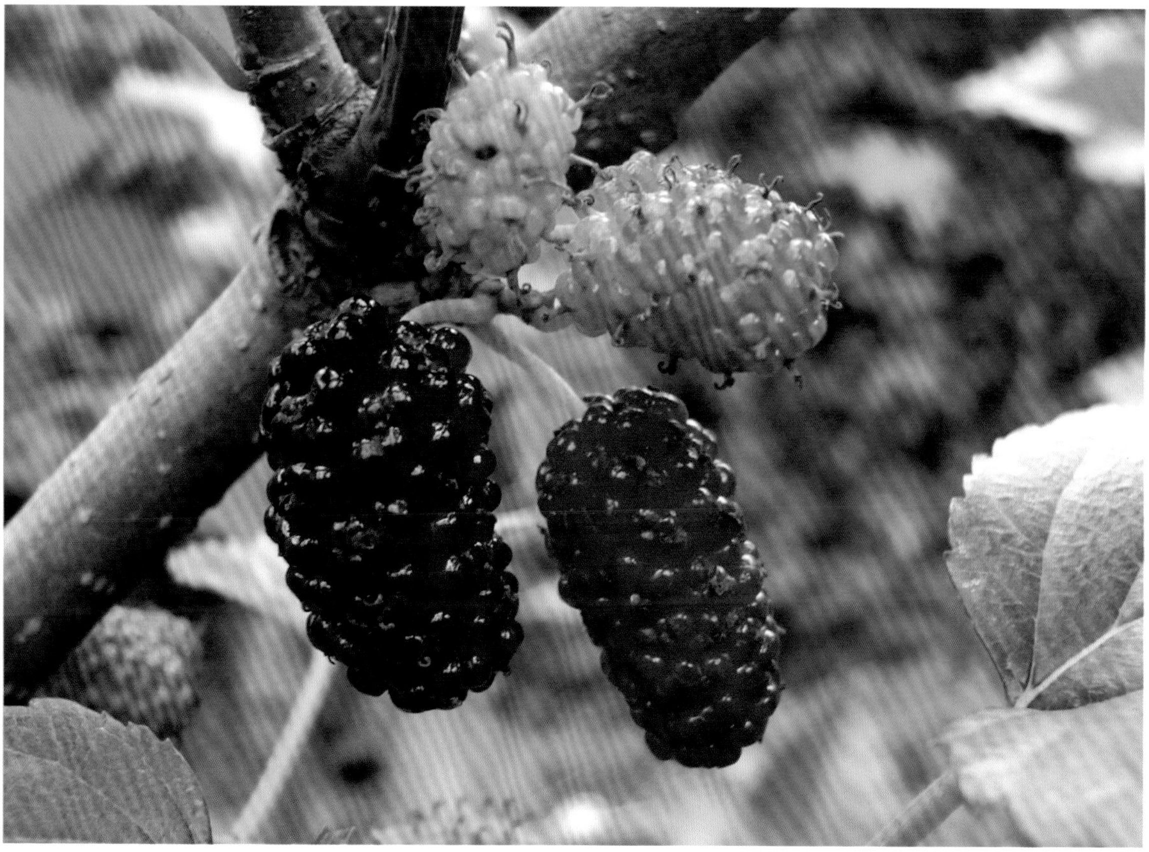

桑椹

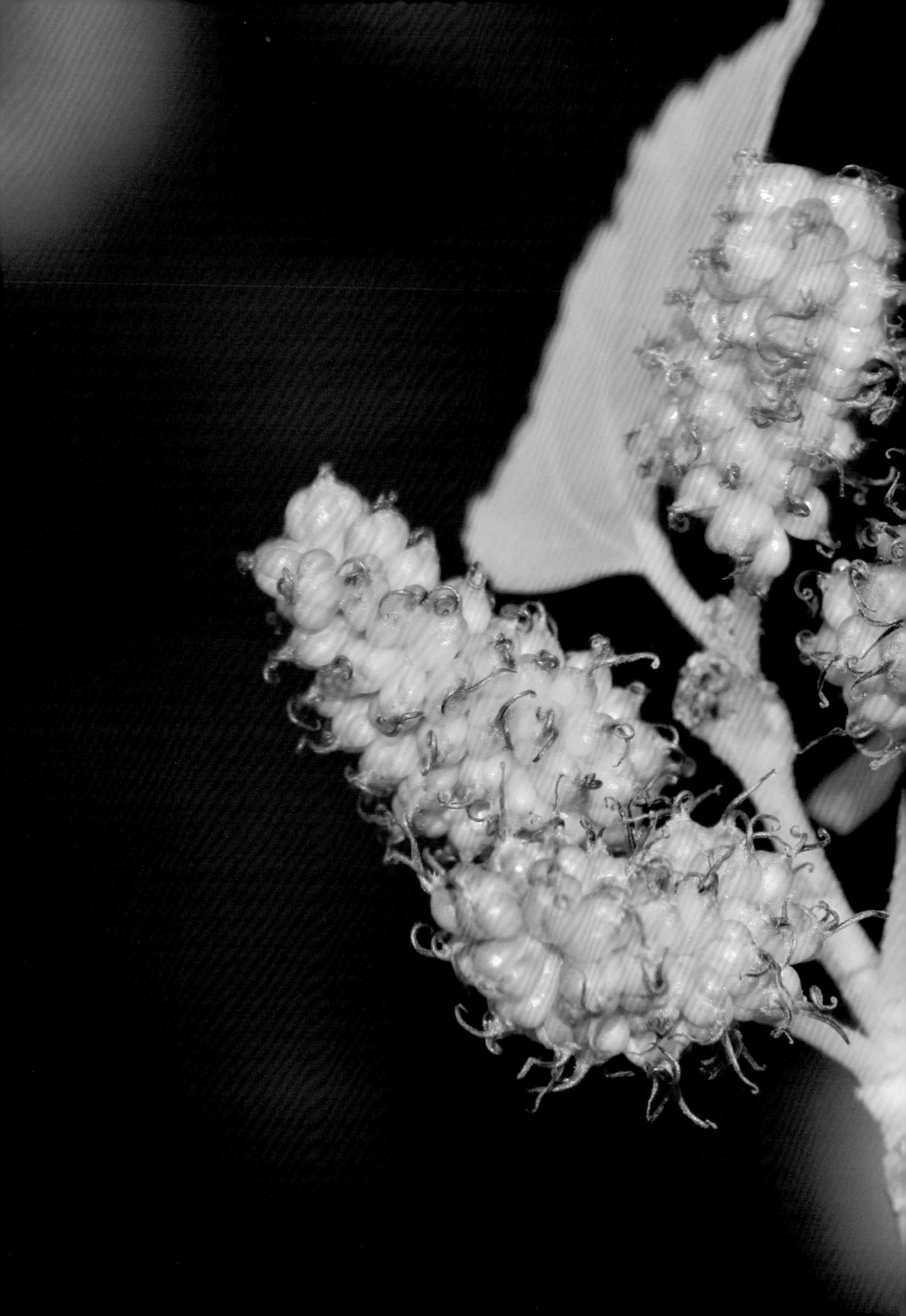

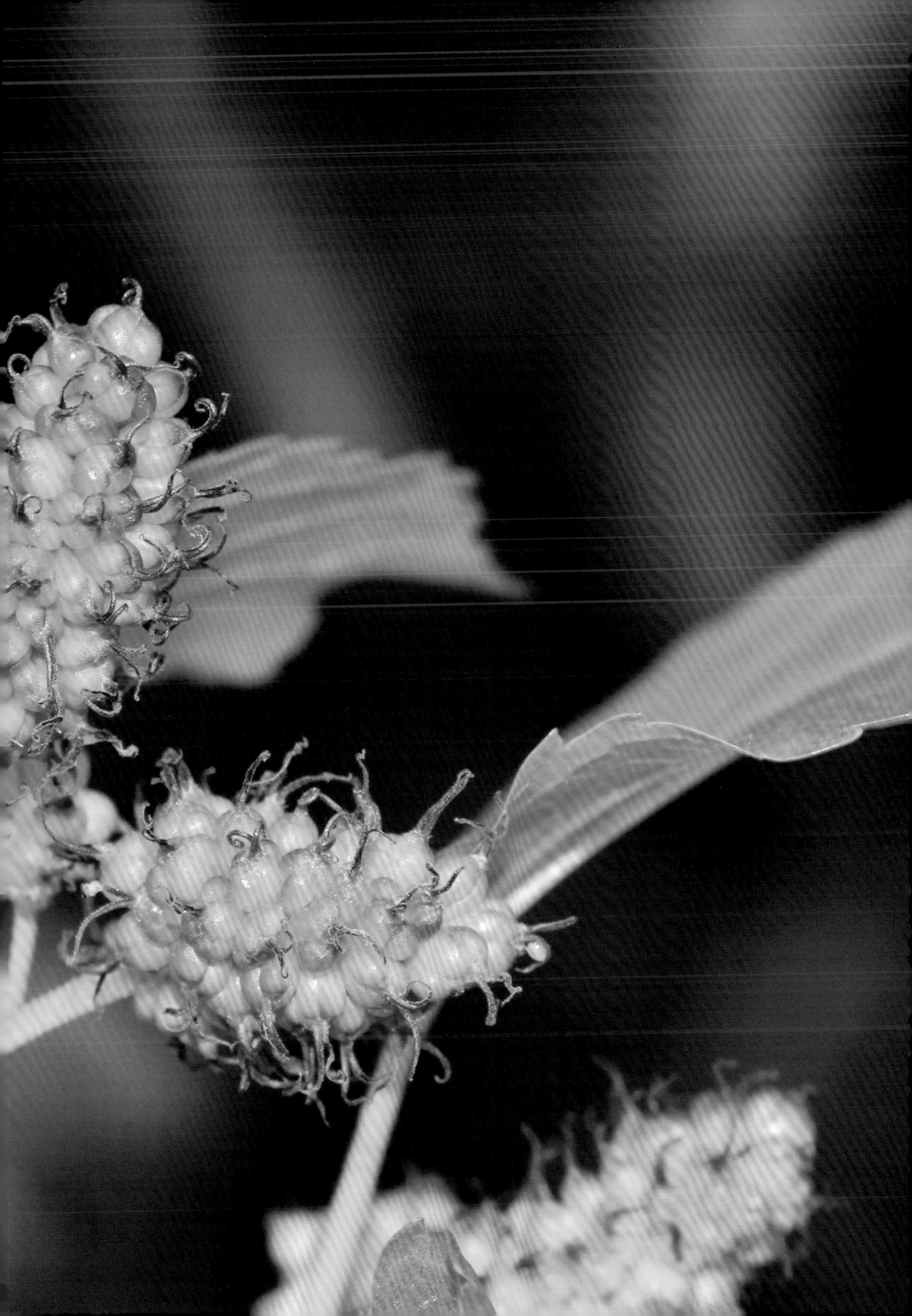

采收加工

4—6 月果实变红时采收，晒干，或略蒸后晒干。

药材鉴别

本品干燥果穗呈长圆形，长 1 ~ 2 cm，直径 6 ~ 10 mm。基部具柄，长 1 ~ 1.5 cm。表面紫红色或紫黑色。果穗由 30 ~ 60 个瘦果聚合而成，瘦果卵圆形，稍扁，长 2 ~ 5 mm，外具膜质苞片 4 枚。胚乳白色。质油润，富有糖性。气微，味微酸而甜。以个大、肉厚、紫红色、糖性大者为佳。

功效主治

补肝，益肾，息风，滋液。主治肝肾阴亏，消渴，便秘，目暗，耳鸣，瘰疬，关节不利。

药理作用

本品有激发淋巴细胞转化的作用，还能提高 T 淋巴细胞的数量和质量，提高免疫球蛋白水平，增强吞噬细胞活性，促进免疫功能。本品可刺激肠黏膜，使肠液分泌增多，增强肠蠕动。

用法用量

内服：10 ~ 15 g，煎汤。

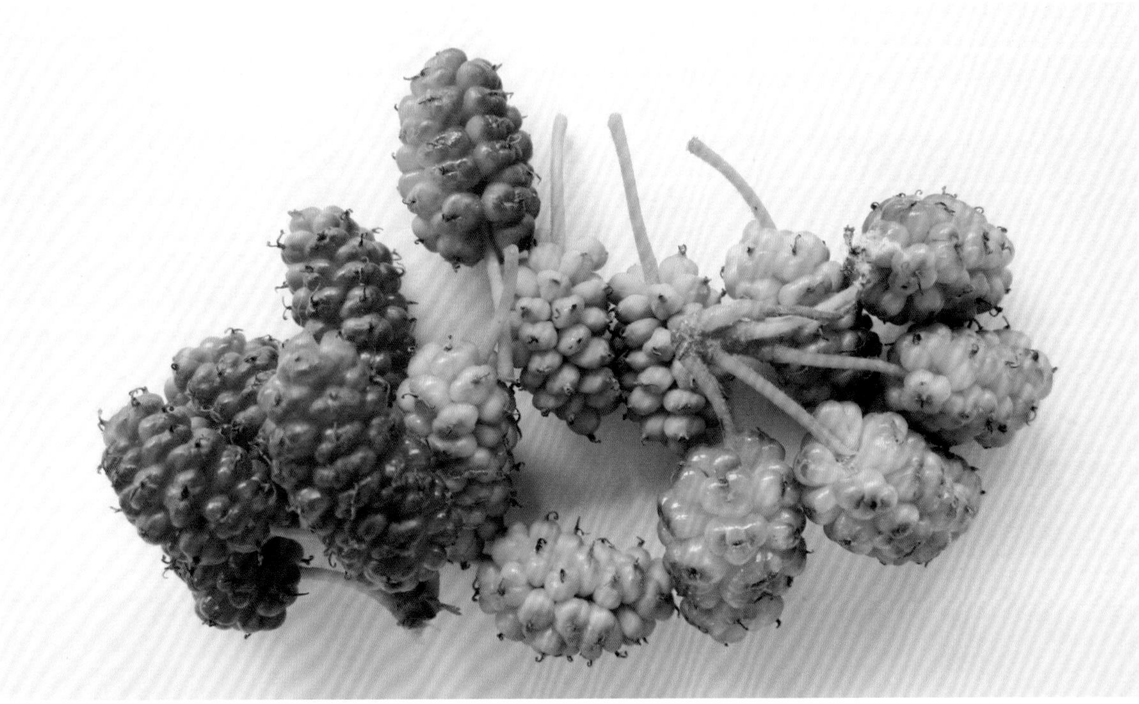

桑椹

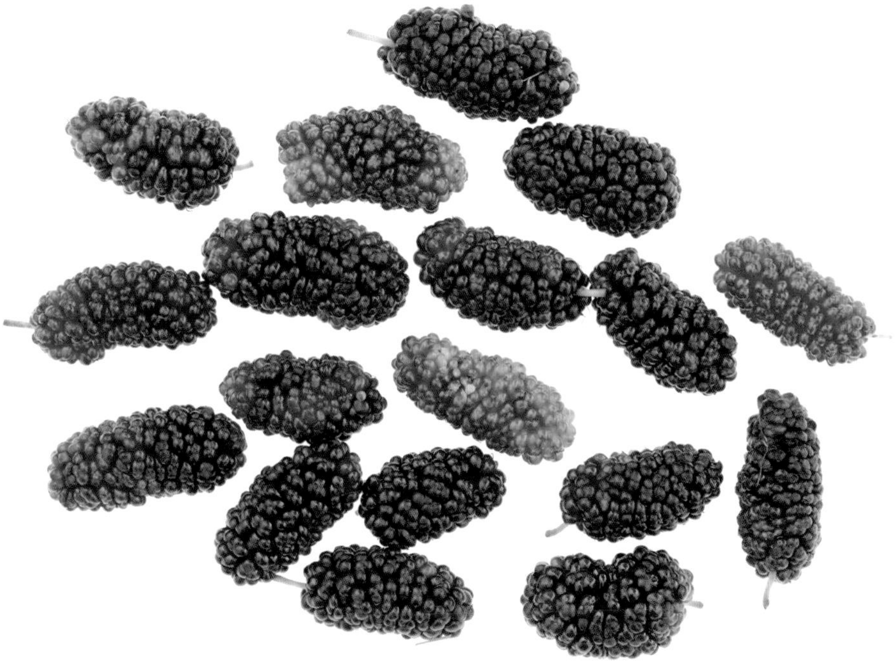

桑椹药材

民族药方

1．风湿性关节疼痛、麻痹不仁，各种神经痛　鲜黑桑椹 30 ~ 60 g。水煎服。或桑椹膏。每服一匙，以温开水和少量黄酒冲服。

2．闭经　桑椹 15 g，红花 3 g，鸡血藤 12 g。加黄酒和水煎，每日 2 次温服。

3．贫血　鲜桑椹 60 g，龙眼肉 30 g。炖烂食，每日 2 次。

4．阴虚血热之白发、脱发　桑椹、熟地黄各 30 g，紫草 10 g，红花、牡丹皮各 5 g，乌骨鸡 1 只（约 1000 g）。用料洗净，放入乌骨鸡腹腔里，清水煮至鸡肉熟烂食用。

5．肠燥便秘　桑椹 50 g，肉苁蓉、黑芝麻各 15 g，枳实 10 g。水煎服，每日 1 剂。

6．自汗，盗汗　桑椹、五味子各 10 g。水煎服，每日 2 次。

7．阴血亏虚所致的须发早白、头目晕眩，妇女月经不调、闭经　桑椹、蜂蜜各适量。将桑椹水煎取汁，小火熬膏，加入蜂蜜拌匀饮服，每次 10 ~ 15 g，每日 2 ~ 3 次。

8．阴虚水肿，小便不利，关节作痛，口渴，发白　桑椹 100 g，黄酒 500 ml。将桑椹置黄酒中密封浸泡 1 周后按量服用。

9．肠道津液不足所致的大便干燥　桑椹 40 g，冰糖 20 g。用开水冲泡饮用。

使用注意

脾虚便溏者忌用。

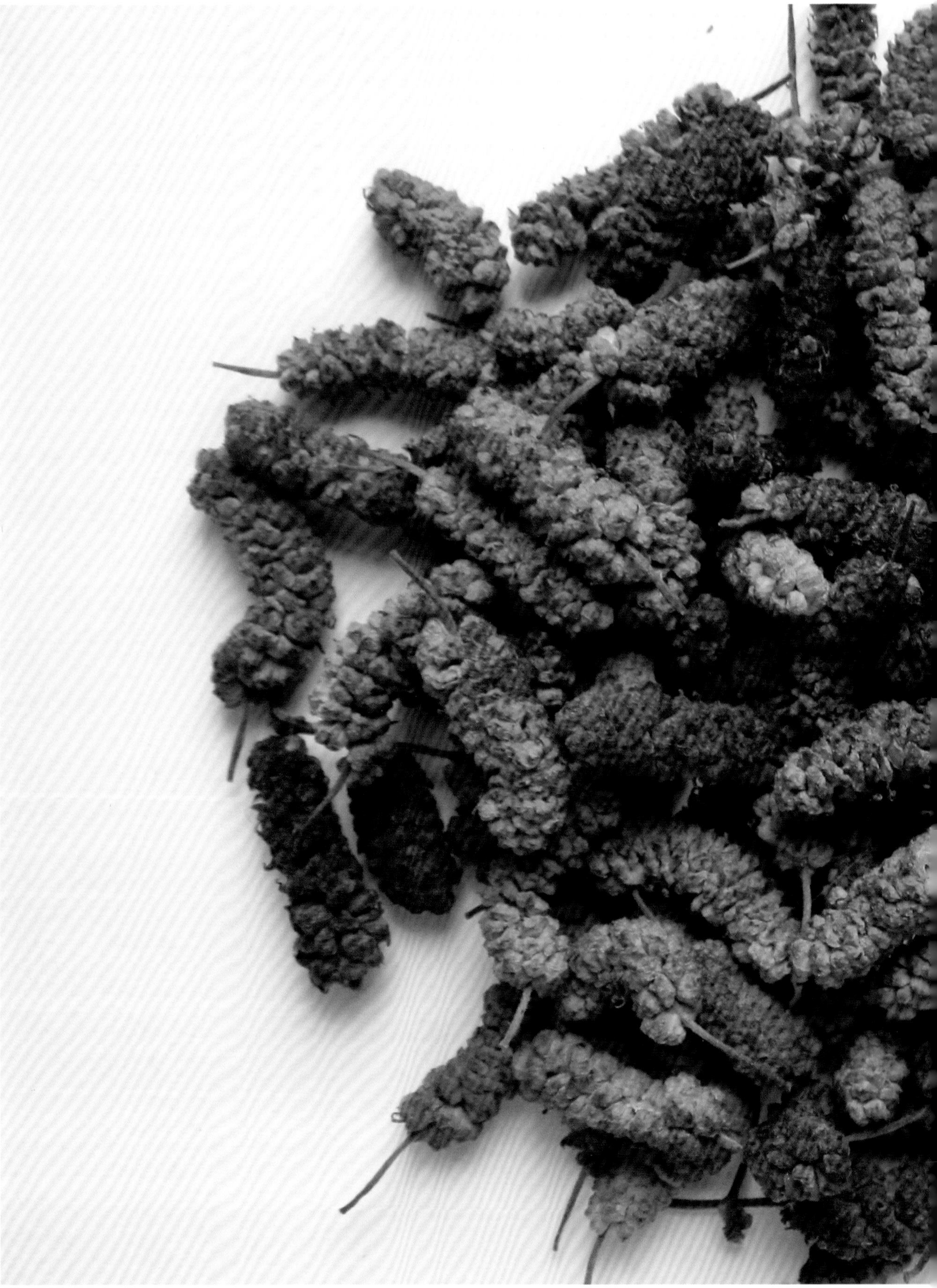

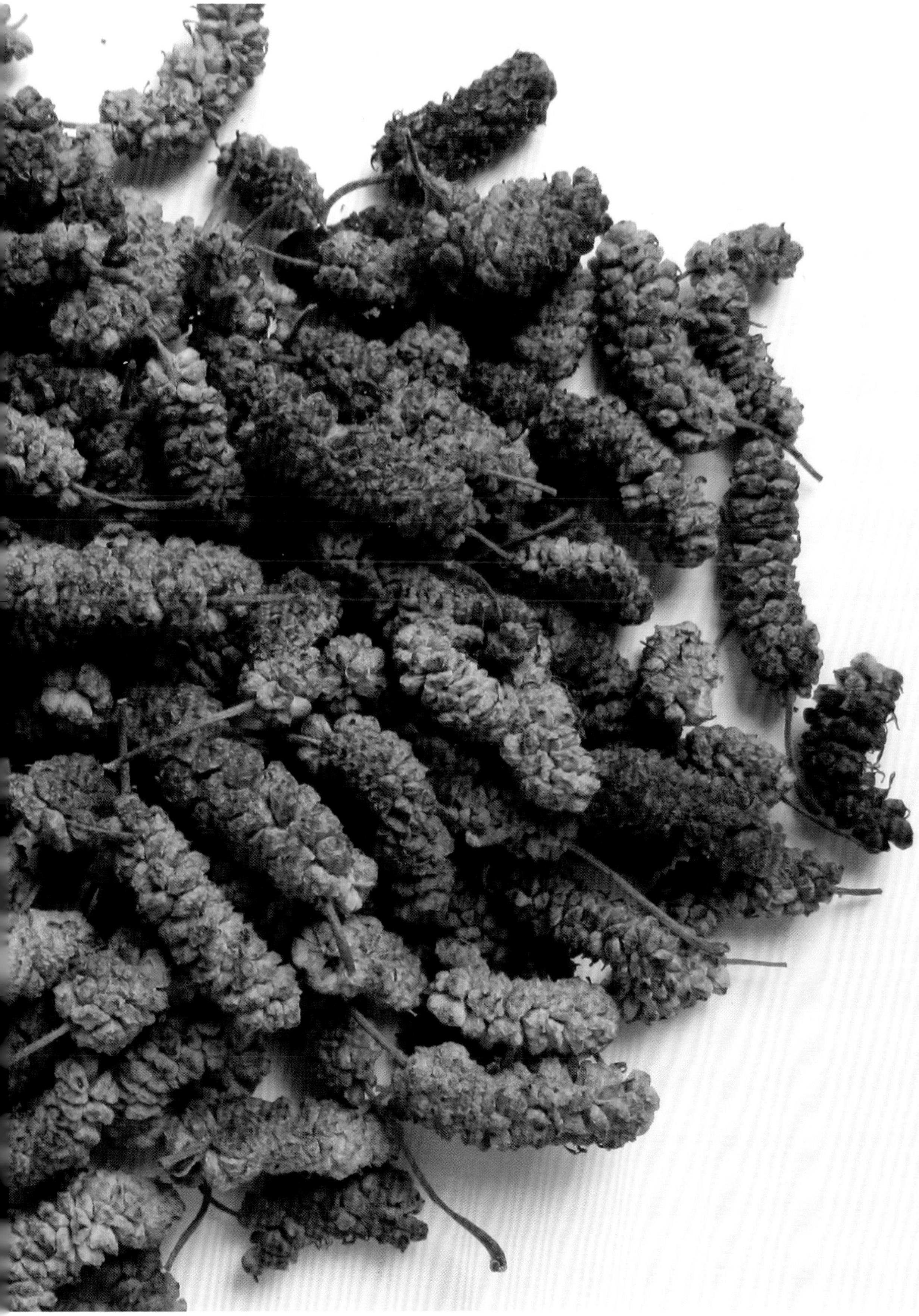

桑椹饮片

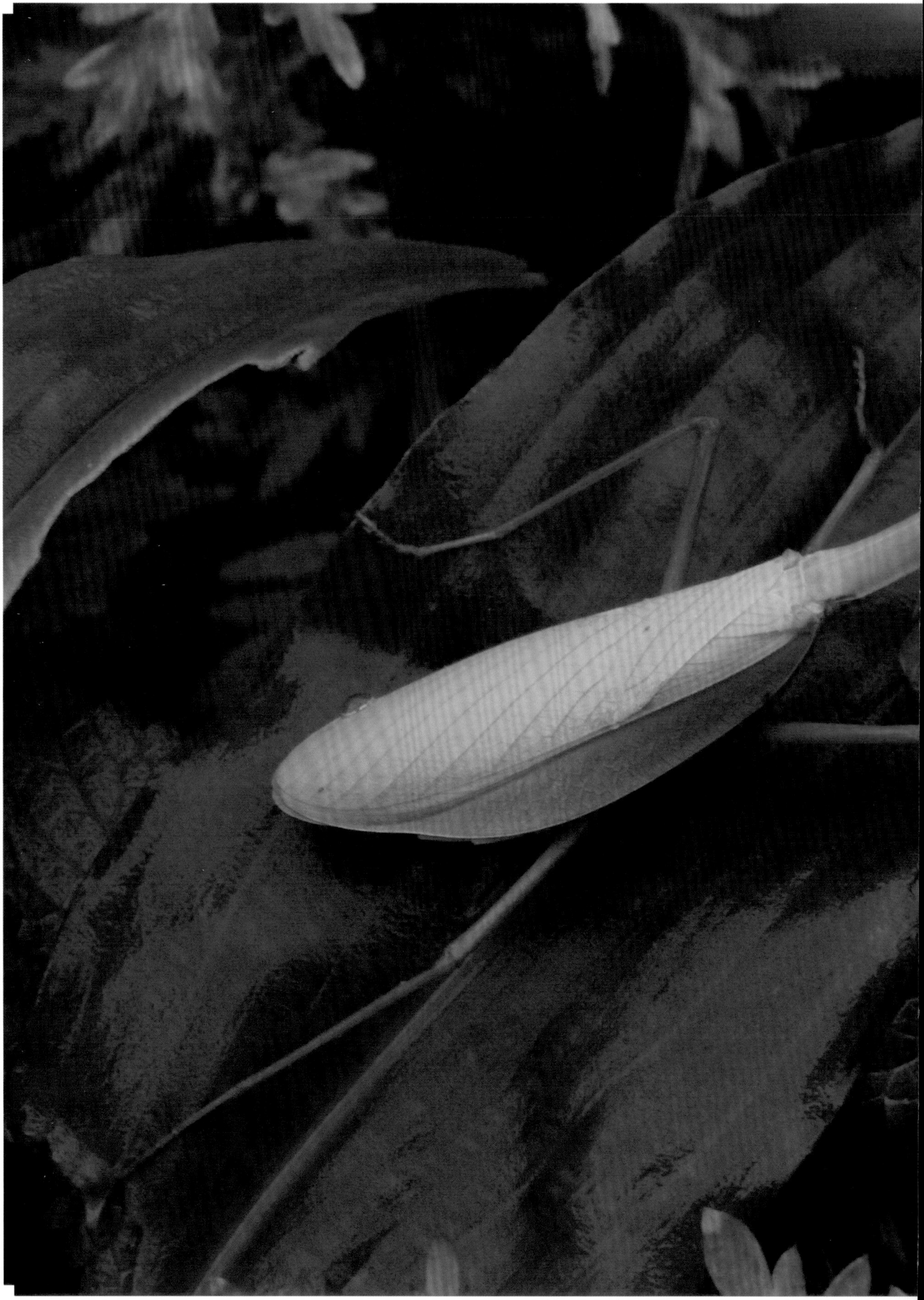

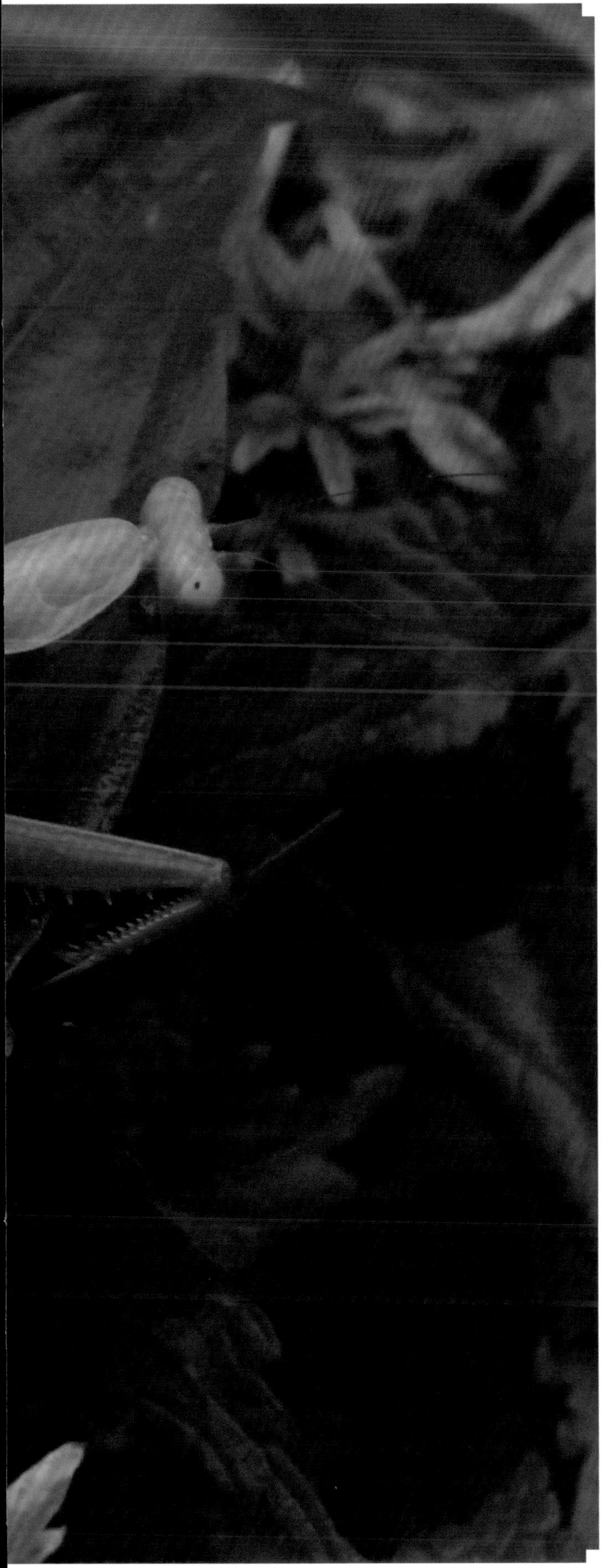

桑螵蛸

【壮药名】赖尿郎。

【别　名】团螵蛸、长螵蛸、黑螵蛸、螳螂巢、螳螂子、刀螂子、螳螂蛋、流尿狗。

【来　源】本品为螳螂科昆虫大刀螂 *Tenodera sinensis* Saussure、小刀螂 *Statilia maculata*（Thunberg）或巨斧螳螂 *Hierodula patellifera*（Serville）的卵鞘。成品分别习称「团螵蛸」「长螵蛸」「黑螵蛸」。

【性味归经】甘、咸，平。归肝、肾经。

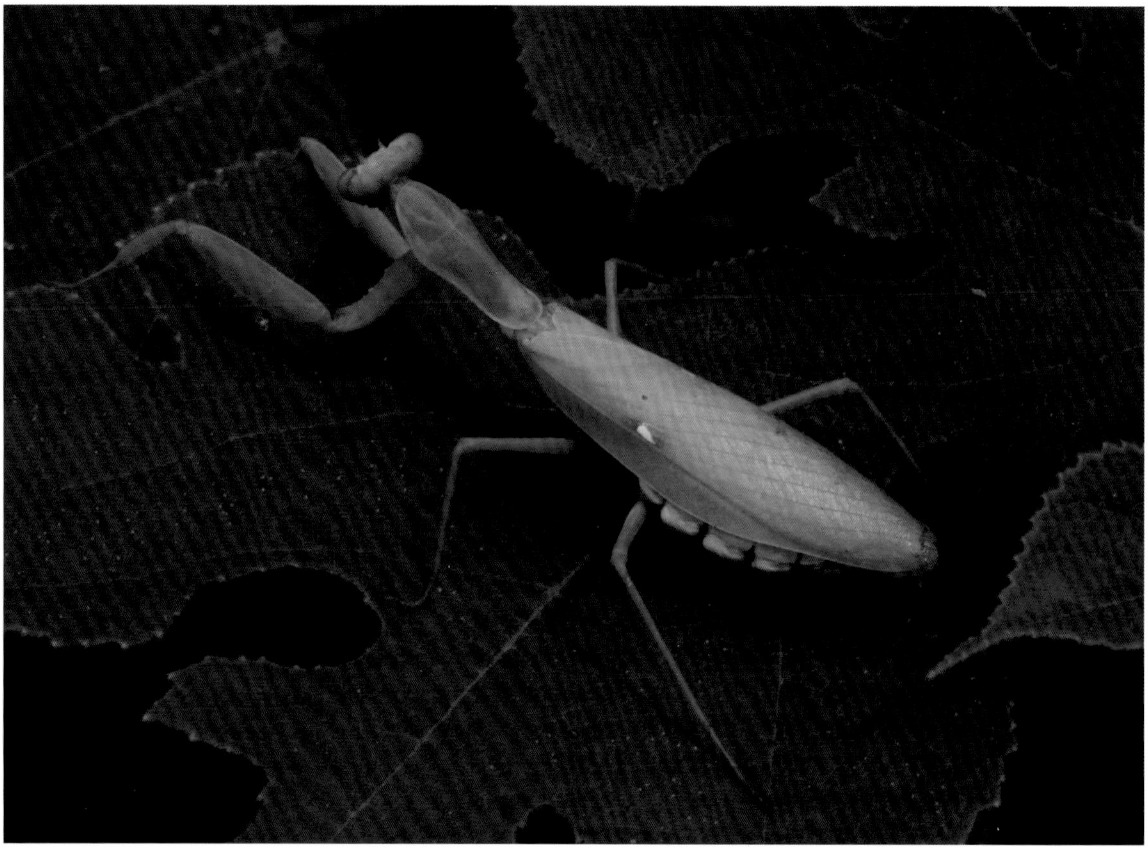

螳螂

识别特征

1. 大刀螂 体形较大，呈黄褐色或绿色，长约 7 cm。头部三角形。前胸背板、肩部较发达。后部至前肢基部稍宽。前胸细长，侧缘有细齿排列。中纵沟两旁有细小的疣状突起，其后方有细齿，但不甚清晰。前翅革质，前缘带绿色，末端有较明显的褐色翅脉；后翅比前翅稍长，向后略微伸出，有深浅不等的黑褐色斑点散布其间。雌性腹部特别膨大。

2. 小刀螂 体形大小中等，长 4.8 ~ 9.5 cm，色灰褐至暗褐，有黑褐色不规则的刻点散布其间。头部稍大，呈三角形。前胸背细长，侧缘细齿排列明显。侧角部的齿稍特殊。前翅革质，末端钝圆，带黄褐色或红褐色，有污黄斑点。后翅翅脉为暗褐色。前胸足腿节内侧基部及胫节内侧中部各有一大片黑色斑纹。

3. 巨斧螳螂 雌虫体长 55 ~ 57 mm，雄虫体长 45 ~ 50 mm。身体粉绿至草绿色。前胸背板中部较宽，呈菱形。前翅中部宽，在脉纹的偏后左方各有 1 个椭圆形的白色眼形斑，斑的外围镶有浅色黄边。后翅透明，呈浅茶褐色，基部棕色。中、后足细长；前足粗壮，呈镰刀形，基节内侧有短齿 3 个，腿节及腔节有成排小齿，为典型的捕捉式足。

生境分布

全国大部分地区均产。

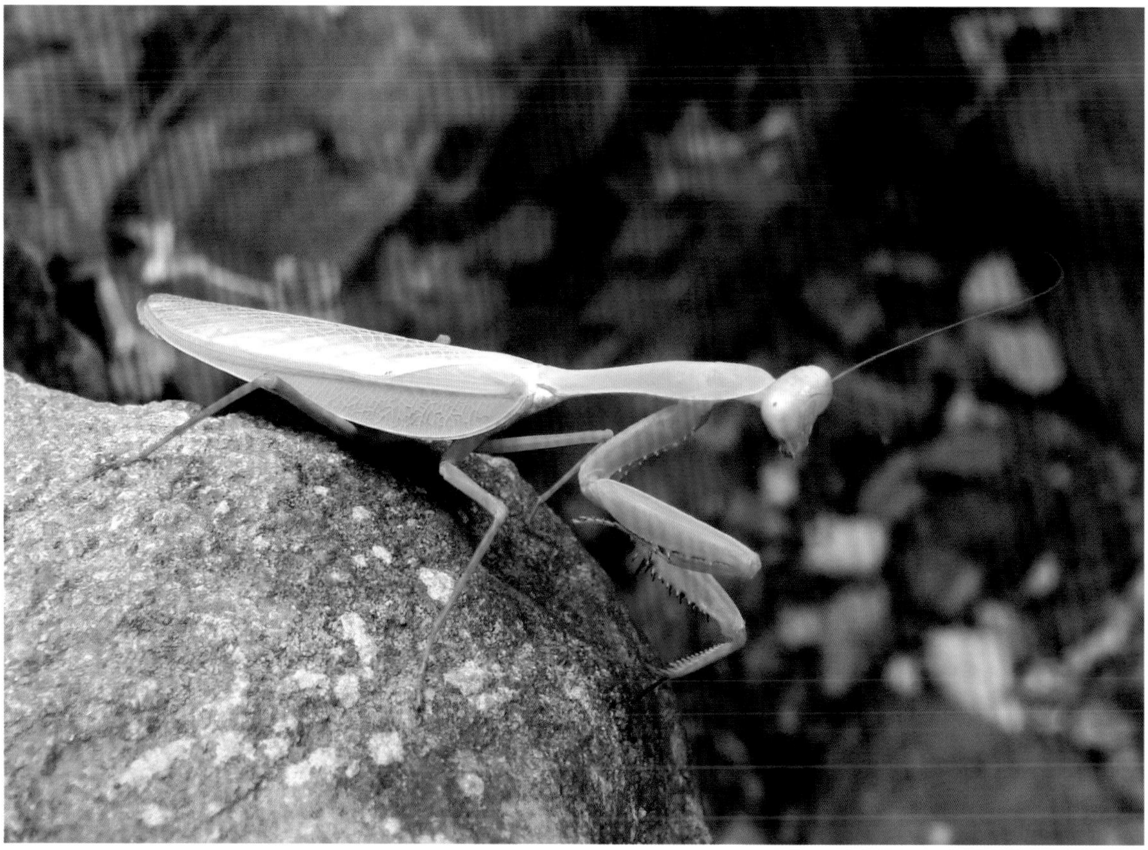

螳螂

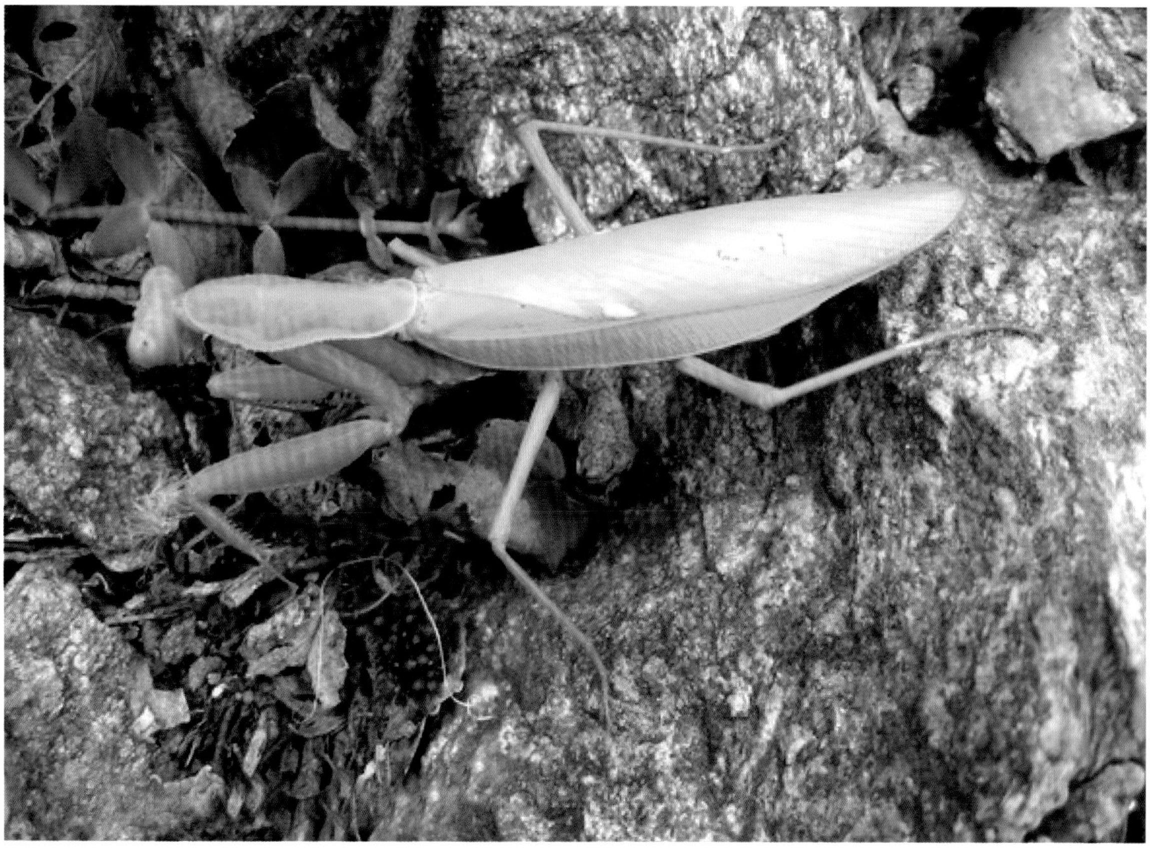

螳螂

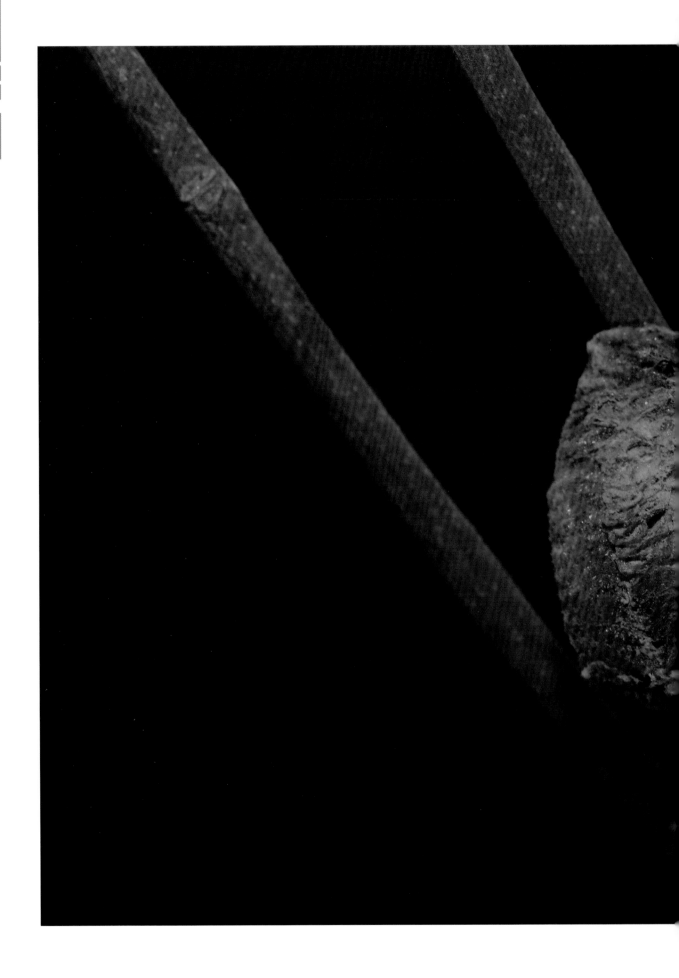

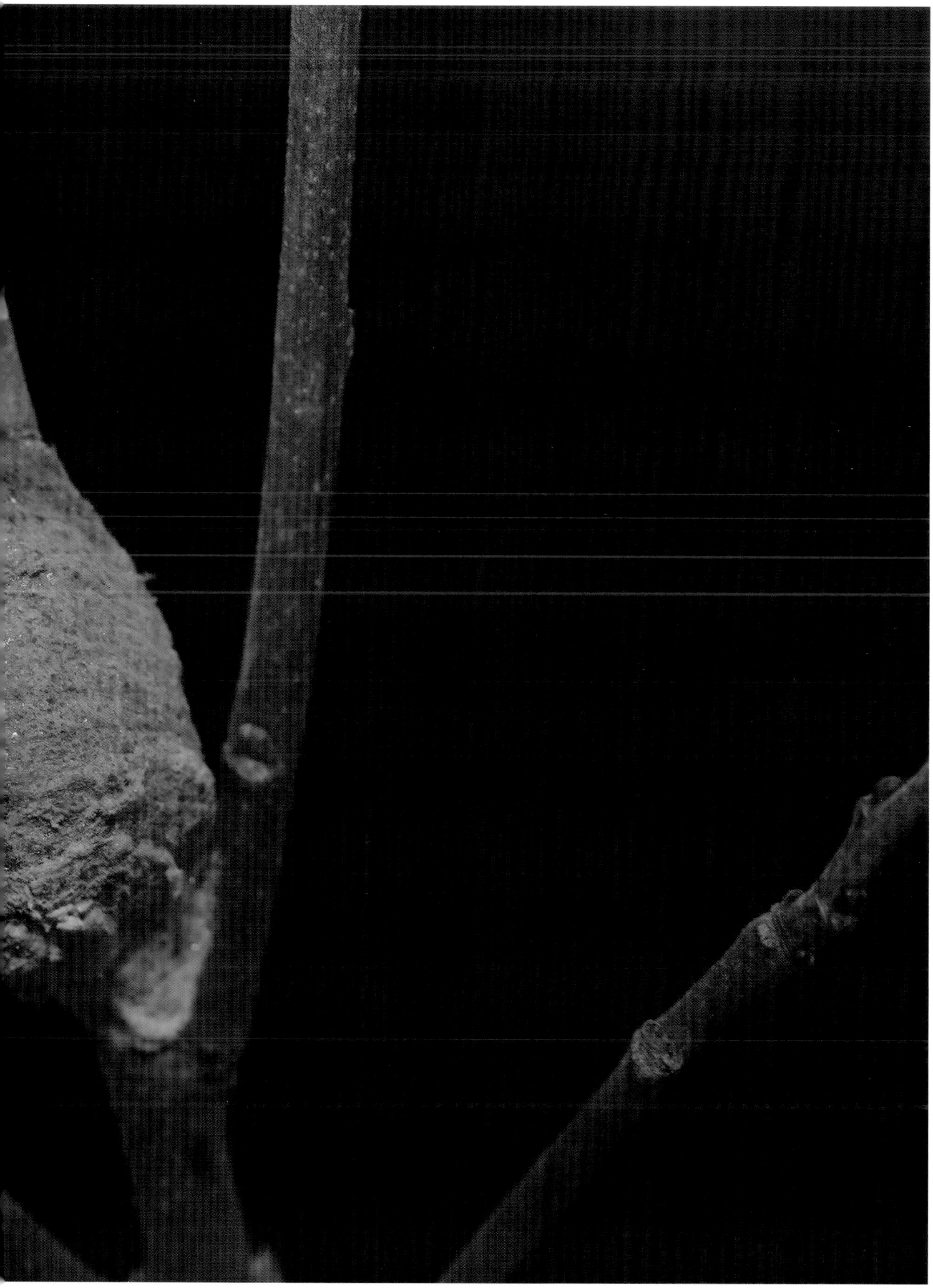

桑螵蛸

采收加工

深秋至次春采收，置沸水浸杀其卵，或蒸透晒干用。

药材鉴别

1. 团螵蛸　略呈圆柱形或半圆形，由多层膜状薄片叠成，长 2.5 ~ 4 cm，宽 2 ~ 3 cm。表面浅黄褐色，上面带状隆起不明显，底面平坦或有凹沟。体轻，质松而韧，横断面可见外层为海绵状，内层为许多放射状排列的小室，室内各有一细小椭圆形卵，深棕色，有光泽。气微腥，味淡或微咸。

2. 长螵蛸　略呈长条形，一端较细，长 2.5 ~ 5 cm，宽 1 ~ 1.5 cm。表面灰黄色，上面带状隆起明显，带的两侧各有一条暗棕色浅沟及斜向纹理。质硬而脆。

3. 黑螵蛸　略呈平行四边形，长 2 ~ 4 cm，宽 1.5 ~ 2 cm。表面灰褐色，上面带状隆起明显，两侧有斜向纹理，近尾端微向上翘。质硬而韧。

功效主治

固精缩尿，补肾助阳。主治遗精滑精，遗尿尿频，小便白浊，赤白带下，阳痿，早泄。

用法用量

内服：5 ~ 10 g，煎汤；或入丸、散服。

民族药方

1. 咽喉骨鲠　桑螵蛸适量，醋少许。用醋煎桑螵蛸，频频服用直至症状消失。

2. 肾亏梦遗、滑精　桑螵蛸、龙骨各等份，韭菜子适量。共研成细末，炼蜜为丸，如梧桐子大，饭后温水送服，每次 5 丸。

3. 遗精　桑螵蛸 90 g，龙骨 60 g，茯苓 30 g。共研成细末，米糊为丸，如梧桐子大，饭前温汤送服，每次 50 丸。

4. 温肾益气，固精　桑螵蛸、补骨脂各 9 g，墨鱼 50 g，大枣 5 枚。将墨鱼泡发，洗净切丝，将桑螵蛸、补骨脂煎水，去渣取汁，放入墨鱼、大枣，同煮至墨鱼熟烂后，除去药渣，喝汤食墨鱼。

5. 心神恍惚，尿道频，白浊　桑螵蛸、远志、石菖蒲、龙骨、人参、茯神、当归、龟甲各 30 g。共研成细末，人参汤送服，每次 6 g。

使用注意

本品助阳固涩，故阴虚多火，膀胱有热而小便频数者忌用。

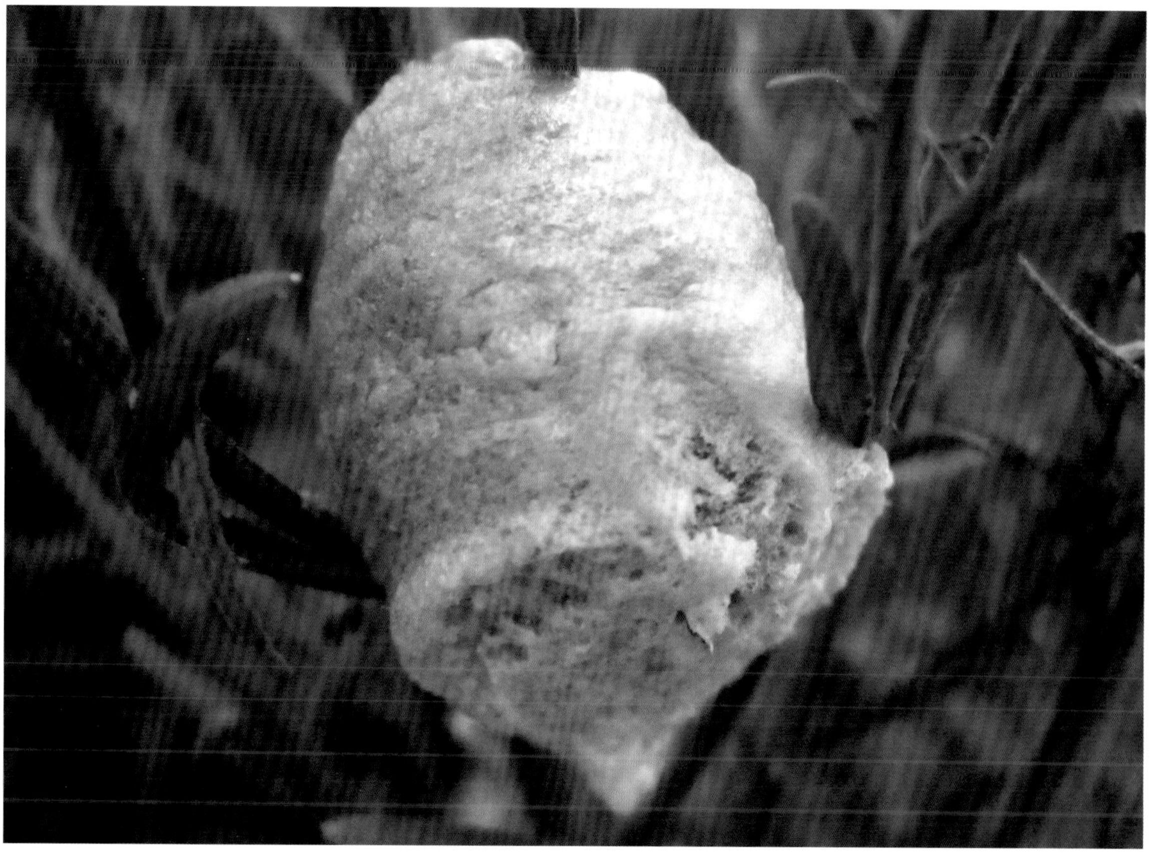

桑螵蛸

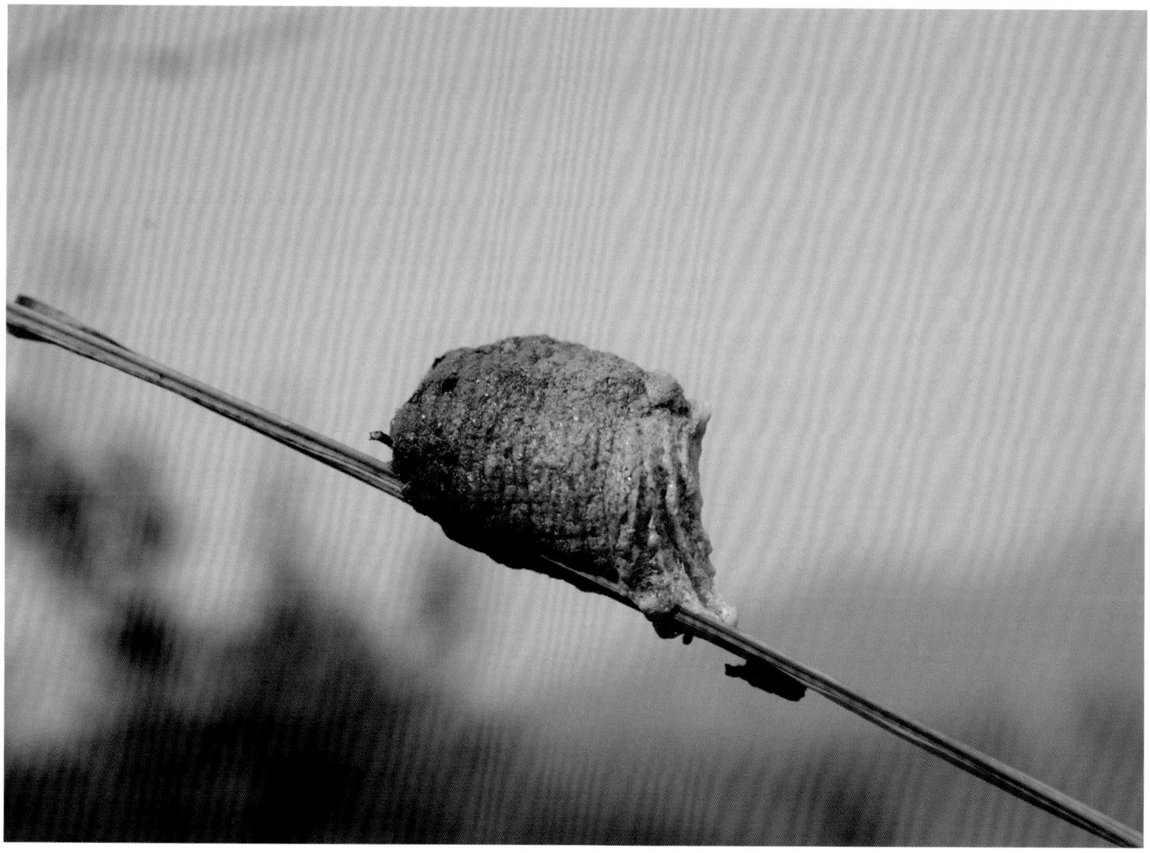

桑螵蛸

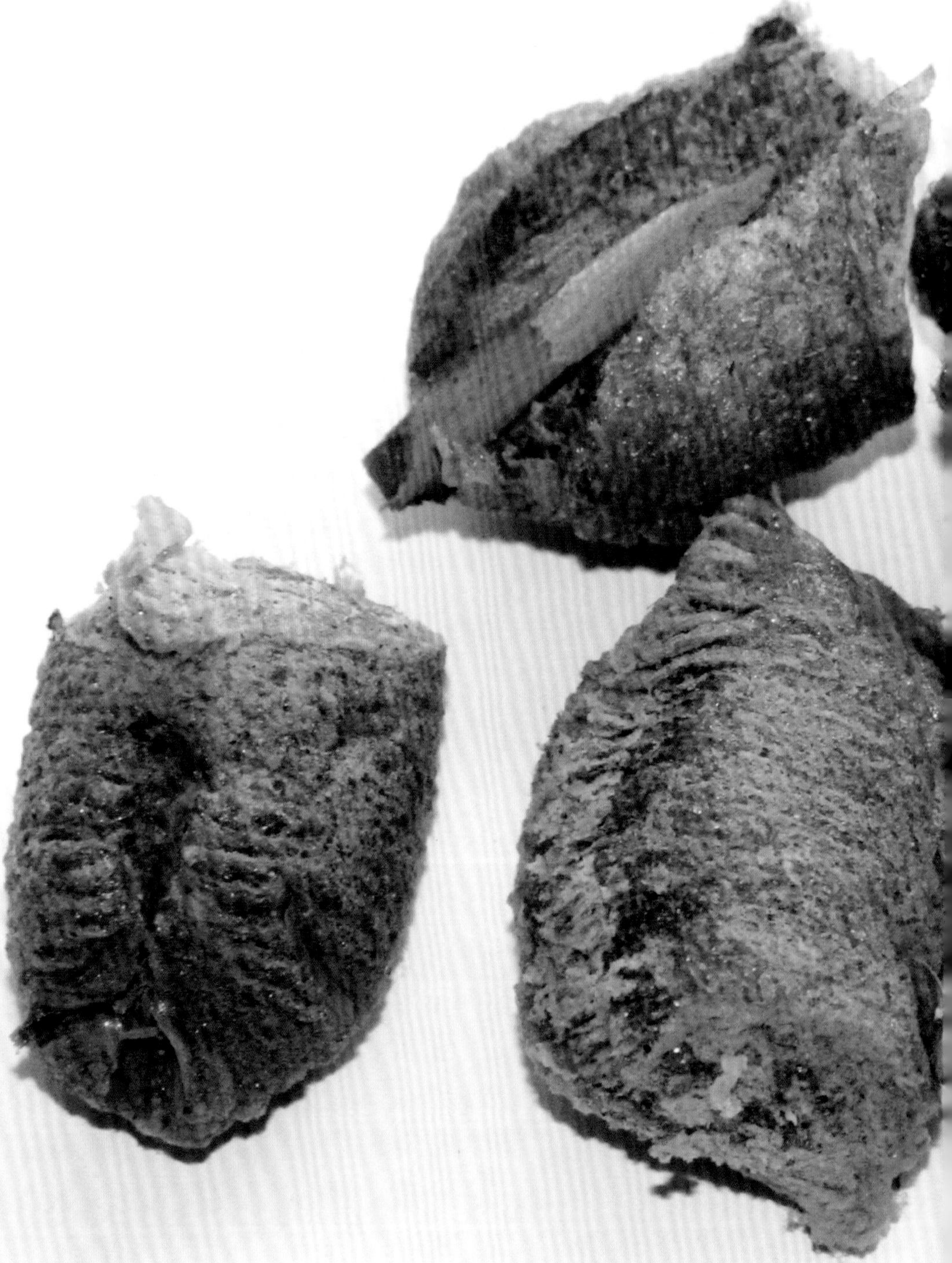

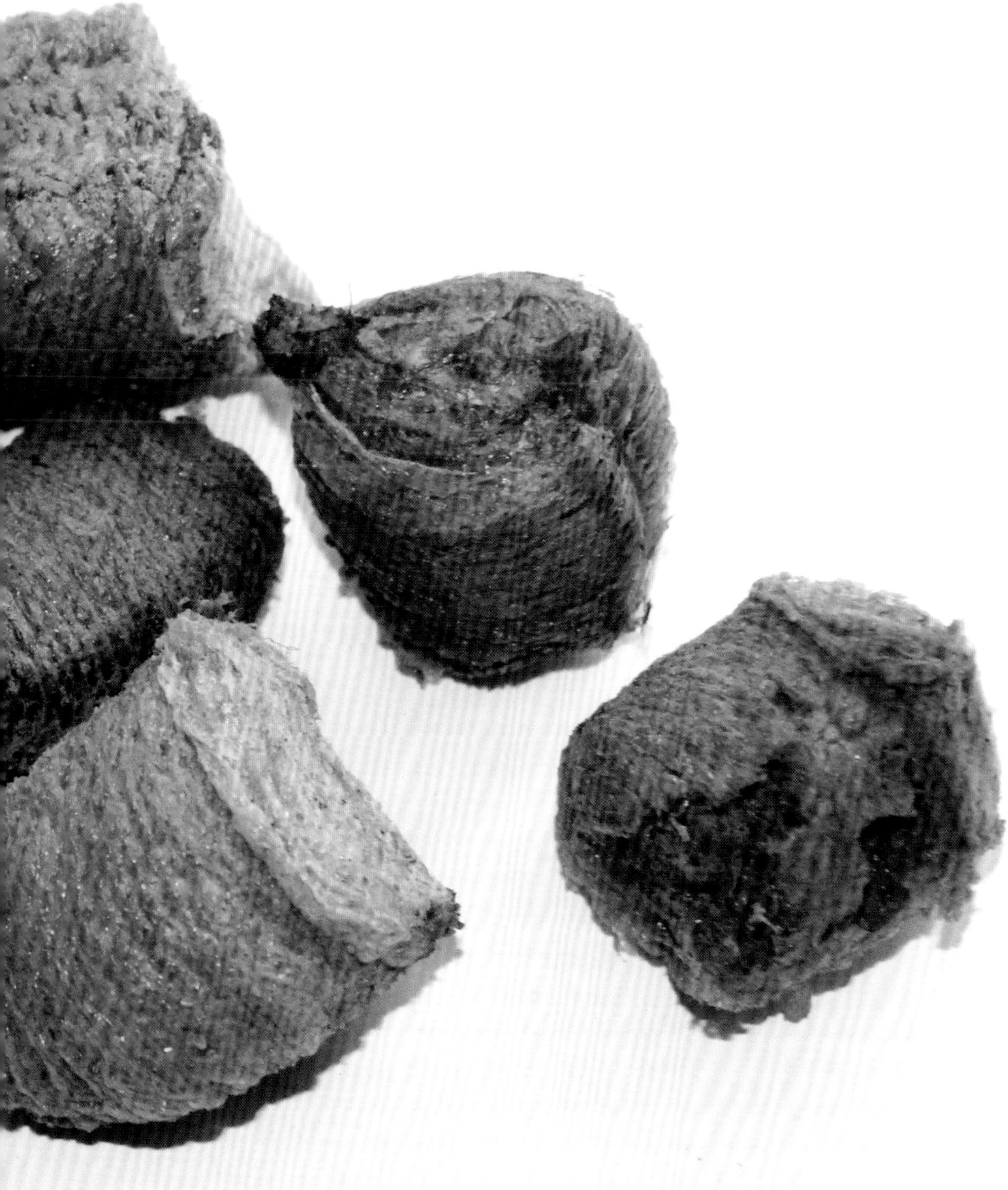

桑螵蛸饮片

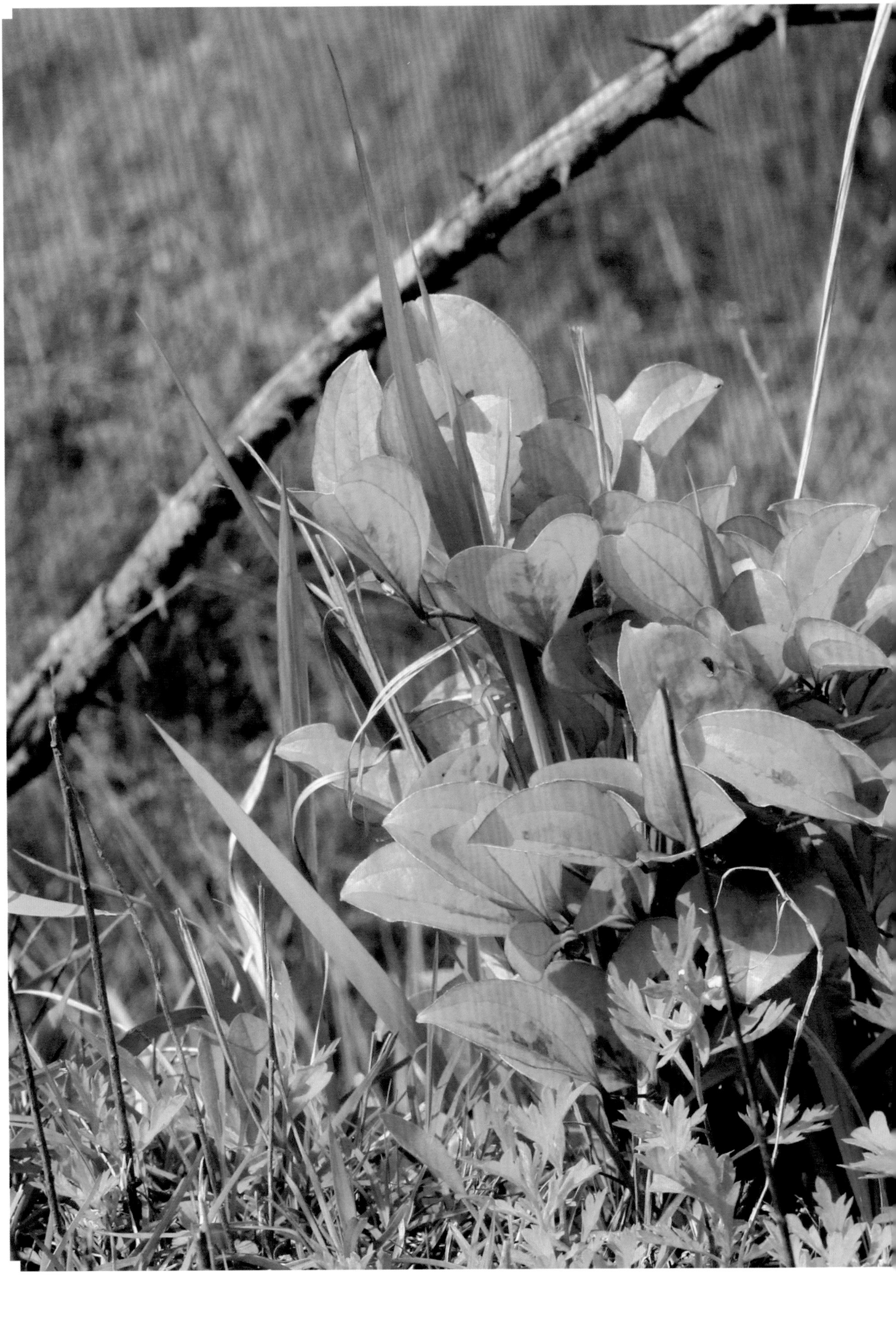

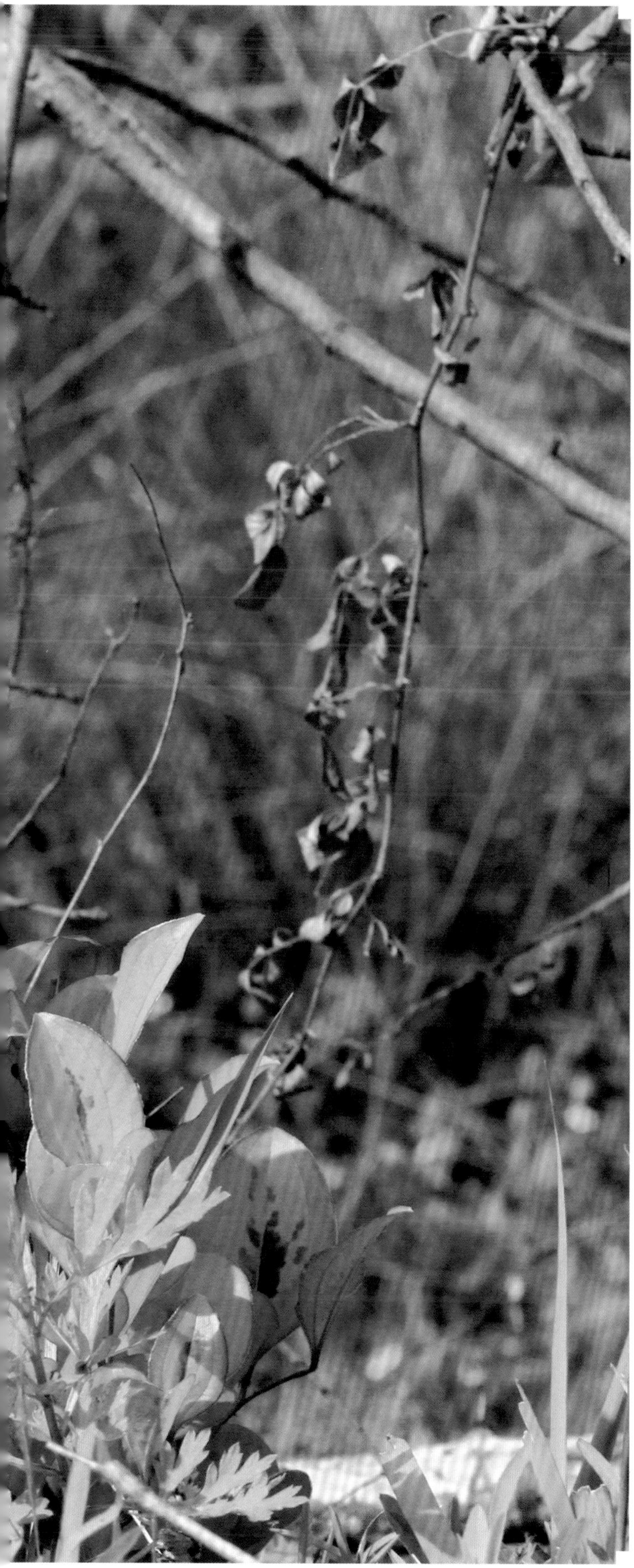

菝葜

【壮药名】勾金刚。

【别　名】金刚藤、铁菱角、马加勒、筋骨柱子、红灯果。

【来　源】本品为百合科植物菝葜 *Smilax china* L. 的干燥根茎。

【性味归经】味甘，性温。归肝、肾、膀胱经。

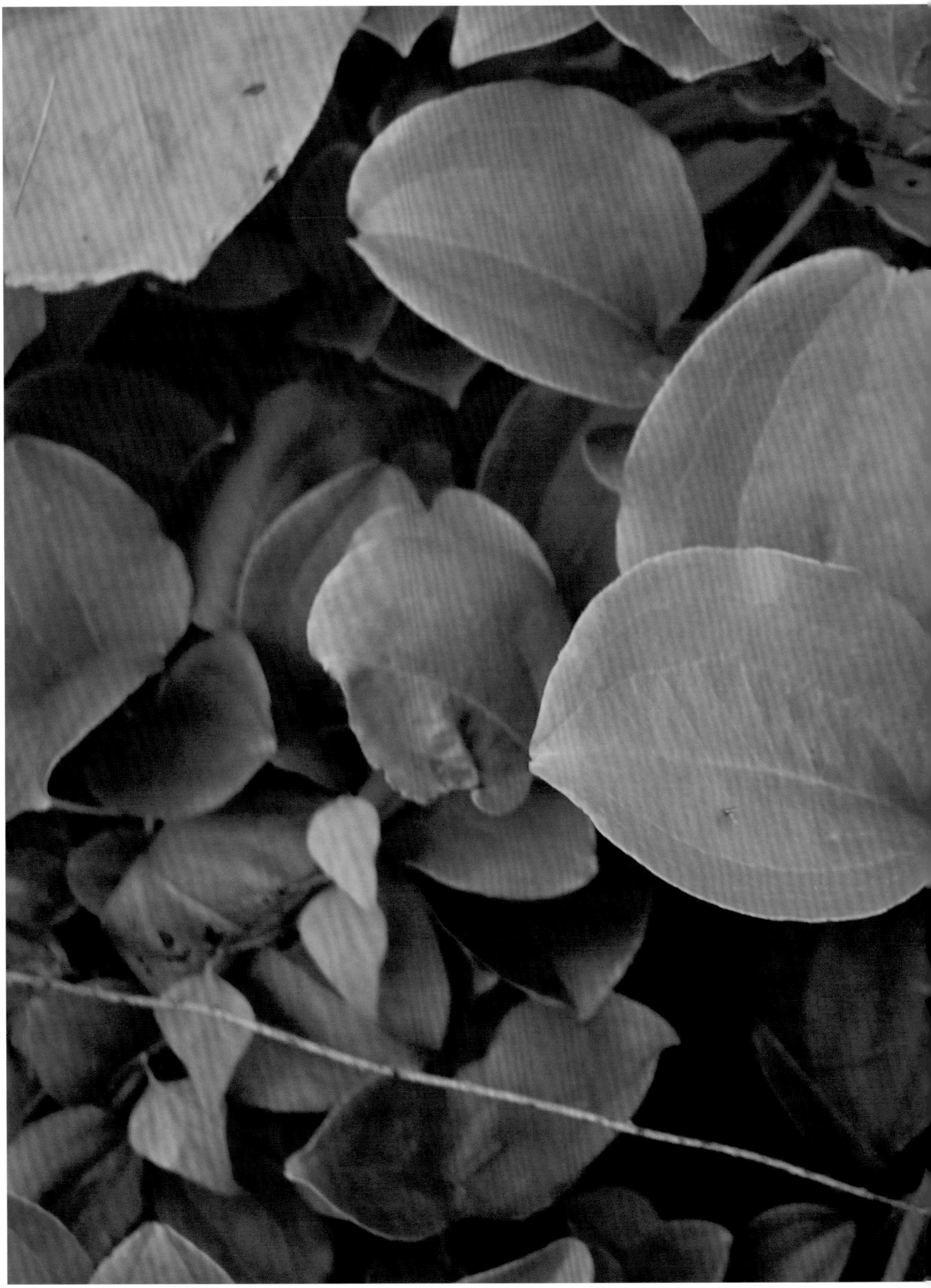

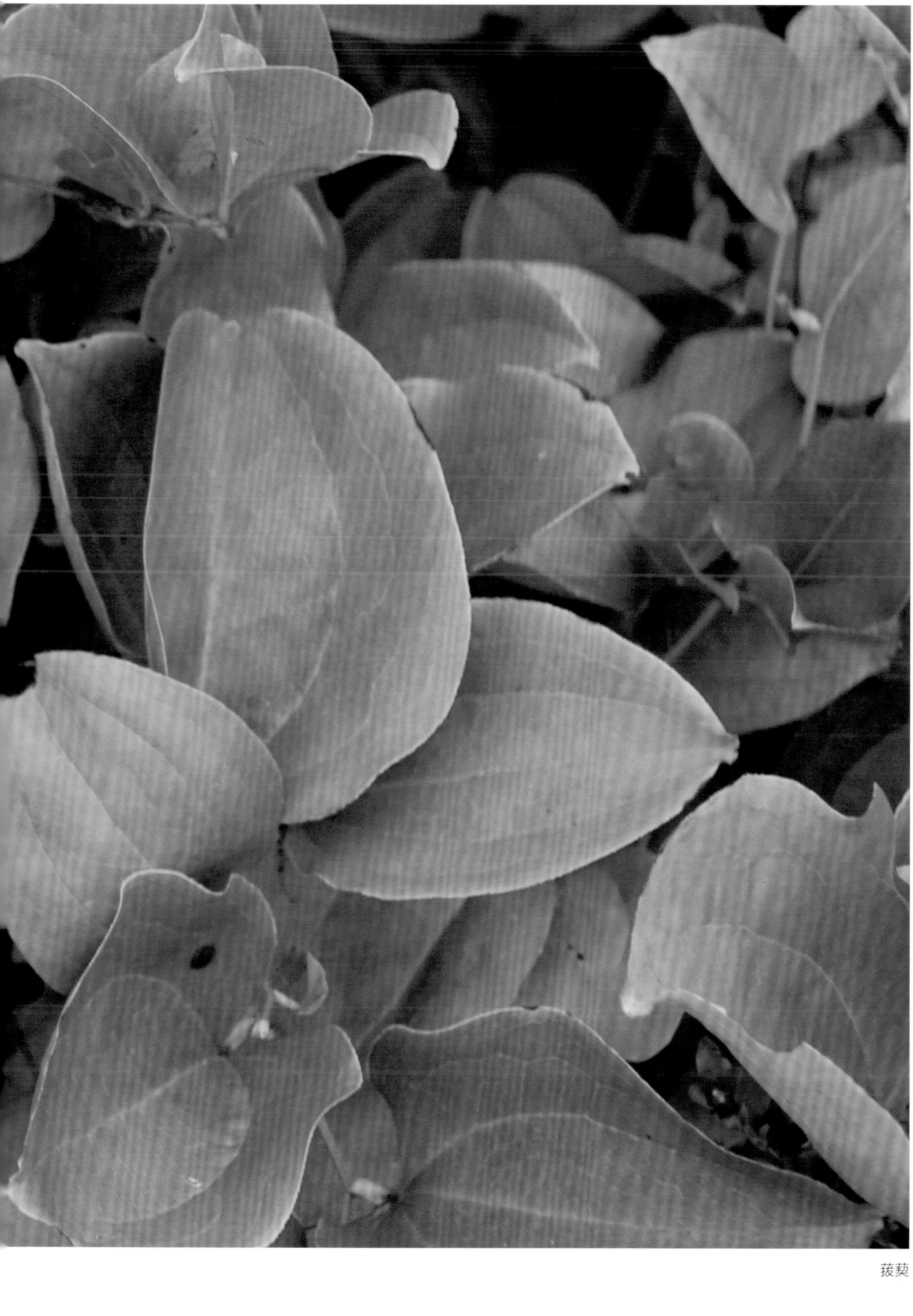

菝葜

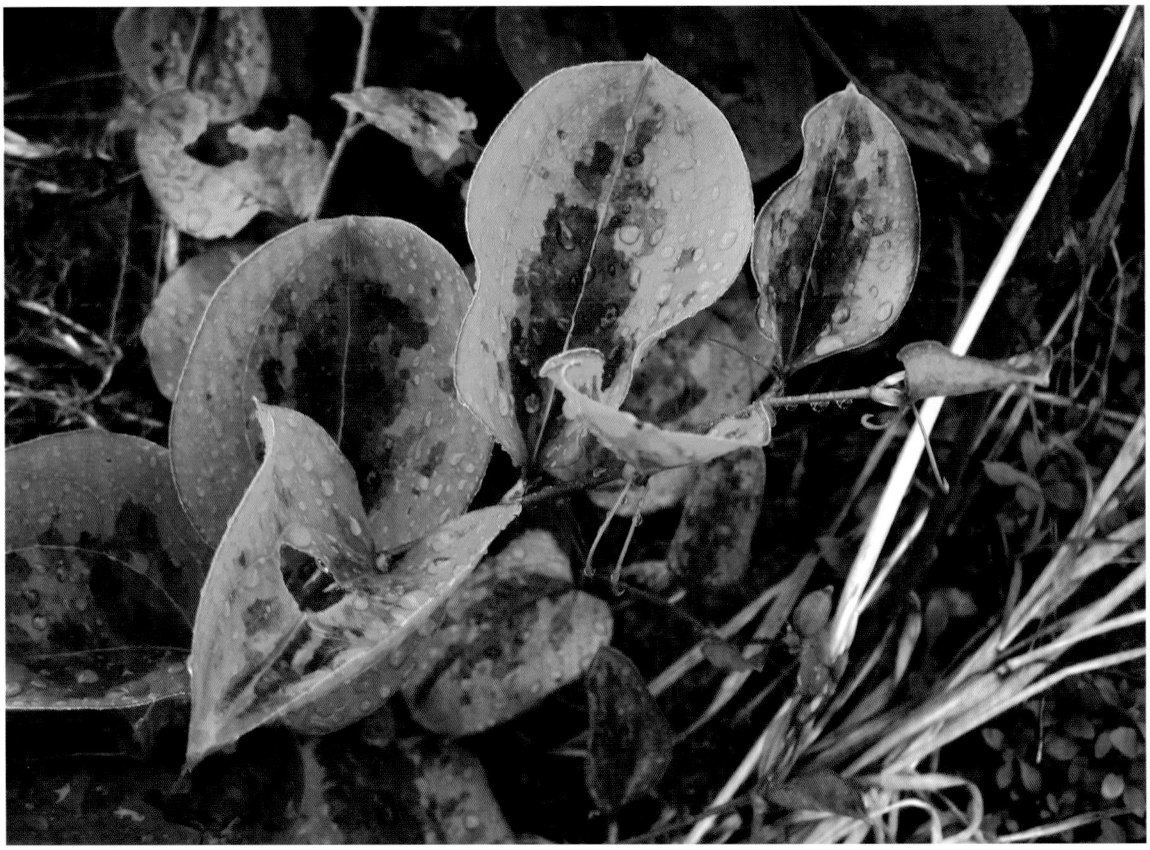

菝葜

识别特征

攀缘状灌木，高 1 ~ 3 m，疏生刺。根茎粗厚，坚硬，为不规则的块根，粗 2 ~ 3 cm。叶互生；叶柄长 5 ~ 15 mm，占全长的 1/3 ~ 1/2，具宽 0.5 ~ 1.0mm 的狭鞘，几乎都有卷须，少有例外，脱落点位于靠近卷须处；叶片薄革质或坚纸质，卵圆形或圆形、椭圆形，长 3 ~ 10 cm，宽 1.5 ~ 5.0 cm，基部宽楔形至心形，下面淡绿色，较少苍白色，有时具粉霜。花单性，雌雄异株；伞形花序生于叶尚幼嫩的小枝上，具十几朵或更多的花，常呈球形；总花梗长 1 ~ 2 cm，花序托稍膨大，近球形，较少稍延长，具小苞片；花绿黄色，外轮花被片 3，长圆形，长 3.5 ~ 4.5 mm，宽 1.5 ~ 2.0 mm，内轮花被片，稍狭。雄蕊长约为花被片的 2/3，花药比花丝稍宽，常弯曲；雌花与雄花大小相似，有 6 枚退化雄蕊。浆果直径 6 ~ 15 mm，熟时红色，有粉霜。花期 2—5 月，果期 9—11 月。

生境分布

生长于海拔 2000 m 以下的林下灌木丛中、路旁、河谷或山坡上。主要分布于我国长江以南各地。

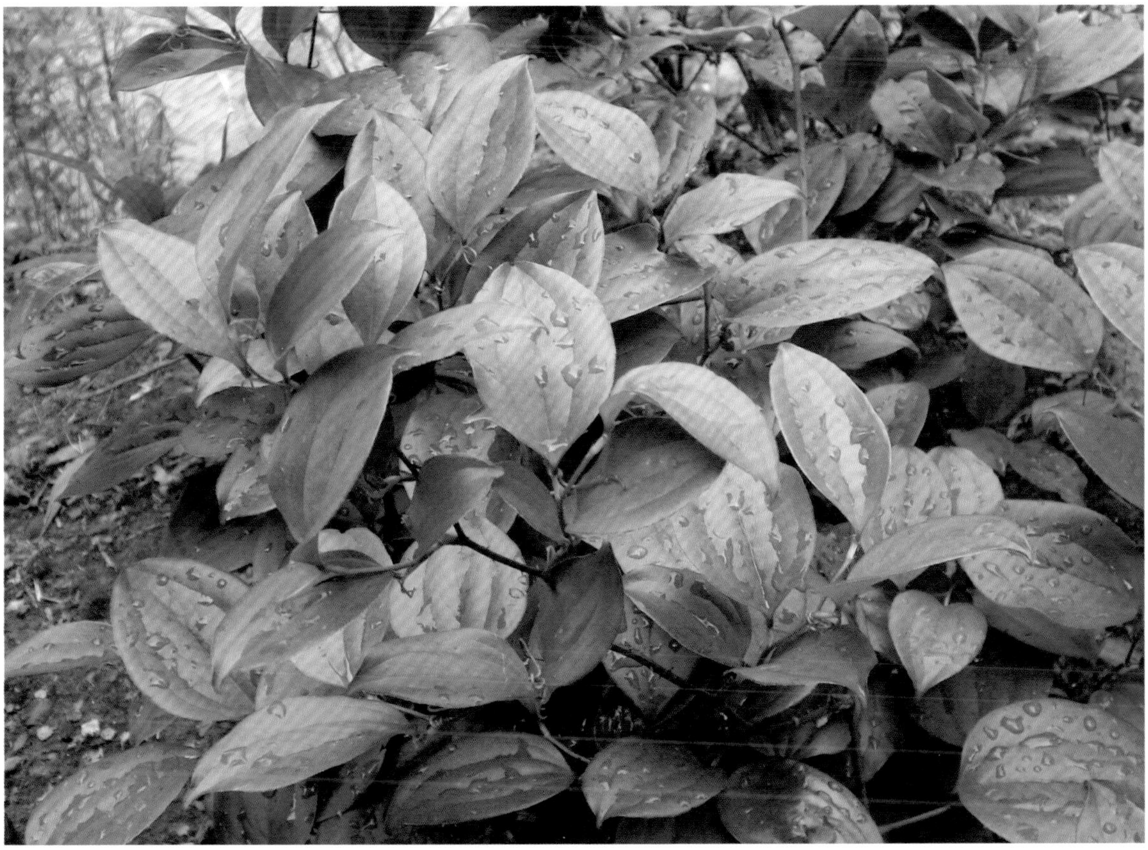

菝葜

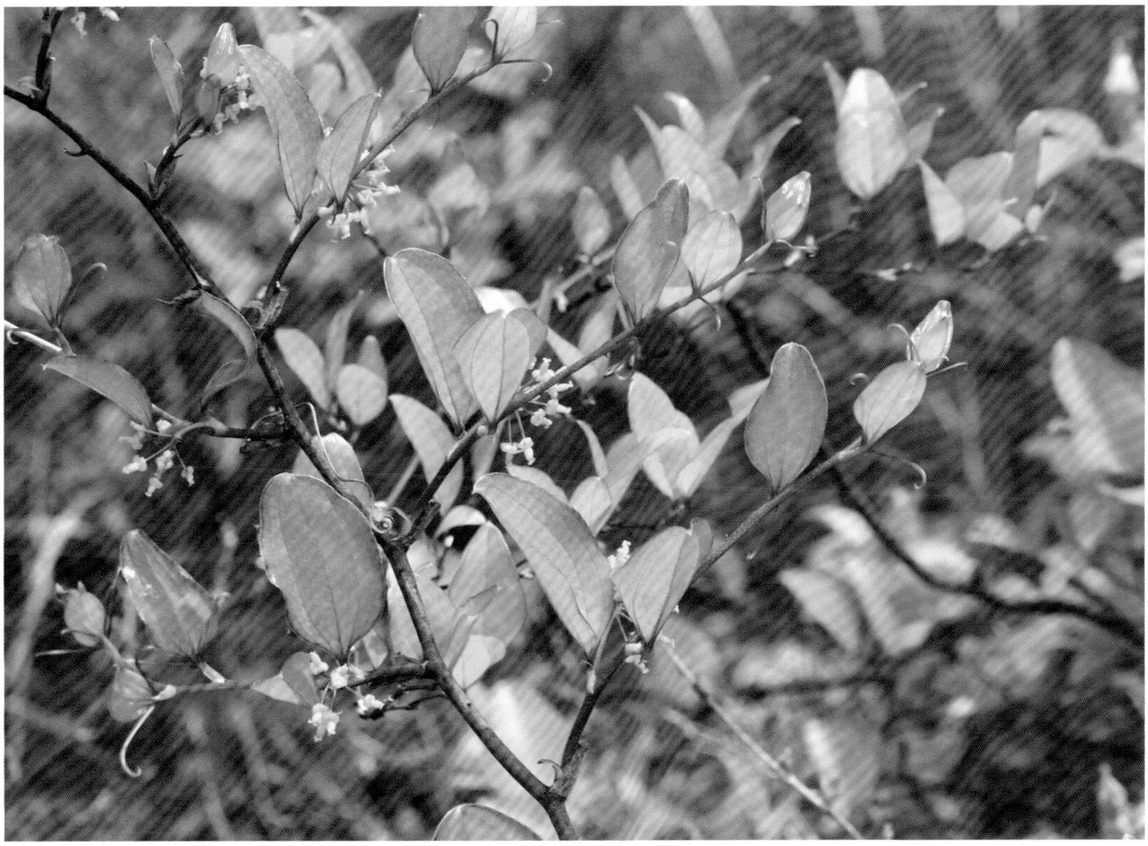

菝葜

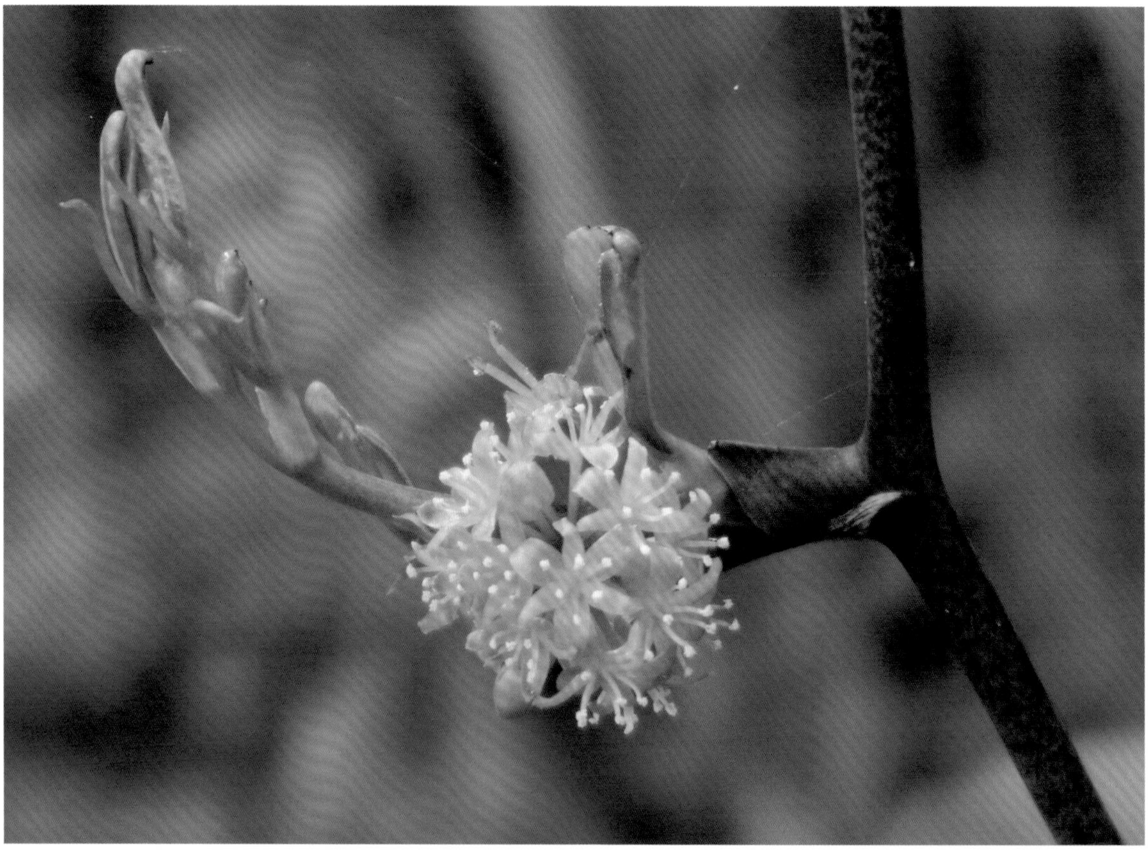

菝葜

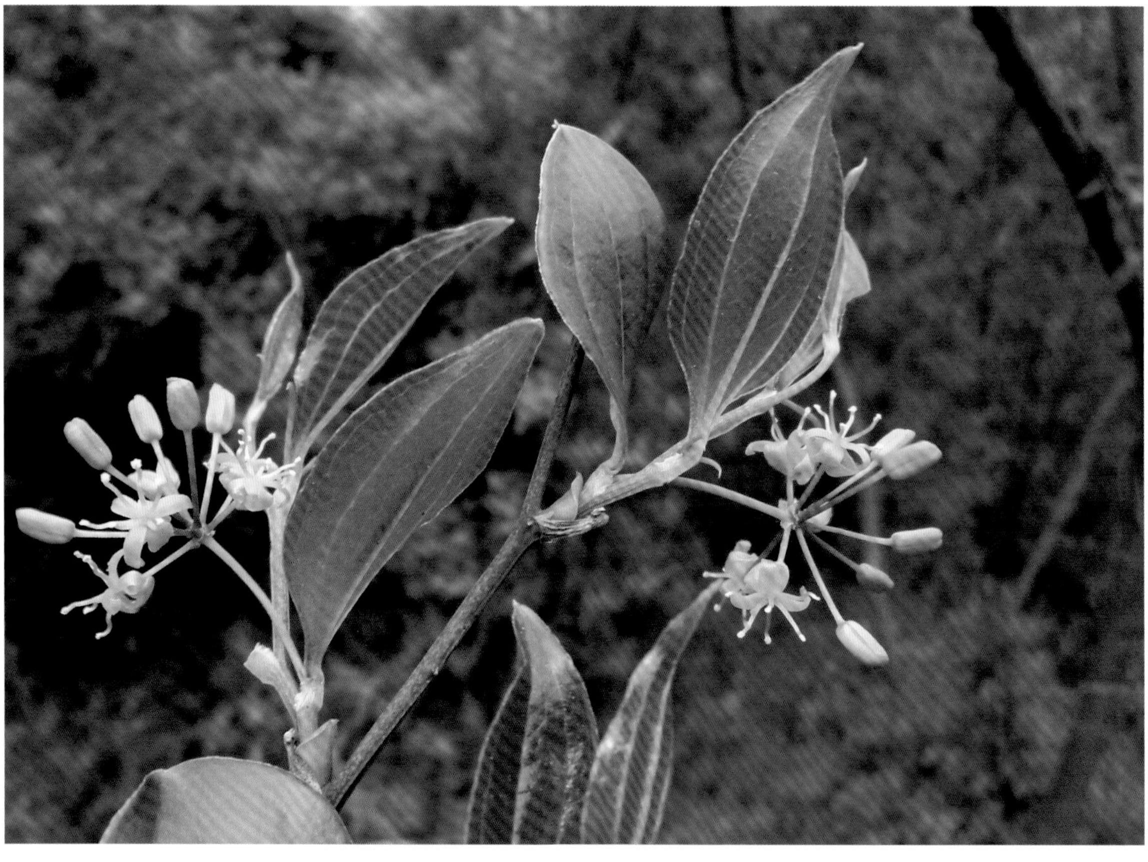

菝葜

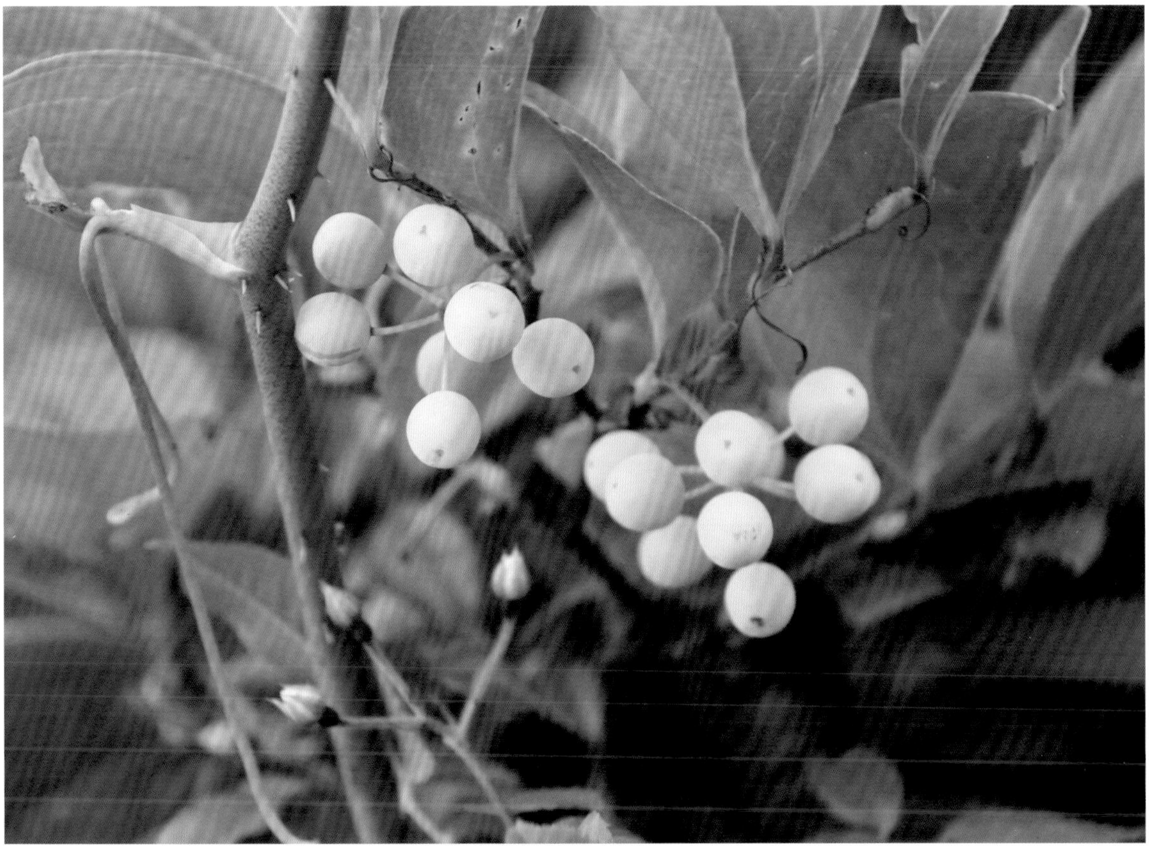

菝葜

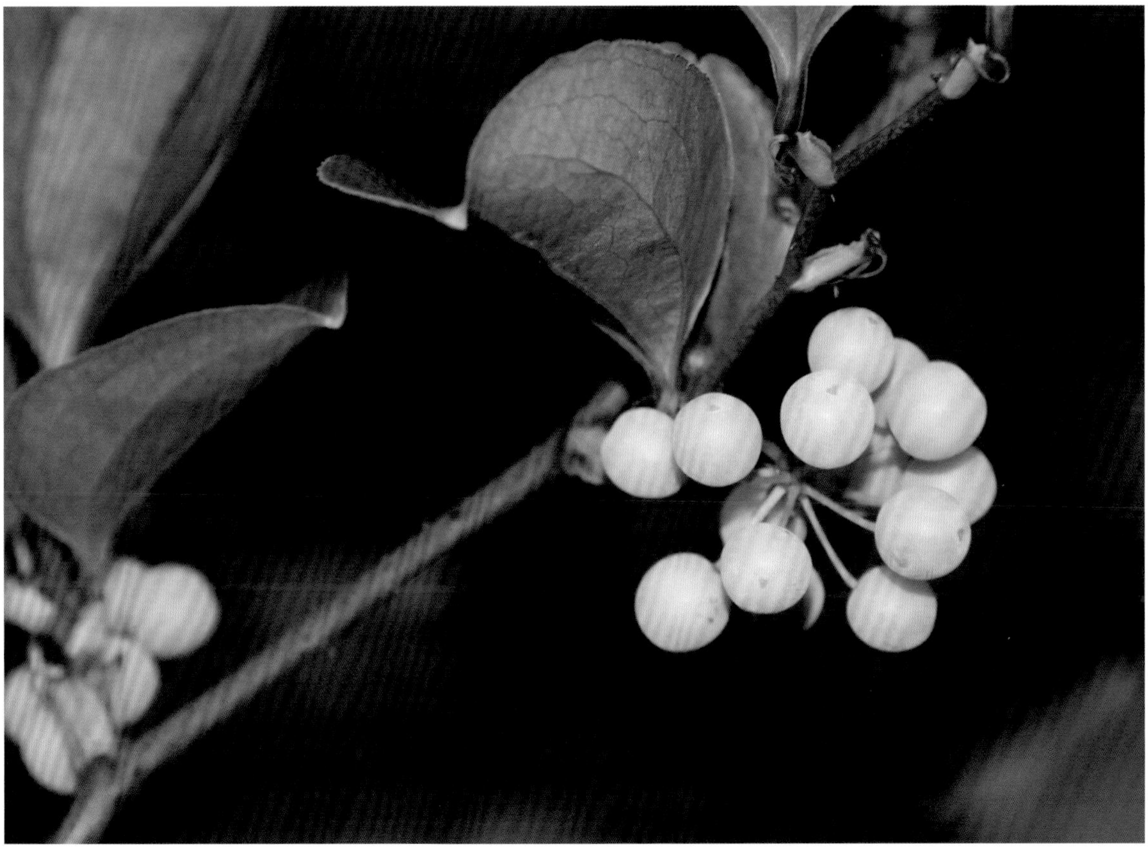

菝葜

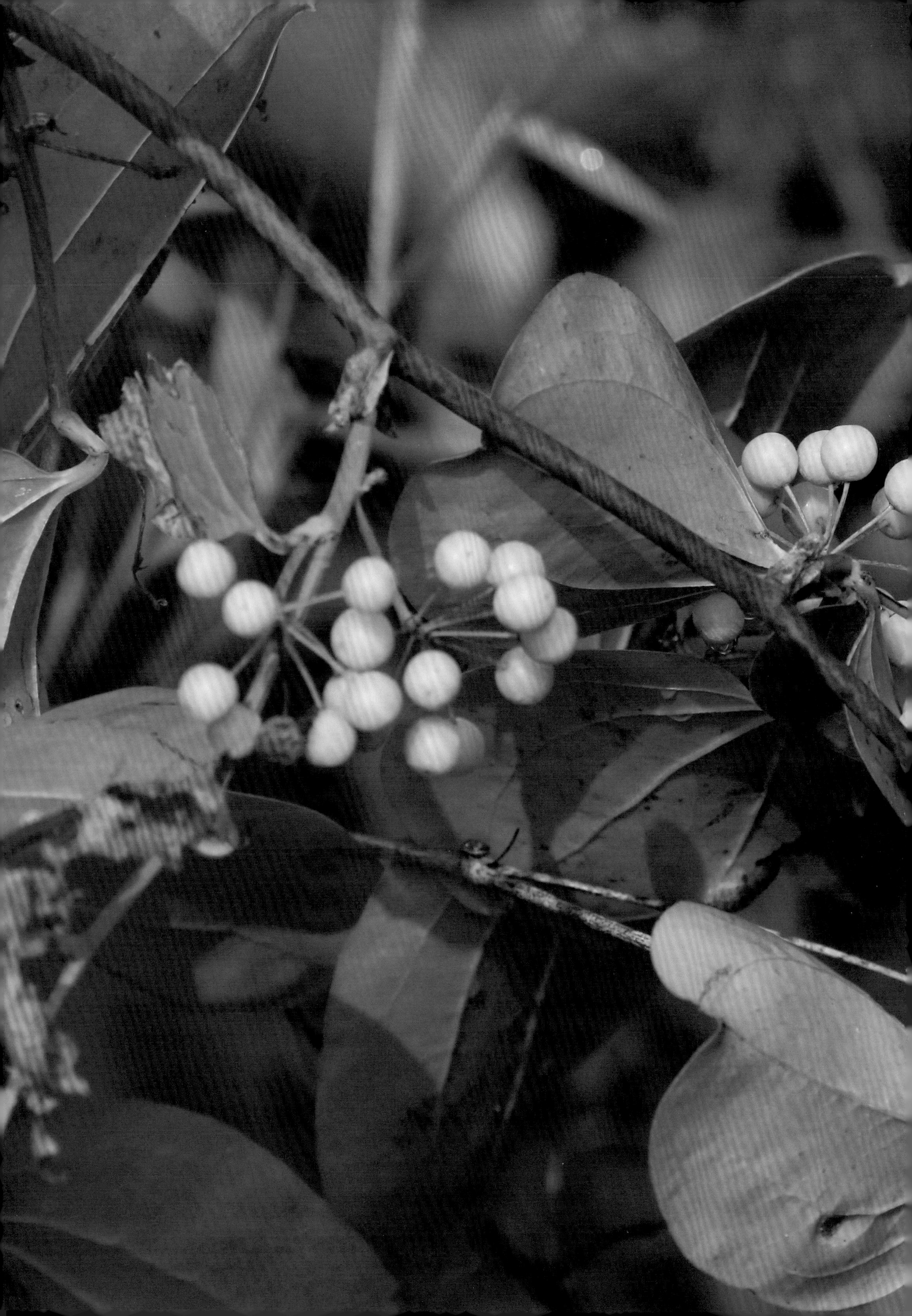

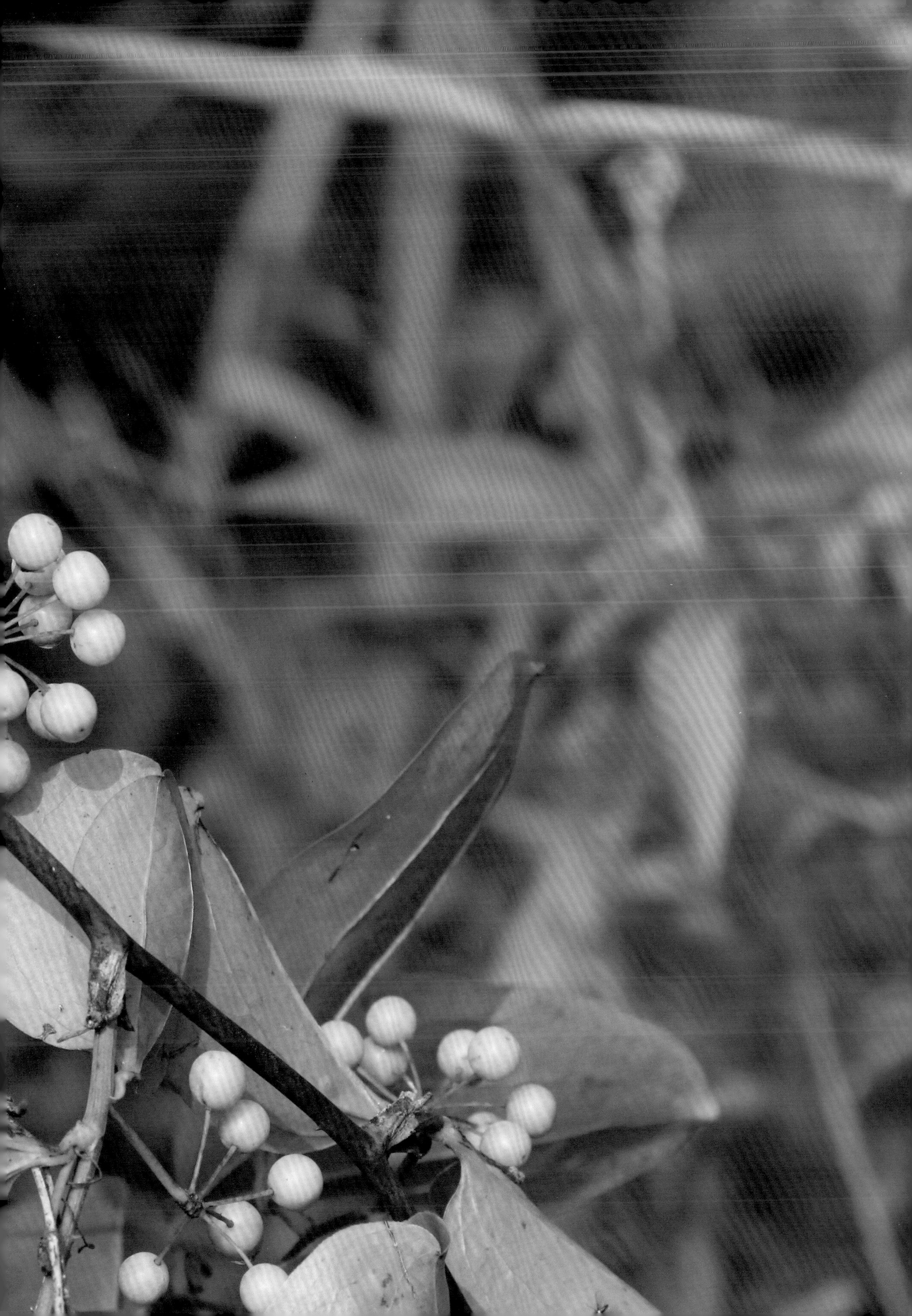

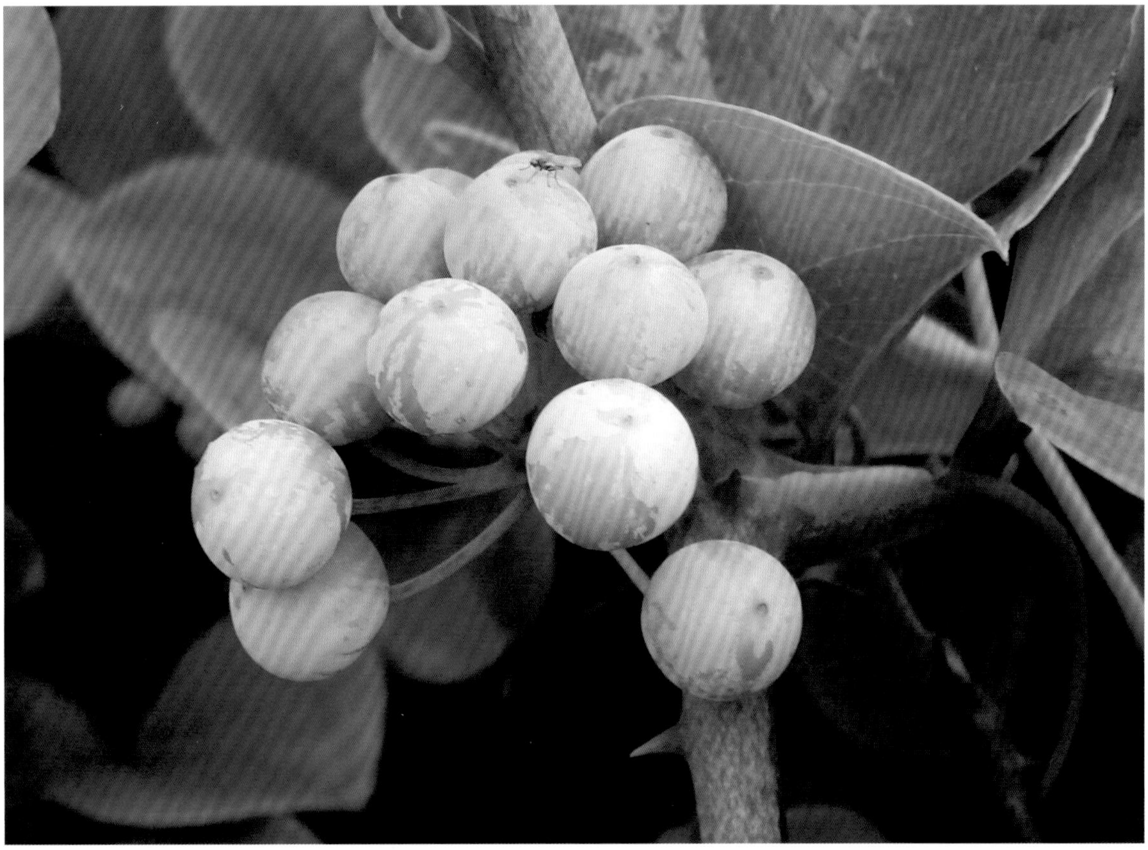

菝葜

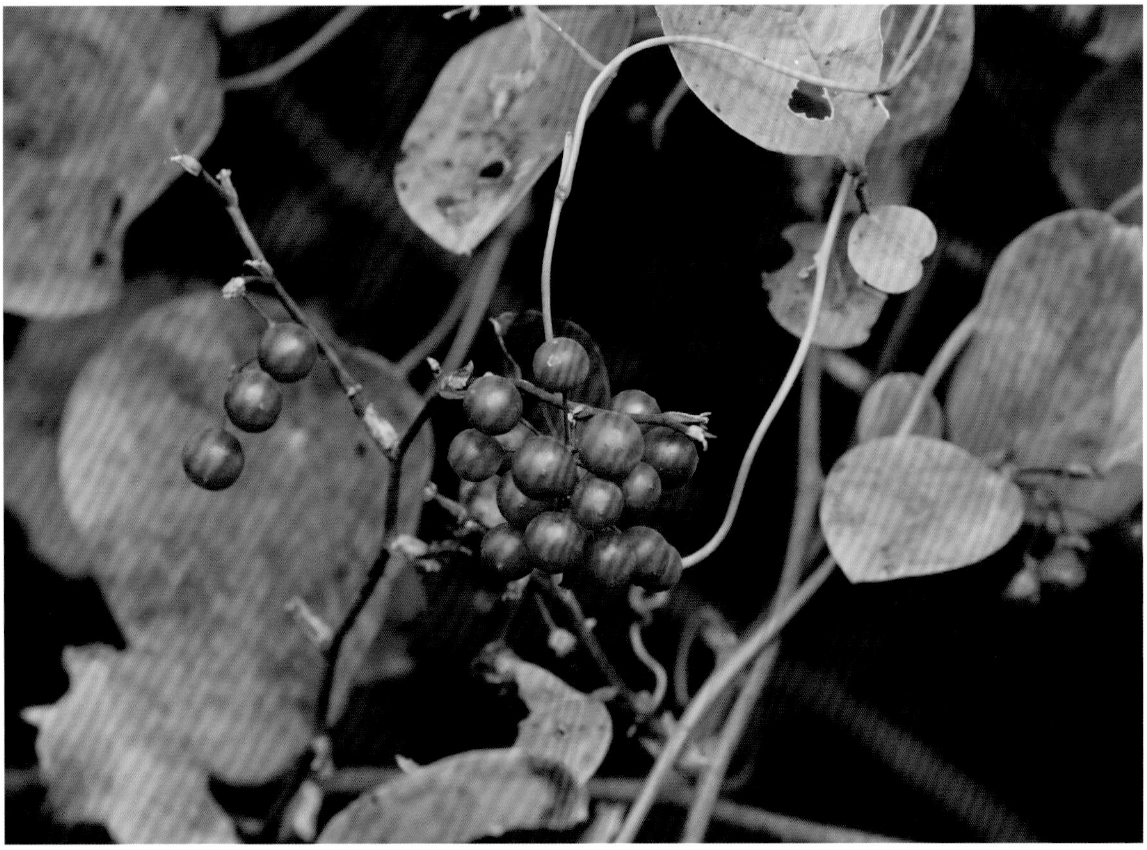

菝葜

采收加工

2月或8月采挖根茎，除去泥土及须根，切片，晒干生用。

药材鉴别

本品根茎呈扁柱形，略弯曲，或不规则形，长10 ~ 20 cm，直径2 ~ 4 cm。表面黄棕色或紫棕色，结节膨大处有圆锥状突起的茎痕、芽痕及细根断痕，或留有坚硬折断的细根，呈刺状，节上有鳞叶；有时先端残留地上茎。质坚硬，断面棕黄色或红棕色，粗纤维性。气微味，味微苦。以根茎粗壮、断面色红者为佳。

功效主治

祛风湿，利小便，消肿毒。主治关节疼痛，肌肉麻木，泄泻，痢疾，水肿，淋病，疔疮，肿毒，瘰疬，痔疮。

用法用量

内服：9 ~ 15 g，大剂量30 ~ 90 g，浸酒服或入丸、散服。外用：煎水熏洗。

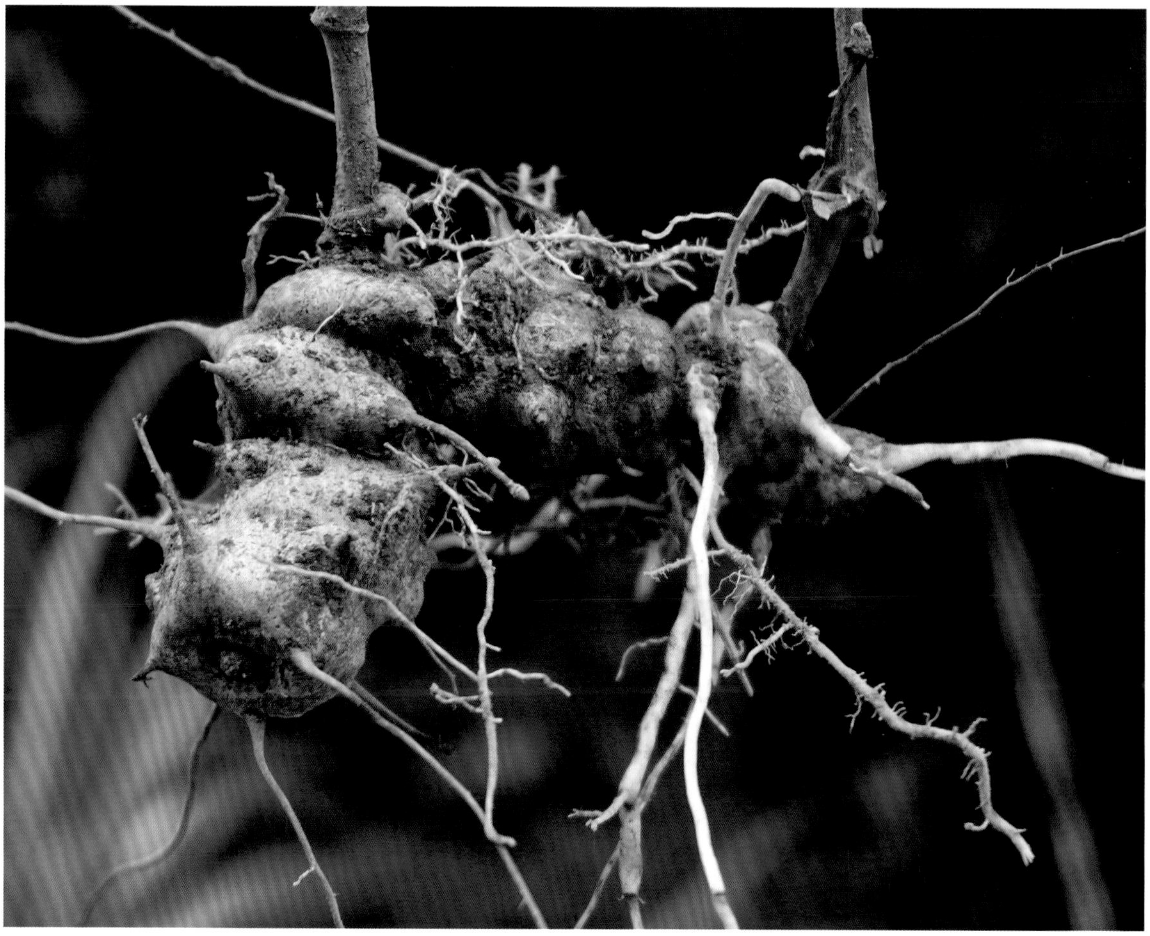

菝葜

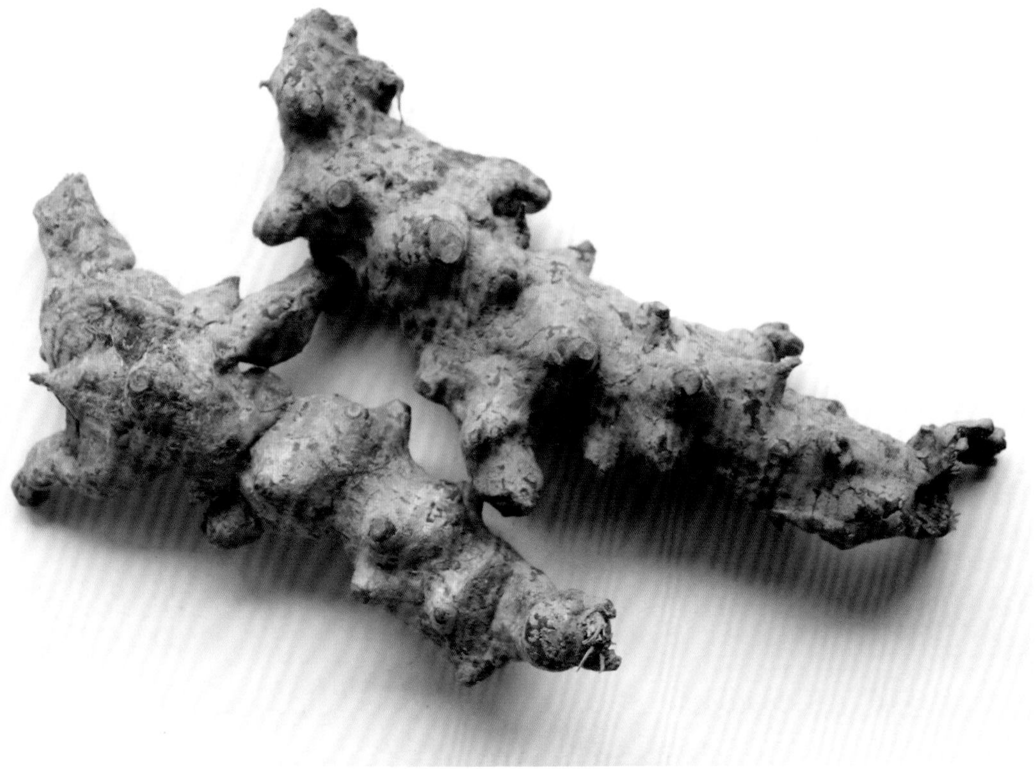

菝葜药材

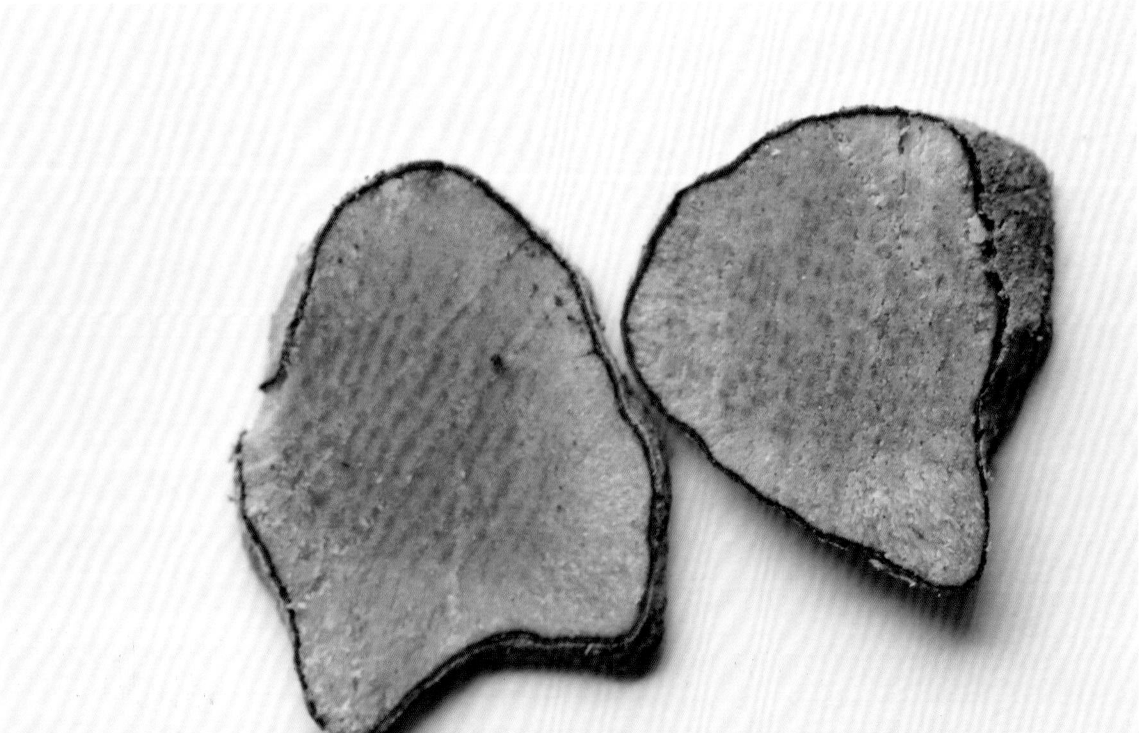

菝葜药材

民族药方

1．风湿性关节炎　鲜菝葜根 1000 g。用乙醇提取法制成 300 ml 注射液，每安瓿 2 ml，每次肌内注射 2 ml，每日 1 次。

2．牛皮癣　菝葜根 20 ~ 40 g。用温开水 1500 ml 浸泡 10 小时，煮沸 40 ~ 80 分钟，饭后服，每日 2 ~ 3 次。

3．风湿关节痛　①菝葜、活血龙、山楂根各 15 ~ 25 g。水煎服。②菝葜、虎杖各 50 g，寻骨风 25 g，白酒 750 ml。上药泡酒 7 日，每次服一酒盅（约 25 ml），早、晚各服 1 次。

4．筋骨麻木　菝葜适量。浸酒服。

5．小便多、滑数不禁　菝葜适量。研为细末，以好酒调 15 g 服用。

6．胃肠炎　菝葜根状茎 100 ~ 200 g。水煎服。

7．乳糜尿　菝葜根状茎、楤木根各 50 g。水煎服，每日 1 剂。

8．癌症　菝葜根状茎 50 ~ 750 g。洗净切片，晒干，水浸 1 小时，文火浓煎 3 小时去渣，加猪肥肉 50 ~ 100 g，煮 1 小时，取药液 500 ml，1 日内分数次服完。

9．烧烫伤　新鲜菝葜叶（烤干，不要烤焦）适量。研成 80 ~ 100 g 粉末，用时加麻油调成糊状，每日涂患处 1 ~ 2 次。

使用注意

服药期间忌茶、醋。

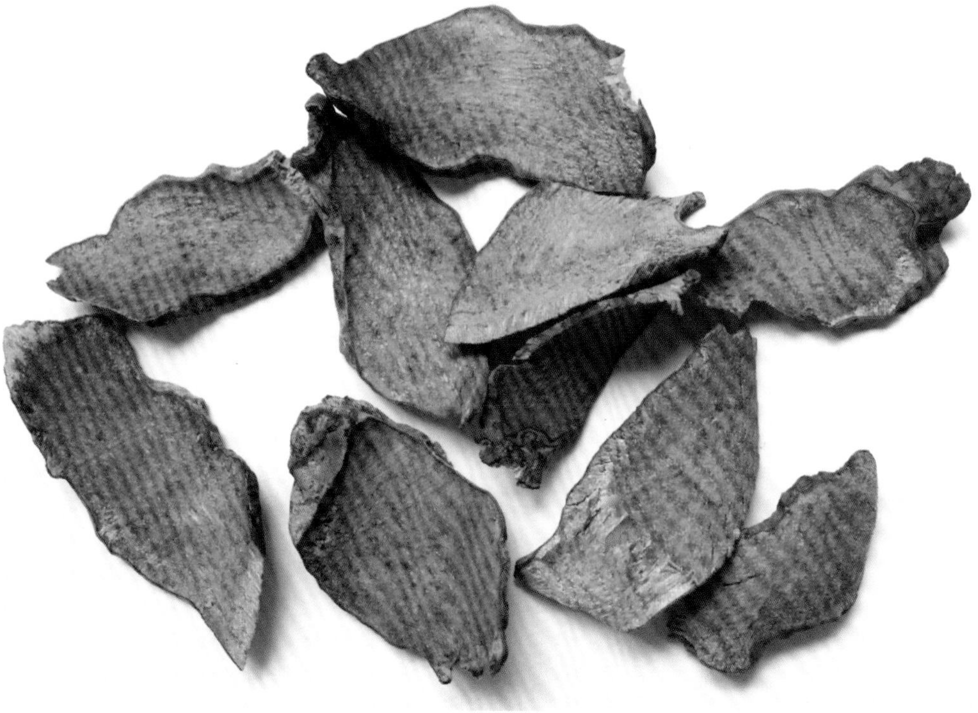

菝葜饮片

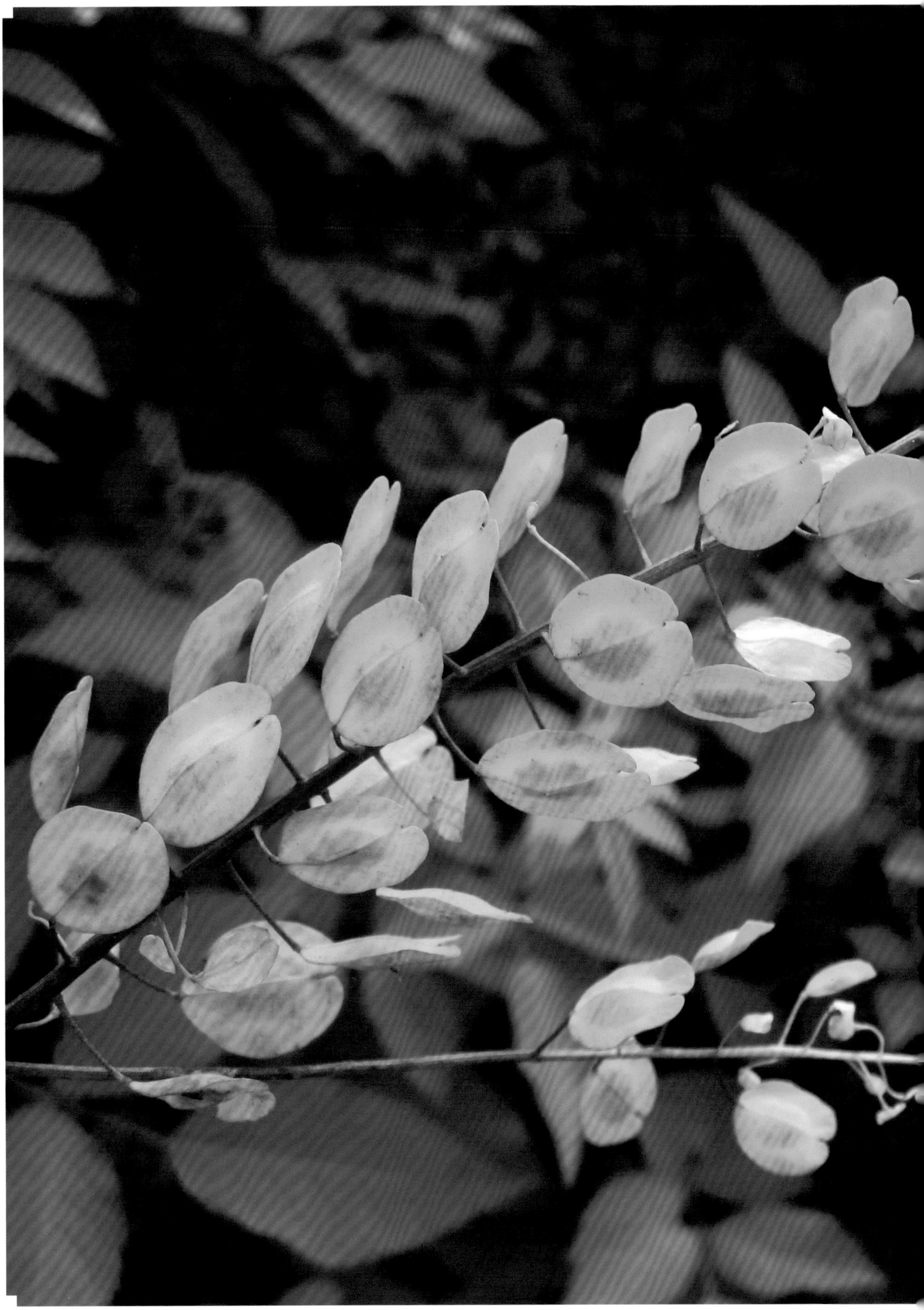

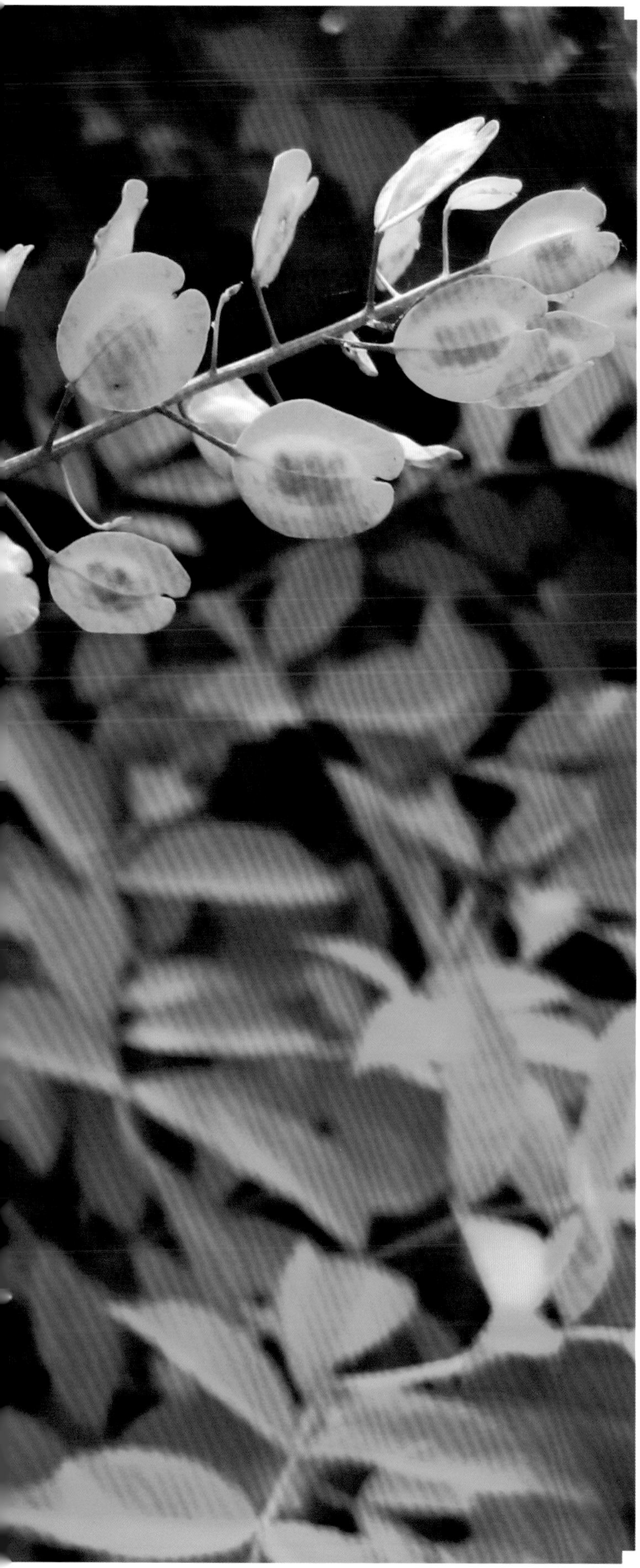

菥蓂

【壮药名】棵习明。

【别　名】大蕺、析目、老荠、郭璞注、遏蓝菜、花叶荠、水荠、老鼓草。

【来　源】本品为十字花科植物菥蓂 *Thlaspi arvense* L. 的干燥地上部分。

【性味归经】味辛，性平。归肝、胃、大肠经。

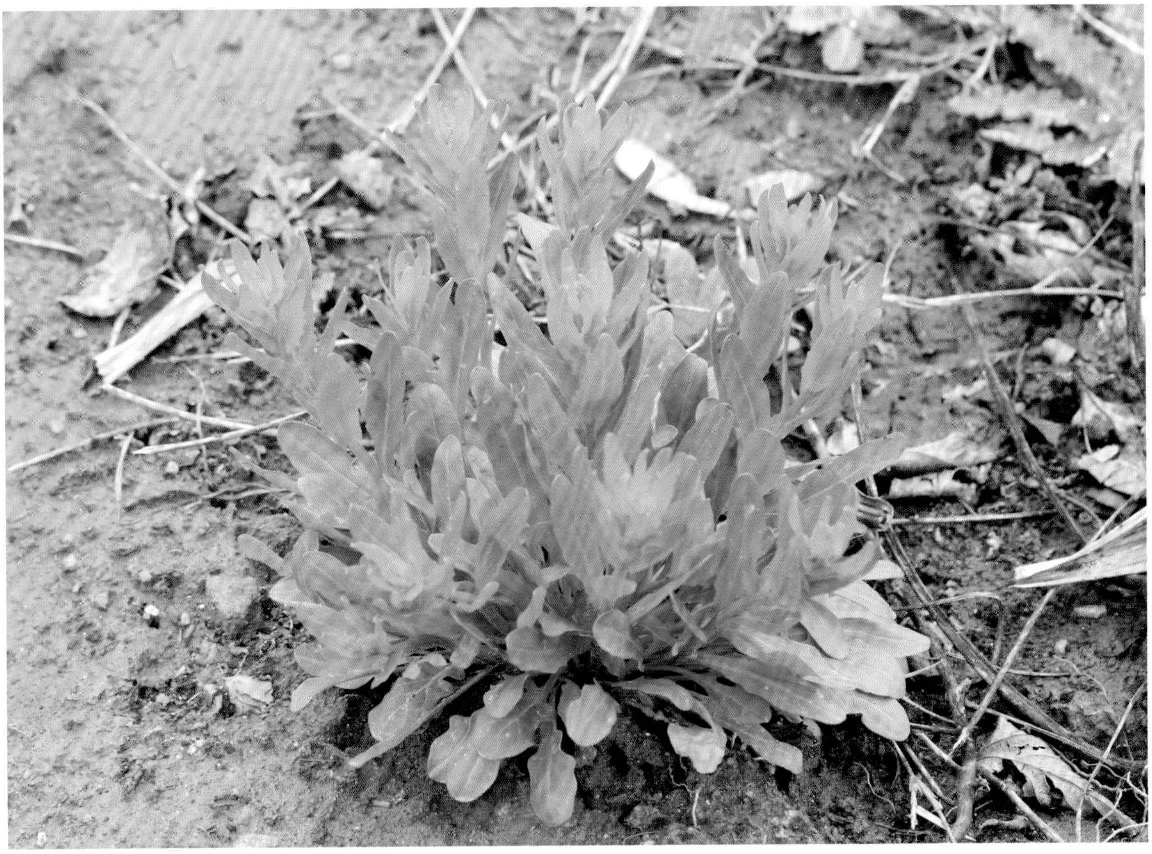

菥蓂

识别特征

一年生草本，高 20 ~ 60 cm。全株无毛。茎直立，单一或有分枝。叶互生，基生叶倒卵状长圆形，长 3 ~ 5 cm，宽 1 ~ 1.5 cm，先端钝或急尖，基部楔形；茎生叶长圆状披针形或倒披针形，长 1 ~ 5 cm，宽 0.5 ~ 1 cm，先端钝，基部箭形，边缘具疏齿，无柄，耳状抱茎，总状花序顶生，果期可长达 20 cm；花梗长 0.5 ~ 1.8 cm。花白色；萼片 4，黄绿色，椭圆形，长约 2.5 mm，宽约 1 mm，边缘白色膜质；花瓣 4，匙形，长约 3.5 mm，宽约 1.2 mm，先端钝圆，基部变狭呈爪状；雄蕊 6。短角果扁平，近倒心形，先端凹缺，周围具宽翅，翅宽约 2 mm，基部圆形，长 1.3 ~ 1.6 cm，宽 0.9 ~ 1.3 cm，2 室，每室有种子 5 ~ 10 粒。种子红褐色，倒卵形，表面有同心圆状花纹。花、果期 5—8 月。

生境分布

生长于海拔 4000 m 以下的田边、村寨附近、沟边及山谷草地。分布于西藏各地，青海、甘肃、云南等省区也有分布。

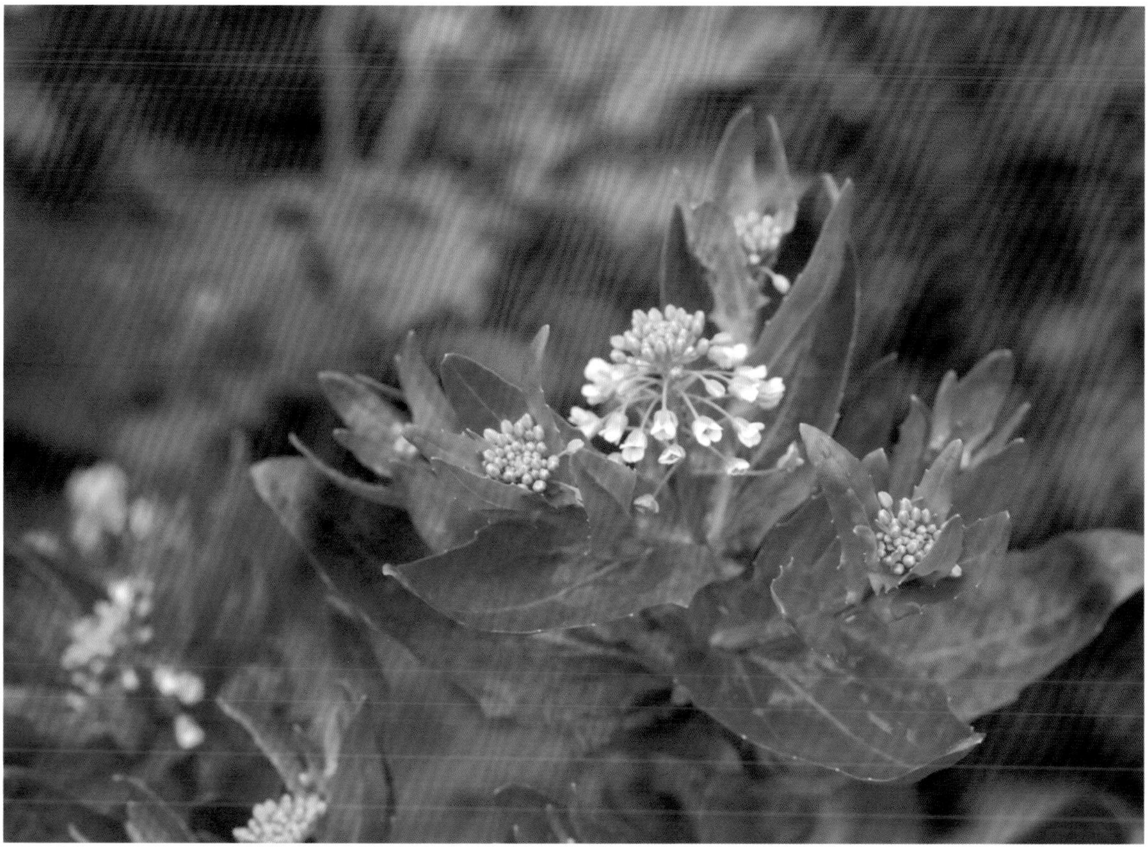

菥蓂

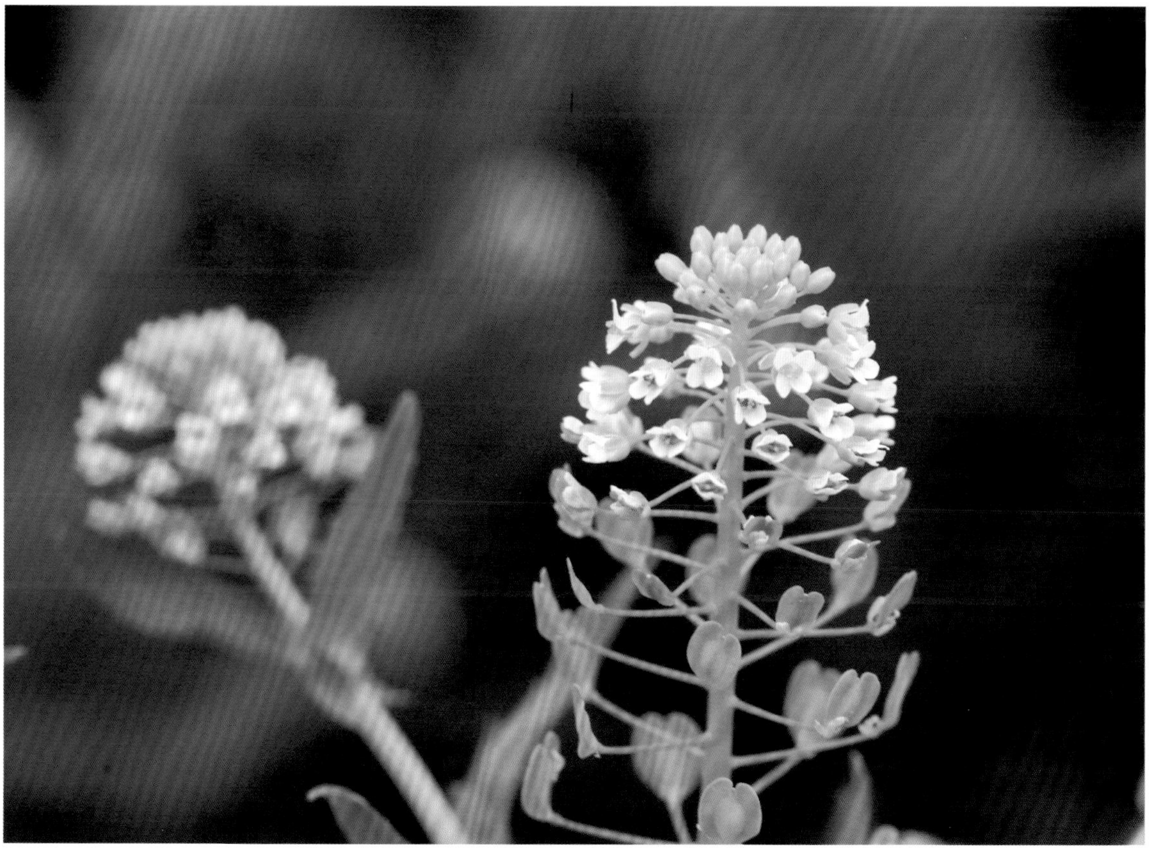

菥蓂

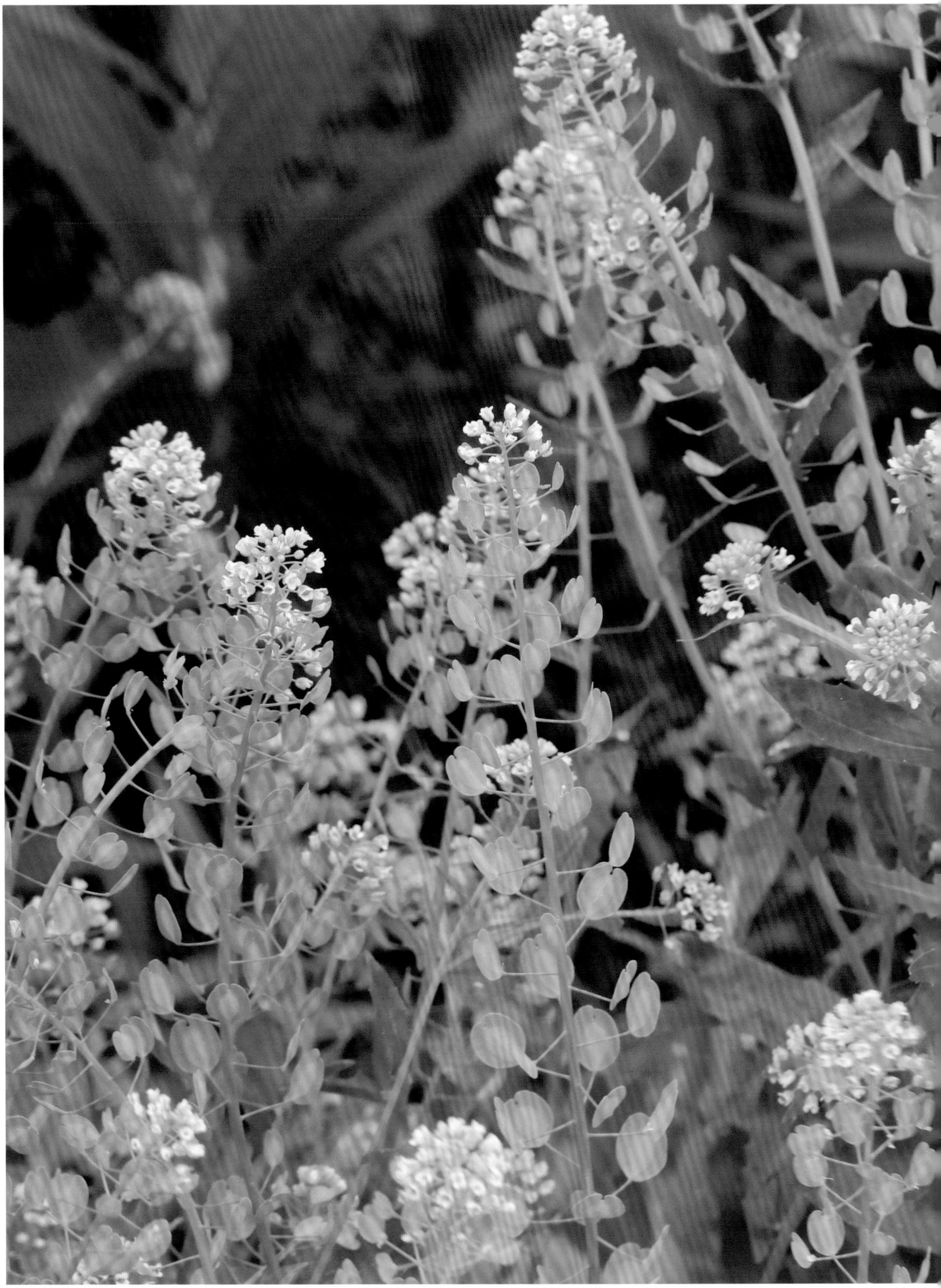

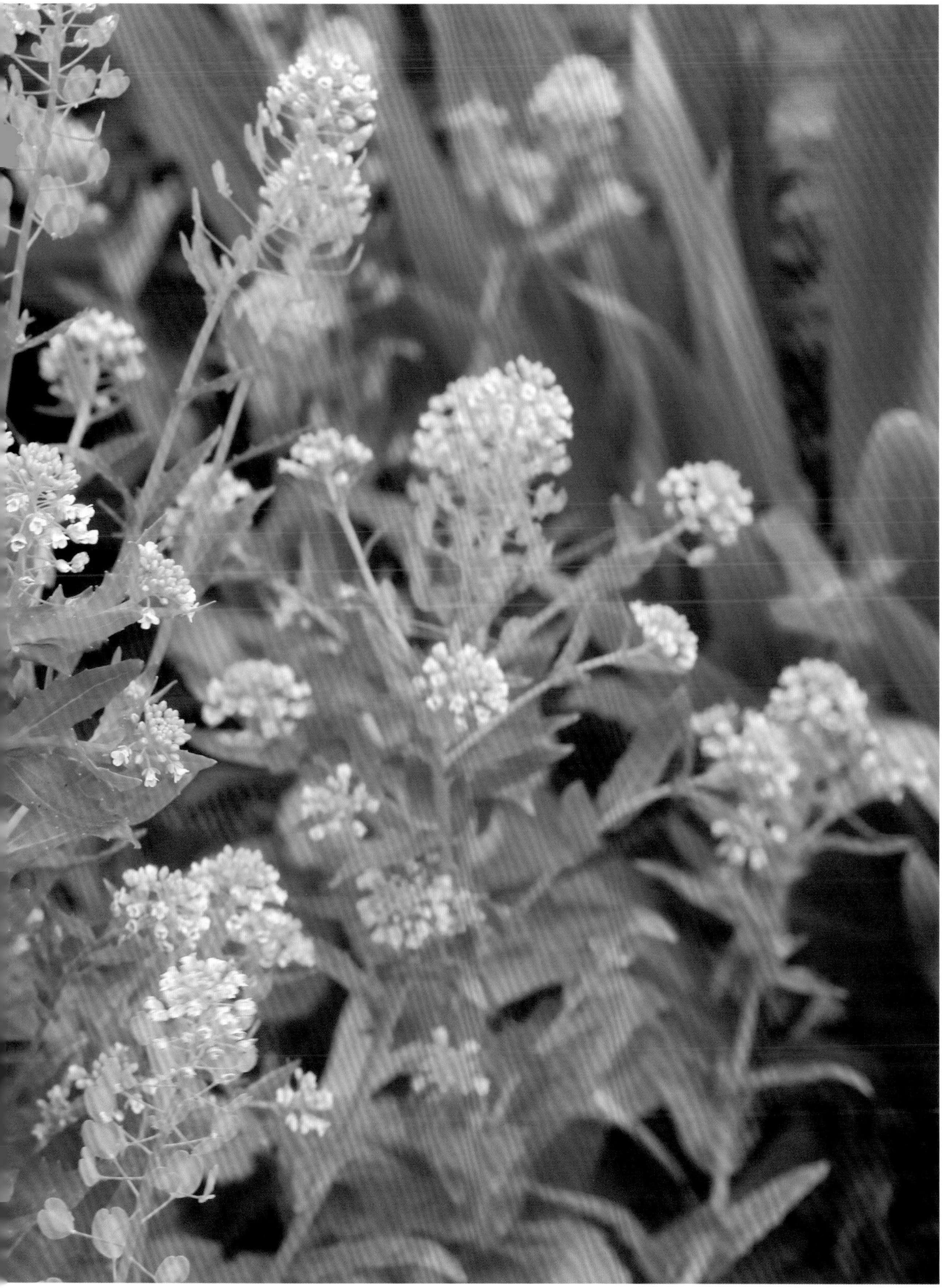

菥蓂

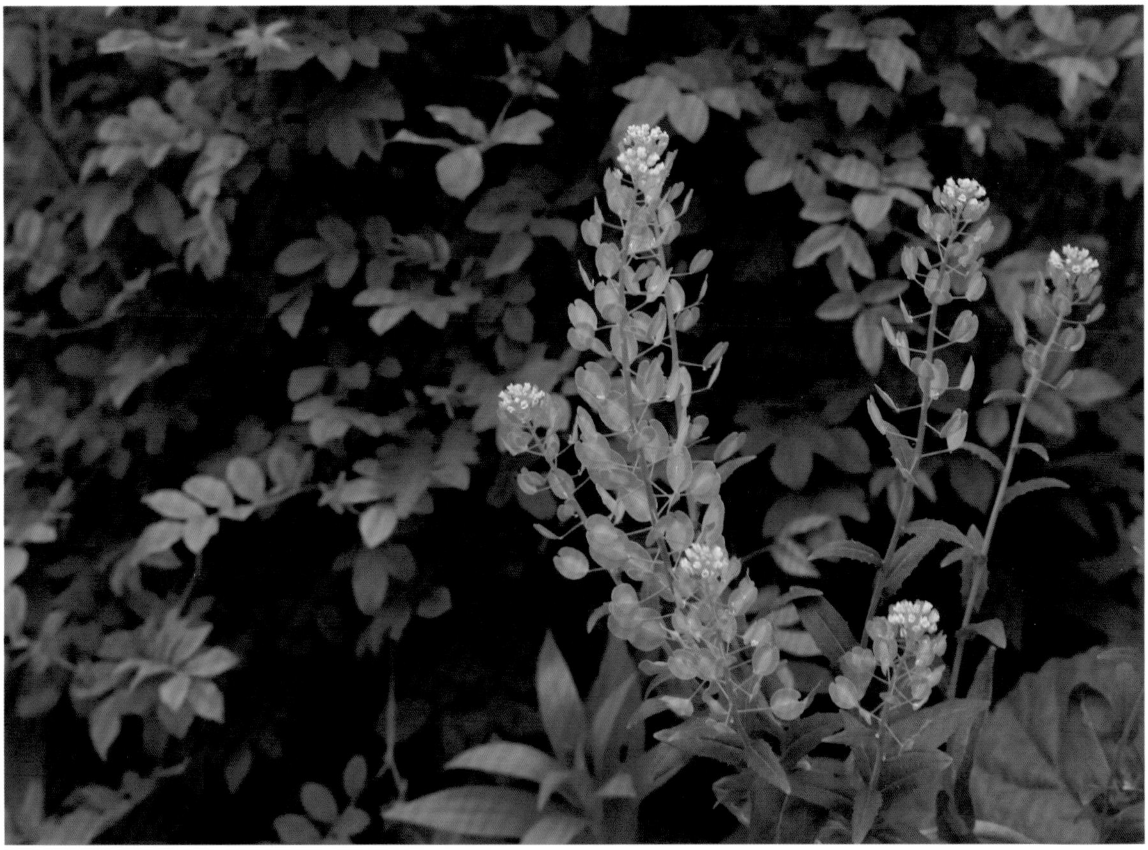

菥蓂

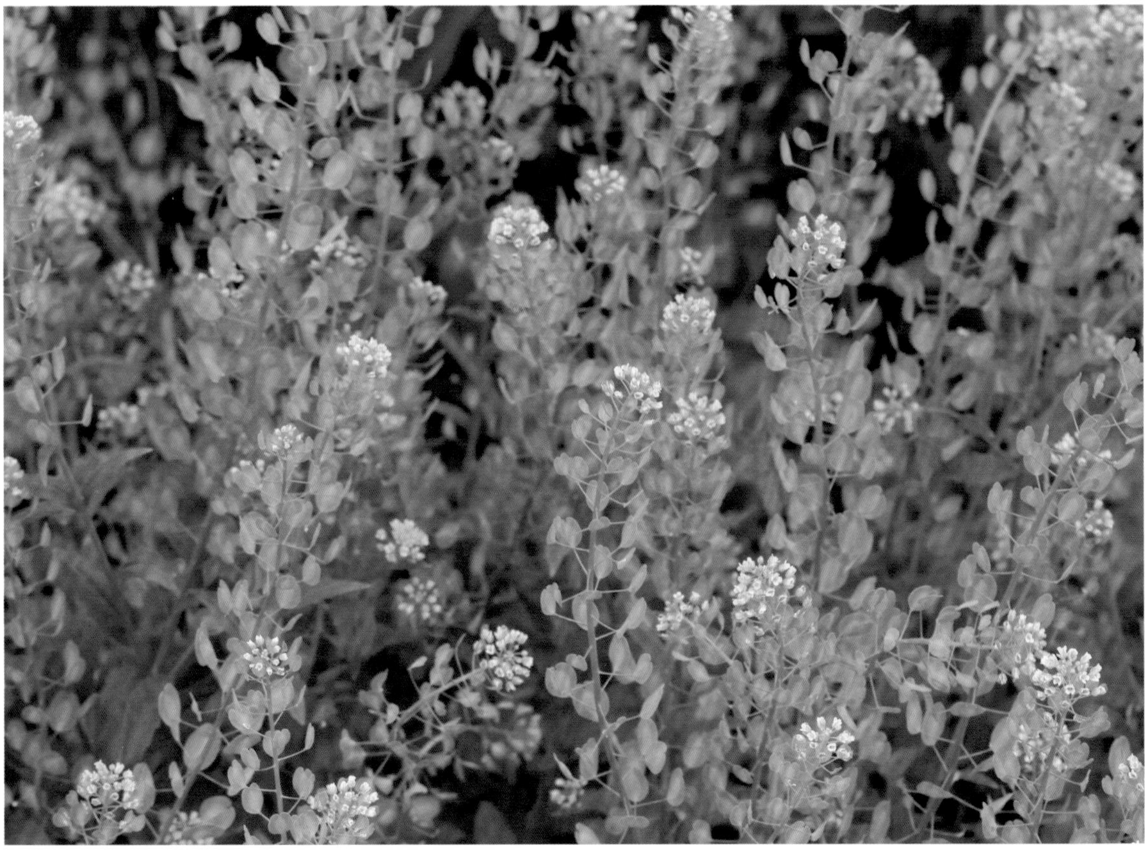

菥蓂

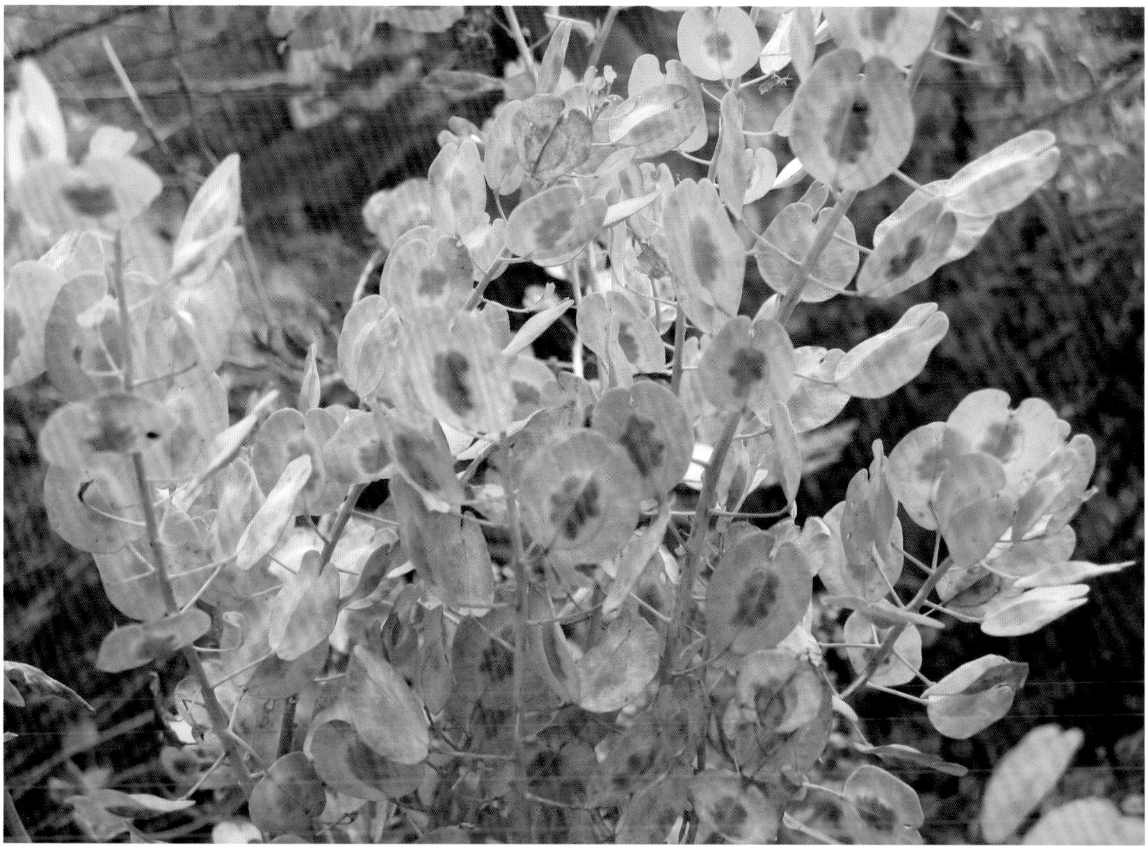

菥蓂

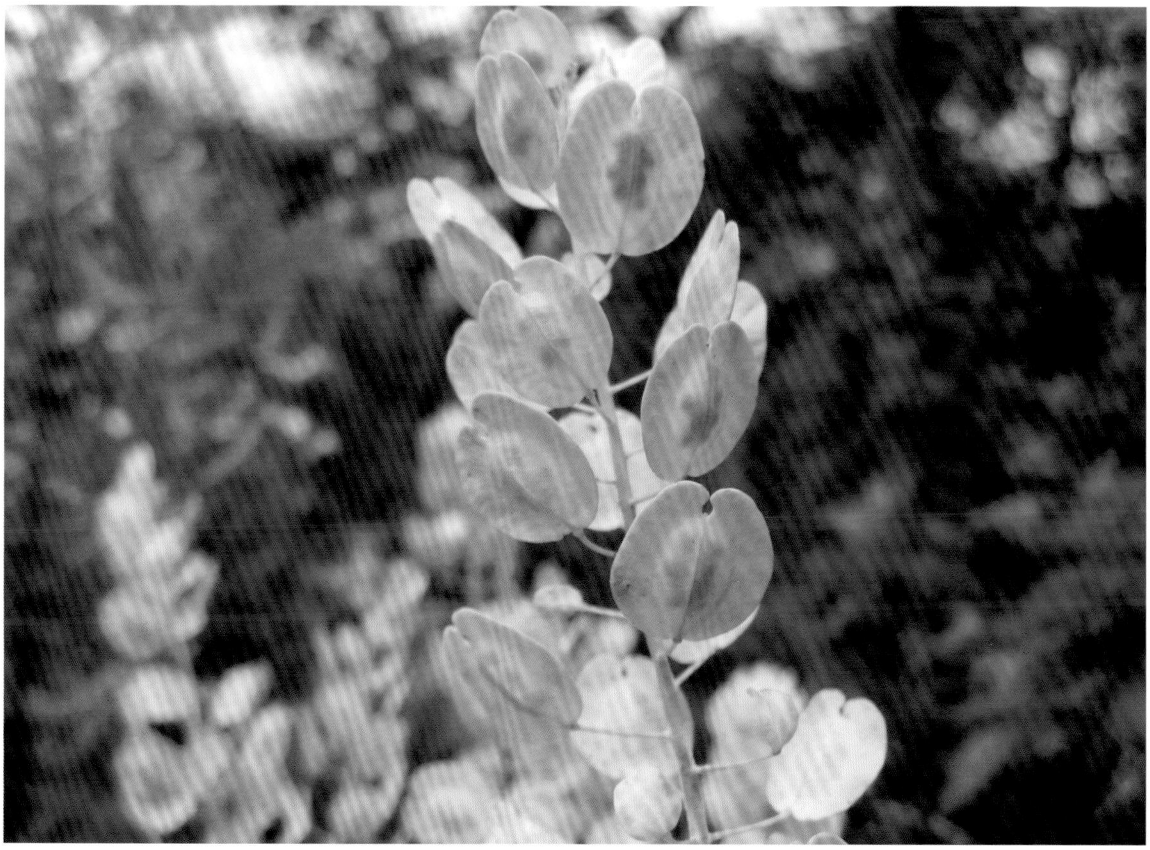

菥蓂

采收加工

夏季果实成熟时采收，除去杂质，干燥。

药材鉴别

本品茎呈圆柱形，长 20 ~ 40 cm，直径 0.2 ~ 0.5 cm，表面黄绿色或灰黄色，有细纵棱线，质脆，易折断，断面髓部白色。叶互生，披针形，基部叶多为倒披针形，多脱落。总状果序生于茎枝顶端和叶腋，果实卵圆形而扁平，直径 0.5 ~ 1.3 cm，表面灰黄色或灰绿色，中心略隆起，边缘有翅，宽约 0.2 cm，两面中间各有 1 条纵棱线，先端凹陷，基部有细果梗，长约 1 cm，果实内分 2 室，中间有纵隔膜，每室种子 5 ~ 7 粒。种子扁卵圆形。

功效主治

清热解毒，利湿消肿，和中开胃。主治阑尾炎，肺脓肿，痈疖肿毒，丹毒，子宫内膜炎，白带，肾小球肾炎，肝硬化腹水，小儿消化不良。

用法用量

内服：9 ~ 15 g，鲜品加倍，煎汤。

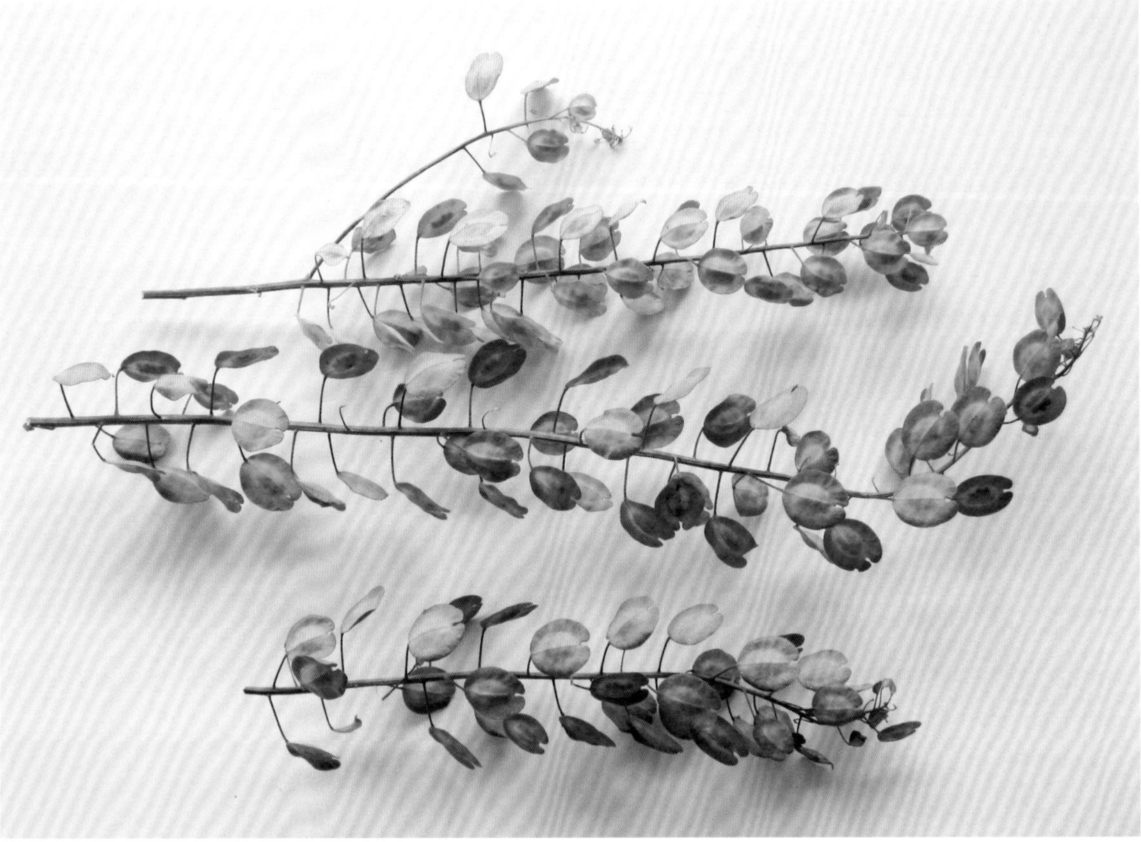

菥蓂药材

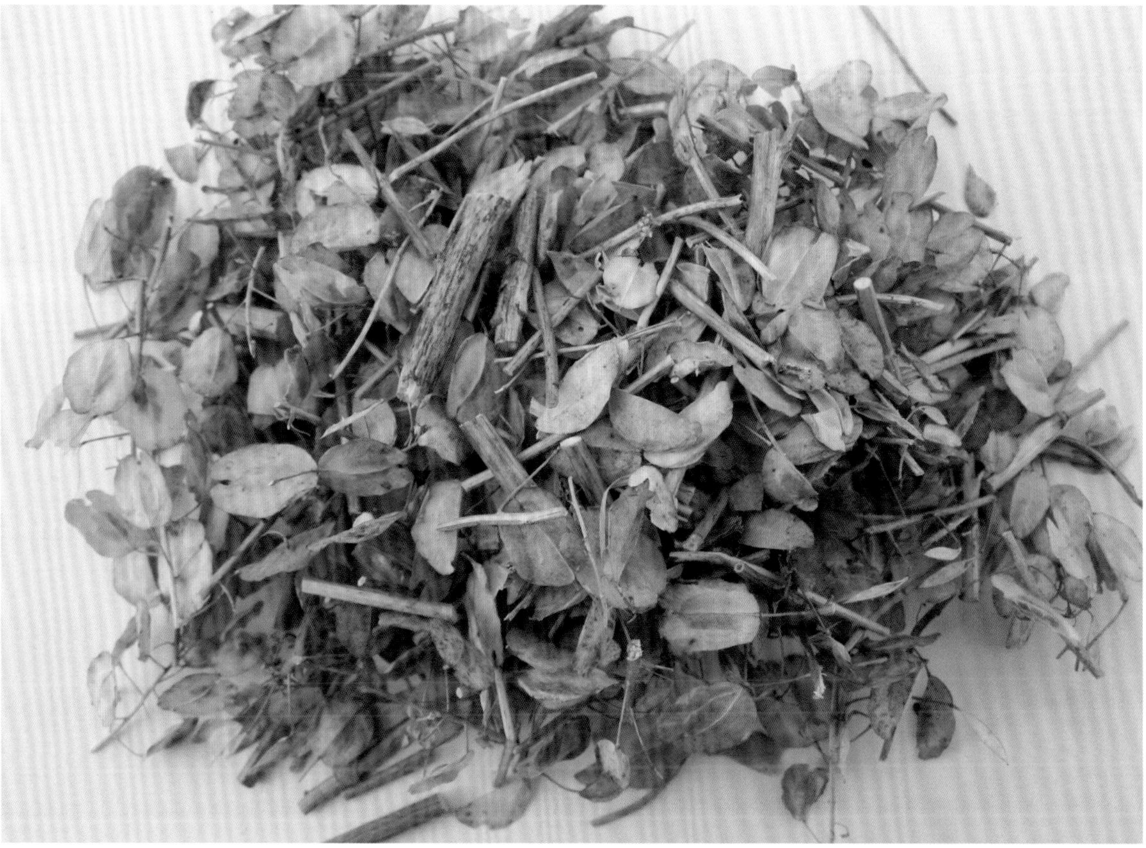

菥蓂饮片

民族药方

1．肾小球肾炎　菥蓂鲜全草 30 ~ 60 g。水煎服。

2．产后子宫内膜炎　菥蓂 20 g。水煎服，每日 1 剂，连服 3~5 日。

3．肺脓肿　菥蓂 20 g，鱼腥草 15 g，桔梗 5 g，薏苡仁、冬瓜子各 30 g。水煎服，每日 1 剂。

4．阑尾炎　菥蓂 25 g，薏苡仁、大血藤各 30 g，芦根 15 g。水煎服，每日 1 剂。

5．急性肾小球肾炎　菥蓂、冬瓜皮各 30 g，白茅根 40 g。水煎服，每日 1 剂。

6．眼睛充血流泪　菥蓂适量。研极细末，睡前取少许点眼中。

7．产后瘀血痛　菥蓂 15 g。水煎，冲失笑散（五灵脂、蒲黄）10 g 服。

8．痈疖肿毒　菥蓂 20 g，犁头草 25 g，野菊花 15 g。水煎分 2 次服，每日 1 剂。

9．肝硬化腹水　菥蓂 30 g。水煎服，分 2 次服，每日 1 剂。

使用注意

不能与干姜、苦参同用。

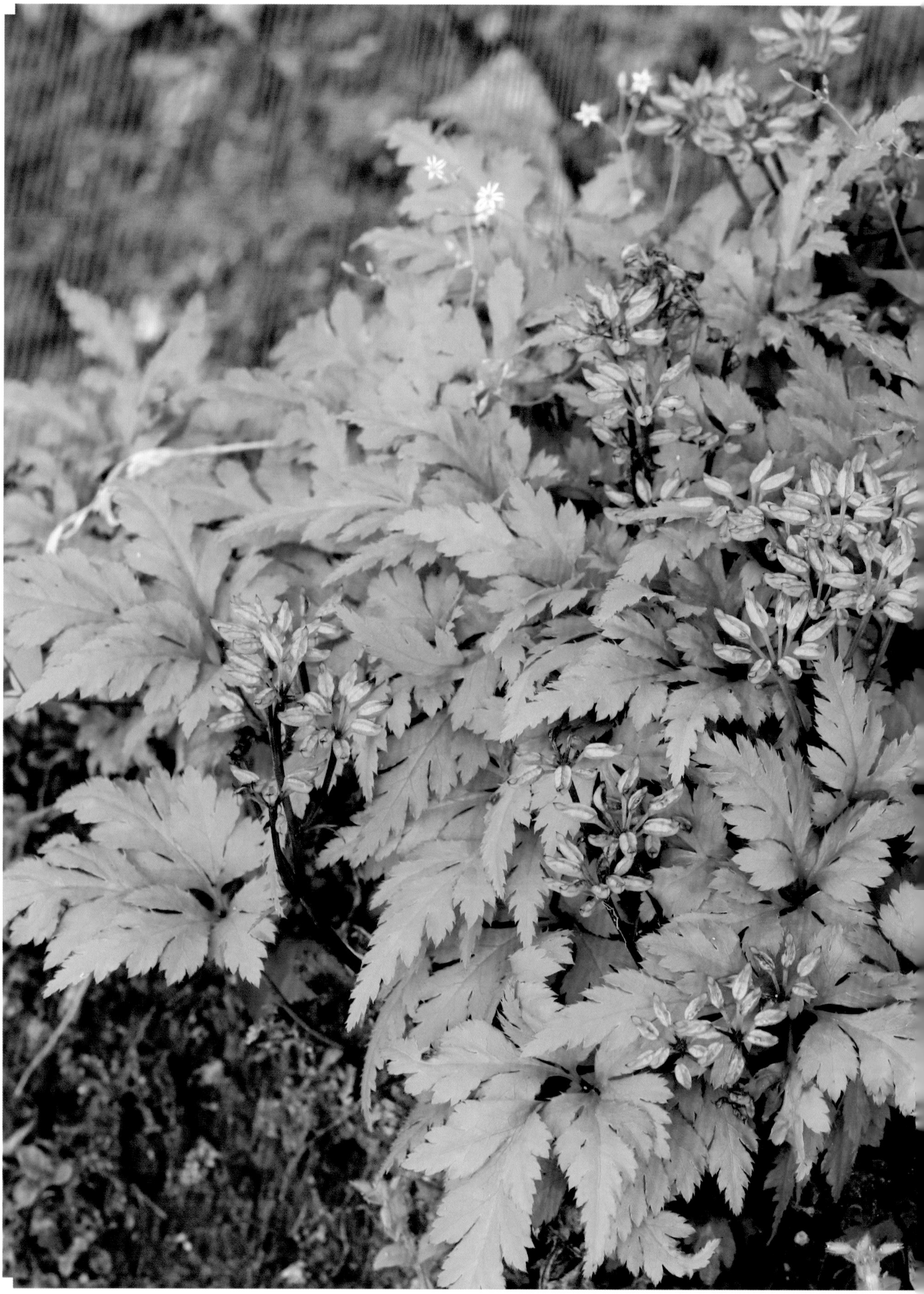

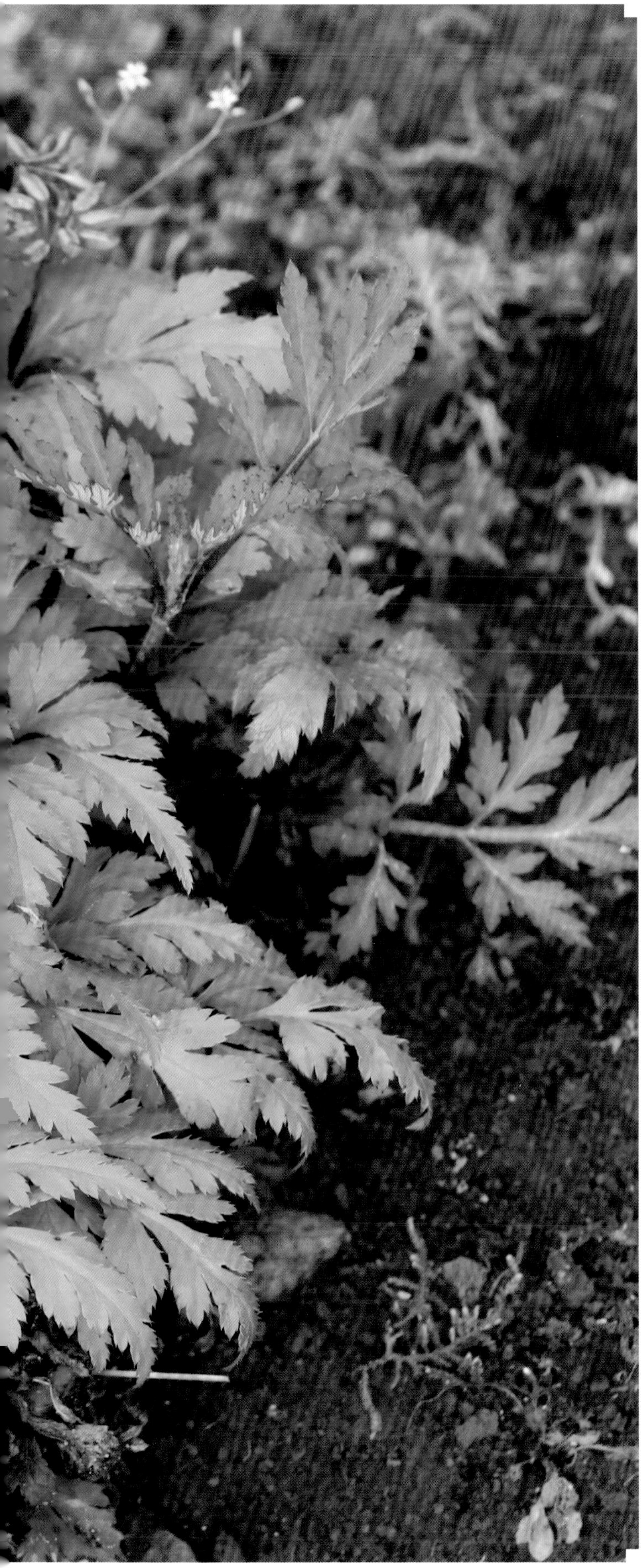

黄连

【壮药名】亡连。

【别　名】鸡爪连、鸡爪黄连、光连、峨嵋连、嘉定连、刺盖连。

【来　源】本品为毛茛科植物黄连 *Coptis chinensis* Franch. 或三角叶黄连 *Coptis deltoidea* C. Y. Cheng et Hsiao 或云连 *Coptis teeta* Wall. 的干燥根茎。三种分别习称「味连」「雅连」「云连」。

【性味归经】苦，寒。归心、脾、胃、肝、胆、大肠经。

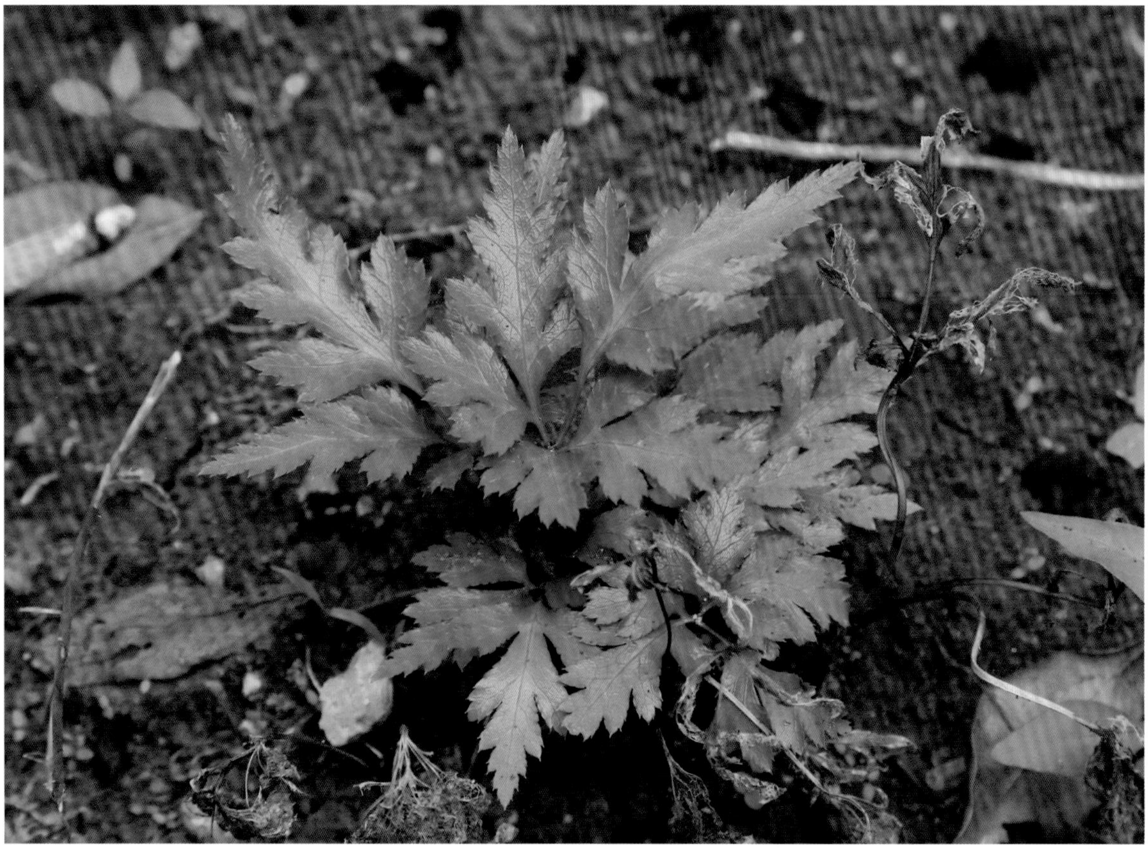

黄连

识别特征

1. 黄连 多年生草本，高 15 ~ 25 cm，根茎黄色，常分枝，密生须根。叶基生，叶柄长 6 ~ 16 cm，无毛；叶片稍带革质，卵状三角形，宽达 10 cm，3 全裂；中央裂片稍呈菱形，基部急遽下延成长 1 ~ 1.8 cm 的细柄，裂片再作羽状深裂，深裂片 4 ~ 5 对，近长圆形，先端急尖，彼此相距 2 ~ 6 mm，边缘具针刺状锯齿；两侧裂片斜卵形，比中央裂片短，不等 2 深裂或罕 2 全裂，裂片常再作羽状深裂；上面沿脉被短柔毛，下面无毛。花茎 1 ~ 2，与叶等长或更长；二歧或多歧聚伞花序，生花 3 ~ 8 朵；苞片披针形，3 ~ 5 羽状深裂；萼片 5，黄绿色，呈长椭圆状卵形至披针形，长 9 ~ 12.5 mm，宽 2 ~ 3 mm；花瓣线形或线状拉针形，长 5 ~ 6.5 mm，先端尖，中央有蜜槽；雄蕊多数，外轮雄蕊比花瓣略短或近等长，花药广椭圆形，黄色；心皮 8 ~ 12。蓇葖 6 ~ 12，具柄，长 6 ~ 7 mm。种子 7 ~ 8，长椭圆形，长约 2 mm，褐色。花期 2—4 月，果期 3—6 月。

2. 三角叶黄连 多年生草本。形态与黄连相似，主要特征为根茎不分枝或少分枝。叶片纸质，卵形，长达 16 cm，宽达 15 cm，3 全裂，裂片均具明显的柄；中央裂片三角状卵形，基部急缩成长达 2.5 cm 的细柄，羽状深裂 4 ~ 6 对，两侧裂片斜卵状三角形，不等的 2 深裂或半裂，小裂片彼此邻接。苞片线状披针形，近中部 3 裂或栉状羽状深裂。花萼狭卵形；花瓣近倒披针形，均较宽；雄蕊约 20，长仅为花瓣的 1/2 左右；心皮 9 ~ 12。种子不育。

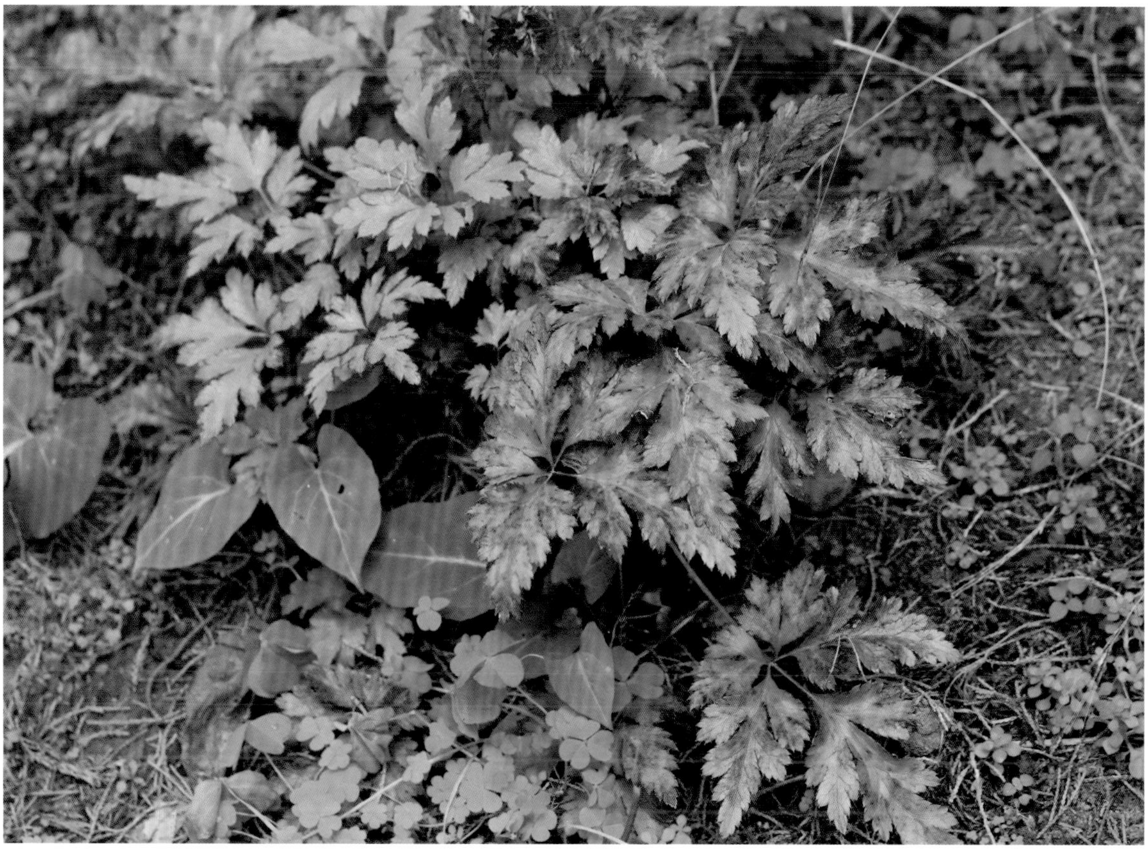

黄连

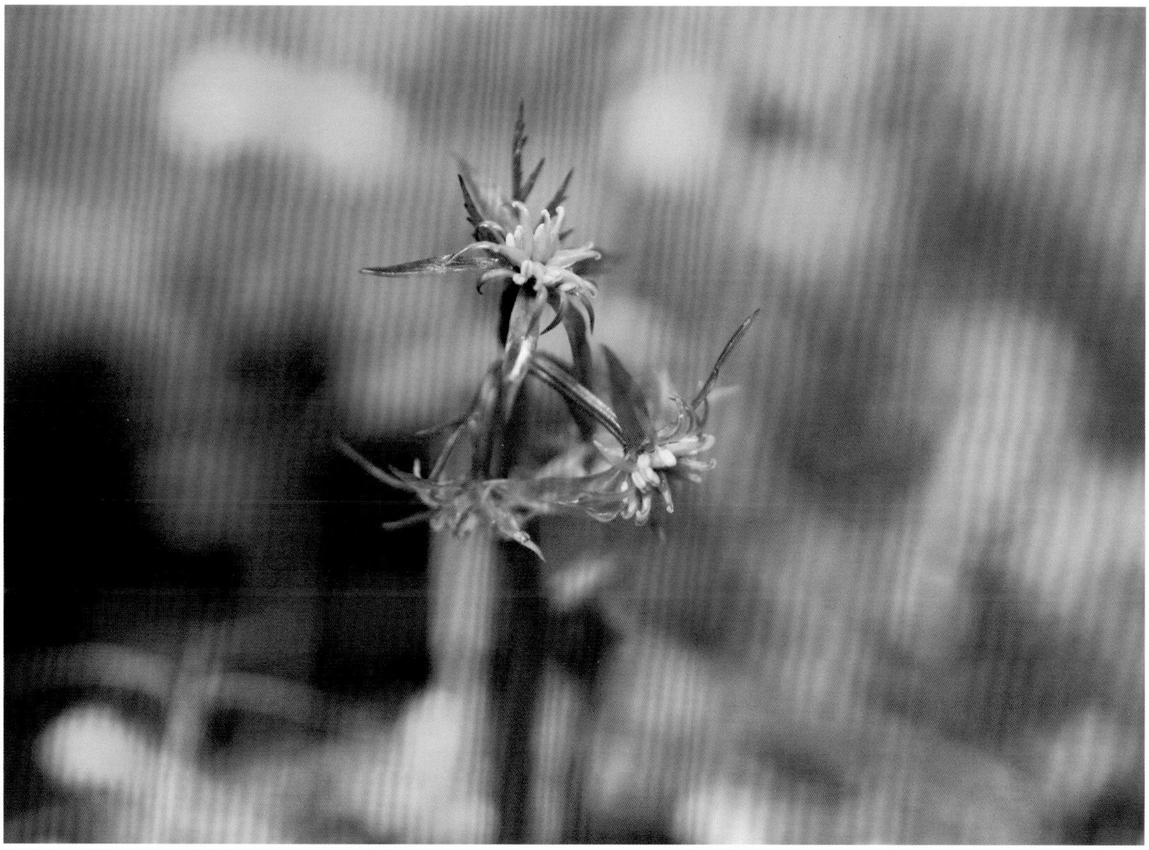

黄连

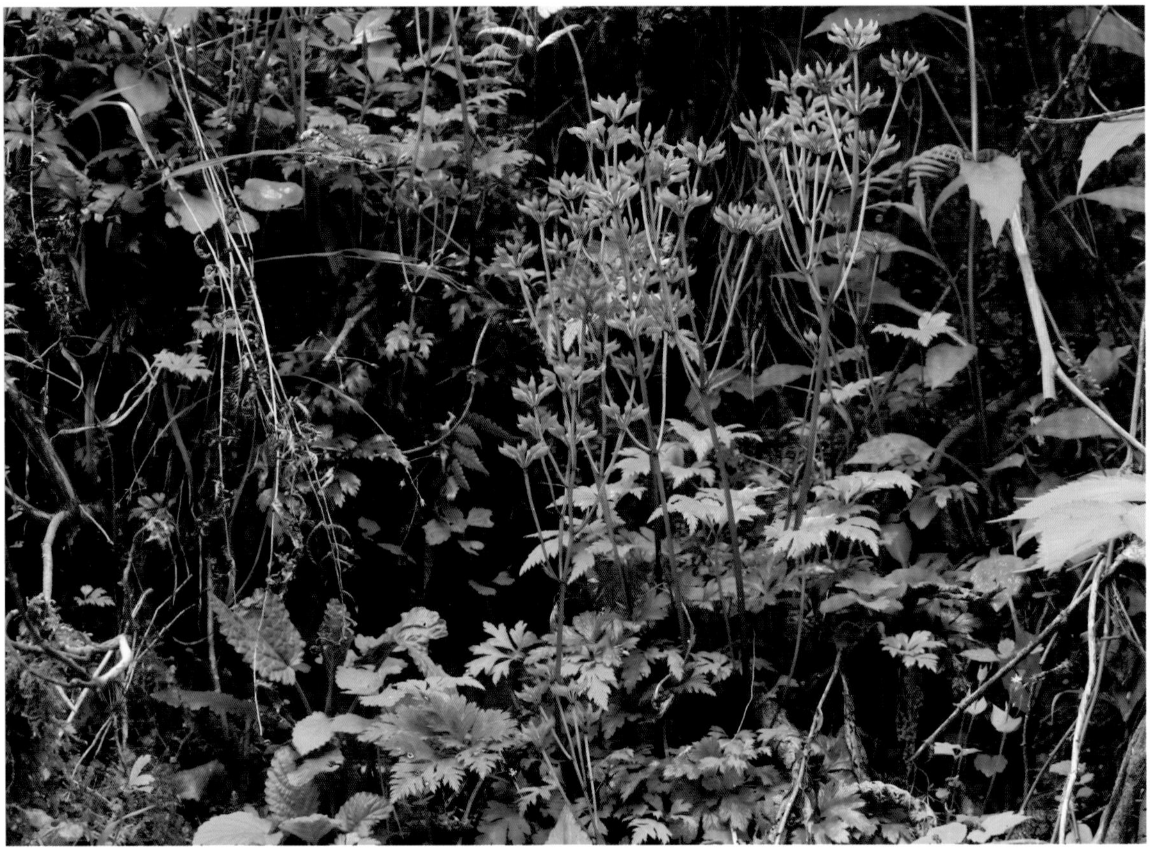

黄连

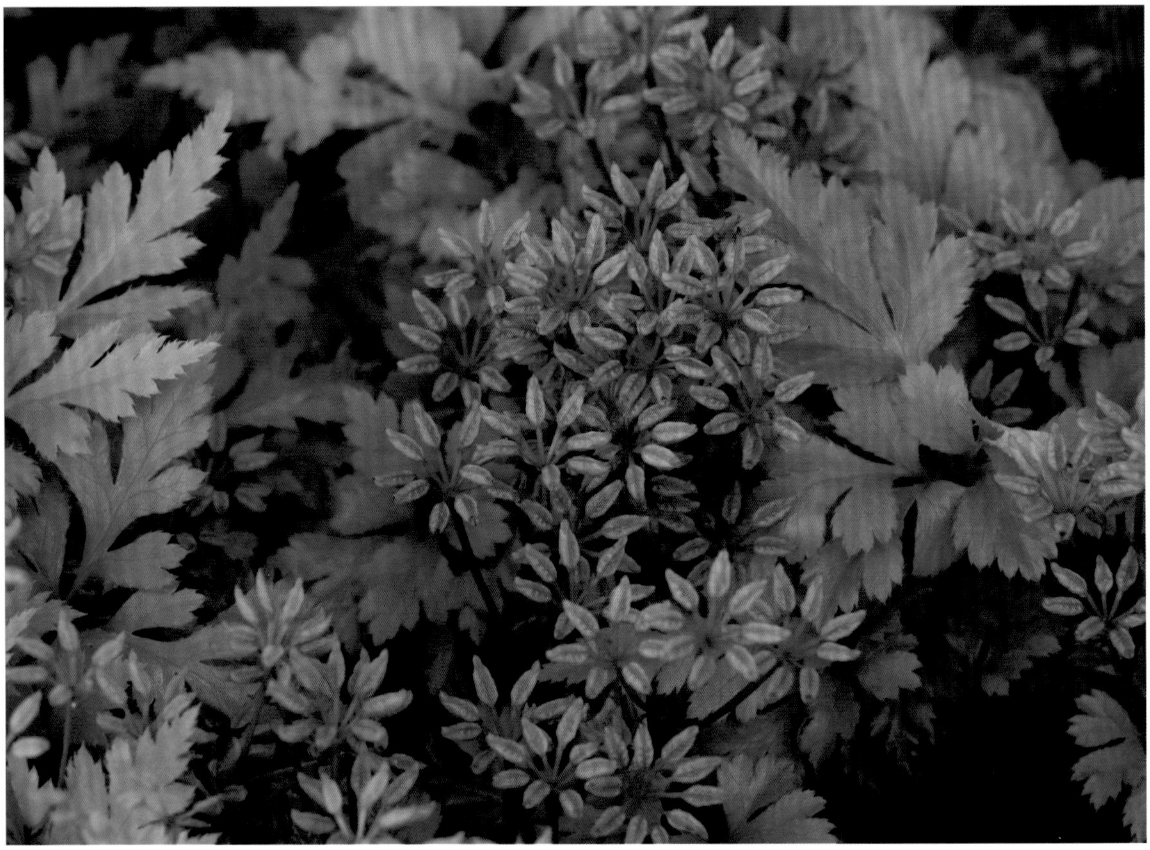

黄连

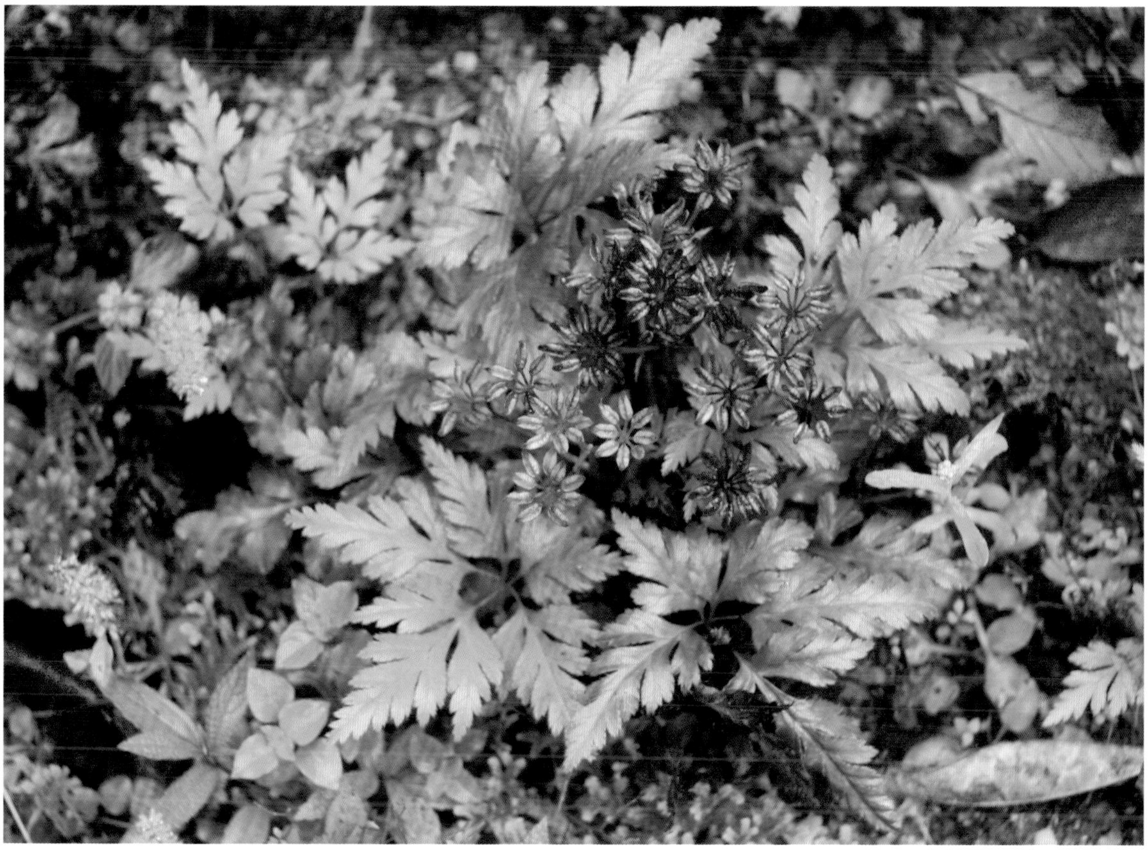

黄连

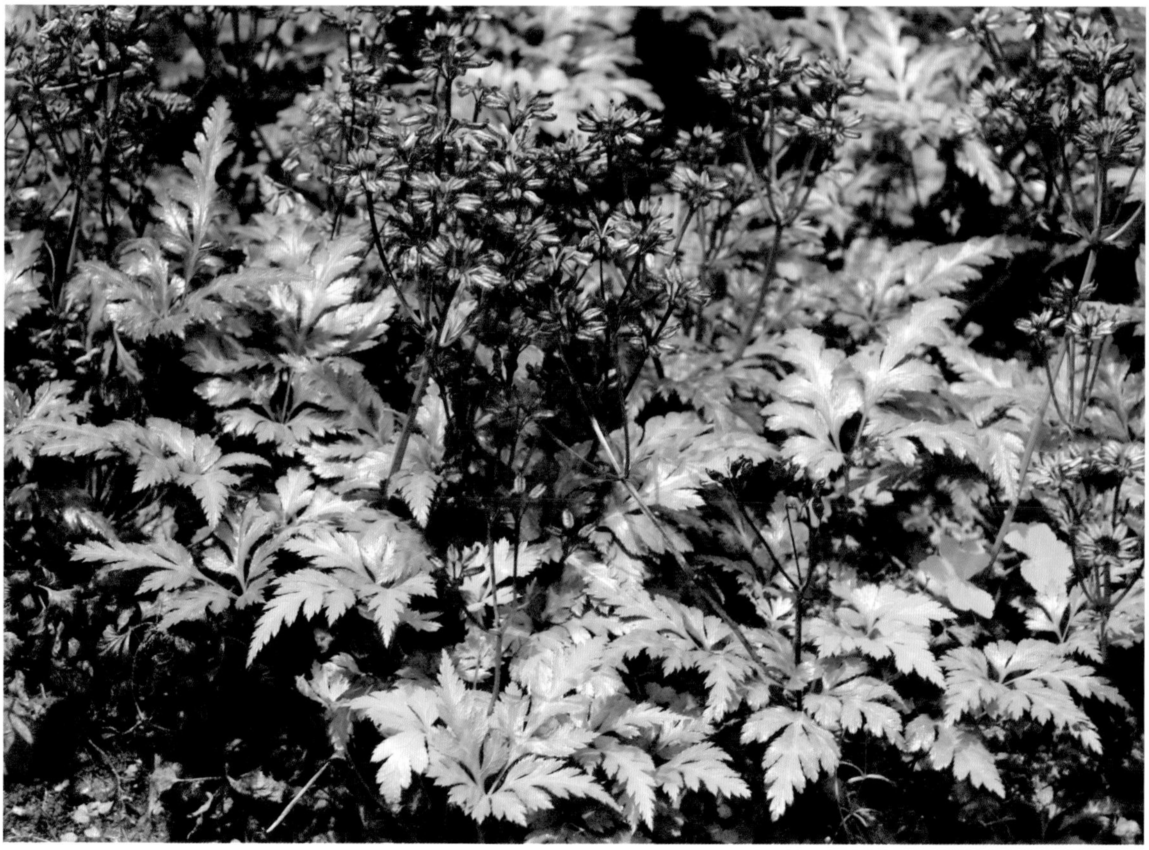

黄连

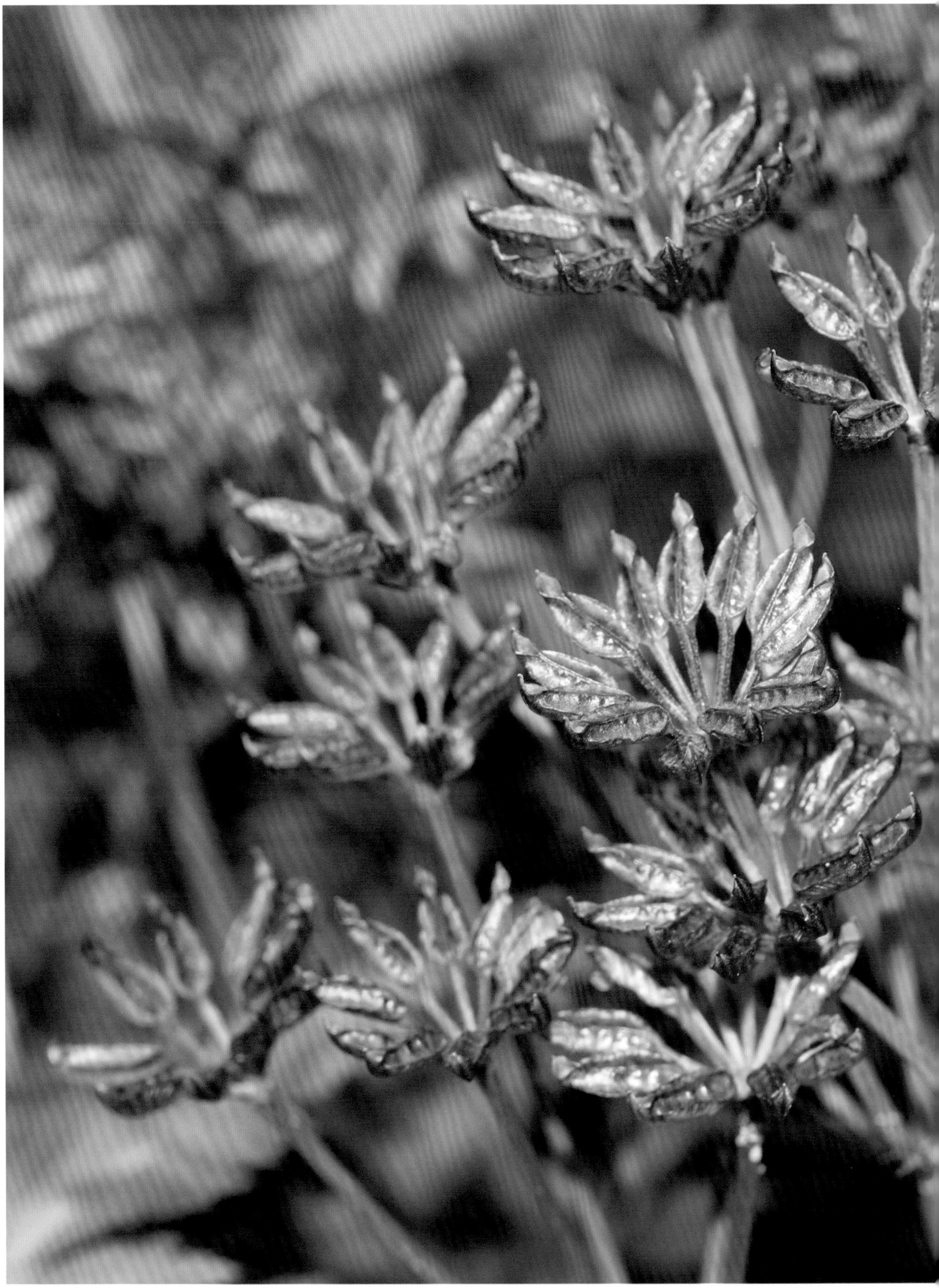

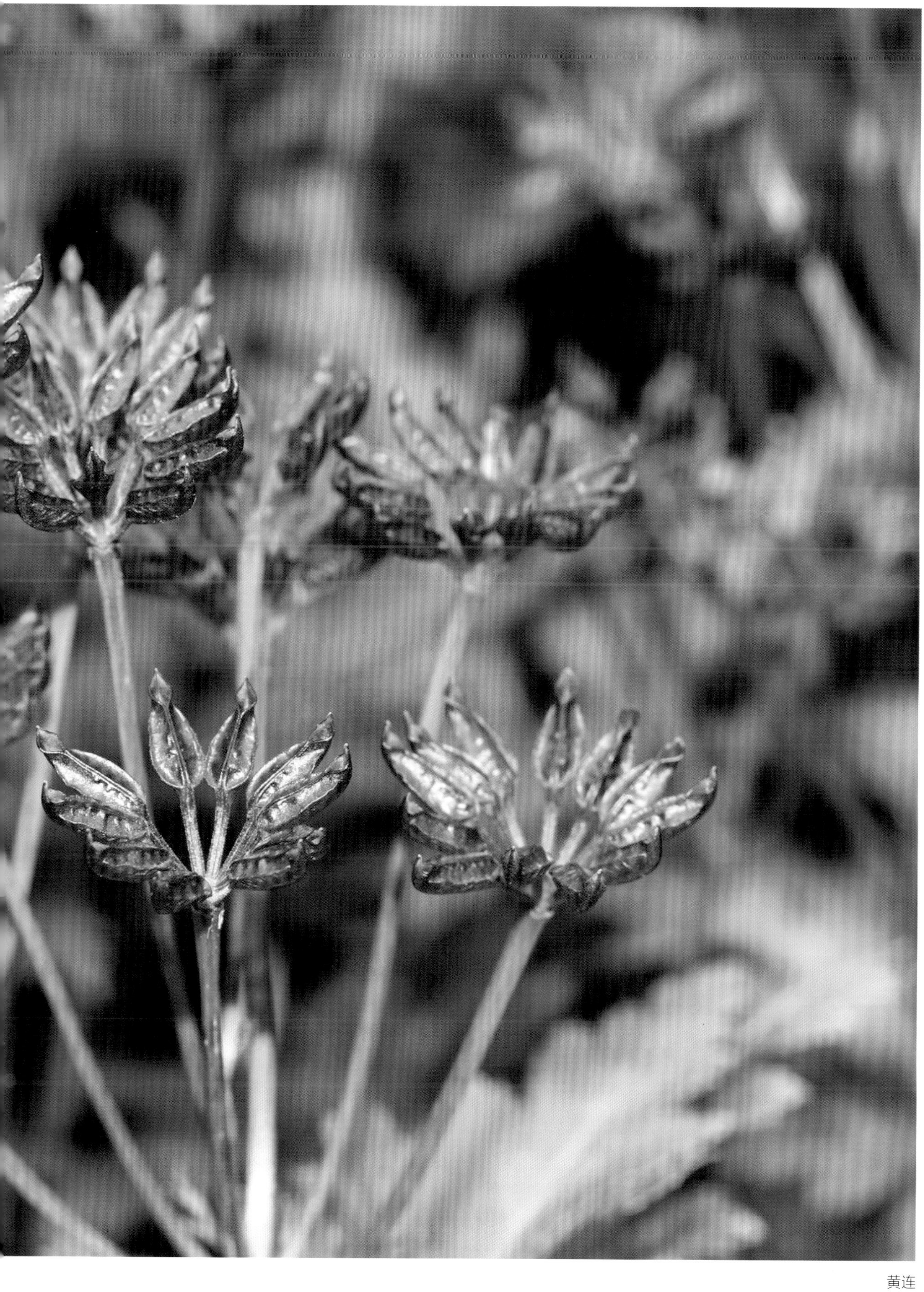

黄连

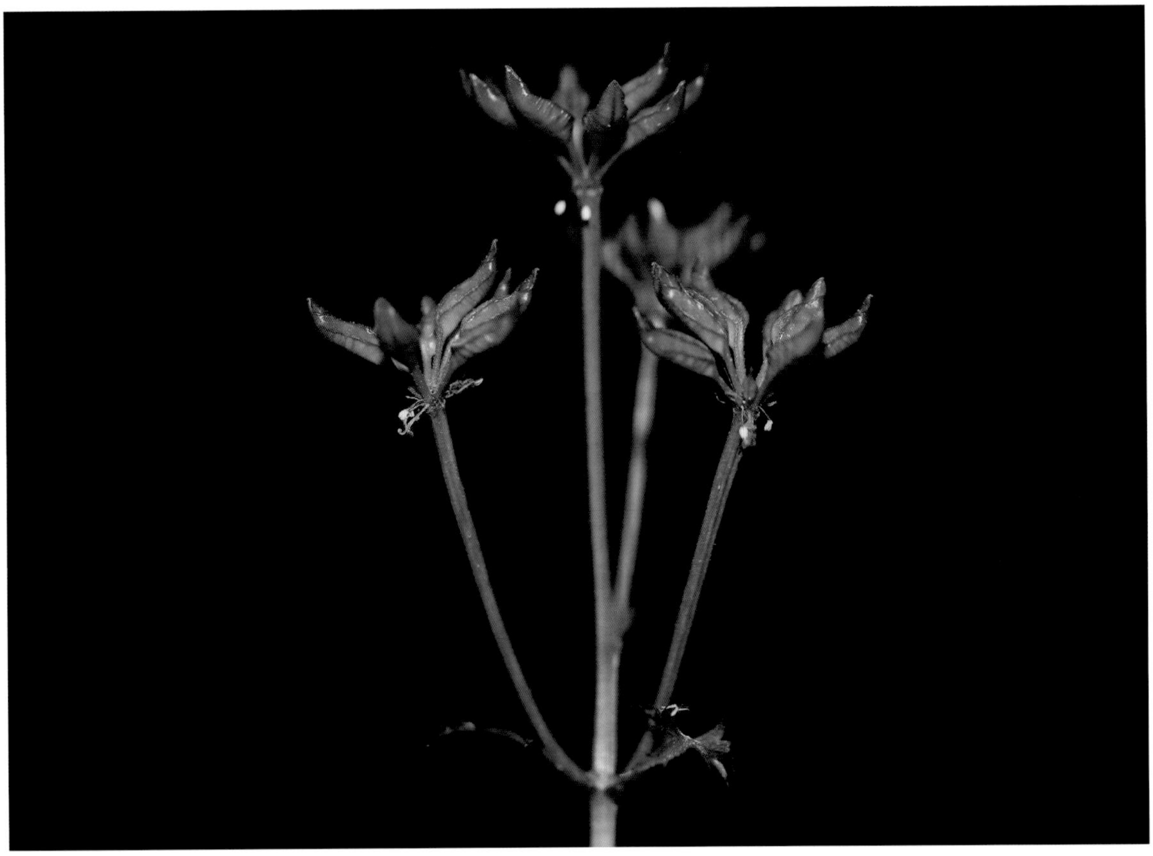

黄连

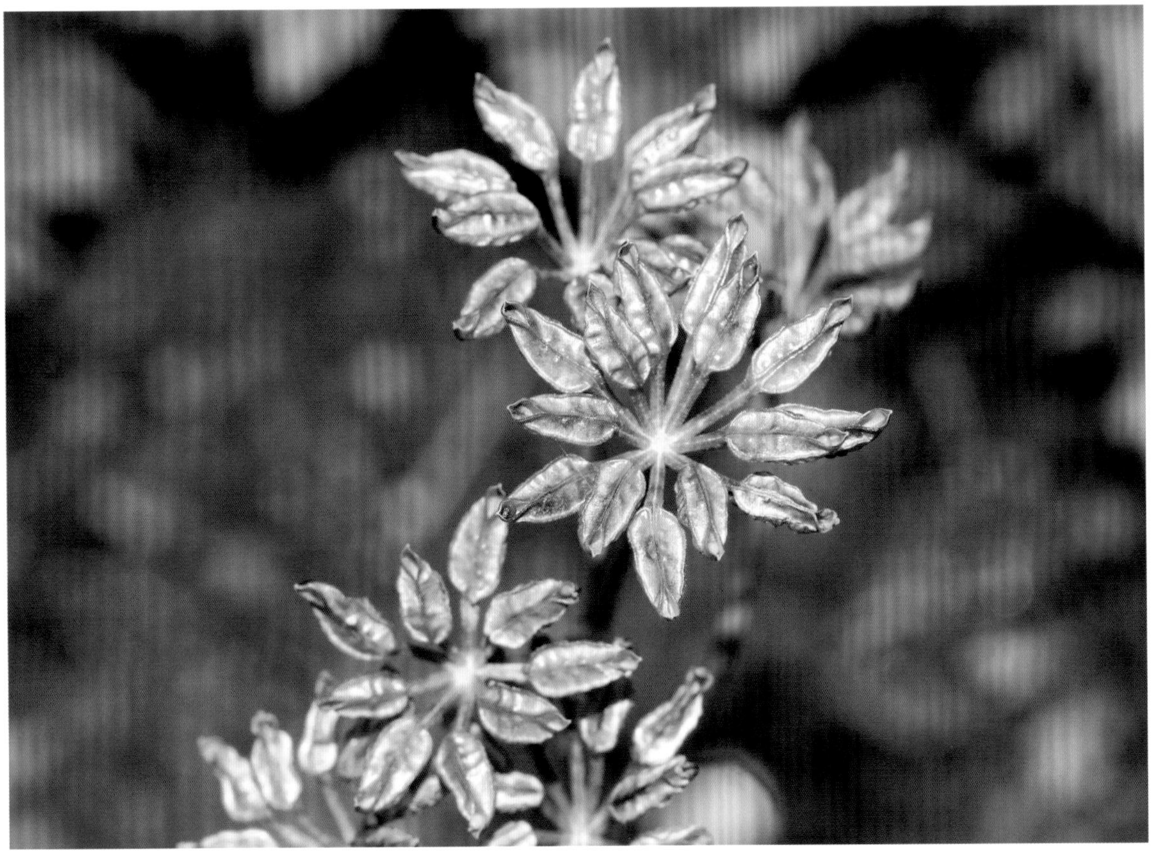

黄连

3. 云连　多年生草本。形态与黄连很近似，主要区别为：根茎较少分枝，节间密。中央裂片卵状菱形或长菱形，羽状深裂 3 ~ 6 对，小裂片彼此的距离稀疏。多歧聚伞花序，有花 3 ~ 5 朵；苞片椭圆形，3 深裂或羽状深裂；花萼卵形或椭圆形，长 6 ~ 8 mm，宽 2 ~ 3 mm；花瓣匙形或卵状匙形，长 4.5 ~ 6 mm，宽 0.5 ~ 1 mm，先端圆或钝，中部以下变狭成细长的爪，中央有蜜槽；心皮 8 ~ 15。

生境分布

生长于海拔 1000 ~ 1900 m 的山谷、凉湿荫蔽密林中。黄连多系栽培。分布于我国中部、南部各地区，以四川、云南的产量较大。

采收加工

秋季采挖，除去苗叶、须根及泥沙，干燥，撞去残留须根。生用或炒用。

药材鉴别

1. 味连　本品为植物黄连的干燥根茎，多分枝，常 3 ~ 6 枝成束，稍弯曲，形如鸡爪，长 3 ~ 7 cm，单枝直径 3 ~ 8 mm。外表黄褐色，栓皮剥落处呈红棕色；分枝上有间断横纹，结节膨大，形如连珠，着生多数坚硬的细须根及须根痕，有的表面无横纹而平滑如茎秆，习称“过江枝”或“过桥杆”；上部多有褐色鳞片残留，顶端有未去净的残茎或叶柄。质坚实而硬，断面不整齐，皮部暗棕色，木部金黄色，射线有裂隙，中央髓部红黄色，偶有空心。无臭，味极苦，嚼之唾液可染为红黄色。以条肥壮、连珠形、质坚实、断面红黄色、无残茎及须根者为佳。

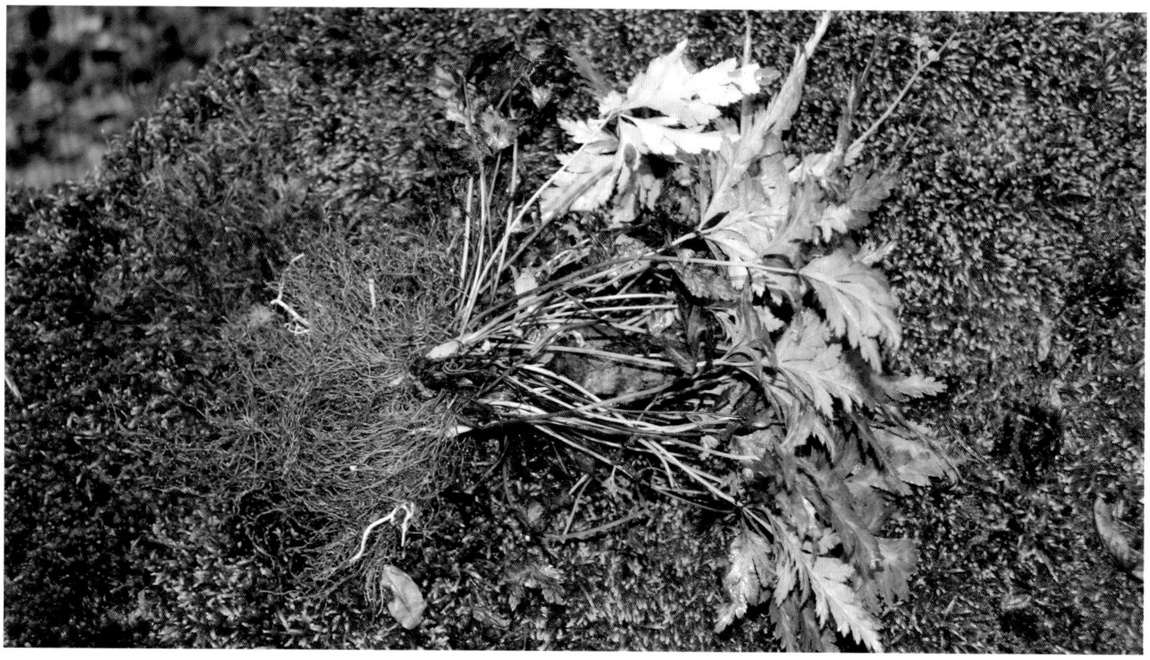

黄连

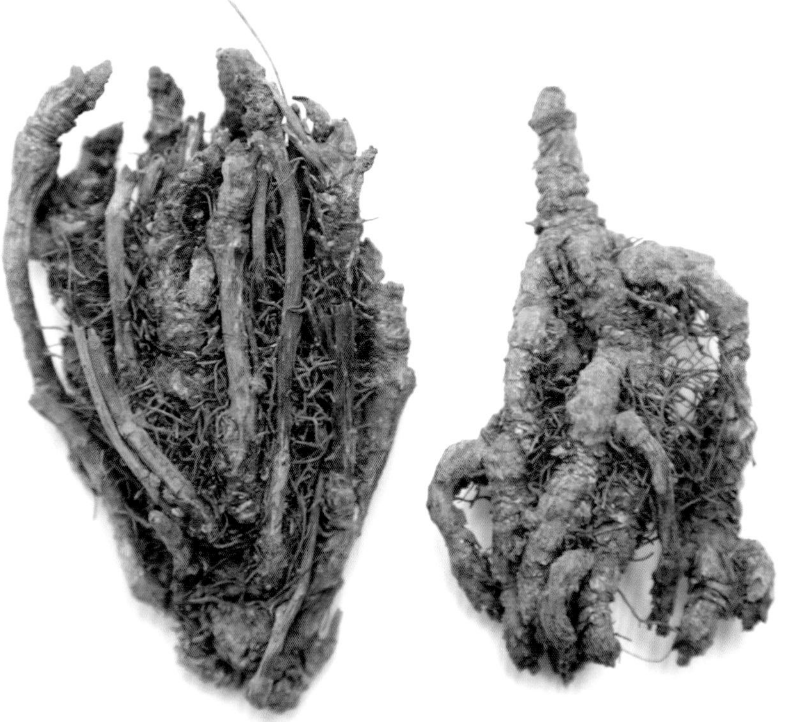

黄连药材

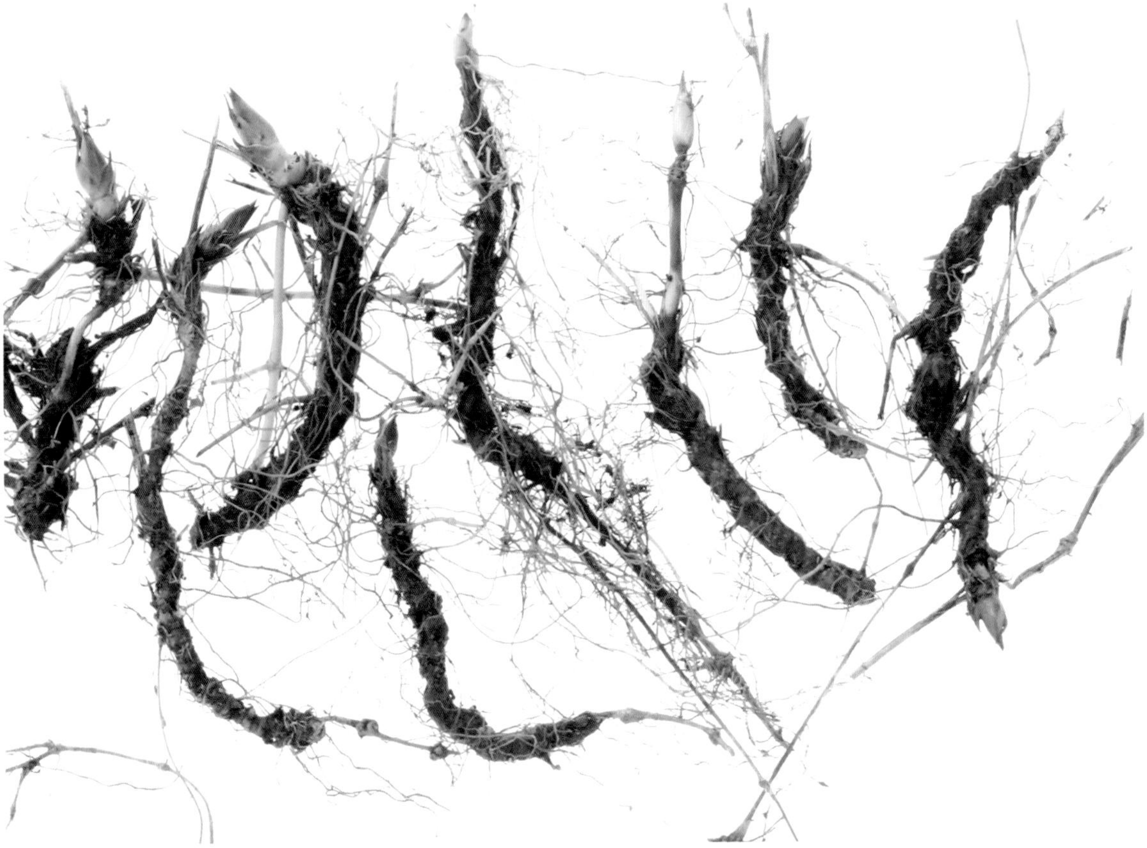

黄连药材

2. 雅连 本品为植物三角叶黄连的干燥根茎。多为单枝，少有分枝，略呈圆柱形，微弯曲呈蚕状，长 4 ~ 8 cm，直径 3 ~ 9 mm。外表褐色或黄棕色，间断横纹多，结节明显，有多数须根残痕、叶柄残基及鳞片，“过江枝”较味连为少。质坚实，断面不齐，皮部暗棕色，木部深黄色，射线明显，髓部时有空心。无臭，味极苦。以条肥壮、连珠形、质坚实、断面黄色、无残茎及须根者为佳。

3. 云连 本品为植物云南黄连的干燥根茎。较细小，多弯曲，拘挛，多为单枝，形如蝎尾。长 1.5 ~ 8 cm，直径 2 ~ 4 mm。外皮黄绿色或灰黄色。其余特征与以上品种大致相同。

功效主治

清热燥湿，泻火解毒。主治湿热痞满，呕吐吞酸，泻痢，黄疸，高热神昏，心火亢盛，心烦不寐，血热吐衄，目赤，牙痛，消渴，痈肿疔疮；外治湿疹，湿疮，耳道流脓。酒黄连善清上焦火热，主治目赤、口疮；姜黄连清胃和胃止呕，主治寒热互结、湿热中阻、痞满呕吐；萸黄连疏肝和胃止呕，主治肝胃不和、呕吐吞酸。

用法用量

内服：2 ~ 10 g，煎汤；或 1.0 ~ 1.5 g，入丸、散服。外用：适量。炒用制其寒性，姜汁炒清胃止呕，酒炒清上焦火，吴茱萸炒清肝胆火。

民族药方

1．痔疮 黄连 100 g。煎膏，加入等份芒硝、冰片 5 g，痔疮敷上即消。

2．黄疸 黄连 5 g，茵陈 15 g，栀子 10 g。水煎服。

3．痈疮，湿疮，耳道流脓 黄连适量。研细末，茶油调涂患处。

4．颈痈，背痈 黄连、黄芩、炙甘草各 6 g，栀子、枳实、柴胡、赤芍、金银花各 9 g。煎水取药汁服。

5．心肾不交失眠 黄连、肉桂各 5 g，半夏、炙甘草各 20 g。水煎服。

6．肺炎咳喘 黄连、甘草各 6 g，金银花、沙参、芦根、枇杷叶、薏苡仁各 30 g，天冬、百合各 12 g，橘皮 10 g，焦三仙各 9 g，三七粉 3 g。煎水取药汁，每日 1 剂，分 2 次服。

7．肺结核（浸润型） 黄连 19 g，蛤蚧 13 g，白及 40 g，百部 10 g，枯矾 8 g。共研细末，水泛为丸，阴干后备用，温开水送服，每次 10 g，每日 3 次，儿童量酌减。

使用注意

苦寒易伤脾胃，故脾胃虚寒者慎用。

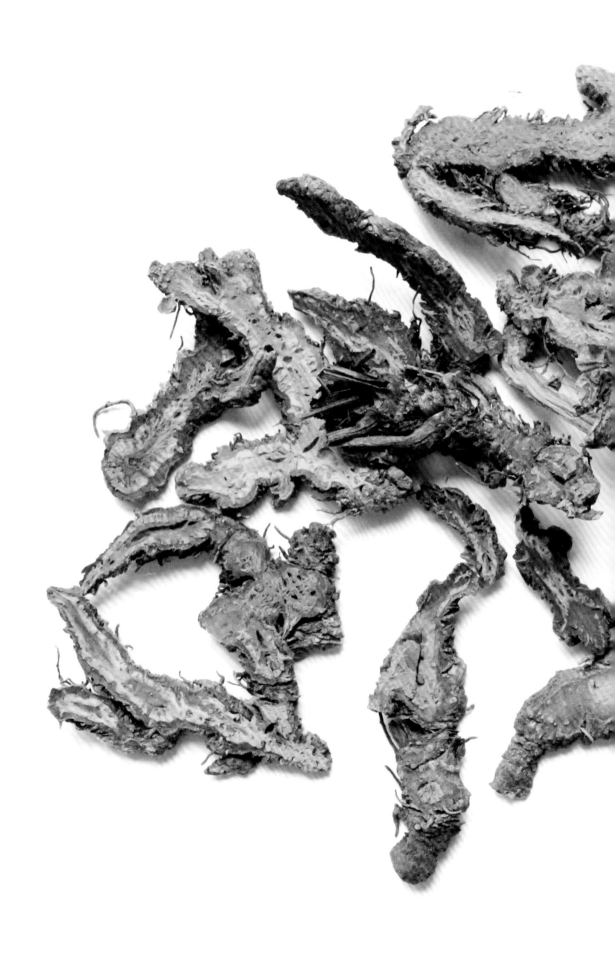

黄连饮片

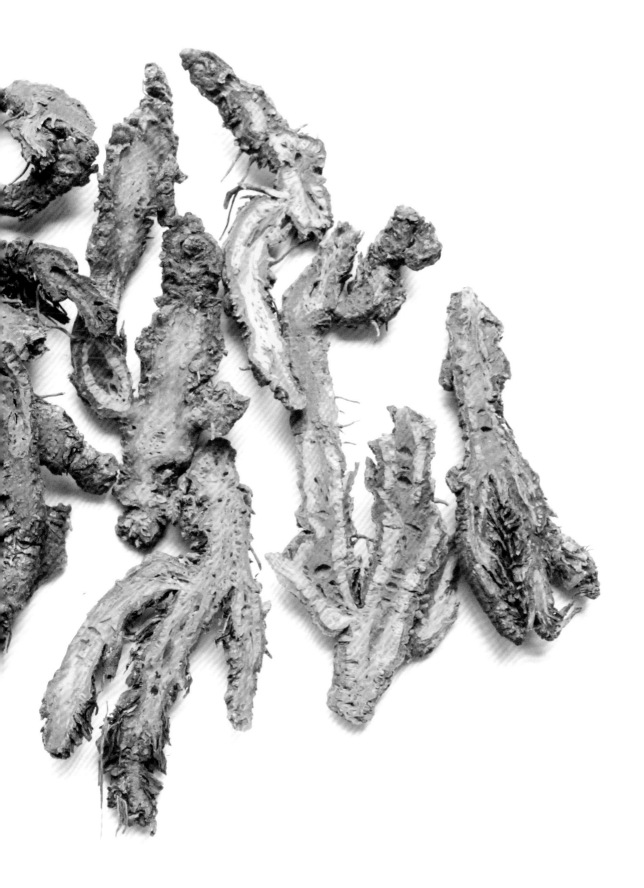

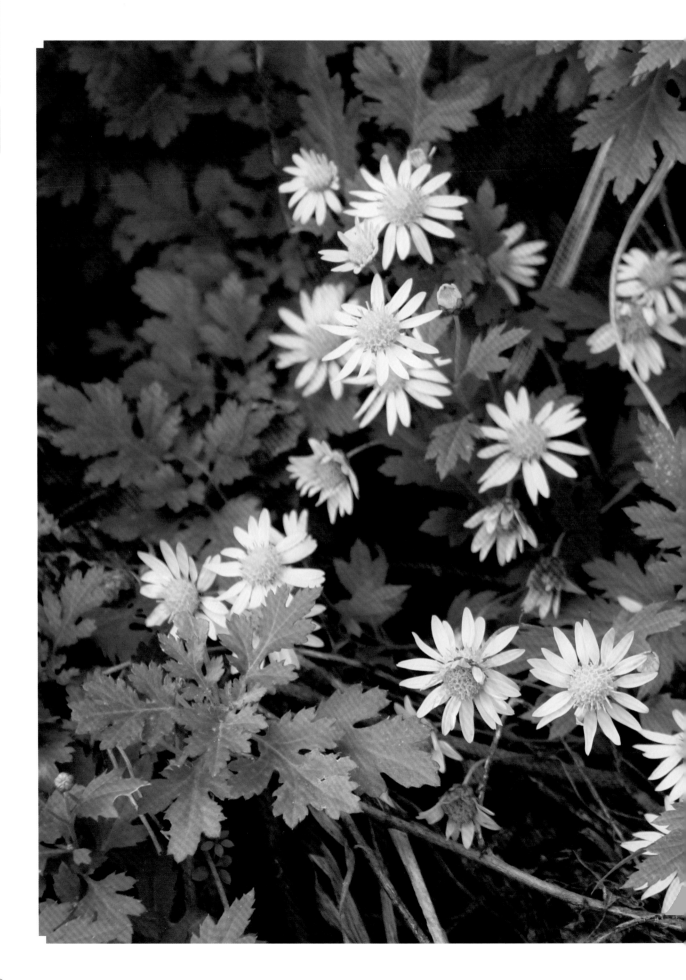

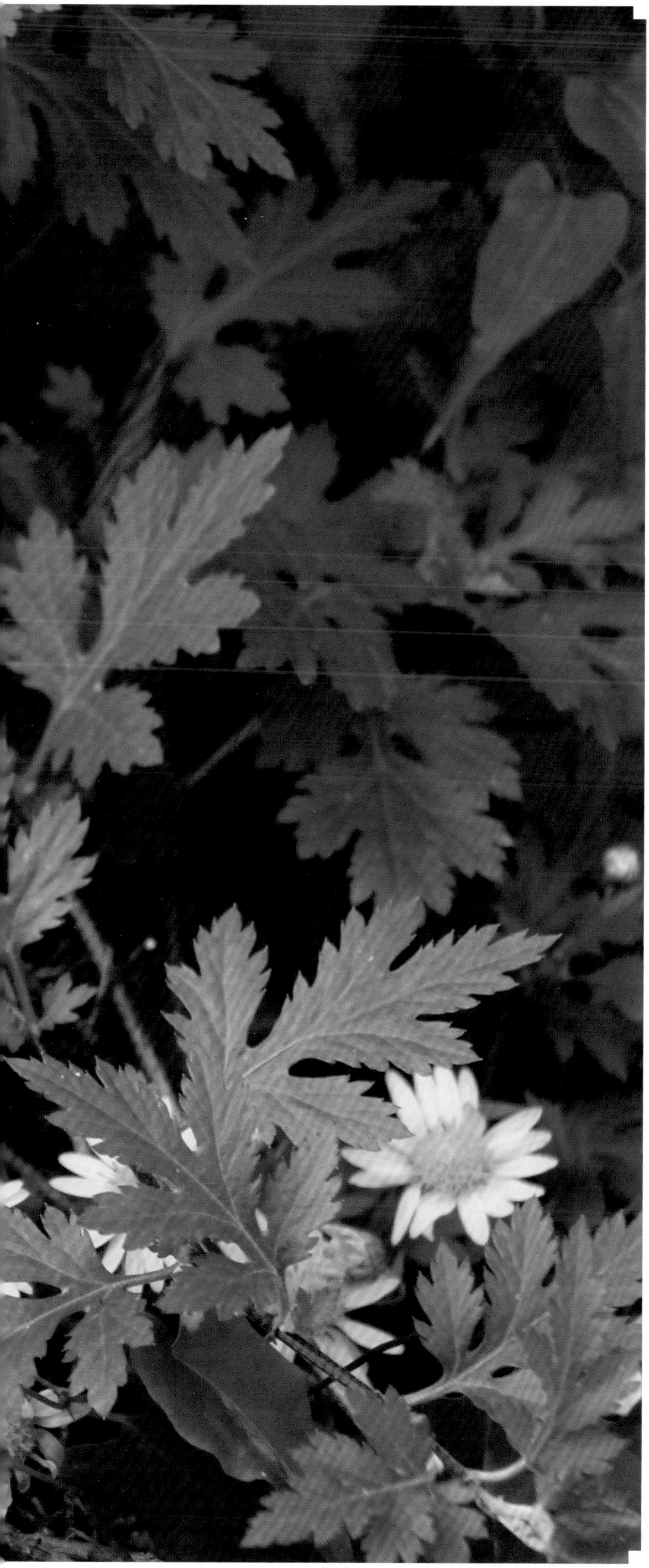

菊花

【壮药名】华库。

【别　名】菊华、金菊、真菊、日精、节花、九华、金蕊、药菊、甘菊。

【来　源】本品为菊科植物菊 *Chrysanthemum morifolium* Ramat. 的干燥头状花序。药材按产地和加工方法不同，分为「亳菊」「滁菊」「贡菊」「杭菊」。

【性味归经】甘、苦，微寒。归肺、肝、胃经。

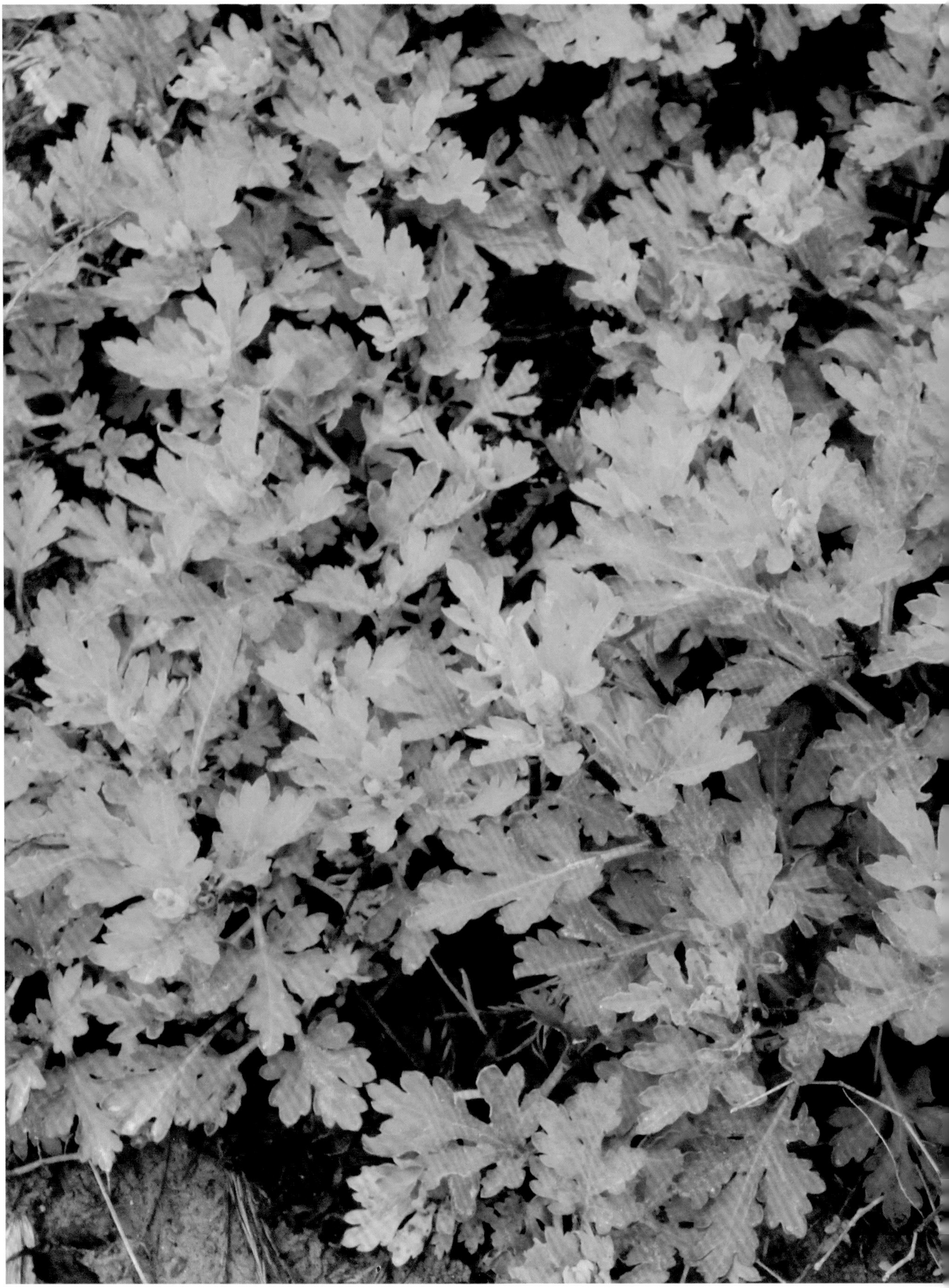

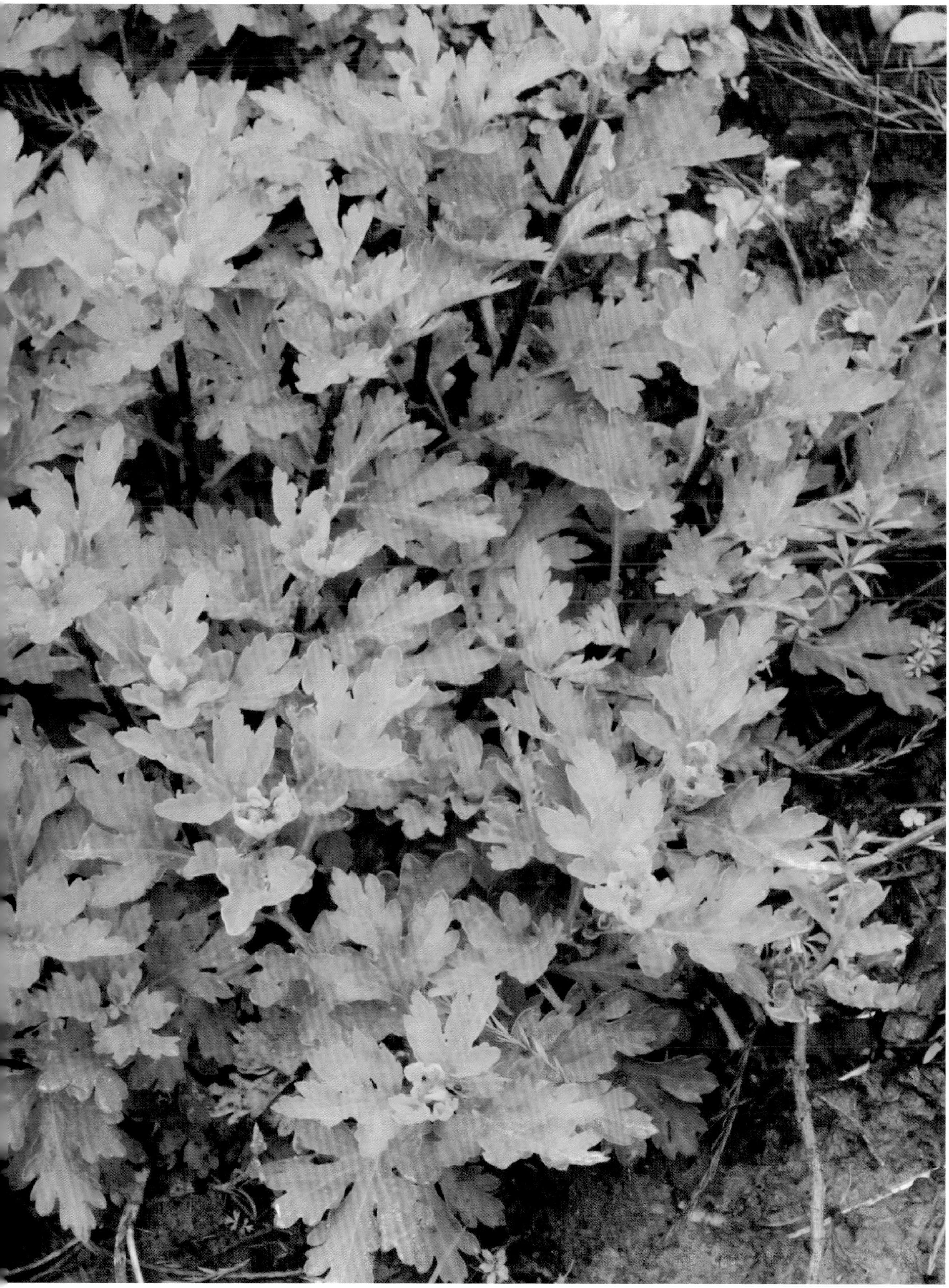

菊

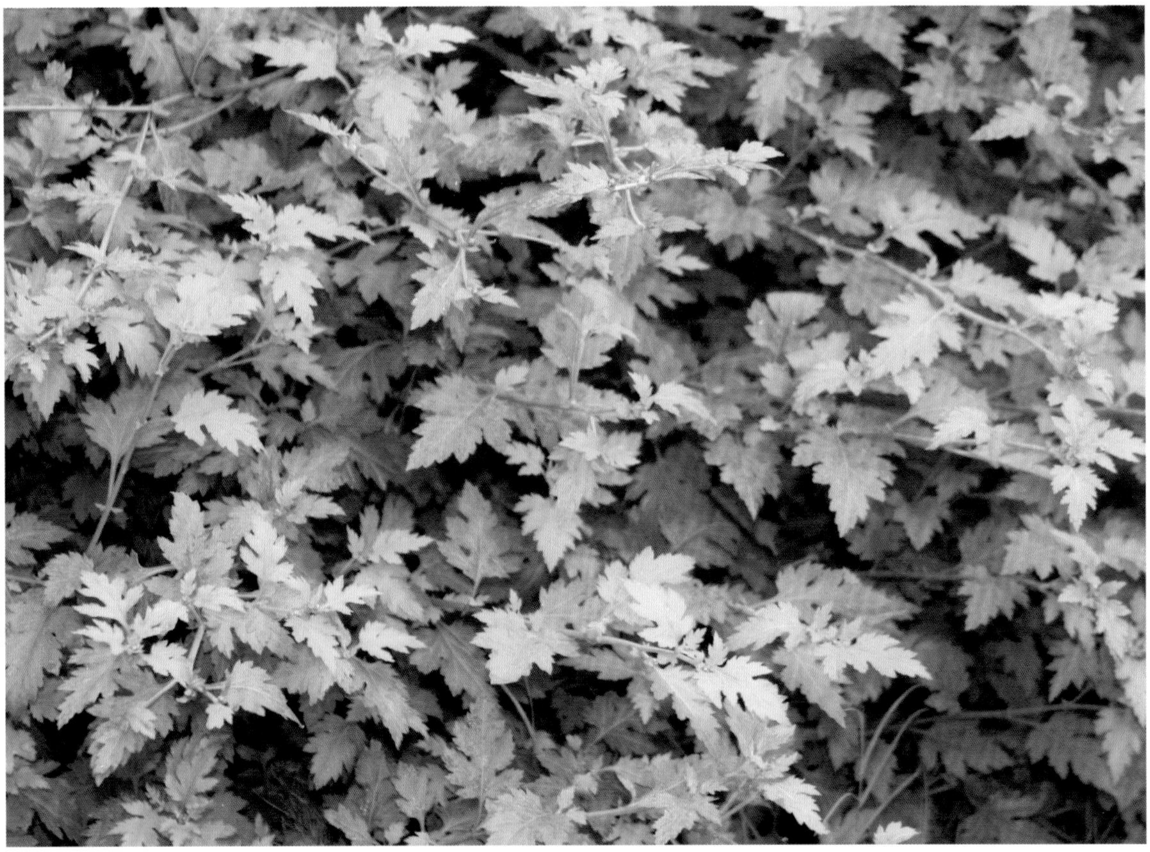

菊

识别特征

多年生草本，高50～140 cm，全体密被白色茸毛。茎基部稍木质化，略带紫红色，幼枝略具棱。叶互生，卵形或卵状披针形，长3.5～5 cm，宽3～4 cm，先端钝，基部近心形或阔楔形，边缘通常羽状深裂，裂片具粗锯齿或重锯齿，两面密被白茸毛；叶柄有浅槽。头状花序顶生成腋生，直径2.5～5 cm；总苞半球形，苞片3～4层，绿色，被毛，边缘膜质透明，淡棕色，外层苞片较小，卵形或卵状披针形，第二层苞片阔卵形，内层苞片长椭圆形；花托小，突出，半球形；舌状花雌性，位于边缘，舌片线状长圆形，长可至3 cm，先端钝圆，白色、黄色、淡红色或淡紫色，无雄蕊，雌蕊1，花柱短，柱头2裂；管状花两性，位于中央，黄色，每花外具1卵状膜质鳞片，花冠管长约4 mm，先端5裂，裂片三角状卵形，雄蕊5，聚药，花丝极短，分离，雌蕊1，子房下位，矩圆形，花柱线形，柱头2裂。瘦果矩圆形，具4棱，顶端平截，光滑无毛。花期9—11月，果期10—11月。

生境分布

喜温暖湿润气候、阳光充足、忌遮阴。耐寒，稍耐旱，怕水涝，喜肥。菊花均系栽培，全国大部分地区均有种植，其中以安徽、浙江、河南、四川等省区为主产区。

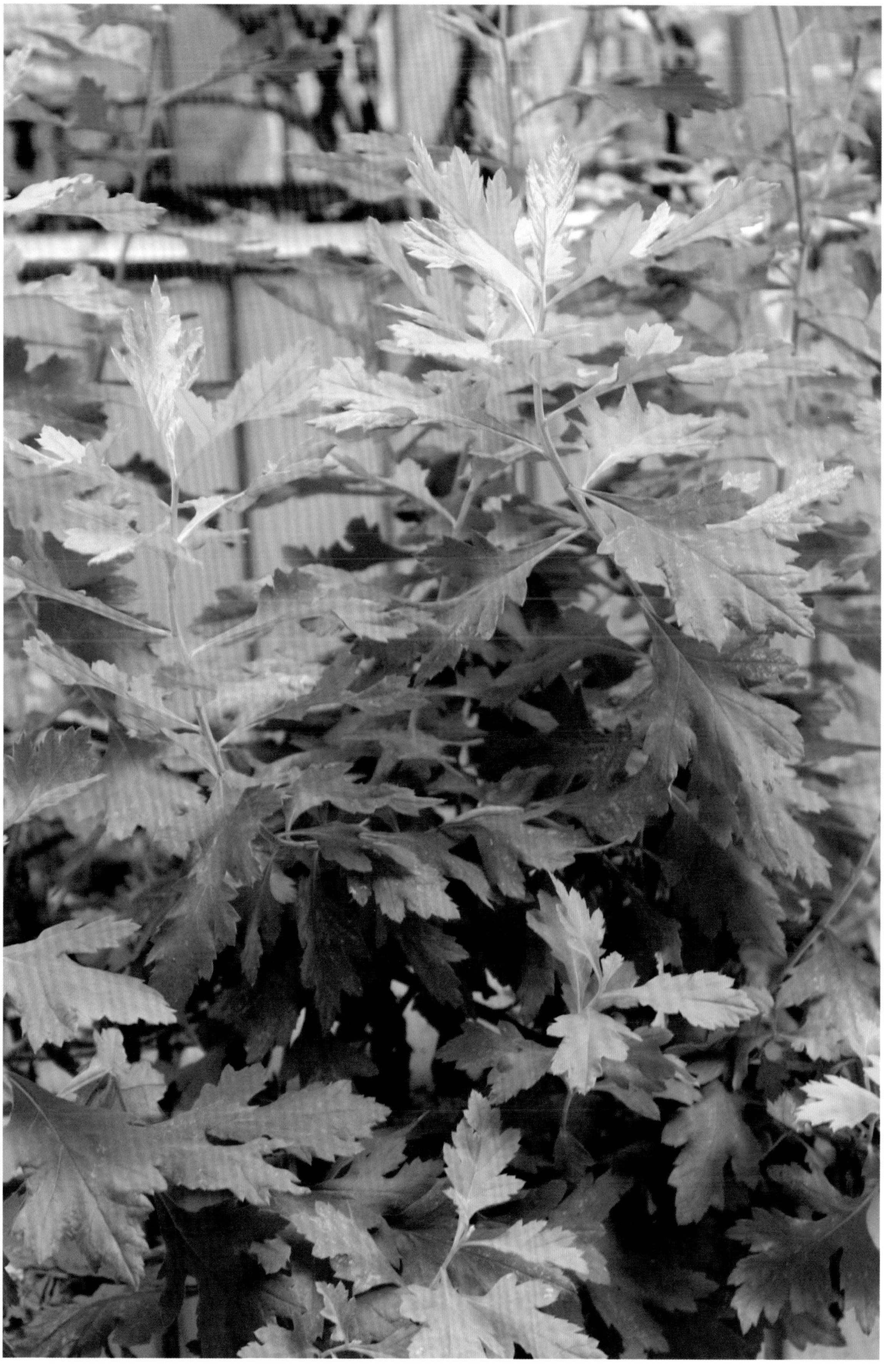

菊

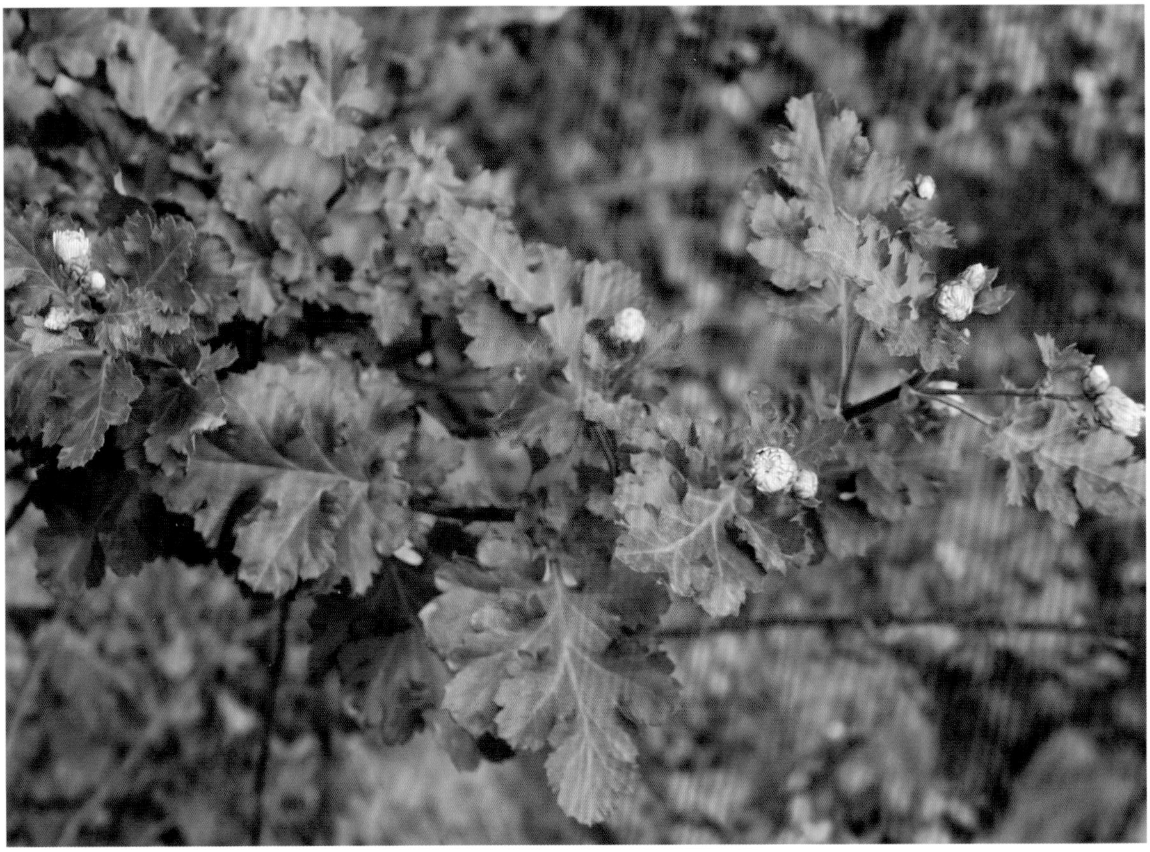

菊

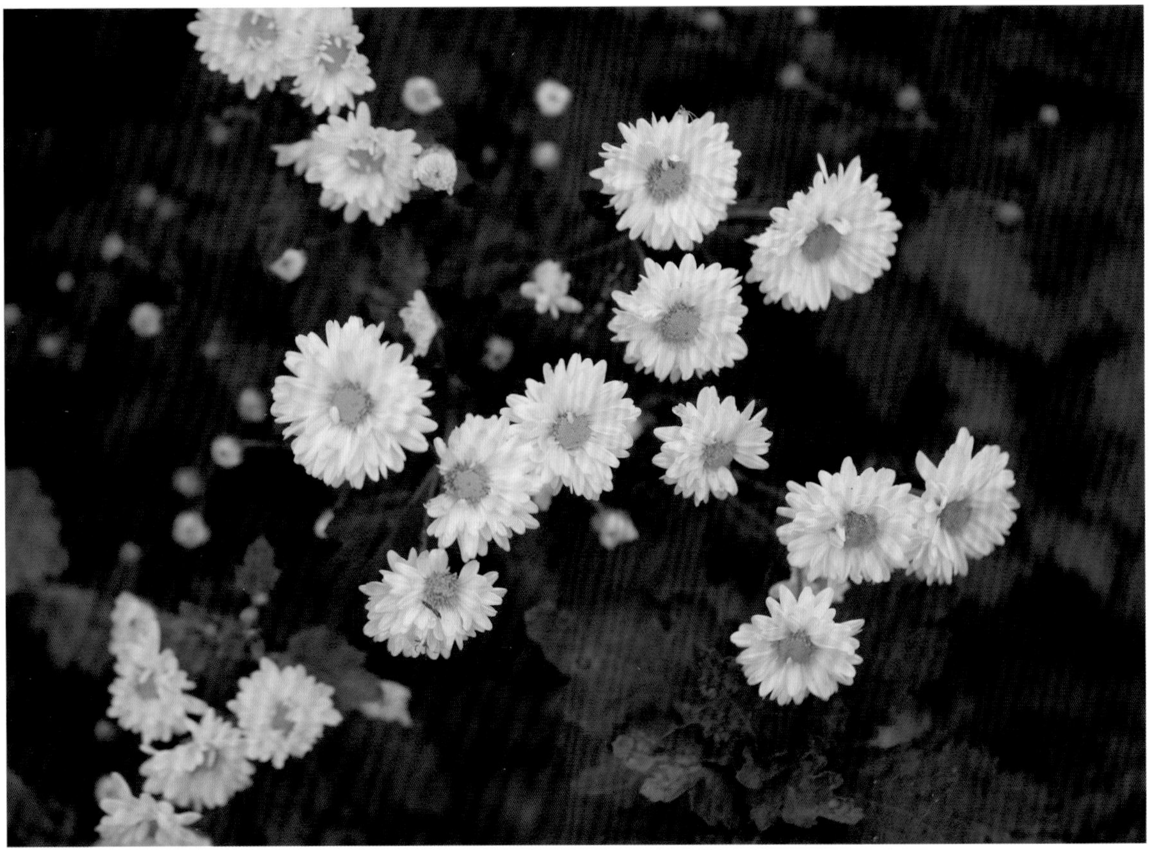

菊

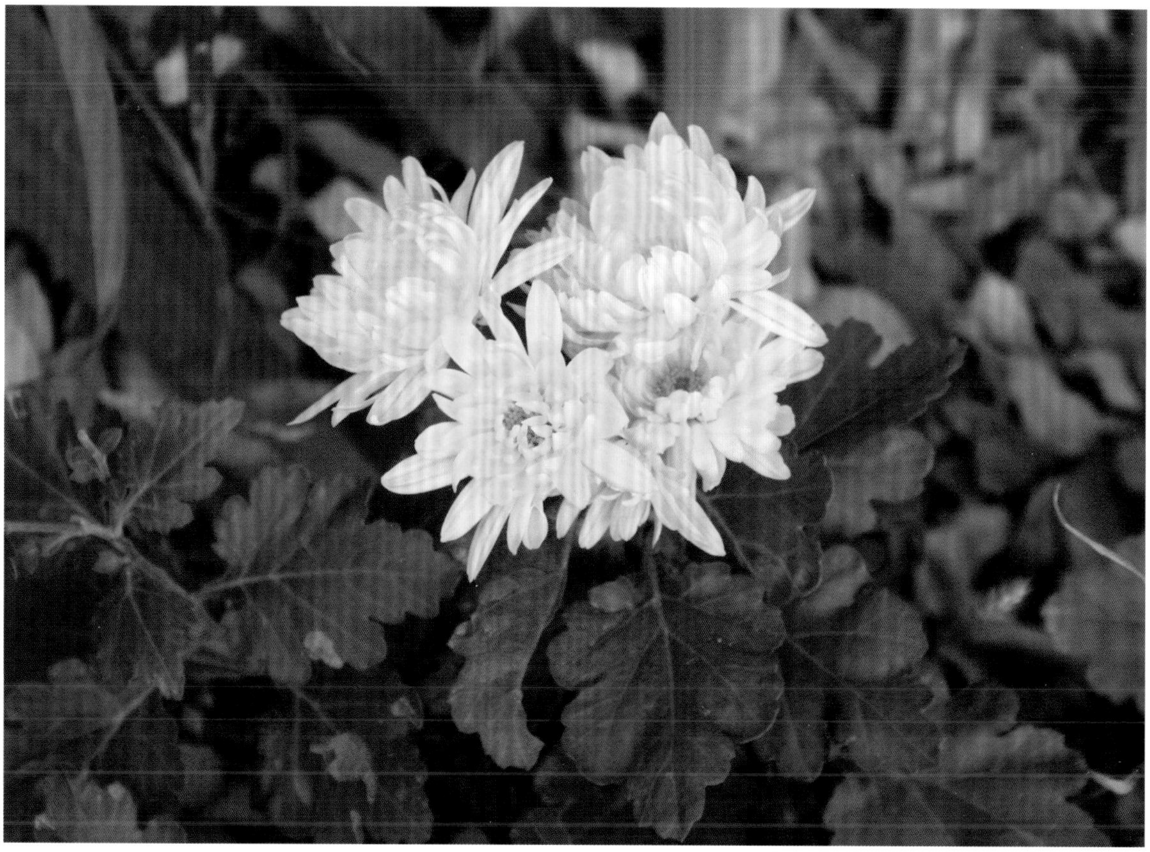

菊

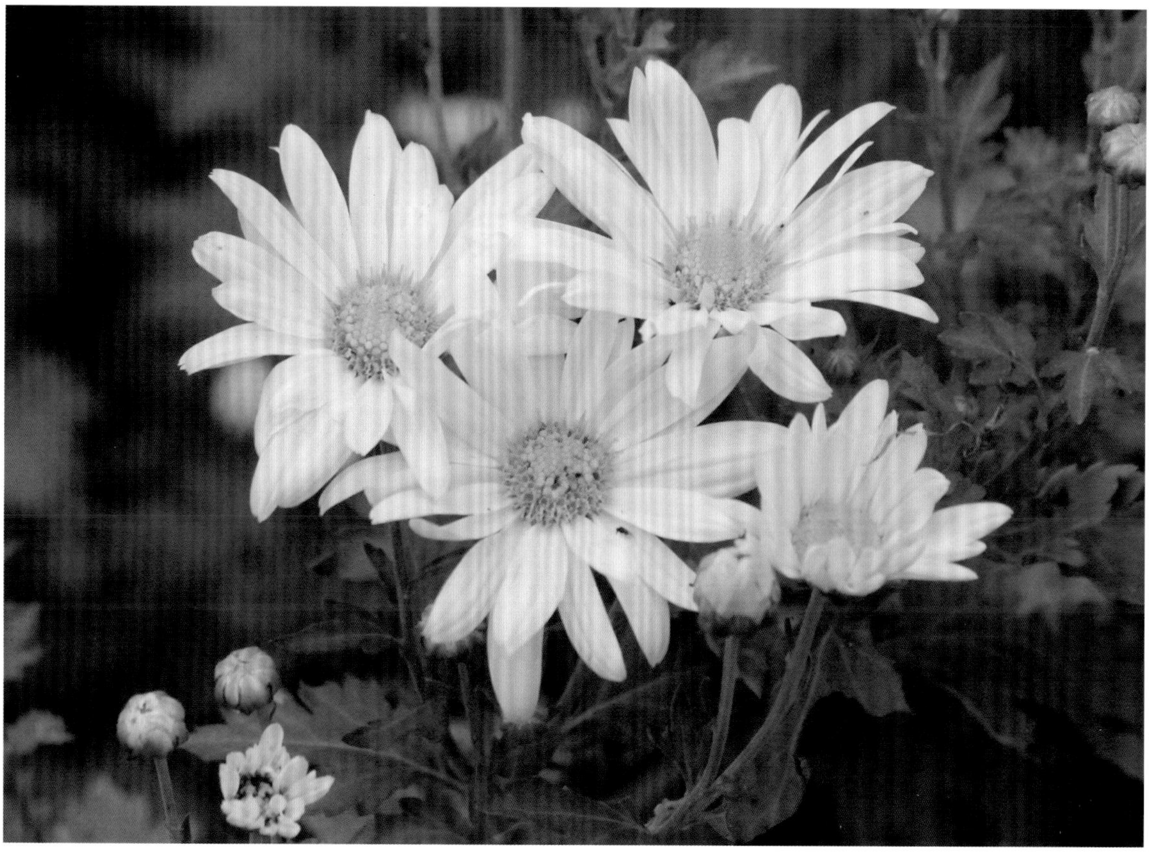

菊

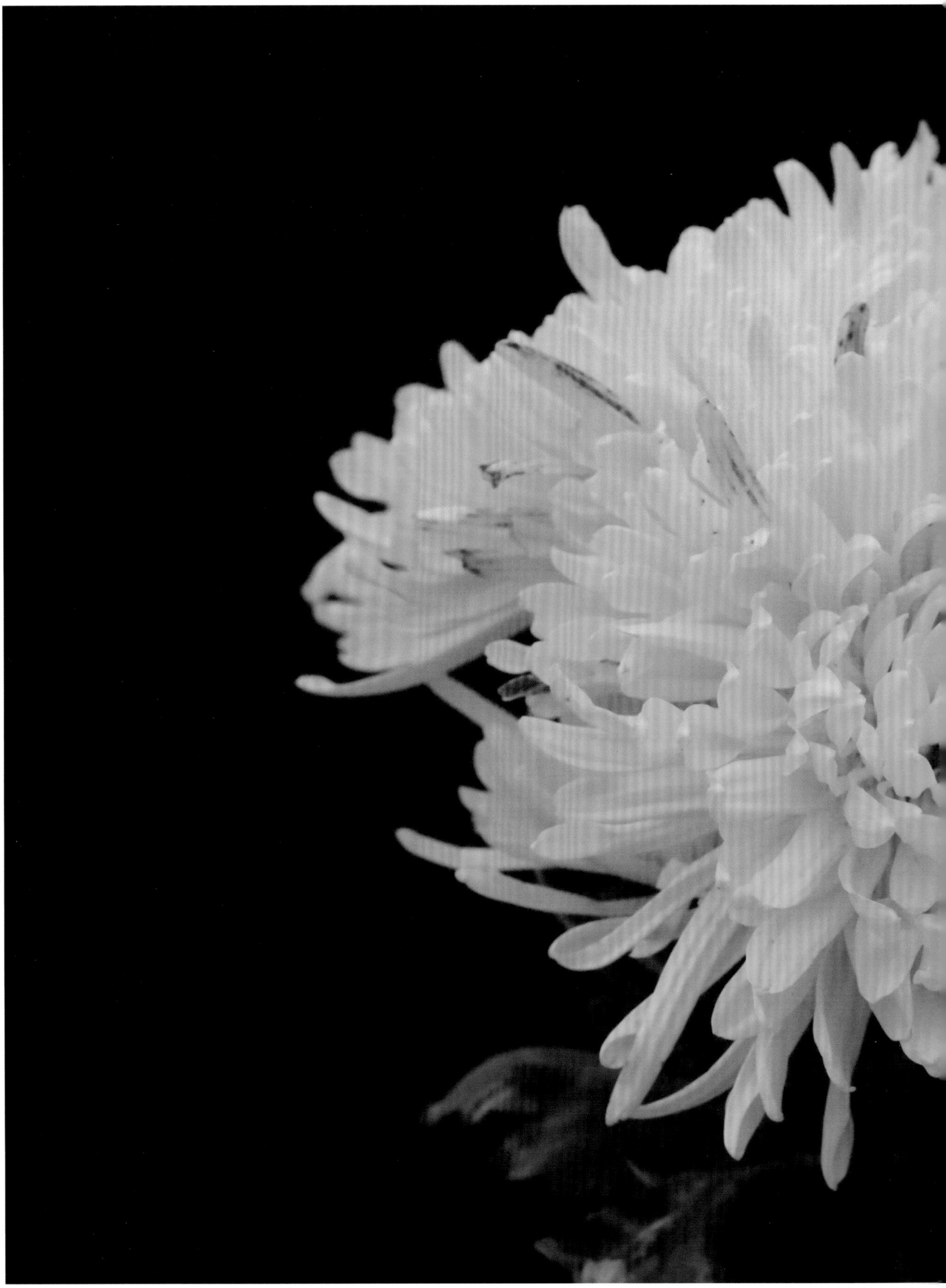

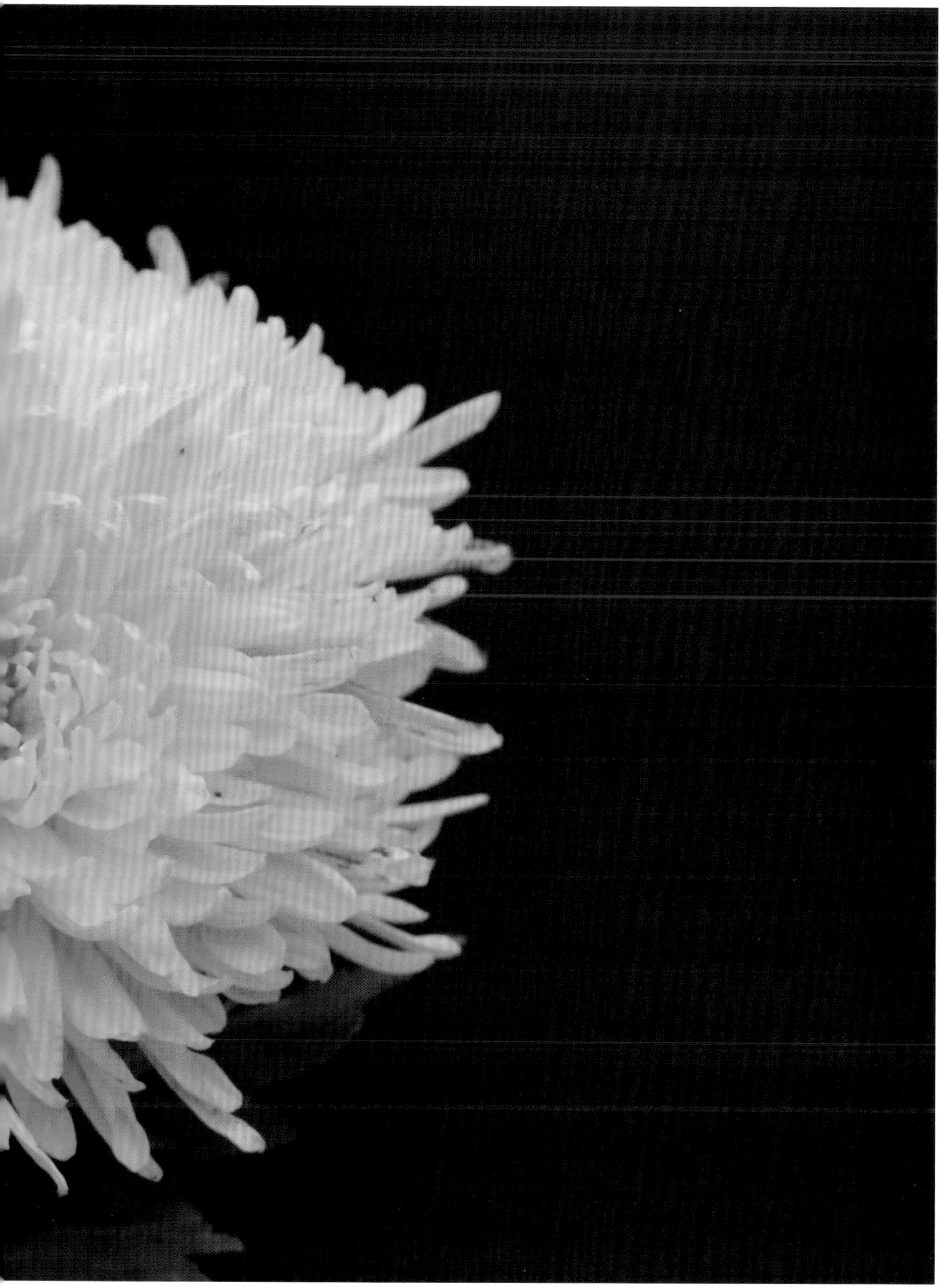

菊

采收加工

秋末霜降前后花盛开时分批采收，阴干或烘干，或熏、蒸后晒干。

药材鉴别

1. 亳菊 呈倒圆锥形或圆筒形，有时稍压扁呈扇形，直径 1.5 ~ 3 cm，离散。总苞碟状；总苞片 3 ~ 4 层，卵形或椭圆形，革质，黄绿色或褐绿色，外面被柔毛，边缘膜质。花托半球形，无托片或托毛。舌状花数层，雌性，位于外围，类白色，劲直，上举，纵向折缩，散生金黄色腺点；管状花多数，两性，位于中央，为舌状花所隐藏，黄色，顶端 5 齿裂。瘦果不发育，无冠毛。体轻，质柔润，干时松脆。气清香，味甘、微苦。

2. 滁菊 呈不规则球形或扁球形，直径 1.5 ~ 2.5 cm。舌状花类白色，不规则扭曲，内卷，边缘皱缩，有时可见淡褐色腺点；管状花大多隐藏。

3. 贡菊 呈扁球形或不规则球形，直径 1.5 ~ 2.5 cm。舌状花白色或类白色，斜升，上部反折，边缘稍内卷而皱缩，通常无腺点；管状花少，外露。

4. 杭菊 呈碟形或扁球形，直径 2.5 ~ 4 cm，常数个相连成片。舌状花类白色或黄色，平展或微折叠，彼此粘连，通常无腺点；管状花多数，外露。

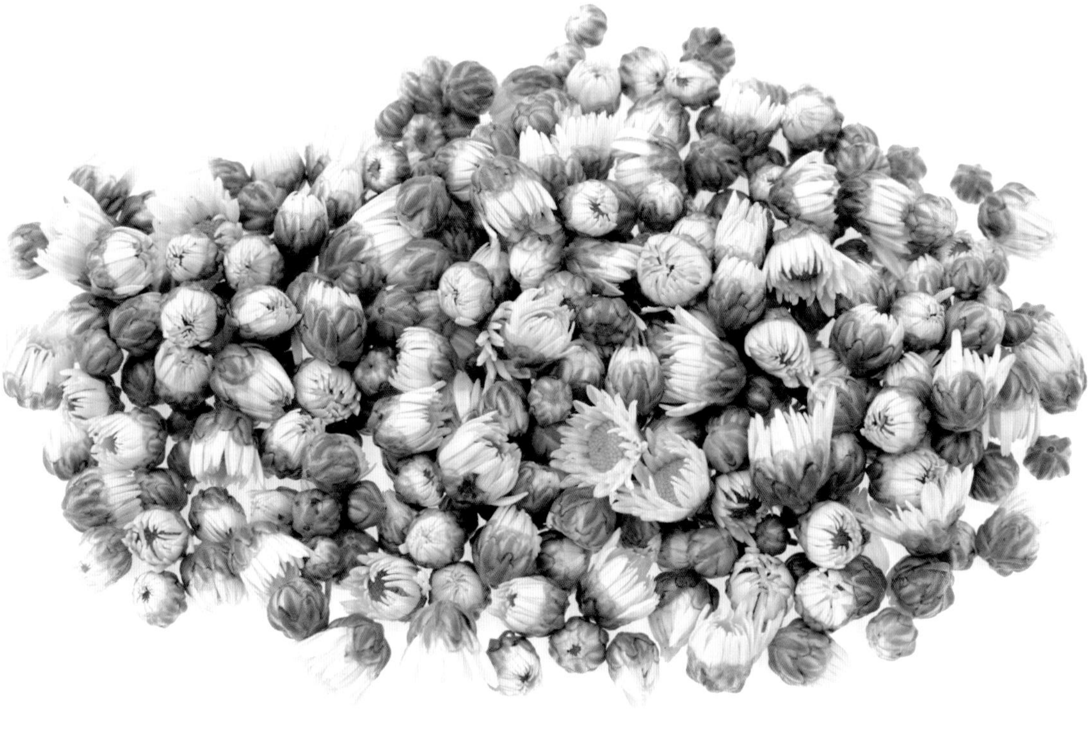

菊花药材

功效主治

散风清热，平肝明目，清热解毒。主治风热感冒，头痛眩晕，目赤肿痛，眼目昏花，疮痈肿毒。

用法用量

内服：5 ~ 10 g，煎汤。疏散风热宜用黄菊花，平肝、清肝明目宜用白菊花。

民族药方

1．口腔溃疡 鲜菊花 6 ~ 8 g，冰片末 0.3 ~ 0.6 g。菊花捣烂绞汁，加冰片拌匀，用棉花蘸药涂于患处。

2．咽喉肿痛 菊花、蒲公英、紫花地丁、金银花各 15 g。水煎服，每日 1 剂，分 2 次服。

3．痔疮 菊花、蒲公英、紫花地丁各 25 g，金银花 50 g，紫背天葵子 15 g。水煎服，每日 1 剂，分 2 次服。

4．头痛目涨，心烦易怒 菊花、槐花、绿茶各 5 g。放入杯中用沸水冲泡，代茶饮，每日数次。

5．湿疹，皮肤瘙痒 菊花、苦参、白鲜皮各 30 g，地肤子、蛇床子、徐长卿各 15 g。取煎汁，加温水至浸没患处，每日 1 次，每次浸泡 30 分钟。

6．神经性头痛 菊花 200 g。加水煮沸，倒入脸盆内，趁热熏蒸头部，蒙盖毛巾被，以防盆内热气外泄，至药汁温度降至体温以下为止。

7．视物模糊，昏花 菊花、枸杞子各 9 g。水煎服或代茶饮。

8．高血压 金银花、菊花各 24 g。开水冲当茶饮，头晕甚者加桑叶 12 g，血脂高者加山楂 12 ~ 24 g。

9．肝火上炎或阴虚阳亢型高血压 菊花 6 ~ 12 g。开水泡茶，长期饮用。

使用注意

本品寒凉，对气虚胃寒、纳差泄泻的患者慎服。

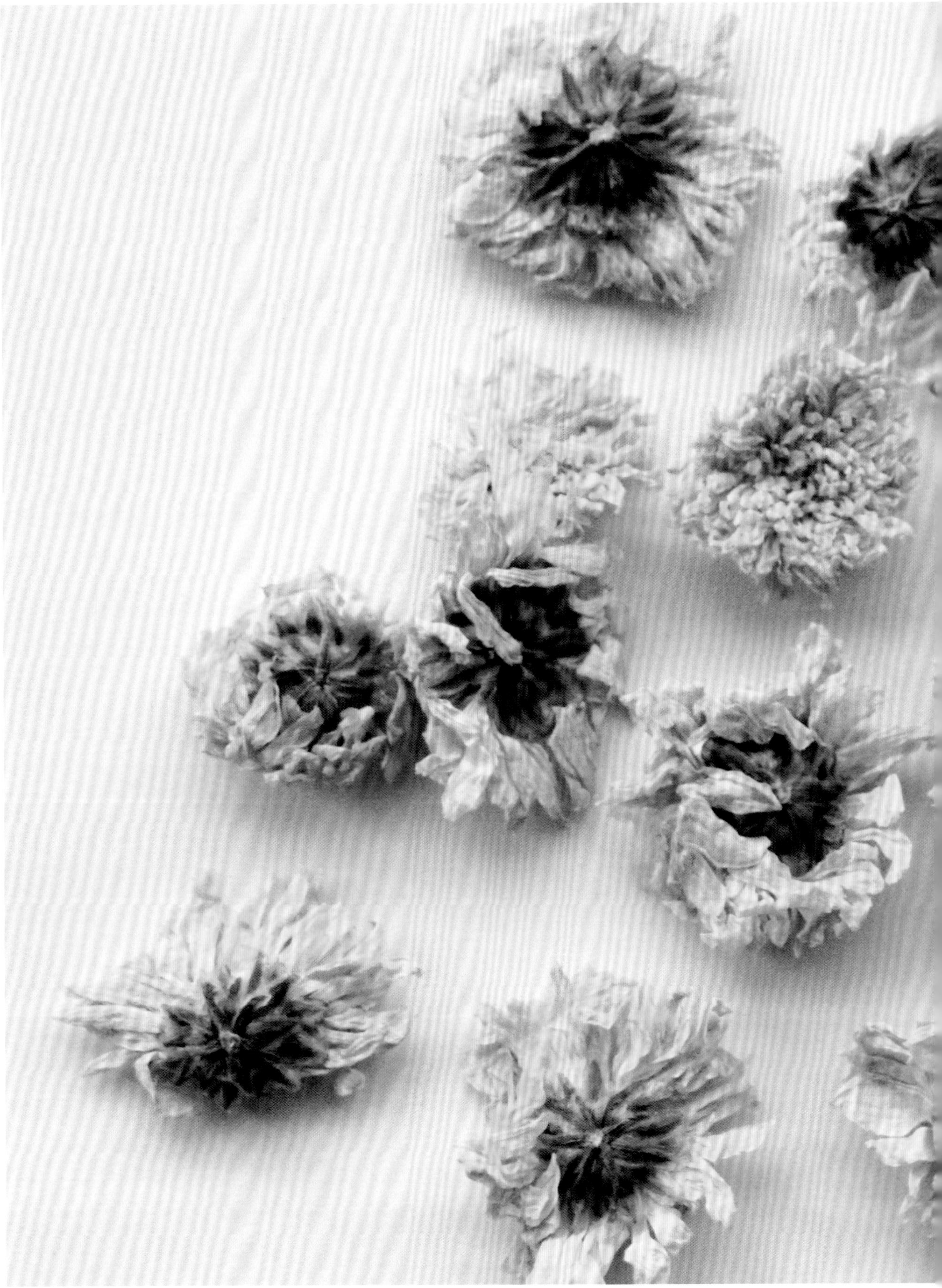

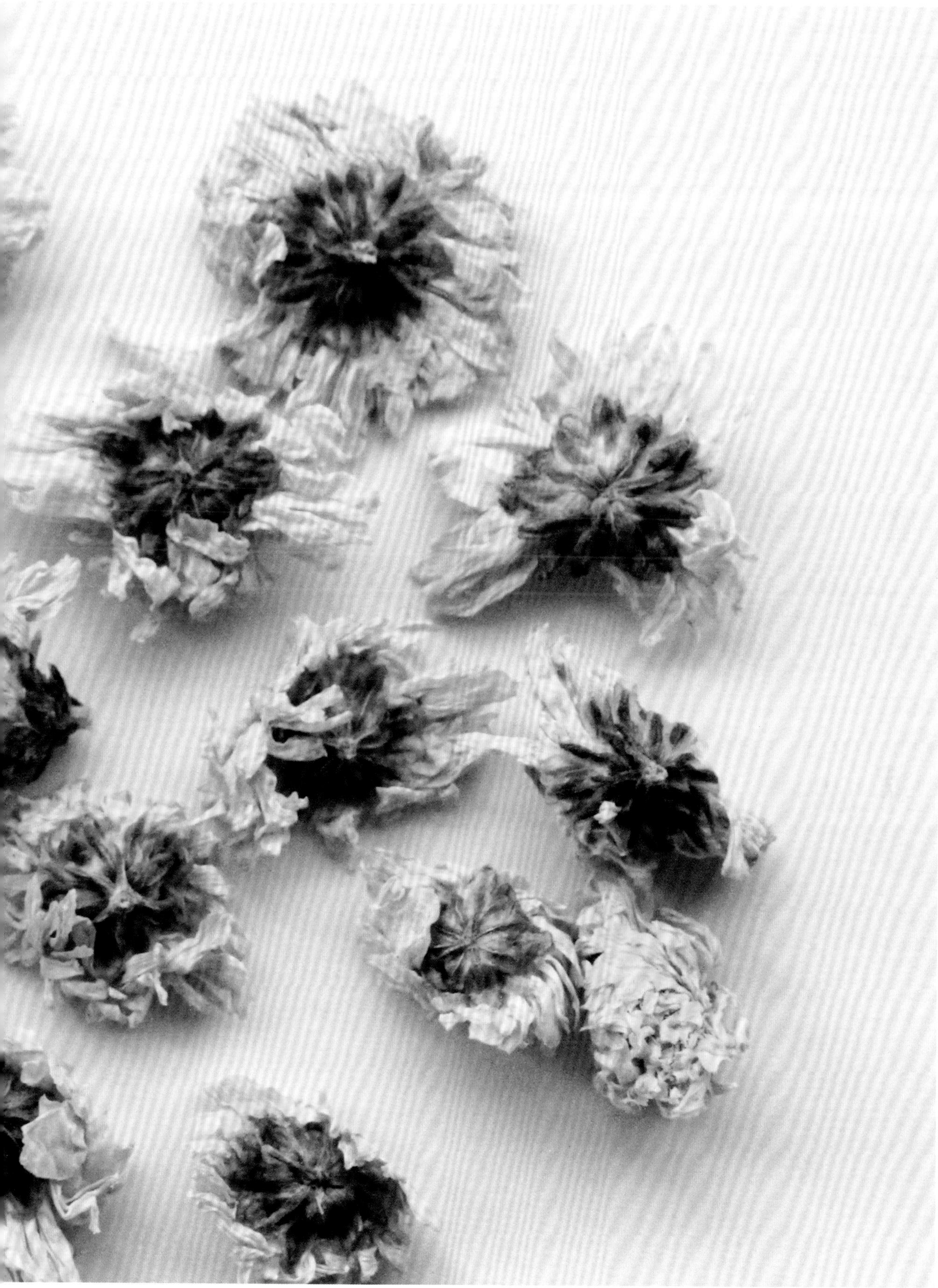

菊花饮片

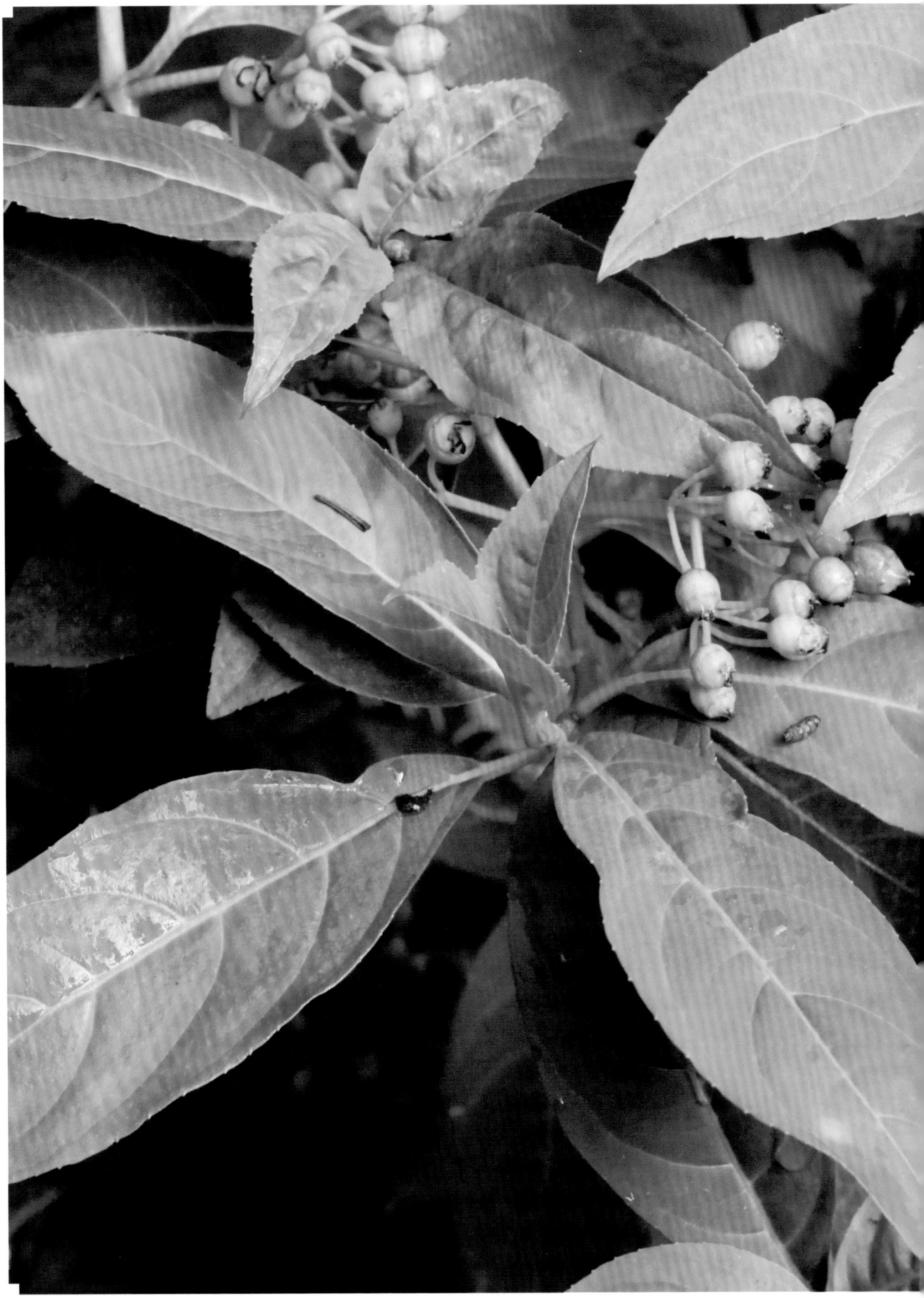

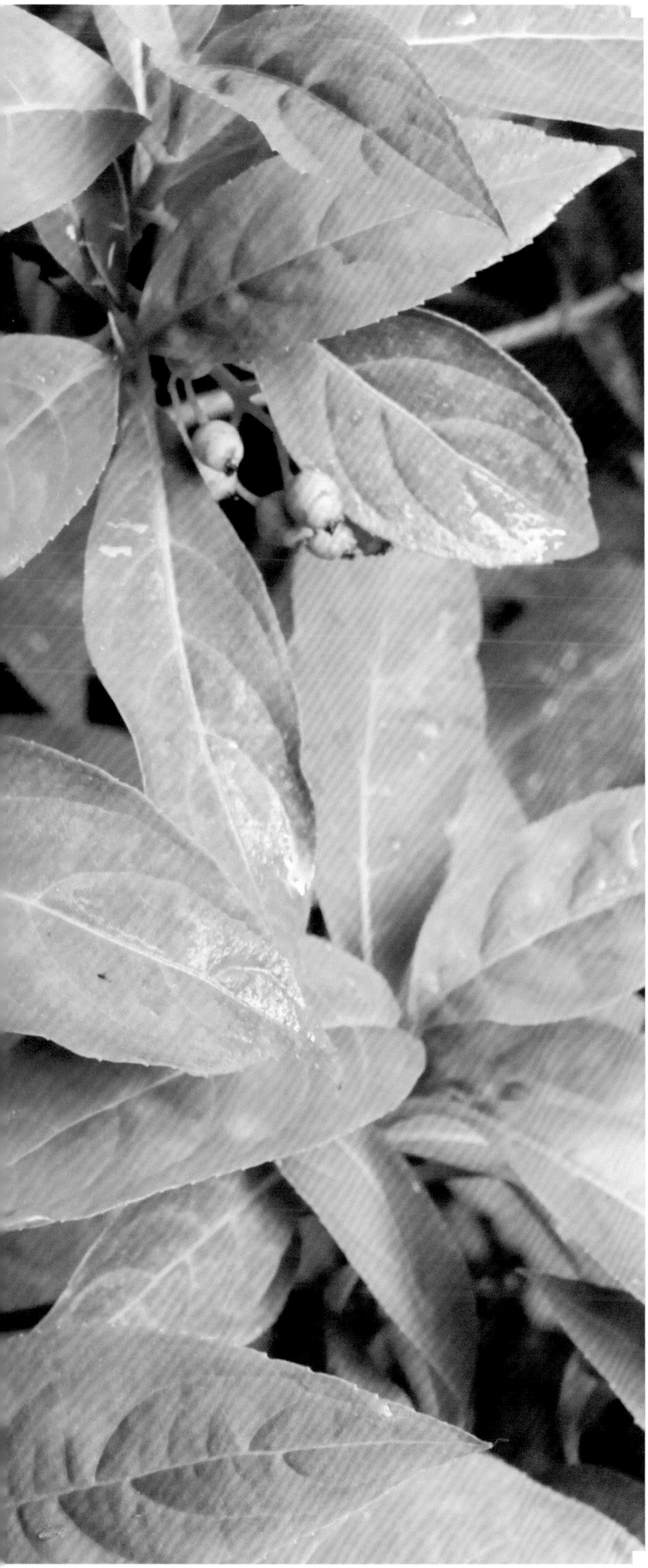

常山

【壮药名】椮戈砭。

【别　名】黄常山、恒山、鸡骨风、翻胃木、鸡骨常山。

【来　源】本品为虎耳草科植物常山 *Dichroa febrifuga* Lour. 的干燥根。

【性味归经】苦、辛，寒。有毒。归肺、肝、心经。

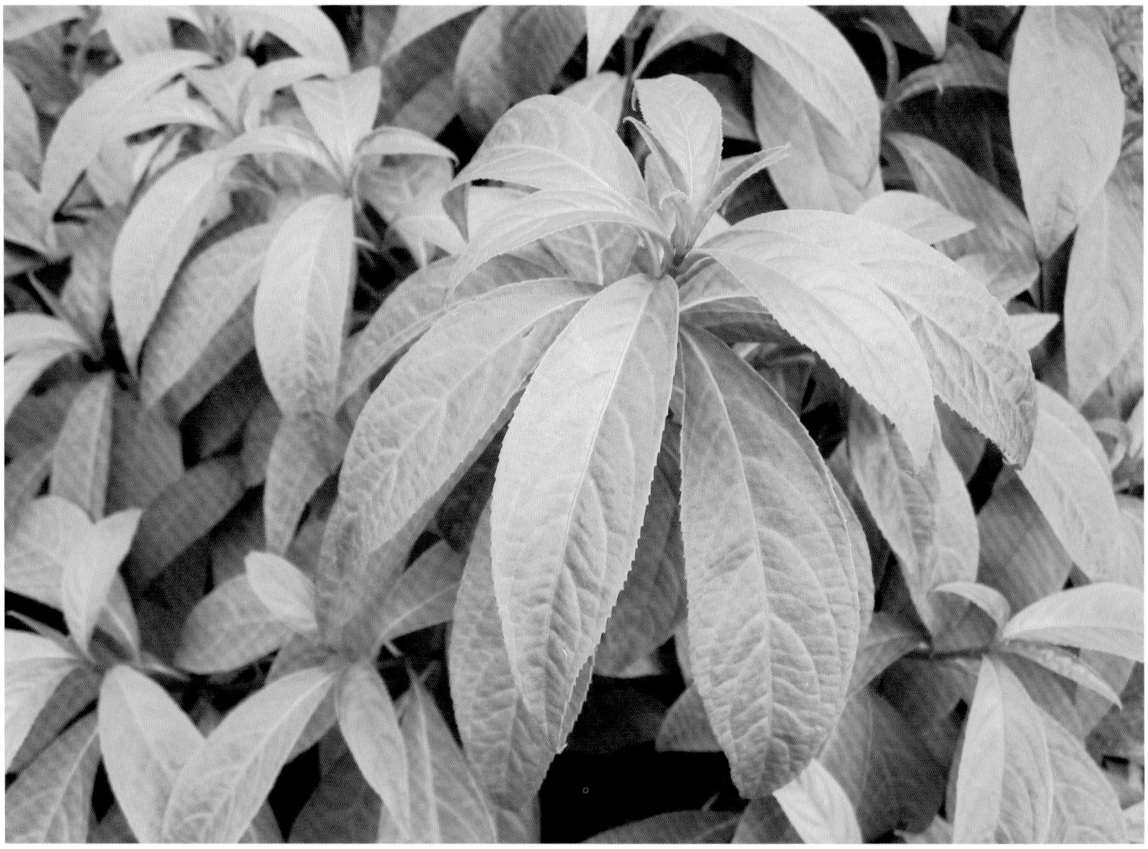

常山

识别特征

落叶灌木，高可达 2 m。茎枝圆形，有节，幼时被棕黄色短毛，叶对生，椭圆形，广披针形或长方状倒卵形，长 5 ~ 17 cm，宽 2 ~ 6 cm，先端渐尖，基部楔形，边缘有锯齿，幼时两面均疏被棕黄色短毛；叶柄长 1 ~ 2 cm。伞房花序，着生于枝顶或上部的叶腋；花浅蓝色；苞片线状披针形，早落；花萼管状，淡蓝色。长约 4 mm，先端 5 ~ 6 齿，三角形，管外密被棕色短毛；花瓣 5 ~ 6，蓝色，长圆状披针形或卵形，长约 8 mm；雄蕊 10 ~ 12，花丝长短不等，花药蓝色；雌蕊 1，蓝色，子房半下位，1 室，花柱 4，柱头椭圆形。浆果圆形，径 5 ~ 6 mm，蓝色，有宿存萼和花柱。花期 6—7 月，果期 8—9 月。

生境分布

生长于海拔 500 ~ 1200 m 的林缘、沟边、湿润的山地。分布于江西、湖北、湖南、陕西、四川、贵州、云南、广东、福建、广西、甘肃、西藏、台湾等省区。

采收加工

秋季采收，除去须根，洗净，晒干生用，或酒炙，或醋炙后用。

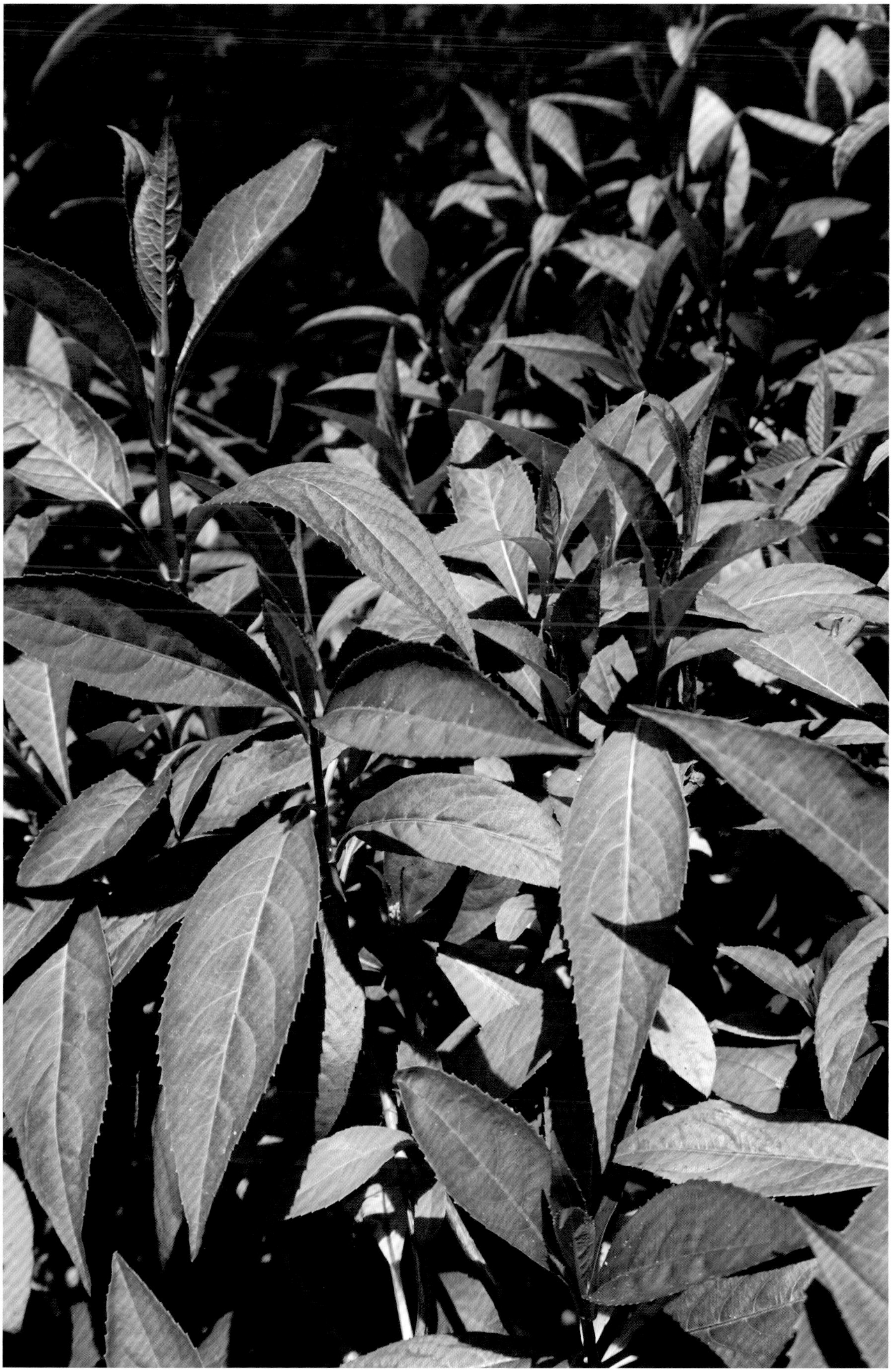

常山

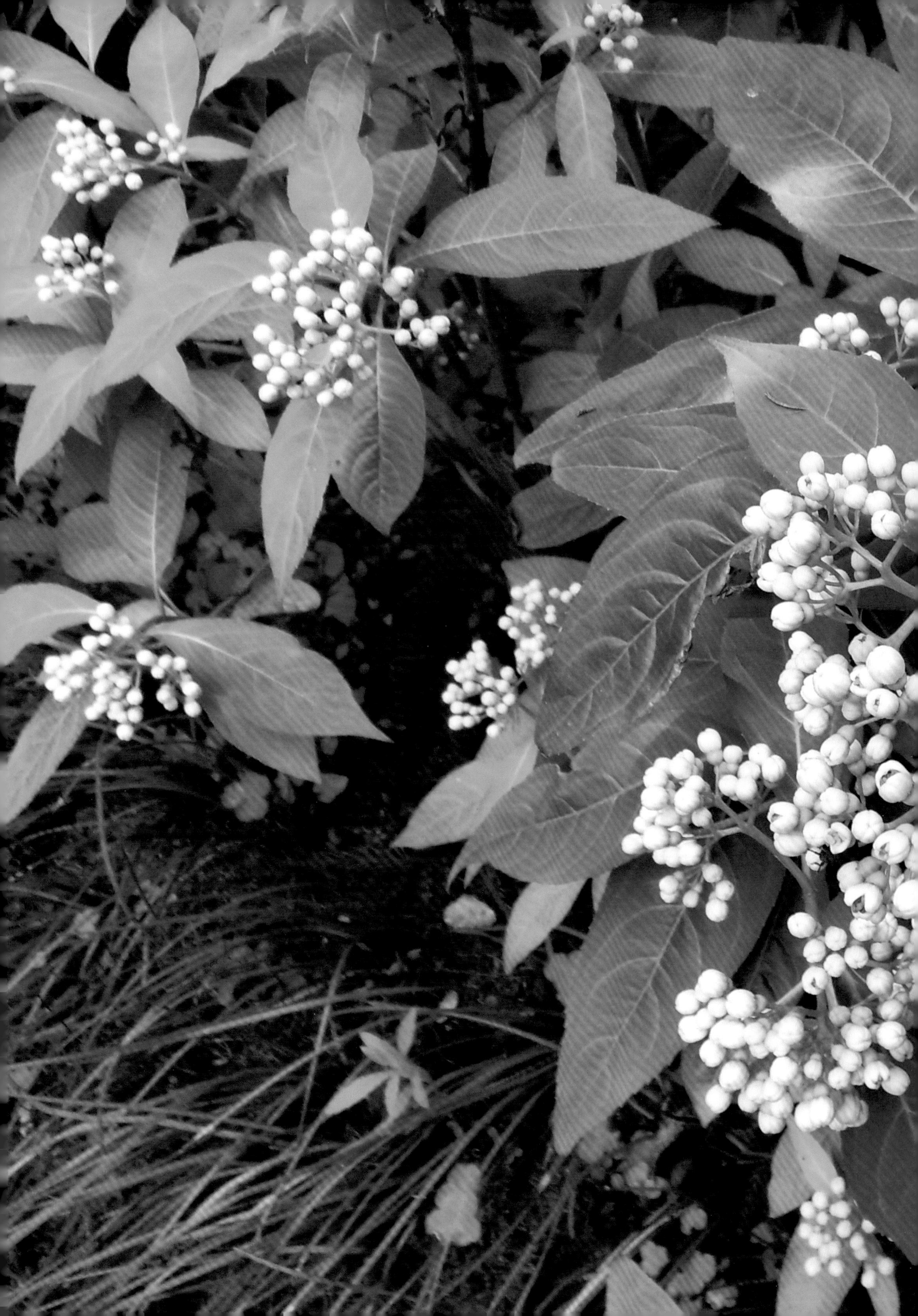

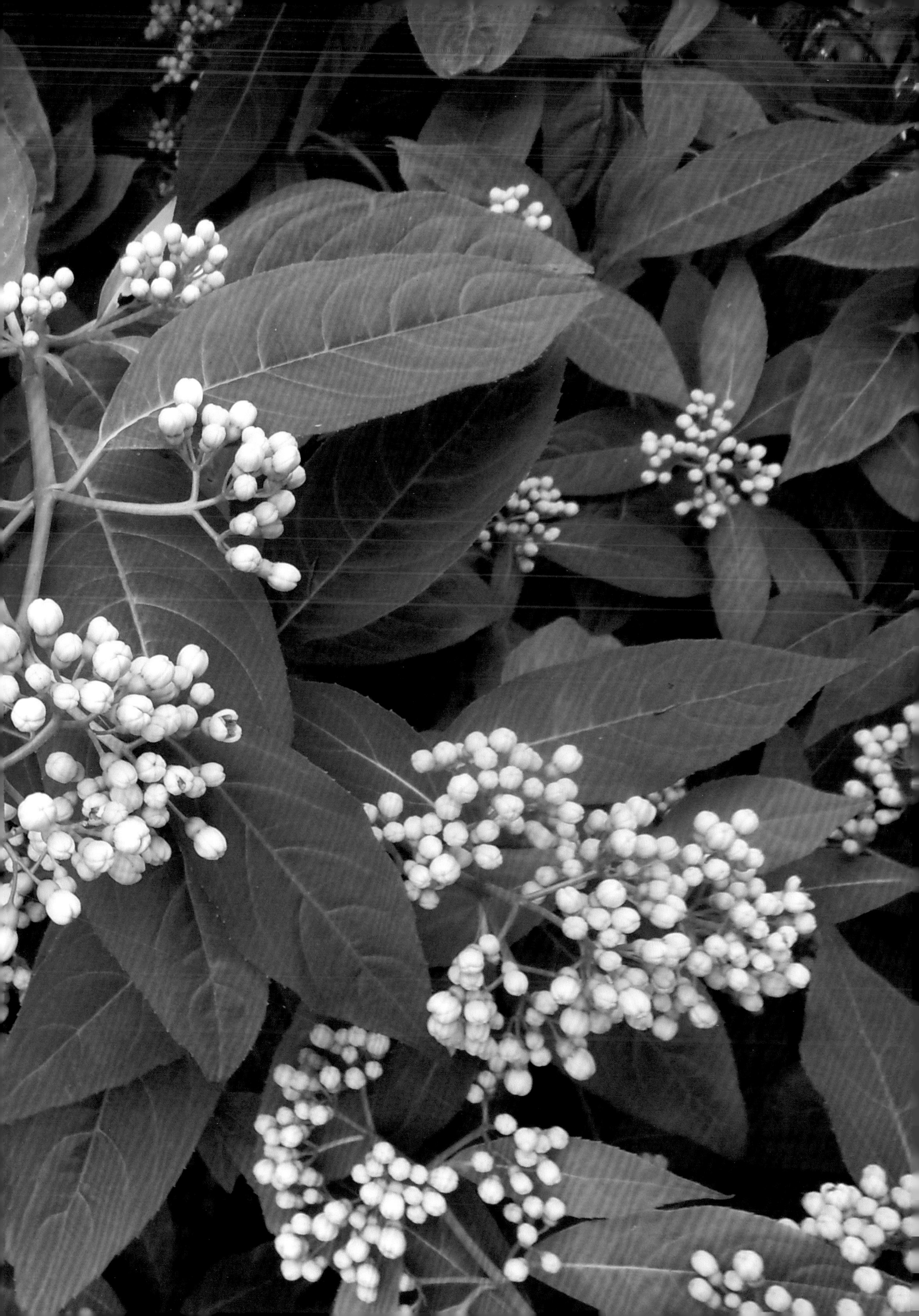

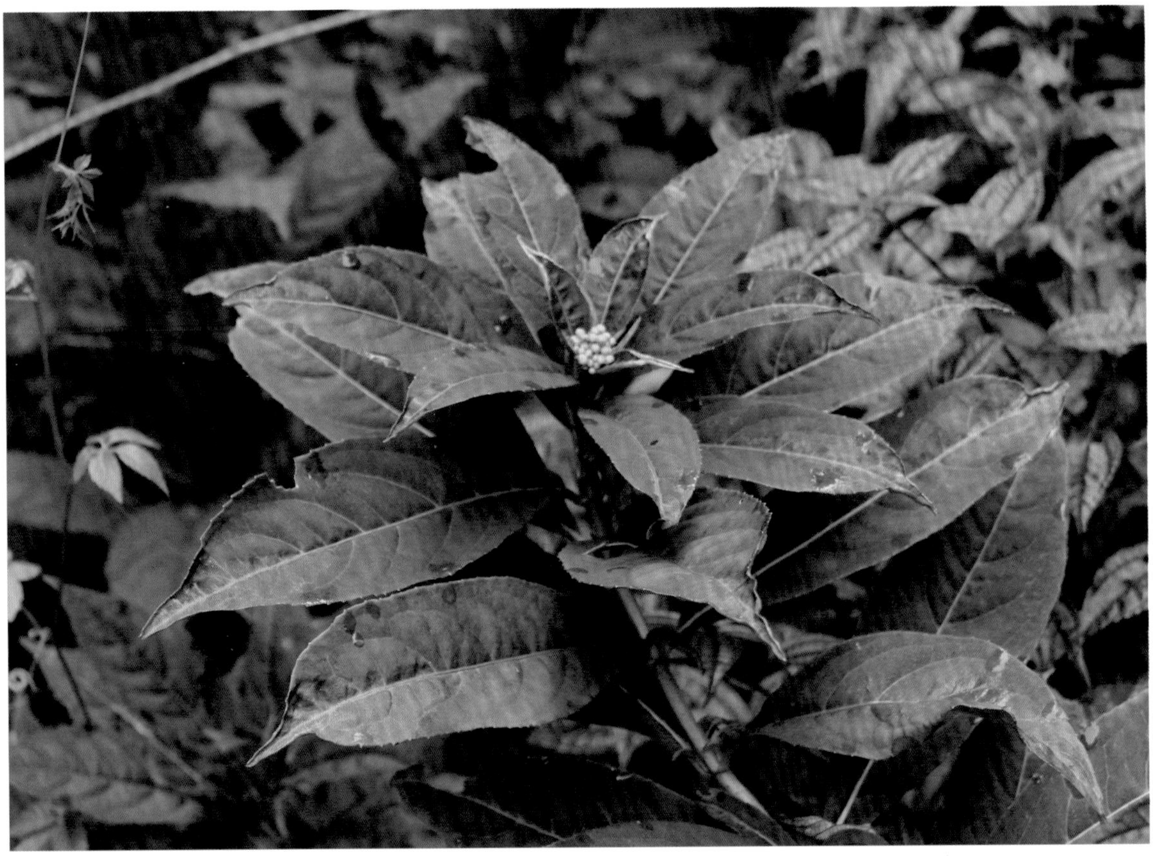

常山

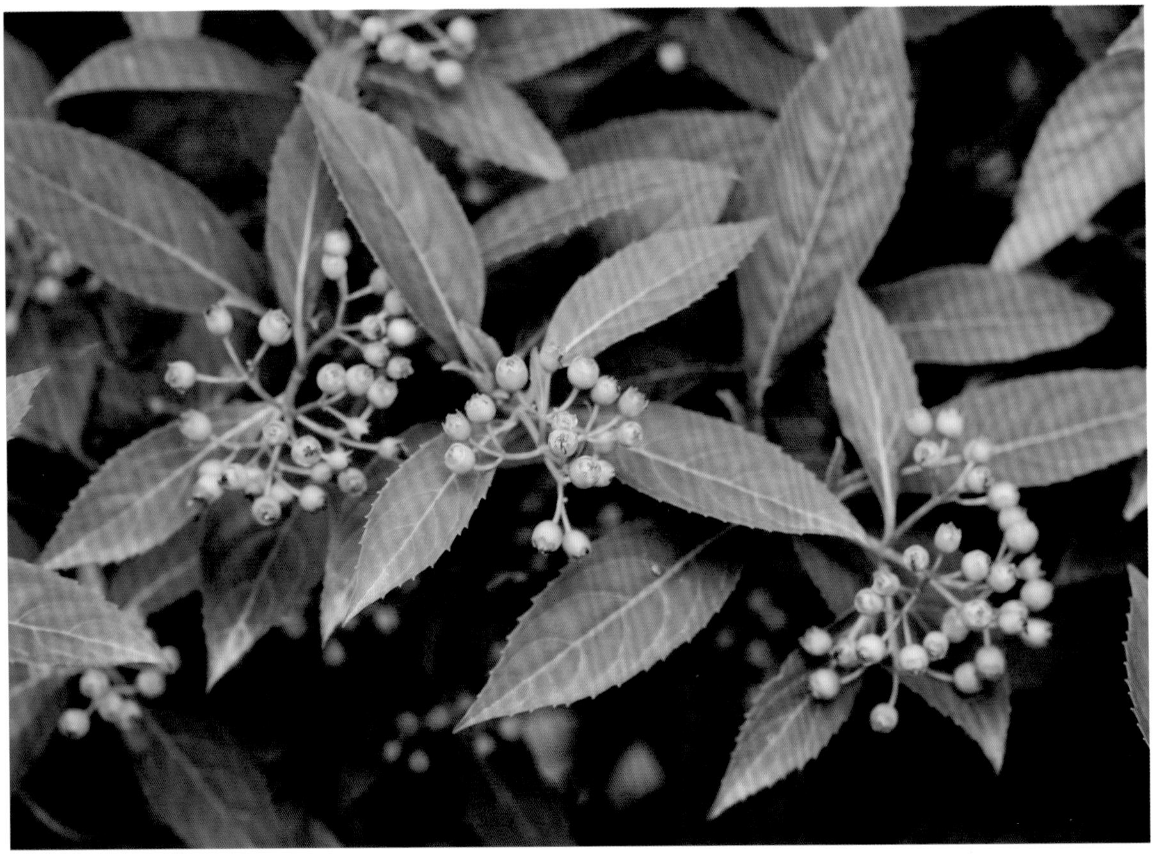

常山

药材鉴别

本品干燥的根呈圆柱形，常分歧，弯曲扭转，长 10 ~ 15 cm，直径 0.3 ~ 2 cm。表面黄棕色，有明显的细纵纹及支根痕迹，栓皮易剥落，显出淡黄色木质部。质坚硬，折断时有粉飞出。横断面黄白色，用水湿润后可见明显的类白色射线，放射状排列。根基类圆柱形而近块状。横断面除中央有髓外，其他均与根的横断面相同。气微弱，味苦。以质坚实而重、形如鸡骨，表面及断面淡黄色、光滑者为佳；根粗长顺直、质松、色深黄、无苦味者不可入药。

功效主治

涌吐痰涎，截疟。主治痰饮停聚，胸膈痞塞，疟疾。

用法用量

内服：5 ~ 9 g，煎汤。入丸、散服酌减。涌吐可生用，截疟宜酒制用。治疟宜在病发作前半天或 2 小时服用，并配伍陈皮、半夏等减轻其致吐的副作用。

民族药方

1．涌吐痰涎　常山、甘草各适量。水煎服。

2．疟疾（偏痰湿者）　常山、草果、槟榔、厚朴各等份。水煎服。

3．蓝氏贾第鞭毛虫病　常山 3 ~ 9g，或加陈皮 4 ~ 6g。水煎服，每日 2 ~ 3 次，连服 7 日。

4．心律失常　常山、柏子仁、炙甘草各 10 g，苦参、丹参、党参各 30 g。水煎分 2 次服，每日 1 剂，30 日为 1 个疗程，服药期间停服其他抗心律失常药。

使用注意

正气虚弱、久病体弱者、孕妇忌服。

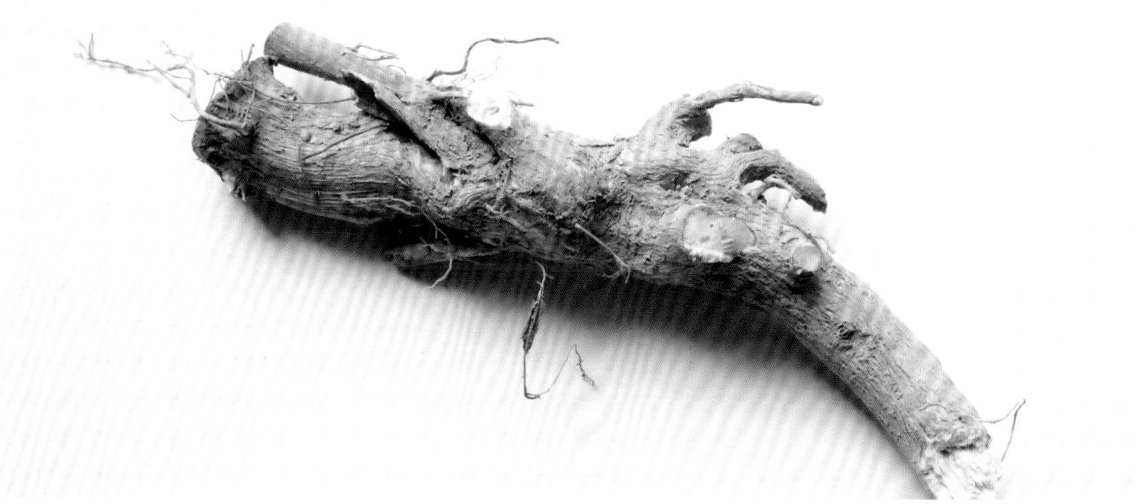

常山药材

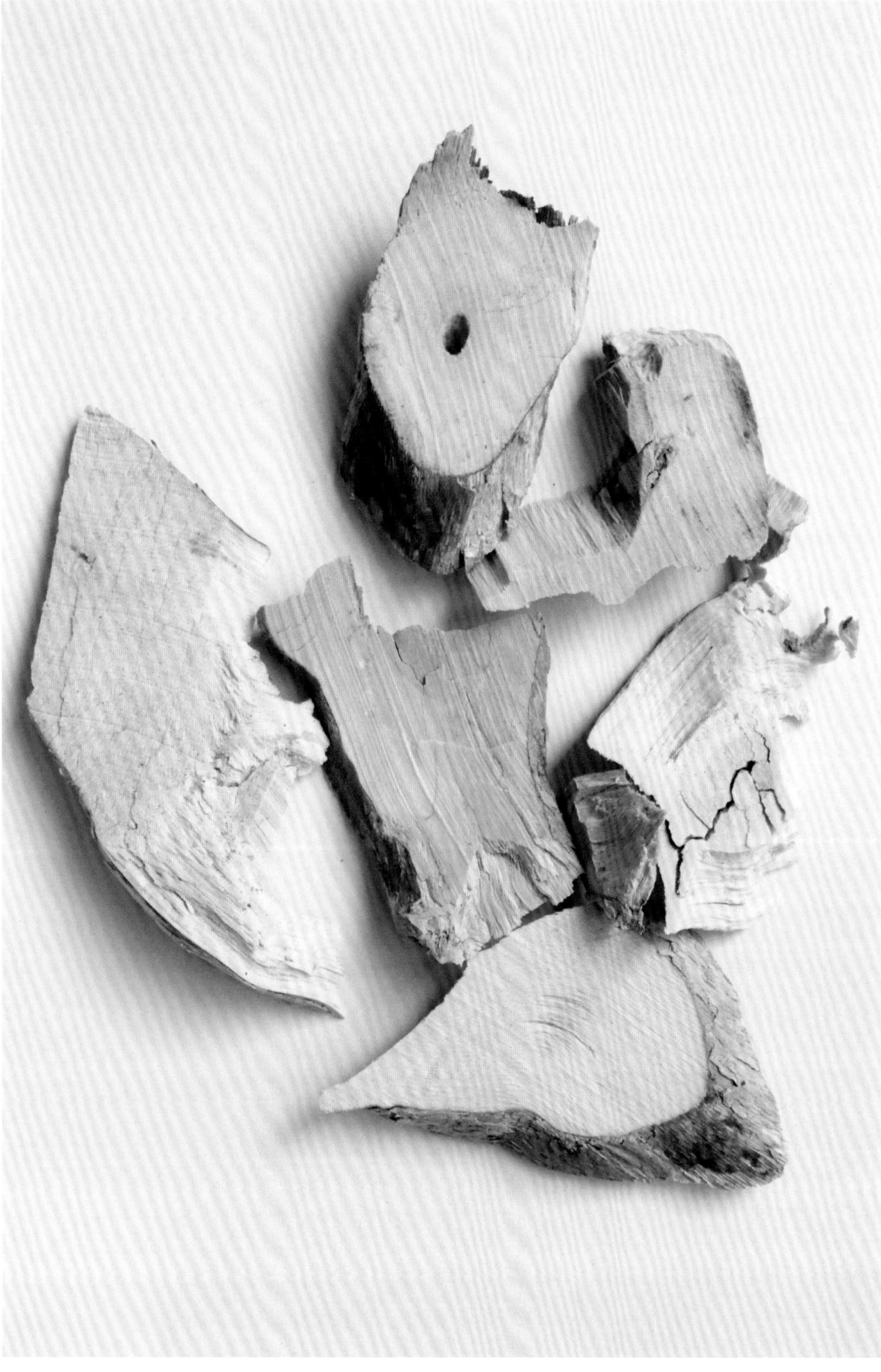

常山饮片

图书在版编目（CIP）数据

中国民族药用植物图典. 壮族卷 / 肖培根, 诸国本总主编. — 长沙 : 湖南科学技术出版社, 2023.10
ISBN 978-7-5710-2532-8

Ⅰ. ①中… Ⅱ. ①肖… ②诸… Ⅲ. ①民族地区－药用植物－中国－图集②壮族－中草药－图集 Ⅳ. ①R282.71-64

中国国家版本馆 CIP 数据核字(2023)第 196870 号

"十四五"时期国家重点出版物出版专项规划项目

ZHONGGUO MINZU YAOYONG ZHIWU TUDIAN ZHUANGZUJUAN DI-QI CE

中国民族药用植物图典 壮族卷 第七册

总 主 编：肖培根 诸国本
主 编：彭 勇 谢 宇 李海霞
出 版 人：潘晓山
责任编辑：李 忠 杨 颖
出版发行：湖南科学技术出版社
社 址：长沙市芙蓉中路一段 416 号泊富国际金融中心
网 址：http://www.hnstp.com
湖南科学技术出版社天猫旗舰店网址：
http://hnkjcbs.tmall.com
邮购联系：0731-84375808
印 刷：湖南省众鑫印务有限公司
（印装质量问题请直接与本厂联系）
厂 址：长沙县榔梨街道梨江大道 20 号
邮 编：410100
版 次：2023 年 10 月第 1 版
印 次：2023 年 10 月第 1 次印刷
开 本：889mm×1194mm 1/16
印 张：23.25
字 数：407 千字
书 号：ISBN 978-7-5710-2532-8
定 价：1980.00 元(共八册)